Lawrence R. Goodman

Felson's Principles of Chest Roentgenology

A Programmed Text

Fifth Edition

Felson 胸部放射学

第 5 版

编　著　〔美〕劳伦斯·R.古德曼

主　审　陈　敏　周纯武

主　译　李相生

天津出版传媒集团

天津科技翻译出版有限公司

著作权合同登记号:图字:02-2024-098

图书在版编目(CIP)数据

Felson 胸部放射学 / (美) 劳伦斯·R.古德曼 (Lawrence R. Goodman) 编著 ; 李相生主译. -- 天津 : 天津科技翻译出版有限公司, 2025. 6. -- ISBN 978-7-5433-4689-5

Ⅰ. R816.4

中国国家版本馆 CIP 数据核字第 2025WV2049 号

Elsevier(Singapore)Pte Ltd.
3 Killiney Road, #08-01 Winsland House I, Singapore 239519
Tel: (65)6349-0200; Fax: (65)6733-1817

《Felson 胸部放射学》(第 5 版)(李相生 主译)
ISBN: 978-7-5433-4689-5

授权单位:Elsevier (Singapore) Pte Ltd.
出　　版:天津科技翻译出版有限公司
出 版 人:方　艳
地　　址:天津市南开区白堤路 244 号
邮政编码:300192
电　　话:(022)87894896
传　　真:(022)87893237
网　　址:www.tsttpc.com
印　　刷:雅迪云印(天津)科技有限公司
发　　行:全国新华书店
版本记录:787mm×1092mm　16 开本　25 印张　400 千字
2025 年 6 月第 1 版　2025 年 6 月第 1 次印刷
定价:138.00 元

(如发现印装问题,可与出版社调换)

主审简介

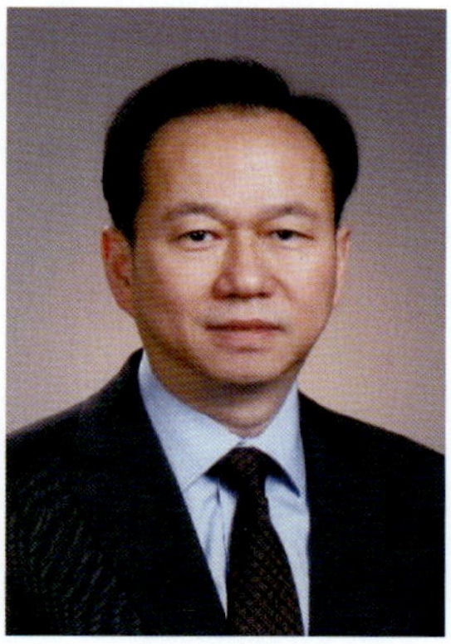

陈　敏　主任医师，教授，博士研究生导师，博士后导师，北京医院放射科首席专家兼医学影像中心主任，全国政协委员。现任中华医学会放射学分会候任主任委员，中国医学影像技术研究会会长，中国医学装备协会磁共振应用专业委员会秘书长，中国医师协会放射医师分会常务委员，北京医师协会放射专科医师分会副会长，北京医学会常务理事。*Chinese Medical Journal* 副总编辑，《中华放射学杂志》副总编辑，《中国医学影像学杂志》主编。

曾获第十一届“中国医师奖”、第二届“国家名医”、第七届“北京优秀医师”等荣誉称号和奖项。主持国家自然科学基金 5 项、国家科技支撑计划 1 项、北京市自然科学基金 2 项、首都医学发展科研基金 1 项。以第一完成人获 2020 年度北京市科学技术奖自然科学奖二等奖。

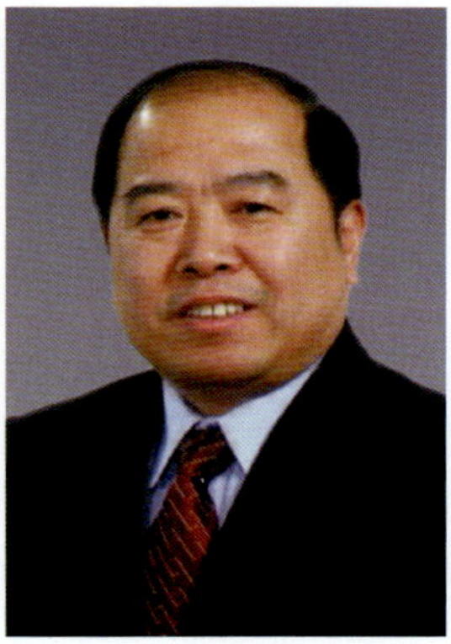

周纯武　主任医师，教授，博士研究生导师，北京协和医学院影像医学与核医学系副主任。现任中华医学会放射学分会顾问委员会委员，享受国务院政府特殊津贴。曾任中国医学科学院肿瘤医院临床副院长，中华医学会放射学分会常务委员，中华医学会放射学分会乳腺学组组长，中国医学影像技术研究会放射学分会常务委员。

作为课题负责人主持完成了“九五”国家科技攻关计划课题、“十一五”国家科技支撑计划课题和“八六三”计划课题各 1 项；参与完成了“九五”“十五”国家科技攻关计划课题各 2 项。作为第一作者或通讯作者在国内外期刊发表专业学术论文 60 余篇，参加多部医学专著的编写。

主译简介

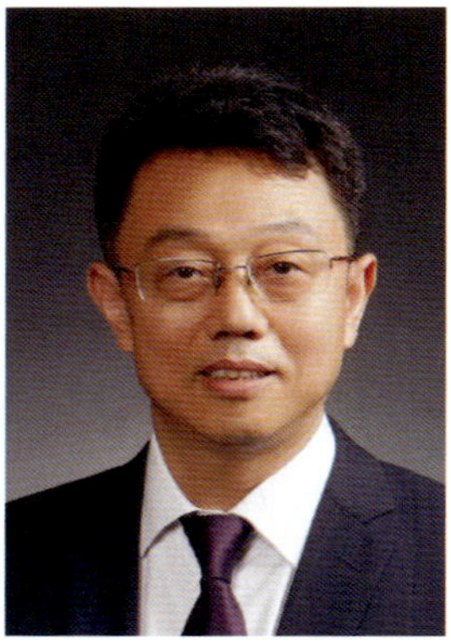

李相生 主任医师，博士研究生导师，空军特色医学中心医学影像科主任。现任海峡两岸医药卫生交流协会放射学专业委员会主任委员，中国研究型医院学会肿瘤影像诊断学专业委员会副主任委员，中华医学会放射学分会腹部学组委员，中国医师协会毕业后医学教育专家委员会执行委员会评估工作委员会委员，国家癌症中心乳腺癌规范化诊疗质量控制专家组成员，北京医学会放射学分会委员兼乳腺学组组长。

承担或参与 863 计划专项课题 1 项、国家科技支撑计划课题 1 项、军队“十一五”重大课题分支课题 1 项、军队后勤科研重点项目 2 项、北京市首都医学发展科研基金项目 1 项。获得军队科技进步二等奖 1 项。

已发表科研论著 76 篇，其中，SCI 收录 14 篇，在 *European Radiology*、*Journal of Magnetic Imaging* (*JMRI*)、*American Journal of Roentgenology* (*AJR*) 等世界权威 SCI 期刊上发表多篇论著。

译者名单

主　审　陈　敏　周纯武

主　译　李相生

副主译　孙　鹏　张金龙　方　圆　柴晓媛

译　者　(按姓氏汉语拼音排序)

柴晓媛　常晓霞　陈　笑　方　圆

高艺洋　黄智贤　李相生　刘　洋

宋钰婷　孙　鹏　王春艳　吴柳慧

邢秋思　张　一　张金龙　张路易

中文版序言一

在医学的浩瀚领域里，胸部影像学以其独特的视角和丰富的信息量，成为连接临床实践与病理诊断的关键纽带，不仅揭示了胸腔内复杂而精细的解剖结构，更是疾病诊断、病情评估及疗效监测的重要工具。随着医学影像技术的飞速发展，从传统的X线检查到高精度的CT、MRI，再到先进的分子影像学与人工智能辅助诊断，每一项技术的革新都为胸部疾病的精准诊断与治疗带来了前所未有的机遇。

在此背景下，译者们精心翻译了这本《Felson胸部放射学》，旨在通过一系列精心设计的题目，帮助医学生、临床医生及影像科专业人员系统地复习和巩固胸部影像学的核心知识，提升解决实际问题的能力。本书覆盖了胸部影像学的基础理论、正常解剖、常见疾病的影像学表现，力求在理论与实践之间架起一座坚实的桥梁。

本书具有以下鲜明特色：

题目精心设计——各章习题旨在全面考查读者对基础知识的掌握程度、临床思维能力和影像解读技能。

内容系统全面——题目设计覆盖了胸部影像学的所有关键领域，从肺、心脏、纵隔到胸膜腔，每一章都经过精心编排，确保知识的连贯性和完整性。

紧贴临床实际——试题内容紧密结合临床实际，通过模拟真实病例，帮助读者在解题过程中加深对疾病影像学特征的理解，从而提升临床分析与诊断能力。

强化思维训练——鼓励读者运用所学知识，结合临床背景，进行逻辑推理和鉴别诊断，培养严谨的临床思维。

我们深知，医学是一门需要不断学习与实践的科学，而胸部影像学作为其中的重要分支，其复杂性和多样性要求从业者具备扎实的理论基础和丰富的临床经验。因此，本书不仅适合作为医学生复习备考的辅助教材，也适合作为临床医生及影像科专业人员自我提升和继续教育的工具。我们希望本书能够激发读者对胸部影像学的兴趣，提升其临床实践能力，更希望本书能成为每一位医学影像工作者提升专业技能的得力助手。

随着医学影像技术不断进步和临床需求日益增长，胸部影像学将继续向着更高分辨率、更低辐射剂量、更强功能性的方向发展。我们期待本书的出版能够为我国胸部影像学教育事业贡献一份力量，助力培养更多具有国际视野、创新精神和实践能力的医学影像人才。同时，我们也希望本书能够成为读者在胸部影像学学习道路上的一盏明灯，照亮他们前行的道路，成为他们学习之旅中的宝贵财富，助力他们在医学影像领域取得更加辉煌的成就，引领他们走向更加宽广的医学天地。

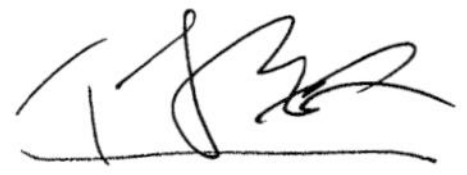

中文版序言二

在医学影像学的广阔领域中，胸部放射影像学占据着极为关键的地位。其犹如一扇洞察人体胸腔奥秘的窗户，可为临床诊断提供不可或缺的信息，是众多医学专业人士诊疗过程中的得力助手。

随着医学技术飞速发展,胸部放射影像学的知识体系也在不断地丰富和完善。从传统的 X 线检查到先进的多层螺旋 CT、高分辨率 MRI 等,胸部影像学检查的分辨率、细节呈现及诊断准确性都有了质的飞跃。这些进步不仅为临床治疗提供了更为精准的依据,也对医学教育提出了更高的要求。为了帮助广大医学生、住院医师及胸部影像学相关专业人员更好地掌握这一领域的知识与技能,译者们精心翻译了本书。

本书旨在通过大量精心设计的习题,系统地梳理胸部放射影像学的核心知识点,涵盖胸部解剖结构、正常与异常影像学表现、各类疾病的影像学特征、鉴别诊断要点等内容。习题类型主要为选择题,能够满足不同层次学习者的需求,全面考查读者对胸部放射影像学知识的理解、分析和应用能力。每一道习题都经过严格筛选与审核,力求做到准确无误、重点突出,具有较强的代表性和针对性。

本书译者在翻译过程中始终秉持严谨的治学态度,确保翻译内容既符合国际前沿的医学知识标准,又紧密贴合国内的临床实际情况。

本书不仅是一本辅助学习的工具,更是一座连接理论知识与临床实践的桥梁。通过对习题的练习与思考,能够使读者在模拟的临床情境中锻炼自己的影像学诊断思维,提高对胸部疾病的诊断敏感性和准确性,为日后的临床工作奠定坚实的基础。

我们衷心希望本书能够成为广大医学影像工作人员的良师益友,助力大家在医学知识的海洋中扬帆远航,为攻克胸部疾病、保障人类健康贡献自己的力量。

周纯武

中文版前言

《Felson 胸部放射学》是一本非常经典的胸部影像学教材，也是胸部放射学诊断领域入门的必备书籍，第5版囊括了最新的成像方法和术语，同时保留了易于阅读的格式，广受全球读者的欢迎！本书内容紧扣临床实际，以胸部影像学习题和核心知识点为主线，涵盖解剖结构、影像学表现、胸部疾病影像学特征和鉴别诊断，是一本非常好的放射科专业住院医师规范化培训教材。因此，我们精心地翻译了本书，以助力培养更多优秀的青年医学人才。

本书涵盖了胸部X线成像和CT成像技术、诊断方法及病例分析，图文并茂，简明易懂，方便影像科医师随时随地查阅所需的信息，从而提高X线和CT诊断水平。本书内容紧扣临床影像诊断实践，重点关注对影像诊断思维的培养，针对年轻的影像科医师、研究生、进修生及实习生开展强化培训，着重提升他们诊断技能的专业性与规范性。

感谢陈敏教授、周纯武教授对译稿提出的宝贵意见，感谢天津科技翻译出版有限公司的编辑团队耐心细致的编辑和校对工作，使得本书能够尽快付梓。

因时间和水平有限，译文难免有不当之处，恳请广大读者批评指正！

李相生

前 言

1965年，Felson、Weinstein和Spitz编写的第1版《Felson胸部放射影像学》问世。从那时起，CT、MRI、超声和核医学也相继出现。时至今日，这本书依然畅销，甚至越来越受欢迎，这是为什么？其原因如下。

简单明了。基本概念以选择题的方式呈现，易于理解和记忆。

切合实际。本书强调了基本的放射解剖学和日常实践中的疾病征象。胸部X线检查几乎是医学各学科的重要诊断工具。

互动模式。我们不能被动地阅读本书，只有主动参与，才能更好地掌握相关知识。

重复、重复、再重复。从不同的角度对重要的概念进行描述，从而巩固以前所学的知识。

易于掌握。统一的编排体例和精挑细选的病例资料，图文并茂，让读者认为"这本书是可以读懂的"。

兼具趣味性。科学很简单！幽默却很难！阅读本书的乐趣主要在于贯穿全书的幽默风趣的语言。本书证明了学习并不一定是乏味的，其在学习和乐趣之间取得了平衡。

第5版有哪些新内容？

- 增加了一些新的高质量图像，反映了近年来成像技术的改进。
- 随着CT、MRI和PET技术在胸部成像中的作用越来越大，书中还增加了CT、MRI和PET图像。
- 内容和习题均已更新。
- 增加了肺间质性疾病的高分辨率胸部CT图像。

在此感谢我的学生和住院医师多年来给予我的积极反馈和有益建议。感谢我的妻子Hannah在我编写本书第5版时一直给予我鼓励。感谢我的高级行政助理Carrie Gilbert女士给予我的大力支持和良好建议。此外，还要感谢

Elsevier 公司的 Karthikeyan Murthy 先生和 Ann Anderson 女士的辛勤工作，感谢威斯康星医学院放射科住院医师 Zack Laste 做出的贡献，其提供了有益的反馈意见。最后，感谢 Douglas Pierce 医生对本书第 5 版进行了细致的校对。

Lawrence R. Goodman

说 明

大多数人在学习的时候容易墨守成规。本书编排体例统一,左侧是选择题和填空题,右侧是对应的答案。阅读本书时,可以使用封皮折口遮盖答案,再解答题目。填空题的答案不一定要与给出的答案完全相同,只要意思相同即可。建议每次设定1个小时的连续学习时间。

每章末尾都有复习题,总结了最重要的概念,不要跳过。"十个经典病例"部分包含精心挑选的X线片,让你能够灵活应用所学的新知识。

在学习第1章之前,可以先看一下以下示例。

1 本书以读者的参与为基础。

(a)马克·吐温曾说:"宁可闭上嘴巴,让人认为你(愚蠢/聪明),也不要开口说话,从而 ______________。"

(b)医学博士 Lee Rogers 曾说:"不要让对(正确/错误)的恐惧阻碍你从做 ______________ 事情中获得的喜悦。"

(c) 我们希望你采纳(a/b)观念。

1 (a)愚蠢,消除他人对你的所有疑虑

(b)错误,正确

(c) b

2 掌握解剖结构和影像学特征是解读X线片的关键。

(a)Lawrence Yogi Berra 曾说:"你会惊讶于通过__________,你能发现那么多事物。"

(b)医学博士 Lawrence Larry Goodman 曾说:"你只会看到你 ______________ 的事物。"

(c)这本书是基于观点(a/b)而创作的。

2 (a)观察

(b)了解

(c) b

Felson 终身学习医学的 10 条格言

1. 如果你喜欢某件事物，你就会学习它，所以要学会喜欢它。

2. 原理与事实同样重要。只有掌握了原理，才能更加尊重事实。

3. 只有目标明确，才能更好地学习。正如《塔木德》写道："如果你不知道自己要去往何方，那么所有的路都会把你带到那里。但如果你明确了方向，你会更快到达目的地。"

4. 跟随你自己的脚步。通过不断学习掌握的知识比其他任何方式获得的知识都要多。这是一项艰苦的工作，但正如古人所说，"业精于勤，荒于嬉。"

5. 如果你能积极参与，学习效果会更好。阅读时，要有怀疑精神。不要过于盲从权威，否则你可能会变成"墙头草"。

6. 不断强化对于获取知识至关重要。但不要通过简单的重复来强化，要采用其他方法，要不同于原来的学习方法。看到一个病例，就去查阅相关资料；读一篇文章，就去找一个案例，或问一个问题。

7. 自我激励对学习很重要。学到新知识值得骄傲。要勇于展示自己，在课堂上大胆发言。

8. 不同的人有不同的学习方法。找出最适合自己的学习方法并加以运用，无论是阅读、倾听、观察、实践，还是综合运用这些方法。不要过度依赖权威的老师。

9. 快速检索已获取的信息至关重要。创建个人检索系统，并不断加以改进。

10. 将学习时间分为黄金时间、工作时间和睡眠时间。不同学生的生物节律差异很大，所以要制订自己的学习时间表。在黄金时间不要看电视，在睡眠时间不要看医学书。

Felson, B. Humor in Medicine, 1989;
Rha Inc., Cincinnati, Ohio

谨以此书献给 Hannah、Roy、Julie、Sarah、Sina，以及我的孙子和孙女们——Noah、Zach、Zoey 和 Jordy。

目　录

放射学检查：基本知识 第1章

胸部X线检查和CT检查是放射科医生日常工作的一部分，你应该对这些图像上可见的解剖结构和病理改变有基本的了解。本书共12章内容，你将系统学习胸部的正常解剖结构和肺部疾病的基本类型。

1 让我们从标准的胸部正位片开始，即后前(PA)位X线片。该术语中的"后"和"前"指的是X线的投照方向。在这种情况下，X线束穿过患者的方向是从________。

A. 前到后　　B. 后到前

1 B. 后到前

2 按照惯例，常规正位片是在患者直立、深吸气的状态下拍摄的。X线束是水平的，X线管距离胶片或探测器6英尺(1英尺≈30.48cm)，这就是当你进行________检查时所获得的。

A. 前位　　B. 后位

C. PA位　　D. 前后(AP)位

2 C. PA位

X线束方向。

3 PA位X线片是在________英尺远的位置拍摄的，以降低放大效率并提高清晰度。

A. 6　　B. 5

C. 4　　D. 3

3 A. 6

将要进行X线检查的部位贴近探测器，可以降低放大率、提高清晰度。自己观察：当将手掌朝下，放在台灯(或头顶灯)下，距桌面3~4英寸(1英寸≈2.54cm)的位置，观察阴影，弯曲中指，影子会变窄，而且似乎更短、更清晰。

如果光源(即X线球管)移得更远，手指就会显得________。

A. 更小、更模糊　　B. 更小、更清晰

C. 更大、更清晰　　D. 更大、更模糊

B. 更小、更清晰

光源越远，放大倍数和半影越小。

4 为了降低放大率和提高图像清晰度，患者应尽可能 ________ X 线探测器。

A. 贴近　　　　B. 远离

X 线球管应该尽可能 ________ 探测器。

A. 贴近　　　　B. 远离

4 A. 贴近

B. 远离
类似于光学效应。

5 对无法站立的重症患者和婴儿进行床旁 X 线检查时通常采用 AP 位。检查时，患者仰卧或坐在床上，X 线束从 ________ 穿过患者。

A. 前到后　　　　B. 后到前

5 A. 前到后

AP 位 X 线片是患者仰卧或坐在床上拍摄的，这样对重症患者来说更容易；对婴儿来说，能随时看到检查情形，其通常就不那么恐慌了。

6 便携式 X 线机功率小，而且床边空间狭小。因此，拍摄 AP 位 X 线片时，球管到探测器距离更短。与 PA 位 X 线片相比，AP 位 X 线片的放大率更大，解剖结构 ________。

A. 更清晰　　　　B. 更模糊

C. 一样清晰

6 B. 更模糊

心脏位于身体前方。其在 ________ 图像上看起来更大。为什么？

A. AP 位　　　　B. PA 位

A. AP 位
心脏离探测器(胶片)更远。

PA 直立位优于 AP 仰卧位，其原因包括：①放大率更小；②图像更清晰；③直立位下患者吸气更深，肺野显示更好；④在直立位易发现胸膜腔内气体和液体随重力移动。

7 图 1.1A 和图 1.1B 是同一例患者的两幅图像；PA 位图像是 ________。

A. 图 1.1A　　　　B. 图 1.1B

如何确定？

7 A. 图 1.1A

边缘更清晰，放大率更小，吸气更深。

正位（AP 位或 PA 位）X 线片，就像你与患者面对面一样。在图 1.1，乃至所有的 X 线片中，患者的左侧就在你的右侧。正如图中所示，心脏在左侧。

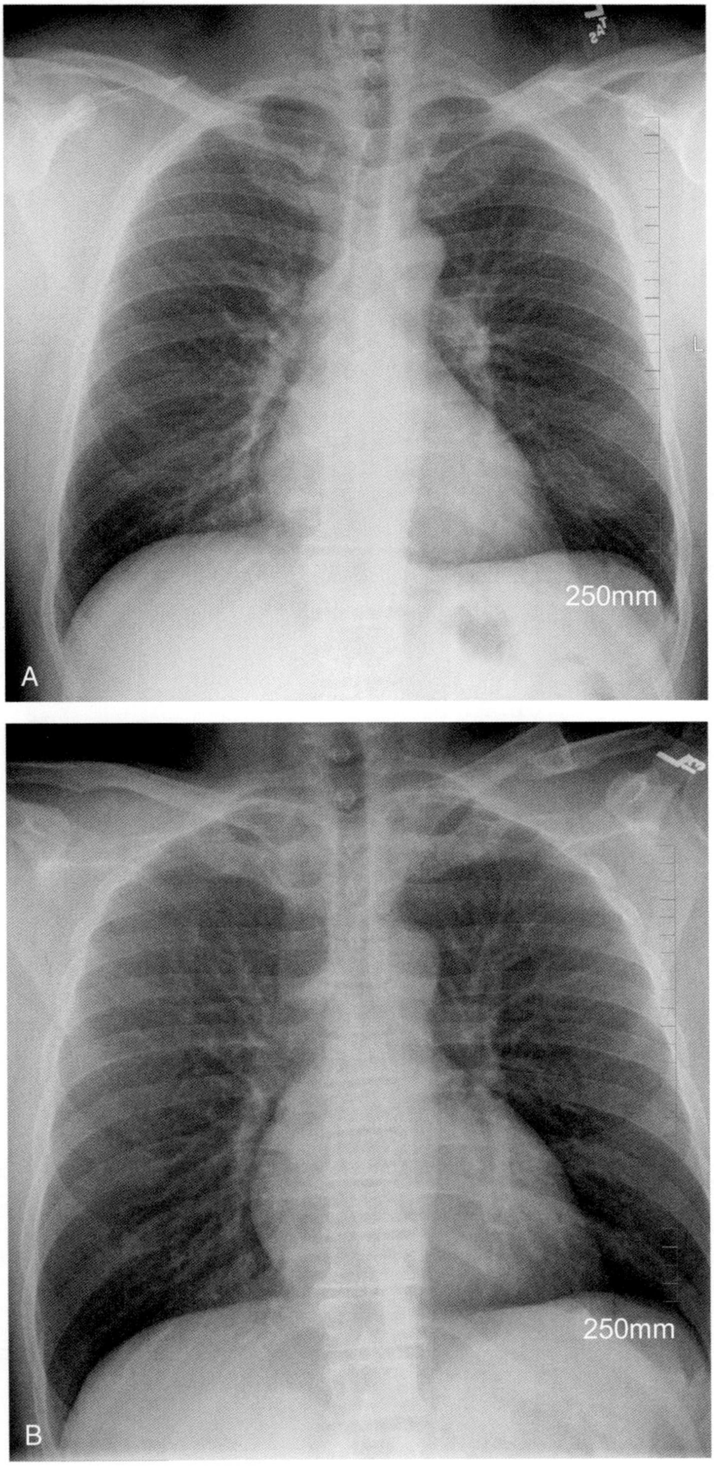

图 1.1

8 另一种常规视图是侧位(图 1.2)。按照惯例,通常将左侧胸部贴近探测器。这被称为__________视图。

A. 侧面 B. 直立位
C. 第二 D. 侧位

8 D. 侧位

与 PA 位 X 线片类似,侧位 X 线片是在__________英尺远的位置拍摄的。

A. 6 B. 5
C. 4 D. 3

A. 6

如果我们的观点一致,其实可以称之为右-左侧位,但如爱默生所言,"愚蠢的一致性是人类思想里的怪物",我们仅称之为侧位。

9 PA 位胸片通常很难发现位于心脏后方、纵隔或邻近膈肌的病变。__________X 线片经常可以显示这些病变,所以我们常规拍摄。

A. 直立位 B. AP 位
C. 侧位 D. PA 位

9 C. 侧位

图 1.3 显示了侧位图像的价值,侧位图像显示了下段椎体(箭头所示)上的一个局灶性高密度(白色)病变。这种位于心脏后方的肺炎病灶在正位 X 线片上几乎看不见。

10 侧位 X 线片通常以左侧贴近 X 线探测器进行拍摄,所以同样大小的结节,右侧的结节要比左侧的结节看起来__________。

A. 更大 B. 更小

10 A. 更大
放大效应

其边缘__________。

A. 更清晰 B. 不清晰

B. 不清晰
距离越远,放大率及半影越大。

11 如图 1.4 所示,患者呈前斜位。患者的__________胸部贴近胶片。

A. 左侧 B. 右侧

11 B. 右侧

该 X 线片是以__________拍摄的。

A. AP 位 B. PA 位

B. PA 位

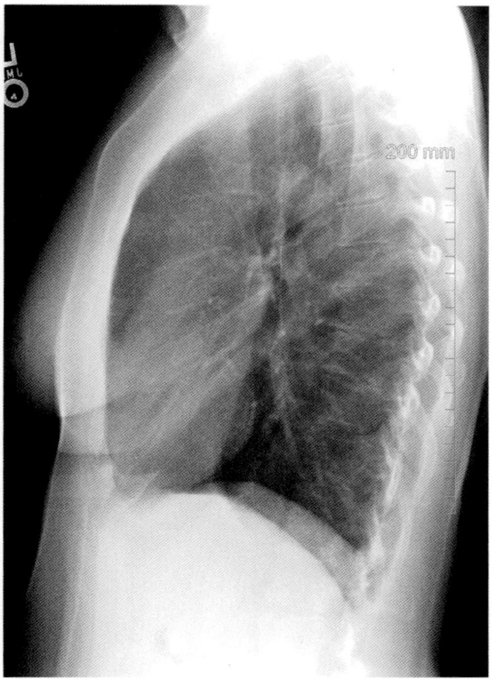

图 1.2

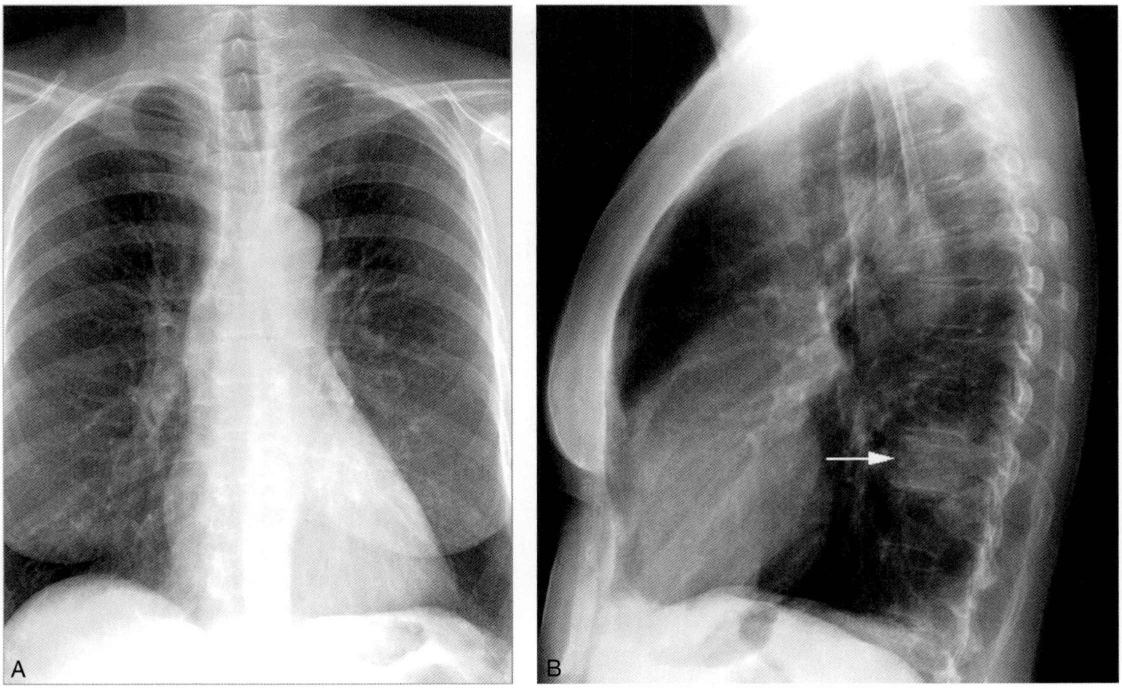

图 1.3

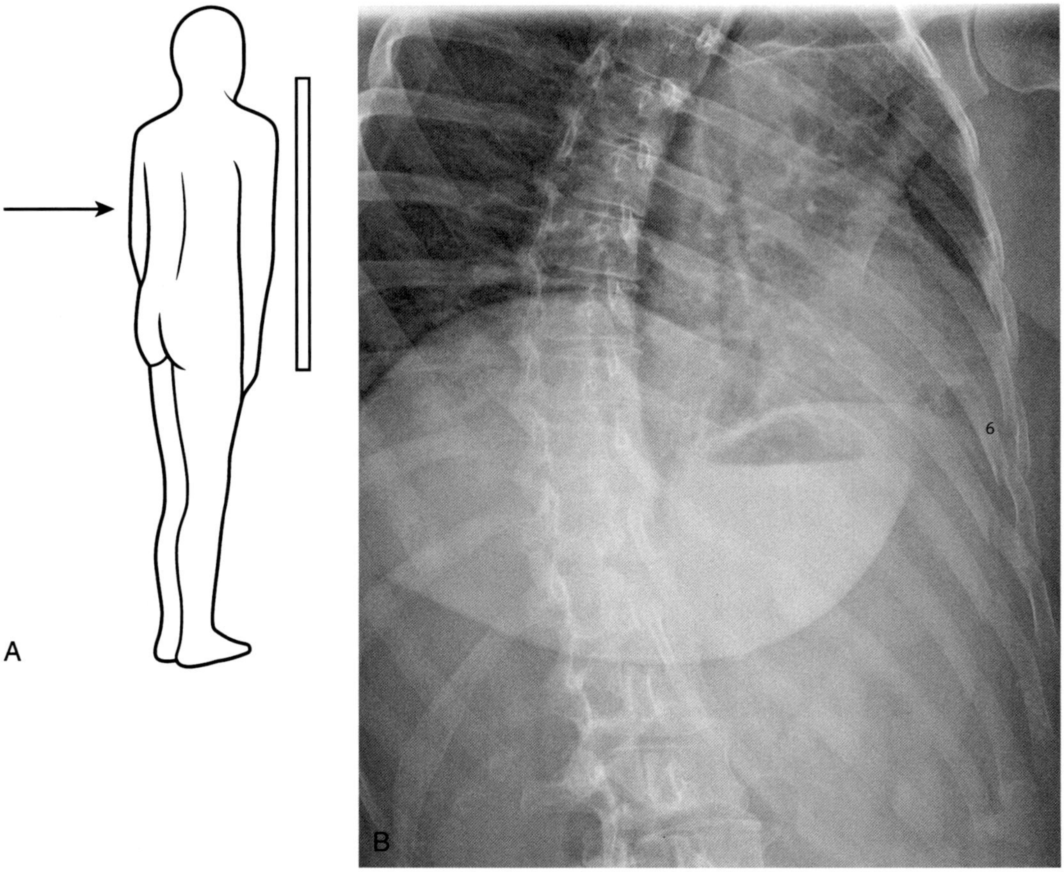

图 1.4

12 当患者从直立 PA 位转为右前斜位时，不同的解剖结构向不同的方向移动。在右前斜位，左侧胸肌或乳腺（前部结构）向__________移动。

A. 内侧　　　　　　　　B.外侧

左侧肩胛骨（后部结构）相对于胸部向__________移动。

A. 内侧　　　　　　　　B.外侧

（左前斜位则相反。）

12 B. 外侧

A. 内侧

图 1.4B 为右前斜位 X 线片。右侧乳腺向内侧移动至中线。左后肋骨“张开”。这使得第 4~9 肋骨骨折更容易被识别。

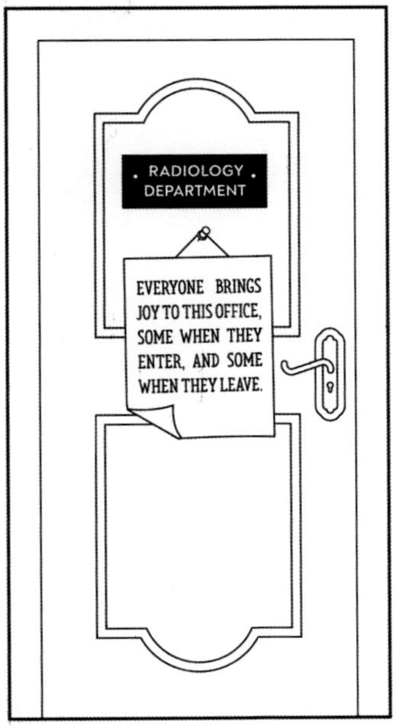
RADIOLOGY
DEPARTMENT
EVERYONE BRINGS JOY TO THIS OFFICE, SOME WHEN THEY ENTER, AND SOME WHEN THEY LEAVE.

Courtesy of Julie Goodman-Khasani, MLA

13 胸膜腔内的游离液体受到重力影响。当患者取__________时，液体向膈肌方向流动。(不定项选择题)

A. 站立位　　B. 仰卧位　　C. 右后斜位

当患者取__________时，积液会沿背侧流动。

A. 站立位　　B. 仰卧位　　C. 右后斜位

当患者取__________时，积液会向胸廓重力依赖侧流动。

A. 站立位　　B. 仰卧位　　C. 侧卧位

13 A. 站立位
C. 右后斜位

B. 仰卧位

C. 侧卧位

14 如图 1.1A 所示，__________膈肌略高。

A. 左侧　　B. 右侧

这是正常的。

如图 1.5A 所示，__________膈肌更高。

A. 左侧　　B. 右侧

这是异常的。重力能帮助我们找到原因。

14 B. 右侧

A. 左侧

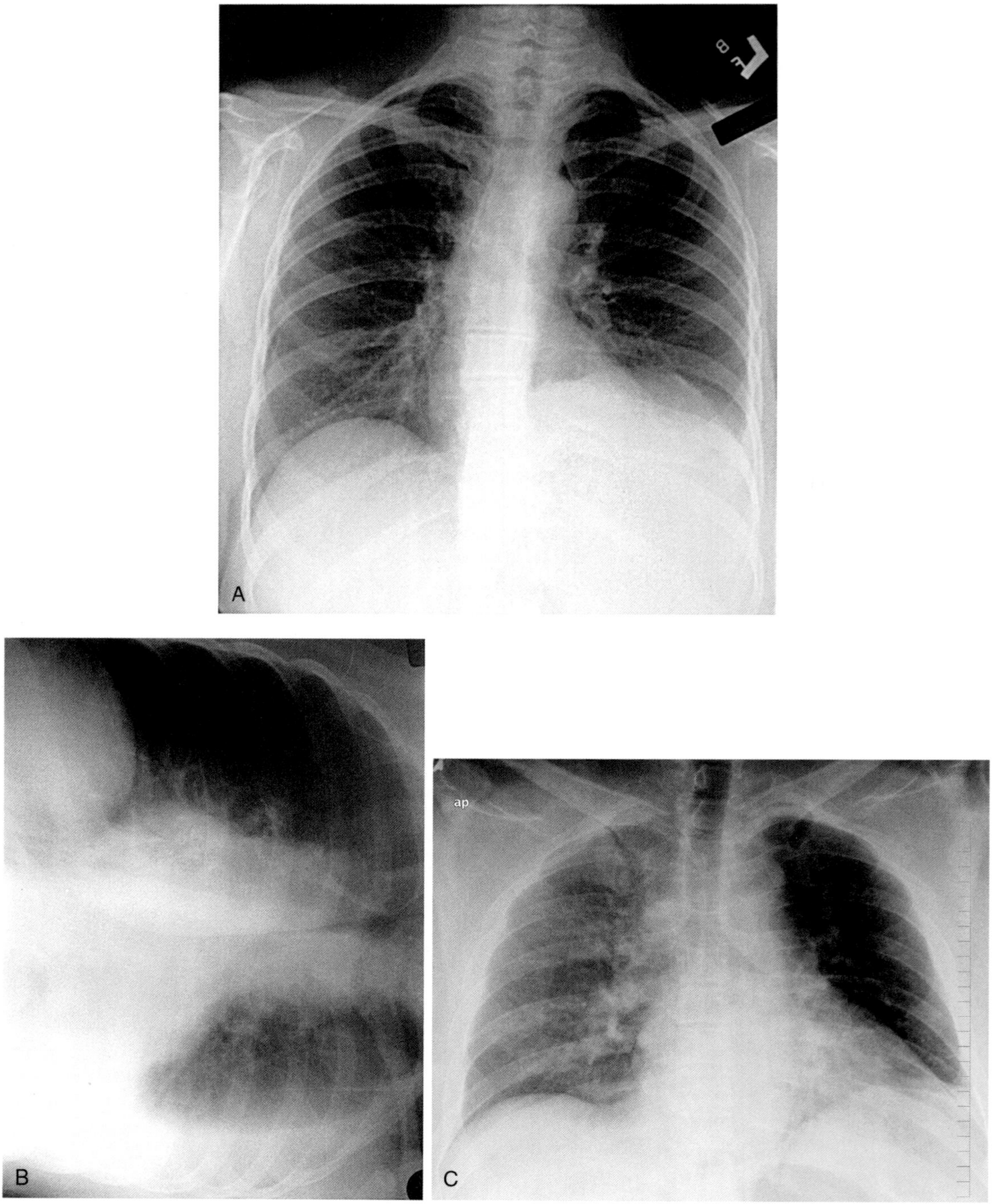

图 1.5

15 图 1.5B 为__________侧向下，在左侧卧位下拍摄的。

A. 左　　B. 右

X 线束平行于 X 线诊断台。可以看到白色条带在左侧肋骨和__________之间。

A. 肺脏　　B. 心脏

C. 膈肌

白色条带源于__________。

恭喜你！这是你第一次进行 X 线诊断。左侧膈肌更高(图 1.5A)，这是由于直立位下，患者的肺底和膈肌之间有液体存在。

图 1.5C 为仰卧位患者。胸腔积液在__________。

A. 左侧　　B. 右侧

C. 左侧和右侧

15 A. 左

位于左侧的心脏在图像下方。

A. 肺脏

胸腔积液，积液受重力作用，向肋骨重力依赖侧流动。

B. 右侧

分层的液体使右侧变白(更多的 X 线被吸收)。

16 在站立位，胸腔内液体会随着重力下降。胸腔气体__________。

A. 也下降　　B. 上升

C. 不变

诊断气胸(胸腔内积气)的最佳体位是__________。

A. 站立位　　B. 仰卧位

C. 任意体位

如果你怀疑无法站立或坐下的患者有左侧气胸，请让患者面向__________ 侧躺下。

A. 左　　B. 右

这就是所谓的__________。

A. 左侧卧位　　B. 右侧卧位

C. 仰卧位　　D. 斜位

16 B. 上升

A. 站立位

B. 右

空气会上升至左侧胸壁。

B. 右侧卧位

图 1.6 显示的是站立位气胸患者的 X 线片。注意，空气将右肺与胸壁隔开。图 1.7 显示的是另一例患者取右侧卧位时，肺部和左侧肋骨之间的空气。

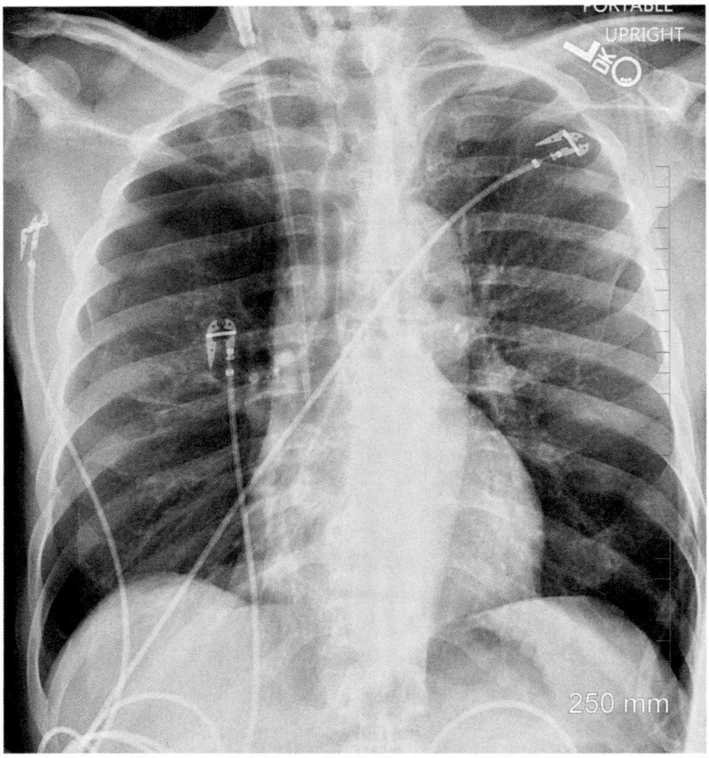

图 1.6

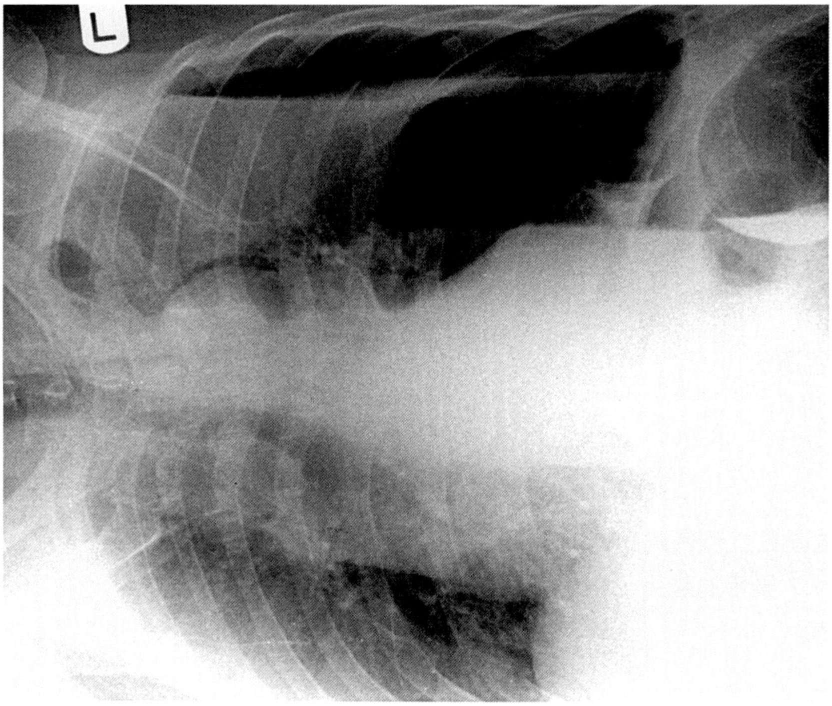

图 1.7

17 常规胸部影像学检查总是在__________时完成。

A. 吸气　　B. 呼气

呼气时,肺纹理变得更加密集。由于肺内空气减少,肺部看起来是__________。

A. 白色的　　B. 黑色的

位于膈肌上方的心脏升高并出现__________。

A. 增大　　B. 变小

17 A. 吸气

A. 白色的

A. 增大

18 图 1.8A 和图 1.8B 是对同一例患者快速连续拍摄的胸部后前位 X 线片,一幅是吸气相,另一幅是呼气相。__________中膈肌位置较高。

A. 图 1.8A　　B. 图 1.8B

在__________中,肺部显得更黑。

A. 图 1.8A　　B. 图 1.8B

在__________中,心脏和血管显得更大。

A. 图 1.8A　　B. 图 1.8B

因此,__________是呼气相图像。

A. 图 1.8A　　B. 图 1.8B

18 A. 图 1.8A

B. 图 1.8B

A. 图 1.8A

A. 图 1.8A

潜在误区:与胸部后前位吸气相图像相比,呼气相图像和前后位仰卧位图像会使心脏和血管显得更大,肺部更白(空气更少)。这些变化可能会被误认为是病变。

X 线片是如何形成的?在实际工作中,电子数字接收器正在取代 X 线胶片。两者的成像原理是一样的。照射到胶片或接收器上的射线量越多,图像就越黑。因为空气吸收的射线量很少(也就是说,穿透的射线量最多),所以肺部呈现黑色。而骨骼和金属物体吸收最多,所以其呈白色。肌肉和液体呈灰色。当胶片被用作探测器和显示器时,图像是背光的。当使用数字接收器时,可在高分辨率显示器上查看图像(更多的技术性内容在本章的末尾)。

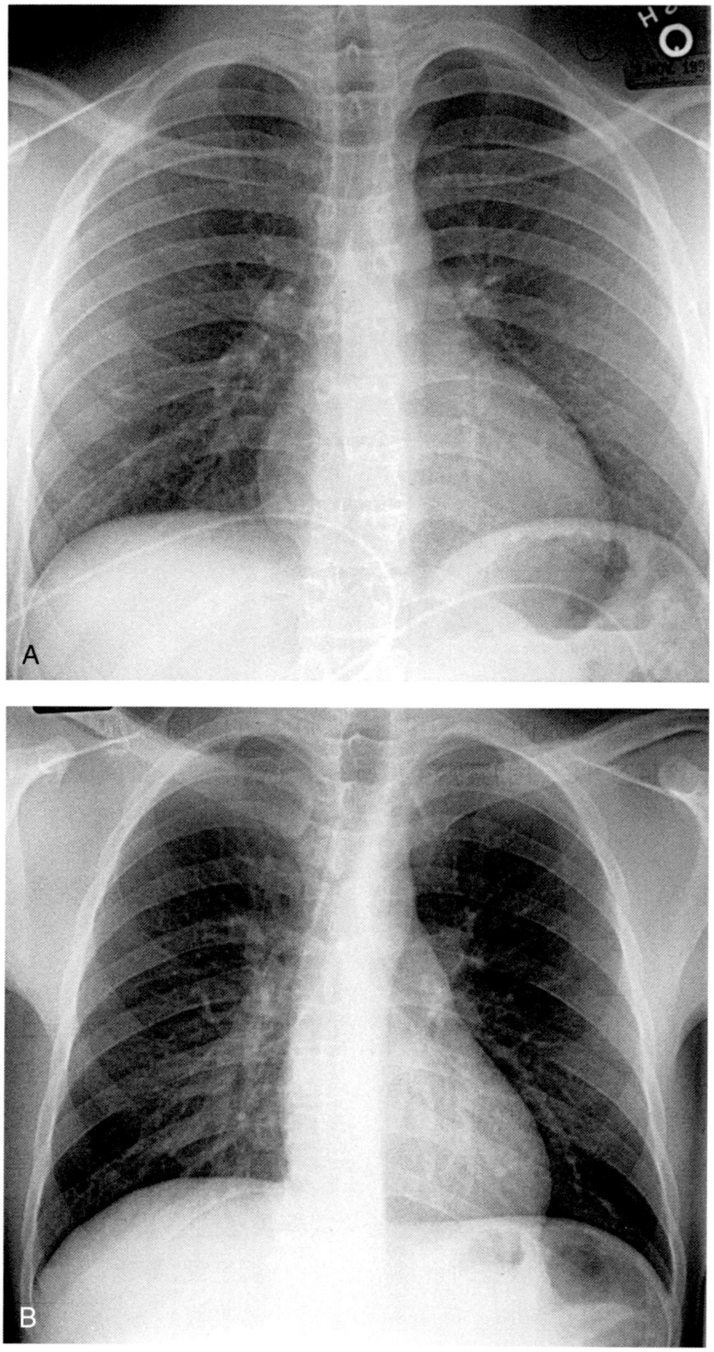

图 1.8

这些是什么?

答案在第 18 页。

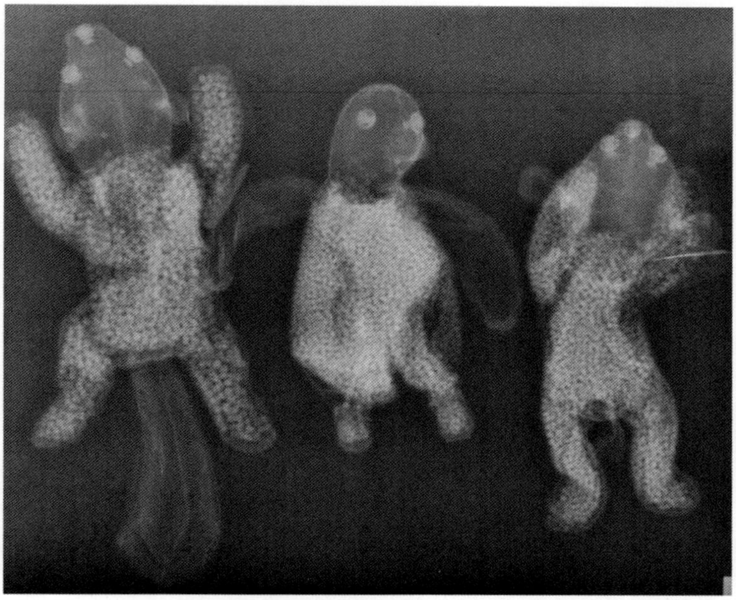

19 呼气相摄影可以发挥一定的优势。呼气相图像可用于诊断不对称性肺气肿或部分支气管阻塞导致呼气时气流受阻的局限性气体潴留(空气潴留)。由于阻塞支气管后面的空气不能轻易排出,该肺(或肺叶)在呼气时仍保持________。

A. 充气　　B. 收缩

肺的其余部分________。

A. 充气　　B. 收缩

C. 保持不变

19 A. 充气

B. 收缩

20 呼气时,如果出现单侧空气潴留,正常收缩的肺________。

A. 更白　　B. 更黑

C. 不改变

肺部出现阻塞时表现为________。

A. 更白　　B. 更黑

C. 不改变

20 A. 更白

C. 不改变(保持黑色)

在图 1.9A 中,右肺比左肺略黑。在图 1.9B 呼气相图像中,左肺正常收缩,呈白色。由于吸入异物后空气滞留,右肺仍处于充气状态,呈黑色。

临床要点:如果闻及单侧哮鸣声,需要进行呼气相检查来查明是否有空气潴留。

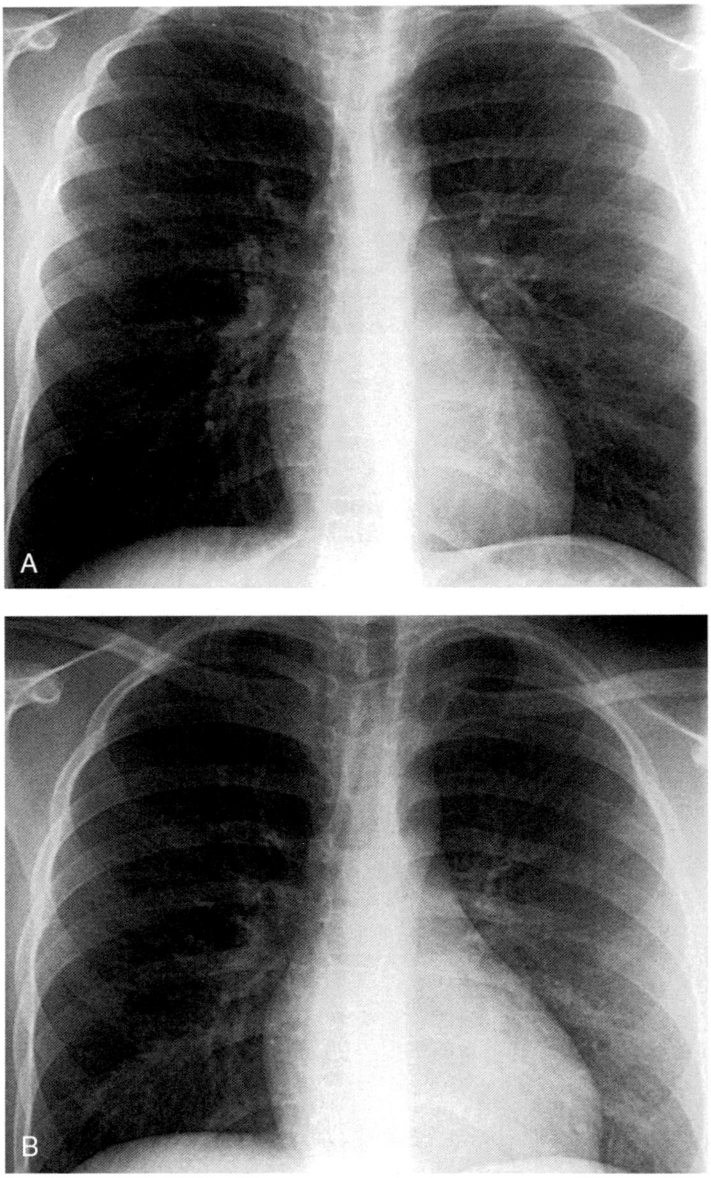

图 1.9

21 呼气相 X 线片更容易显示少量气胸。呼气时，与胸腔内的黑色气体相比，收缩的肺表现为＿＿＿＿＿＿。

A. 更白　　B. 更黑

C. 不改变

在较小的一侧胸腔内，显示气体量相对较大。因此，应该更容易发现少量气胸。这是合理的吗？是的。这有帮助吗？很少！随着现代设备的对比度不断提升，其已成为一种过时的技术。

21 A. 更白

22 让我们来回顾一下各种摄影体位。如图 1.10 所示,请将对应的图片和体位进行匹配。

A.	后前位
B.	站立前后位
C.	侧位
D.	仰卧前后位
E.	左前斜位
F.	左侧卧位
	右前斜位
	右侧卧位

22 A. 后前位
B. 侧位
C. 右前斜位
D. 站立前后位
E. 仰卧前后位
F. 右侧卧位(右侧向下)

23 到目前为止,前文讨论的所有技术都产生静态图像,即胸部的亚秒级快照。荧光透视利用探测器捕获实时 X 射线,在监视器上以胶片或视频的形式观看,提供有关器官运动的信息。例如,吸气时__________下降,收缩期左心室__________。当进行荧光透视检查时,患者可以变换为斜位,以消除重叠结构的干扰。

23 膈肌;收缩

技术要点:X 线束包含不同能量的 X 线光子。如图 1.11A 所示,当 X 线光子穿过患者时,一些被完全吸收(A),一些直接穿透到 X 线接收器(P),还有一些被偏转或散射(SS)。一些散射光子继续向 X 线接收器方向移动,但是倾斜的(S)。X 线的吸收和穿透(透射)互为倒数。不同组织或疾病对射线的吸收程度不同是射线灰度的成因。空气、脂肪、软组织(肌肉、体液)和金属(骨骼)对射线的吸收率依次递增。组织越厚,吸收越多。如图 1.11B 所示,滤线栅(G)可防止散射射线击中接收器。

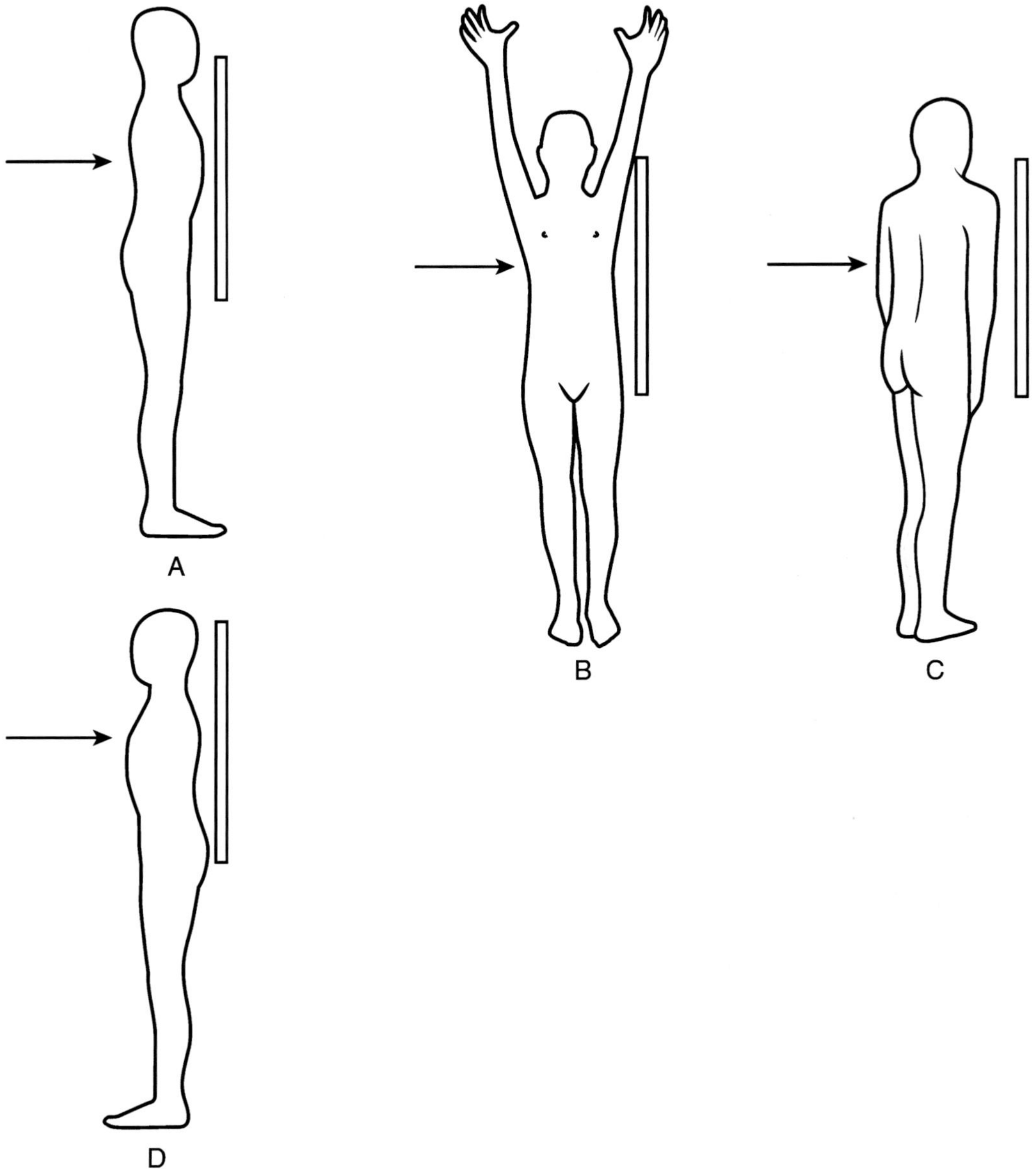

图 1.10

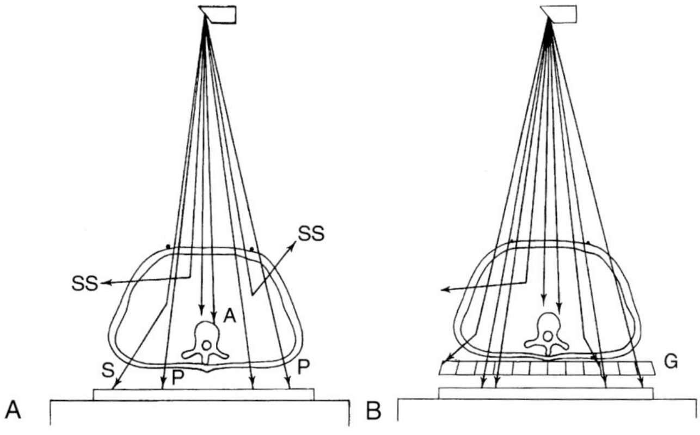

图 1.11

复　习

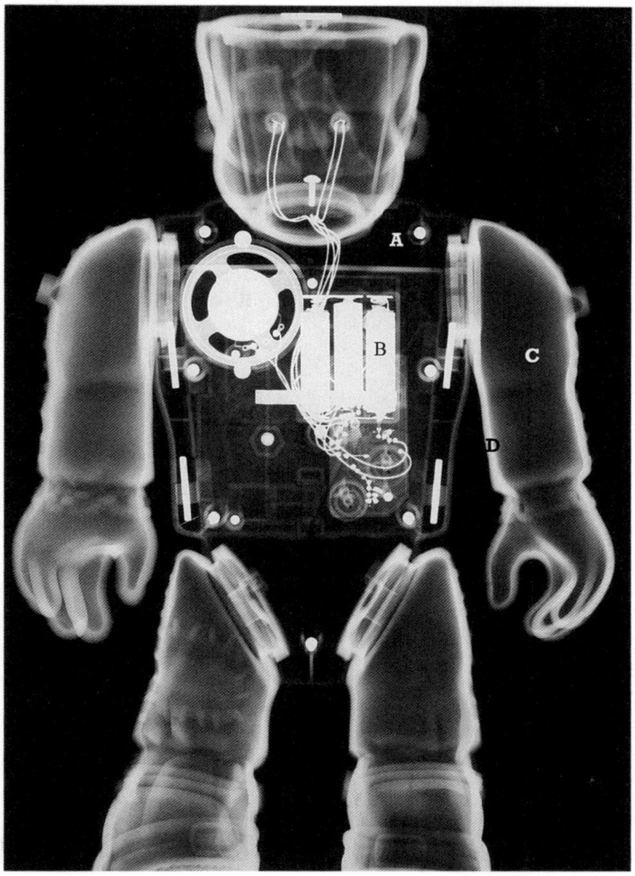

图 1.12

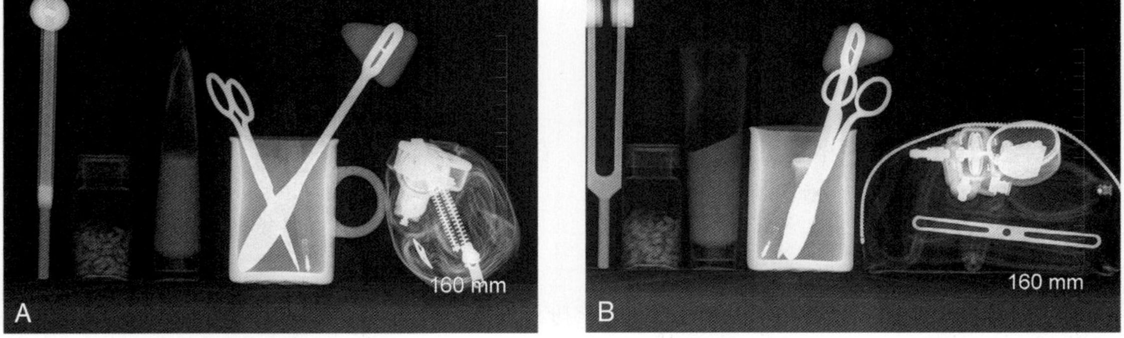

图 1.13

I 为了获得最清晰、最真实的图像，________。（不定项选择题）

A. 患者应尽可能远离探测器

B. X 线球管应尽可能远离探测器

C. 通过数字探测器可最大限度地减少散射辐射

D. 患者和探测器都应尽可能靠近

I B. X 线球管应尽可能远离探测器以减少放大率和半影。

II 在以下情况中，哪种视图或技术能提供最多信息？

1. 右侧疑似胸腔积液________	呼气相后前位
2. 怀疑支气管内肿瘤后方有空气潴留________	荧光透视
3. 怀疑无法坐立的患者为右侧气胸________	仰卧位
4. 子弹碎片可能位于心脏________	右侧卧位
	左侧卧位

II 1. 右侧卧位
2. 呼气相后前位或荧光透视
3. 左侧卧位
4. 荧光透视
可观察运动并翻转患者。

III 如图 1.12 所示，将密度与字母进行匹配。

1. 空气密度________	A
2. 金属密度________	B
3. 软组织密度：面部________	C
4. 软组织密度：肢体________	D

III 1. A
2. B
3. C
4. D
手臂的边缘密度更大，因为其更厚。

IV 图 1.12 是________视图。

A. 侧位　　B. 正位

C. 卧位　　D. 斜位

图 1.12 是在________拍摄的。

A. 前后位　　B. 后前位

C. 不明确

IV B. 正位

C. 不明确
如果不了解组织的大小和位置，就无法判断。

V 这些是医生办公室里常见物品的 X 线片。在拍摄图 1.13A 后，所有物体都被旋转 90°，以获得图 1.13B。

从右到左，依次有哪些物品？________

思考一下：为什么每件物品都有相应的密度？为什么在后前位和侧位投影中会呈现特定的形状？

第 13 页（最上面图像）答案：________

V 音叉；药瓶；护手霜；装有剪刀、钢笔、反射锤的杯子；血压袖带
你还记得左右是相反的吗？

填充玩具

断层成像技术 第 2 章

三大成像技术——CT、超声和 MRI 极大地提高了胸部影像质量。传统 X 线检查利用 X 线束穿透人体,将其路径上的所有结构叠加到 X 线接收器上,从而形成二维图像(投影图像)。而断层扫描技术能通过切面图像观察内部结构,避免图像重叠。读取出的这些数字化信息可以通过后处理合成多个角度的数字化图像。数字化图像经过处理,可以提高组织对比度和亮度,多平面和三维显示解剖结构。

1 所有断层图像都可以在轴位、矢状位、冠状位和斜位上观察。

A. 垂直于患者长轴的图像是 ＿＿＿＿＿图像。

B. 平行于患者外侧面的图像是 ＿＿＿＿＿图像。

C. 平行于患者额状面的图像是 ＿＿＿＿＿图像。

D. 所有其他图像都是 ＿＿＿＿＿图像。

矢状位
轴位
斜位
冠状位

1 A. 轴位
B. 矢状位
C. 冠状位
D. 斜位

图 2.1A 显示了轴位(A)、矢状位(B)和冠状位(C)。CT 获得的是轴位图像。轴位图像类似从下向上看,患者的左侧是你的右侧。图 2.1B 显示了矢状位(P)、冠状位(C)和斜位(O)与轴位的关系。

CT 提供的胸部横断面影像最有价值。患者仰卧在可移动的扫描床上,然后扫描床缓慢通过圆筒形扫描架。扫描架内的 X 线球管(T)围绕患者旋转曝光(图 2.2)。X 线束聚焦在扫描架对侧的多个小型探测器上。早期 CT 仪器每次仅采集一层图像,现在的 CT 仪器能连续不断地扫描患者(螺旋扫描)。射线被检测、量化,然后合成多种数字化图像(这个过程非常复杂)。

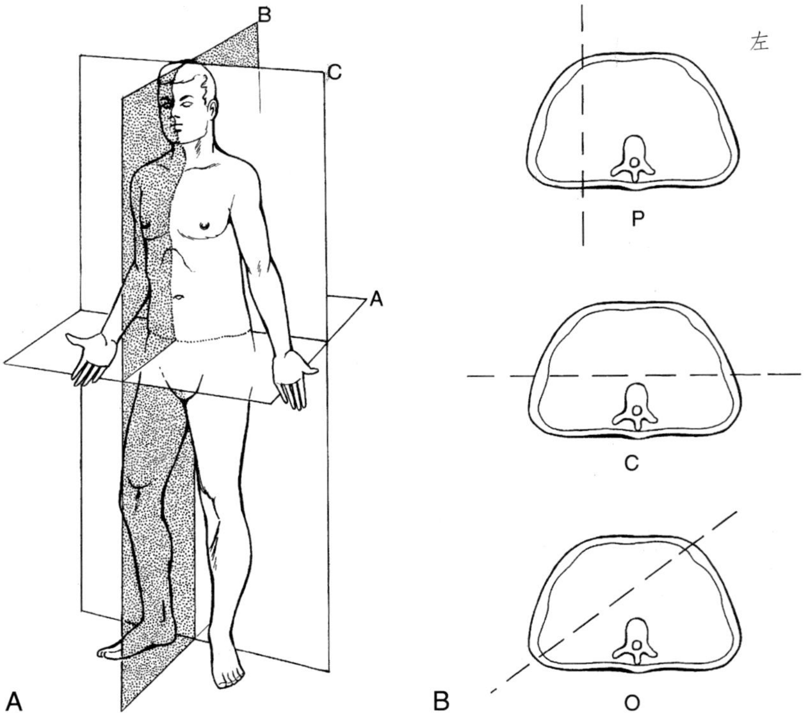

图 2.1

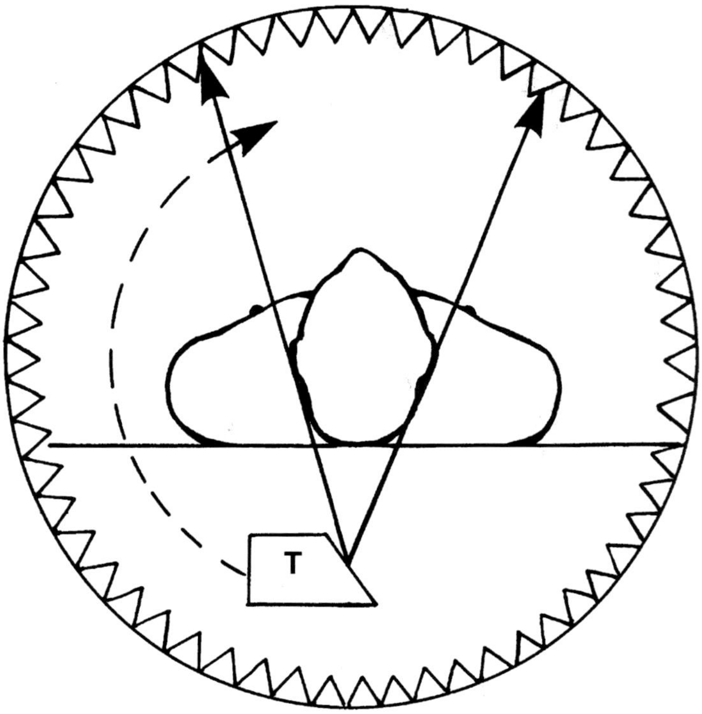

图 2.2

2 CT 通常获得__________图像(图 2.3A)。

A. 轴位　B. 冠状位　C. 矢状位

图 2.3B 是气管的__________重建图像。

A. 轴位　B. 冠状位　C. 矢状位

图 2.3C 是气管的__________重建图像。

A. 轴位　B. 冠状位　C. 矢状位

2 A. 轴位

B. 冠状位

C. 矢状位

对于同一数字化数据，可以通过调整对比度来清晰显示不同组织。对于胸部 CT，常规重建图像可以显示肺组织（“肺窗”）、纵隔组织（“软组织或纵隔窗”）和骨组织（“骨窗”）。

3 图 2.3A 是__________的轴位重建图像。

A. 肺　B. 纵隔　C. 骨骼

图 2.4A 显示了__________的解剖结构。

A. 肺　B. 纵隔　C. 骨骼

第 3 次重建(图 2.4B)重点显示骨组织,扫描__________可以完成这些重建。

A. 一次　B. 两次　C. 三次

注意:设定的窗宽以外的组织会消失在背景中。

3 A. 肺

B. 纵隔

A. 一次

4 X 线检查和 CT 都是利用 X 线进行成像。正常情况下,由于肺是__________,其在 CT 图像上呈黑色。

A. 不透 X 线的　B. 射线可穿透的　C. 呼气相

骨骼在 CT 图像上呈白色,因为其可__________更多 X 线。

A. 吸收　B. 穿透　C. 散射

因为肌肉、水和脂肪依次穿透更多的射线,所以图像逐渐变为__________ 的灰度。

A. 更亮　B. 更暗

4 B.射线可穿透的

因其射线穿透率最高。

A. 吸收

B. 更暗

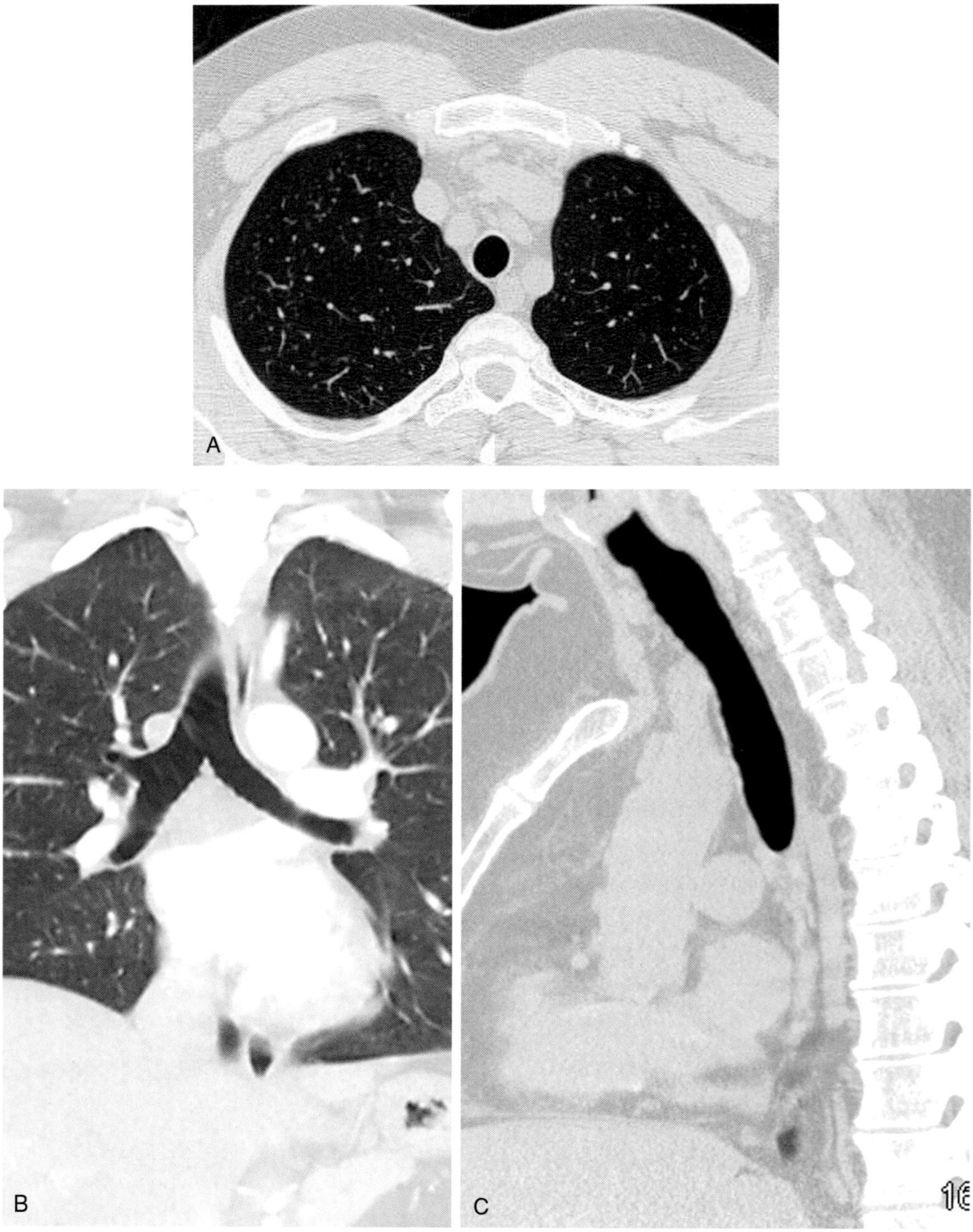

图 2.3

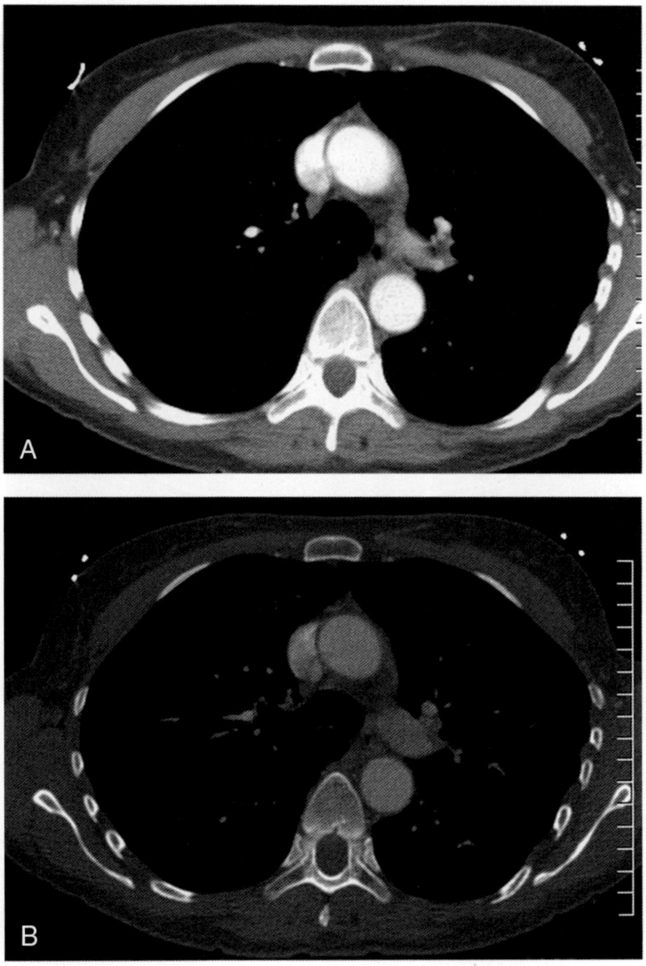

图 2.4

5 传统 X 线片能够区分 4 类基本组织密度。按照对 X 线吸收由少到多进行排序：

脂肪	1（最少）
骨骼	2
软组织	3
空气	4（最多）

5 1. 空气（最少）
2. 脂肪
3. 软组织
4. 骨骼（最多）

相比传统 X 线检查，CT 具有更高的分辨率，更容易区分肌肉、液体（如血液、胆汁、渗出液）和脂肪。CT 密度以亨氏单位（HU）表示，CT 仪器经过校准，纯水=0HU，纯空气=−1000HU。不同组织密度的 CT 值如下：肺=−800HU，脂肪=−120HU，液体=0HU，肌肉=40HU，骨骼=350HU。图 2.5 显示了不同组织密度的 CT 值（HU）。

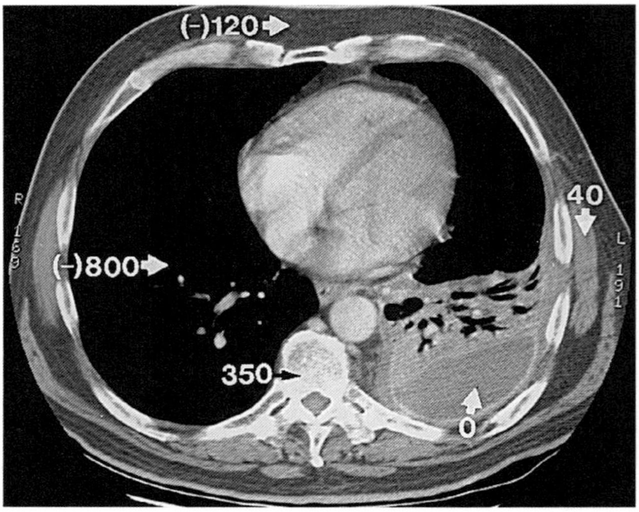

图 2.5

6 虽然 CT 有更高的分辨率，但心脏、血管、纵隔结构和肌肉却显示为相似的中间灰度。

软组织密度为＿＿＿＿＿HU。

A. (−)40　　B. (+)40　　C. (−)80~120

通常在扫描期间经静脉注射碘对比剂，以增加血液的放射密度。

心脏和血管中的血液较周围组织结构吸收＿＿＿＿＿X 线。

A. 更多　　B. 更少

血液表现为＿＿＿＿＿。

A. 更白　　B. 更黑

6

B. (+)40

A. 更多

A. 更白

图 2.6A 为轴位 CT 图像，主要显示软组织或纵隔结构（“纵隔或软组织窗”）。图 2.6B 显示扫描时经静脉注射对比剂，注意主动脉弓（A）和上腔静脉（S）密度的变化。图 2.6C 为利用相同数据重建的左前斜位二维图像。注意：图 2.6A 和图 2.6C 中致密的主动脉钙化斑块（C）。图 2.6B 中的斑块和造影剂密度相似，难以区分。

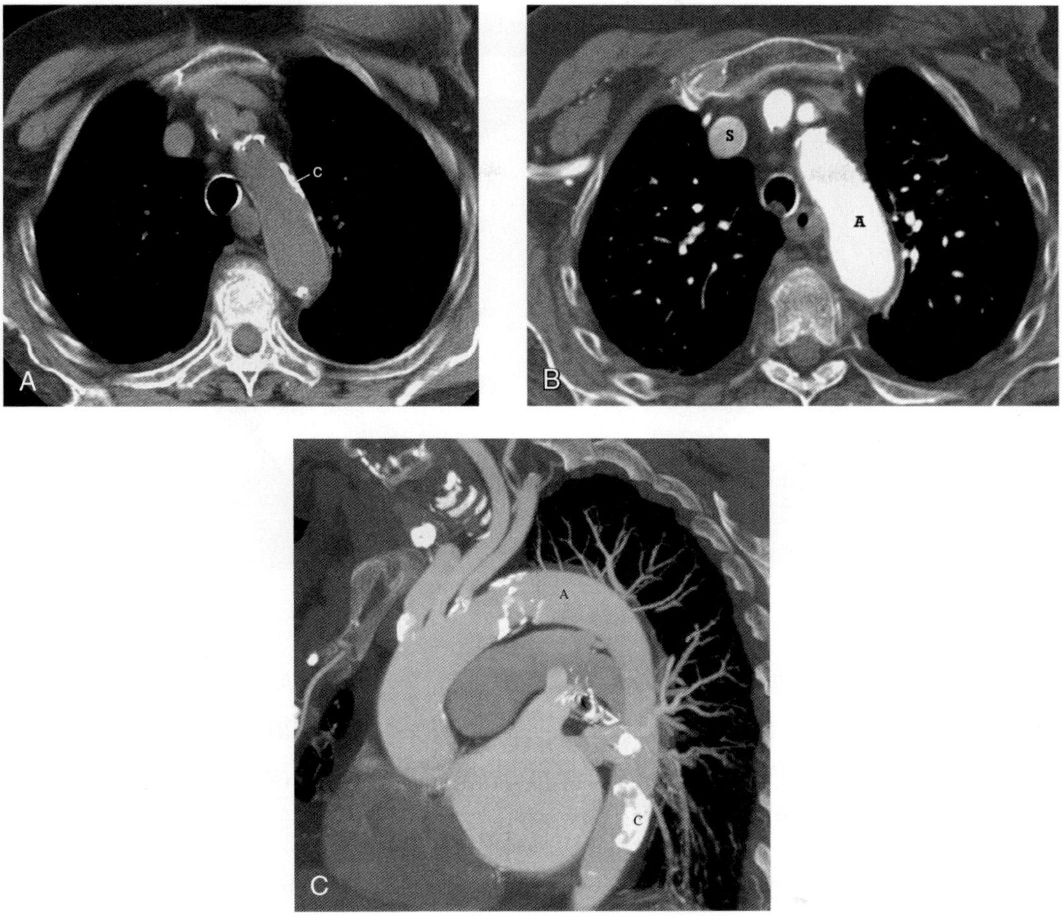

图 2.6

7 轴位图像是假设医生从__________观察患者。

A. 上方　　B. 下方

7 B.下方

与 X 线片一样，在 CT 图像上，患者的右侧是你的左侧。在图 2.7 的肺窗上，__________肺是正常的。

A. 右侧　　B. 左侧

B. 左侧
肿物位于右肺。

向外周逐渐变细的白色分支状结构是__________。

A. 肺血管　　B. 支气管
C. 淋巴管　　D. 支气管动脉

A. 肺血管

如图 2.7 所示，血管之间的射线穿透区为含气肺实质。右肺的肿瘤（肿物）较正常的充气肺组织吸收__________X 线。

A. 更多　　B. 更少

A. 更多
因为肿物是不透 X 线的。

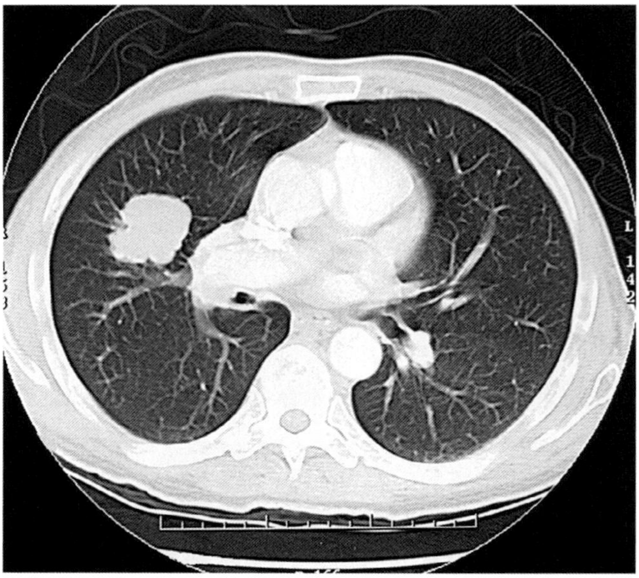

图 2.7

基于原始轴位数据，可以重建出任意角度的三维/二维图像。图 2.8A 是主动脉三维图像，对比同一例患者的主动脉二维重建图像（图 2.6C）。使用图 2.3 的数据重建了胸部（图 2.8B）和心脏（图 2.8C）的三维图像，可以在显示器上从任何角度观察（图 2.9），还可以用不同颜色替代对应灰度（HU）值来生成彩色图像。

X 线检查和 CT 是根据不同组织对电离辐射的吸收不同而生成图像，而 MRI 应用完全不同的物理特性来成像。简而言之，患者被暴露于强磁场中，迫使体内质子进动一致。当磁场关闭时，能量被释放和接收，基于射频能量的释放和吸收生成图像。不同类型脉冲产生不同类型图像。因此，在一个序列上显示为白色的组织可能在另一个序列上显示为黑色，不同序列的信号有助于分辨组织。这些不同类型的图像被称为加权图像，取决于每个“脉冲序列”突出的组织特征，图像可以被分为 T1 加权图像或 T2 加权图像。在临床应用阶段，不需要了解 T1 和 T2 的含义，但需要了解单纯液体在 T2 加权图像上呈高信号，在 T1 加权图像上呈低信号，而脂肪在 T1 加权图像上呈高信号，这是很有帮助的。

8 MRI 的灰度__________于 X 线片的密度。

A. 对应　　B. 不对应

我们必须知道用哪种__________来解释特定的 MRI 图像。

液体在__________加权图像上呈高信号。

A. T1　　B. T2

图 2.10A 为 T1 加权图像，呈高信号的组织是__________。

A. 骨骼　　B. 血液

C. 肺　　D. 脂肪

8 B. 不对应

图像序列（“加权”）

B. T2

D. 脂肪（乳腺和皮下组织）

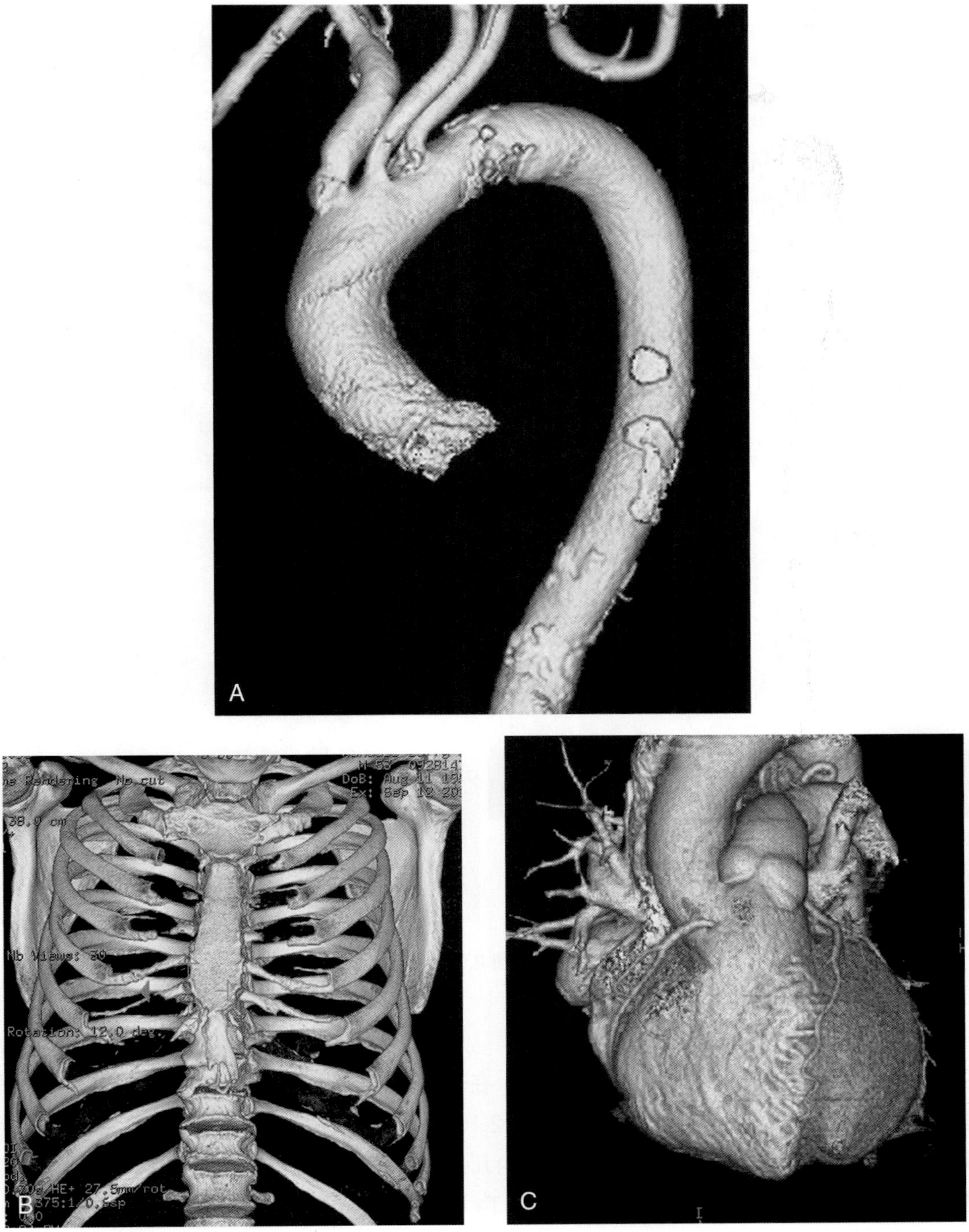

图 2.8

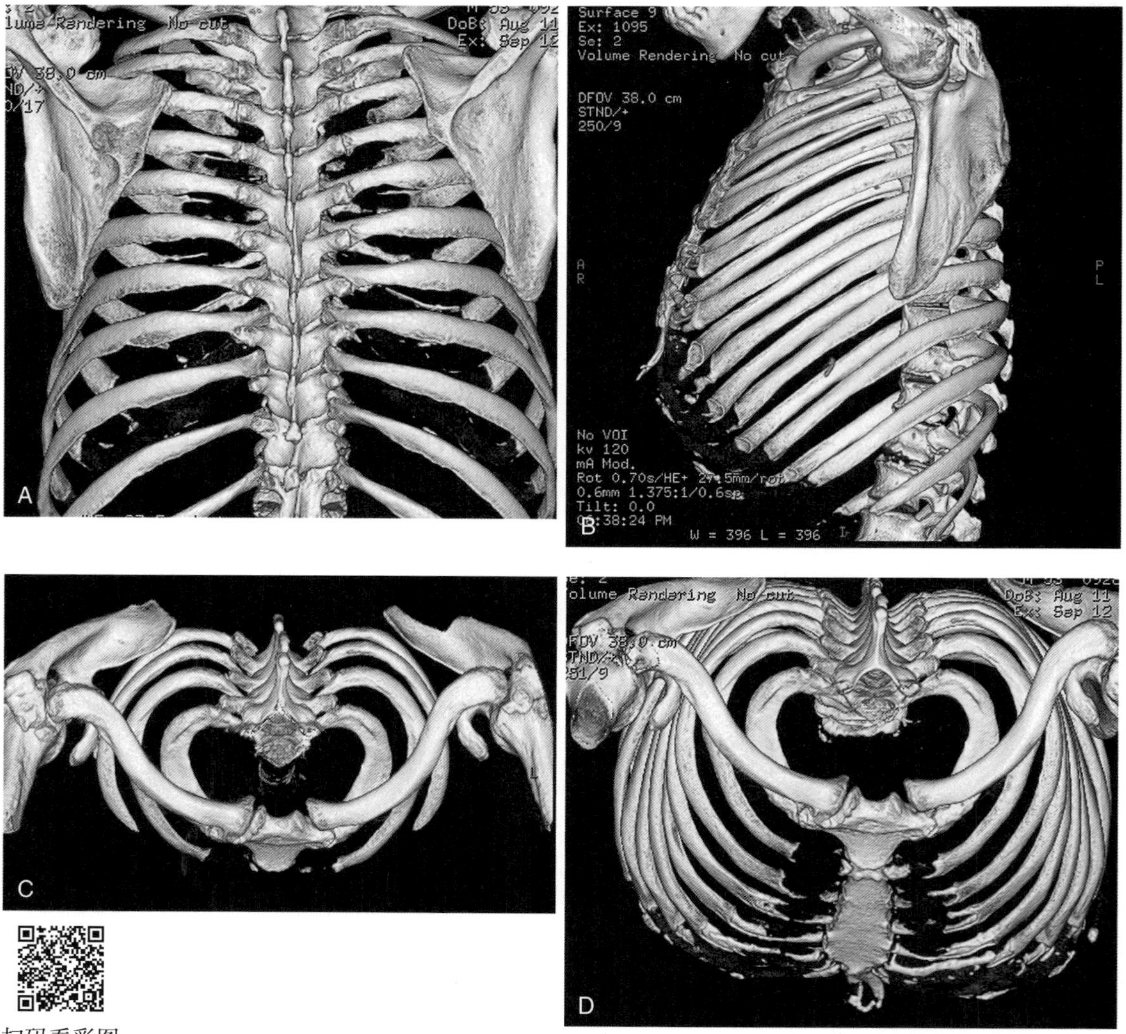

扫码看彩图

图 2.9

图 2.10 显示了中纵隔肿物的两个 MRI 序列。在轴位图像(图 2.10A)上,气管旁肿块为等信号(呈灰色,白色箭头所示)。在冠状位图像(图 2.10B)上,气管旁肿块呈高信号(呈白色,箭头所示)。这表明肿物含水量高。注意:肺和气管内几乎没有信号(呈暗灰色)。图 2.10A 中,脊髓液呈低信号(黑色箭头所示)。脂肪在图 2.10A(T1)中呈高信号,在图 2.10B(T2)中呈低信号。

MRI 具有无电离辐射和不需要使用碘对比剂的优点。MRI 检查中所使用的钆对比剂也很少引起不良反应。然而,体内有可磁化植入物(如心脏起搏器、金属夹等)是 MRI 检查的禁忌证。每次 MRI 检查需要多个成像序列,而每个序列都相对耗时。其原因在于可用的脉冲序列种类繁多,MRI 往往能够更好地显示组织特性,而不是简单地进行解剖学成像。由于肺内空气几乎不产生 MRI 信号,MRI 检查对肺部成像的价值通常不如 CT。MRI 最适用于对心脏和血管结构、各种纵隔、神经、肌肉骨骼和腹部疾病的成像。

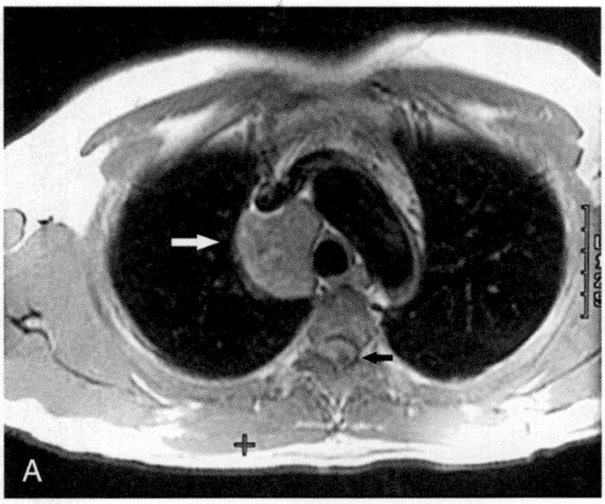

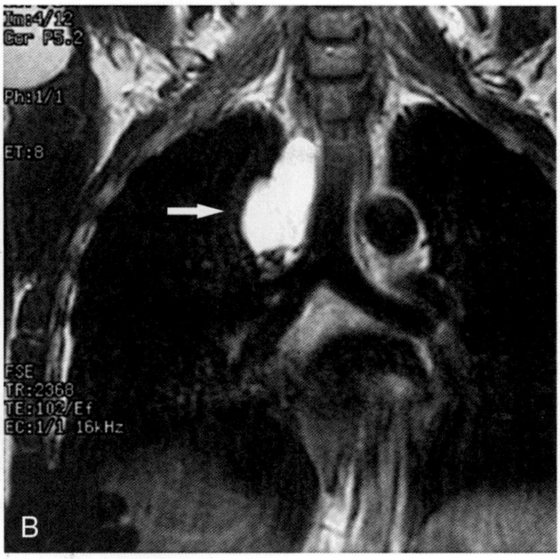

图 2.10

9 如图 2.11 所示，在心脏周期，对左心室进行 MRI 检查。左心室收缩期如__________所示。

A. 图 2.11A　　　　　　B. 图 2.11B

心脏实时动态 MRI(电影)序列对心脏疾病有很高的诊断价值。你是如何抉择的?

9 A. 图 2.11A

左心室在收缩期更小，心肌更厚。

在超声检查中，换能器发射高频声波进入人体，就像海军使用声呐一样，声波在不同的组织之间产生反射。换能器检测到反射声波并将其合成为声像图。液体引起的反射量最小，因此表现为均匀的低信号区（低回声）；软组织吸收、反射和折射信号，则产生不均匀（回声）区；声波在空气和骨骼中的传播性差，因此充满空气的肺和骨组织很难用超声评价。骨-软组织和空气-软组织界面反射量较多，经常产生伪影。超声价廉、便携、无辐射，特别适用于胸膜腔、心包积液和运动器官（如膈肌、心脏）成像。由于超声检查没有辐射，其对儿童和年轻患者具有较高的应用价值。

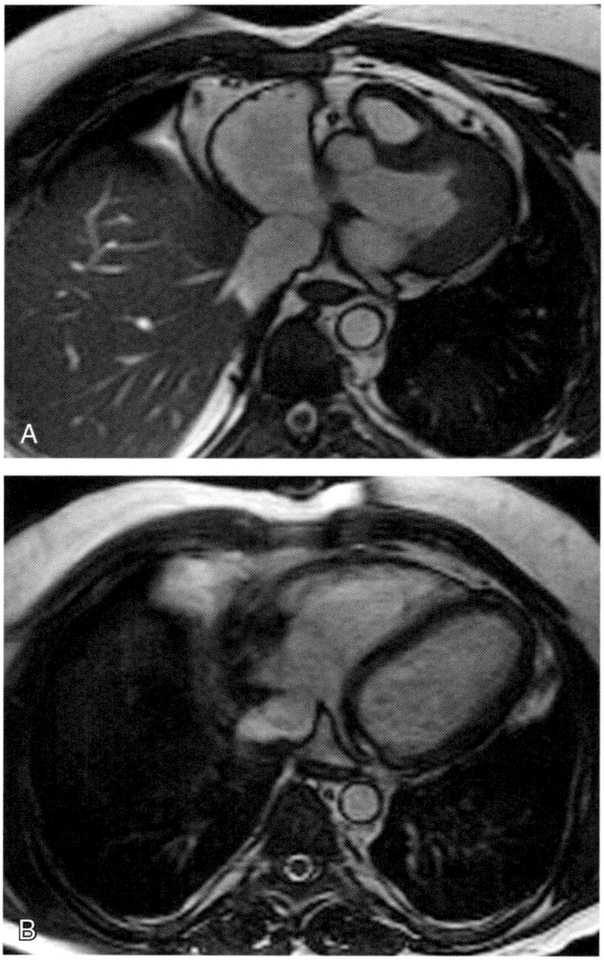

图 2.11

10 超声对于评估__________非常有价值。
A. 气胸　　B. 脓胸
C. 肿瘤

单纯性胸腔积液(漏出液)呈__________低信号。
A. 不均匀　　B. 均匀
C. 强回声

10 B. 脓胸

B. 均匀

图 2.12A 和 2.12B 为两例患者的胸膜腔超声图像,膈肌(箭头所示)将肝脏(L)与胸膜腔分开,注意清亮的渗出液(T)和杂乱信号的脓性积液(E)之间的信号差异。超声对于评估膈肌运动很有价值。

MRI 和超声都可以快速、重复地采集图像,可以评估动态生理过程,如心脏运动和血流。图 2.12 为超声心动图,显示了四腔心(LA,左心房;LV,左心室;RA,右心房;RV,右心室)。

哪个图像为收缩期?

图 2.12A
左心室更小。

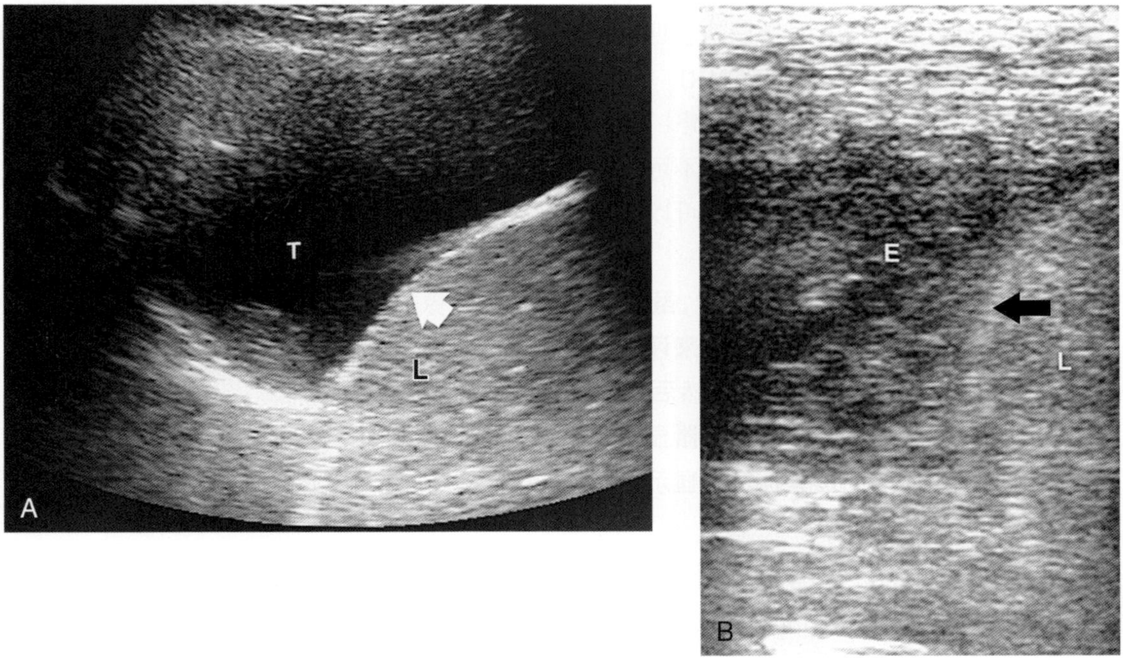

图 2.12

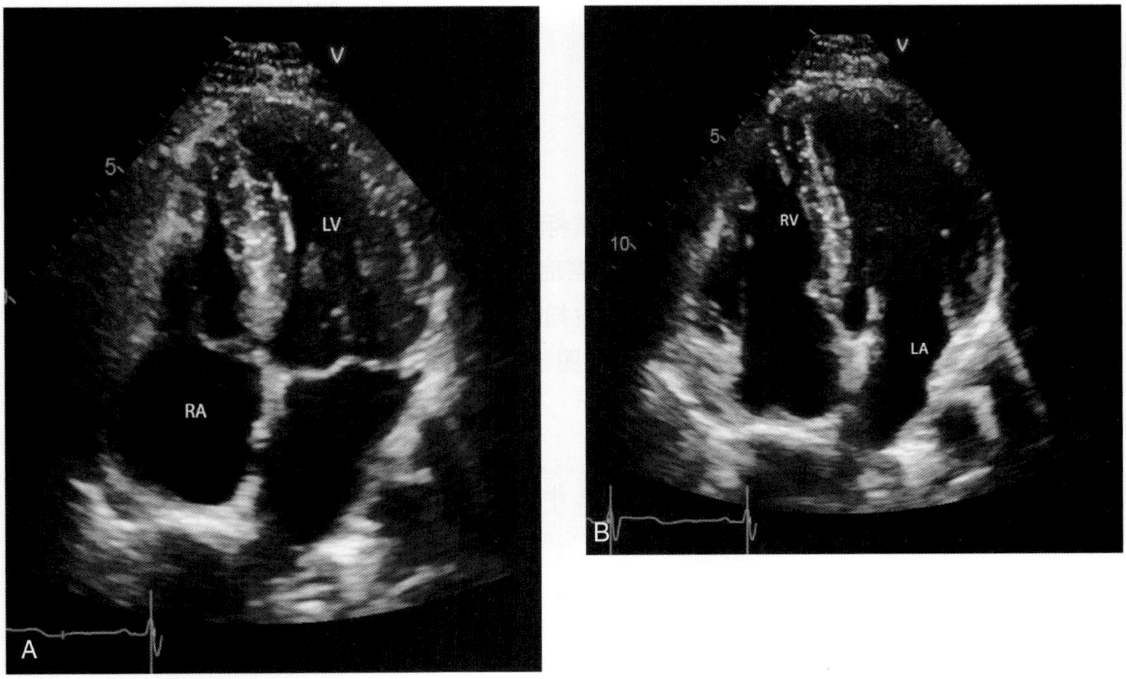

图 2.13　Courtesy Dr. Joshua Meskin, Medical College of Wisconsin, Milwaukee, WI.

11 对临床问题与最佳检查方法进行匹配。

A. 胸腔积液	MRI
B. 肺气肿	超声
C. 心脏运动	都不可以
D. 肿瘤侵犯纵隔	都可以

11 A. 超声
B. 都不可以
C. 都可以
D. MRI

另一种胸部成像检查方法是核医学，虽然不产生断层图像，但在临床中很有意义。肺核素扫描常被用来评估肺灌注，其原理是将放射性同位素(^{99m}Tc)标记在白蛋白上，然后经静脉注射，白蛋白颗粒被嵌顿在肺毛细血管内。肺上方探测器显示出肺内同位素的分布，肺通气量可以用不同的同位素标记来显示。

12 灌注成像(图 2.14A)显示整个肺部的同位素分布均匀。图像中心缺少同位素分布是由于__________。

A. 运动伪影　B. 心脏　C. 肺

在图 2.14B(不同的患者)中，__________没有同位素。

A. 右上肺　B. 右中肺　C. 右下肺

没有灌注最有可能的原因是__________。

A. 肺癌　B. 肺炎
C. 胸腔积液　D. 肺栓塞

12 B. 心脏(或纵隔)

C. 右下肺

D. 肺栓塞
阻碍血液流动。

正电子发射断层成像(PET)需要注射同位素标记的载体(通常是 ^{18}F 葡萄糖)。葡萄糖被代谢活跃的细胞(如癌症、肺炎)摄取，称为“同位素浓聚或热点”。浓聚的同位素随后被扫描仪检测为亮点，同时进行常规 CT，获得解剖细节，并将这些图像融合在一起显示(PET/CT)。

13 图 2.15 为 PET/CT 轴位图像。在图 2.15A 中，在__________叶有一个明亮的肿物。

A. 左肺上　B. 左肺下
C. 右肺上　D. 右肺中

在图 2.15 中，有同位素浓聚的转移性纵隔淋巴结。

13 C. 右肺上

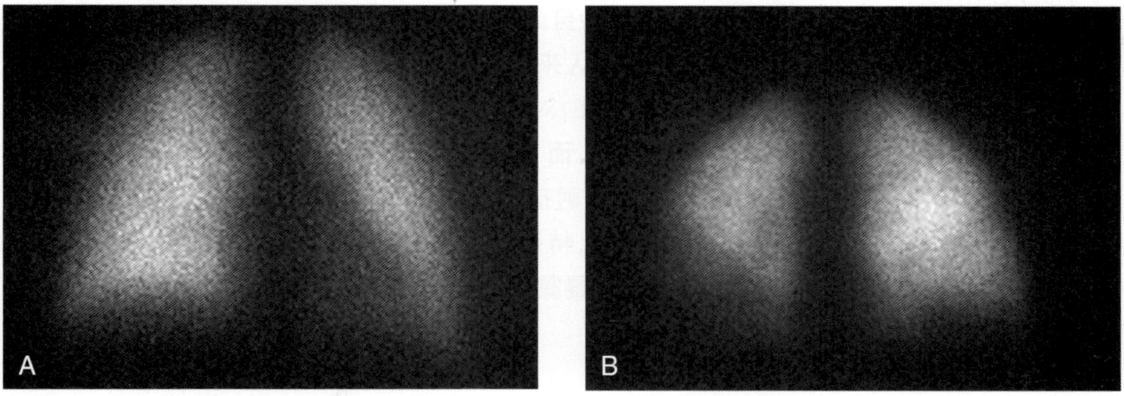

图 2.14

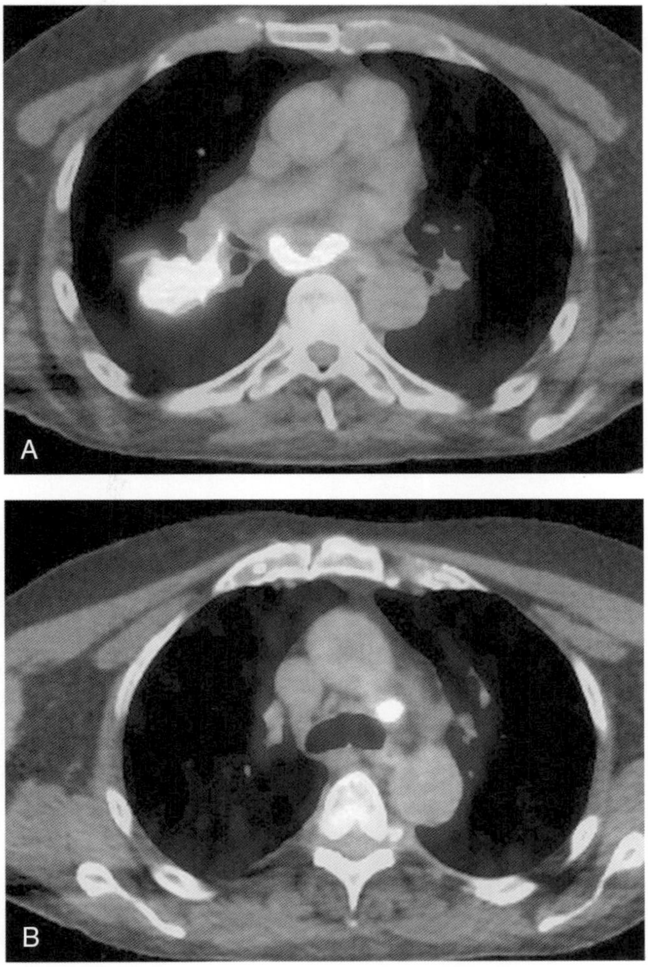

图 2.15

在一次家庭聚会上，某位阿姨询问你："X 线检查到底安全吗?"，这个问题没有简单的答案。通常认为，进行疾病诊断时所接受的辐射对个人来说是安全的，因为其所产生的效益超过了电离辐射。电离辐射量难以测量，却又真实存在，对人体有潜在风险，主要风险是诱发基因突变和癌症。传统 X 线检查所产生的辐射量极低，而 CT、荧光透视和血管造影等检查所产生的辐射量要高得多，MRI 和超声不产生辐射。辐射剂量是终身累积的（不会随着时间流逝而"消失"）。对患者的辐射剂量应保持在最低限度，特别是对于 40 岁以下的患者尤为重要，因为快速分裂的细胞对辐射损伤更敏感，减少辐射暴露的最佳方法是选择正确的影像学检查方法，如果你不确定，可以咨询放射科医生。

复　习

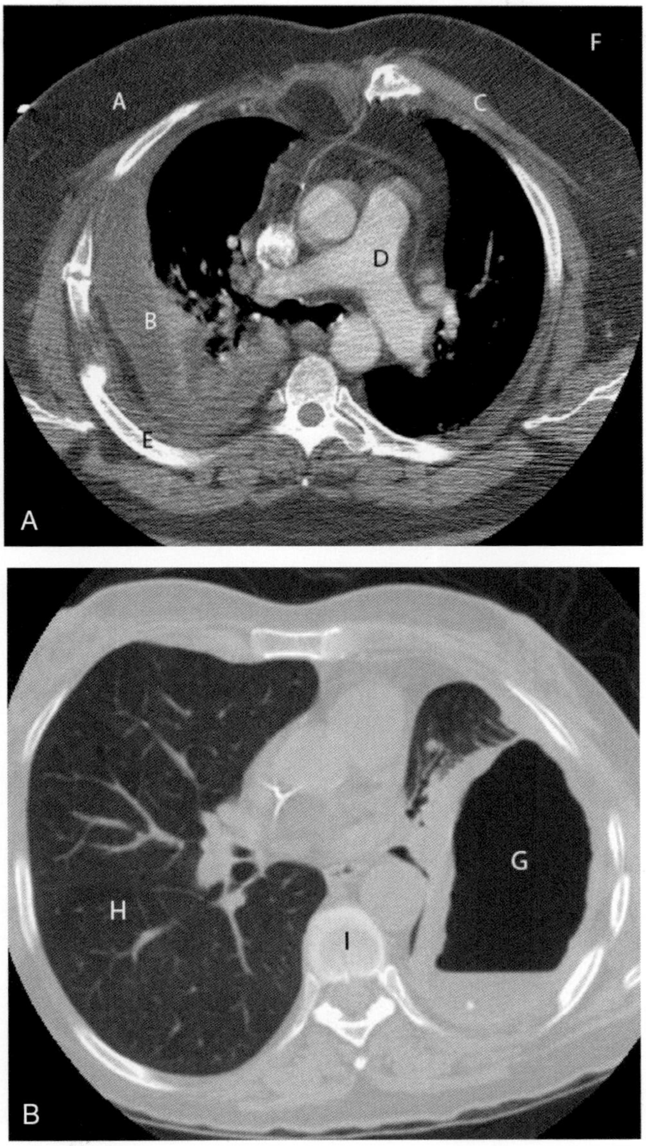

图 2.16

Ⅰ 常规 X 线片可区分 4 种基本组织密度：________、________、________和________。

哪种影像学检查的对比度分辨率最好？

A. CT　　B. X 线检查

Ⅰ 空气；脂肪；软组织(水)；金属(骨骼)

A. CT

Ⅱ 图 2.16 中 CT 的纵隔窗和肺窗显示多种组织密度。将这些组织与其近似的 CT 值进行匹配。

A. ________	+350HU
B. ________	+40HU
C. ________	0HU
D. ________	800HU
E. ________	(−)800HU
F. ________	(−)1000HU
G. ________	(−)100HU
H. ________	+200HU
I. ________	

Ⅱ A. (−)100HU 脂肪

B. 0 HU 水(胸腔积液)

C. +40HU 肌肉

D. +200HU 主动脉内对比剂

E. +350HU(或以上)肋骨

F.(−)1000HU 室内空气

G.(−)1000HU 胸膜腔内空气

H. (−)800HU 肺内空气

I. +350HU(或以上)椎体

Ⅲ 心包积液(漏出液)在超声图像上应该是________。

A. 均匀的　　B. 不均匀的

局限性心包炎为不均匀的________回声。

A. 较低　　B. 较高

Ⅲ A. 均匀的

B. 较高

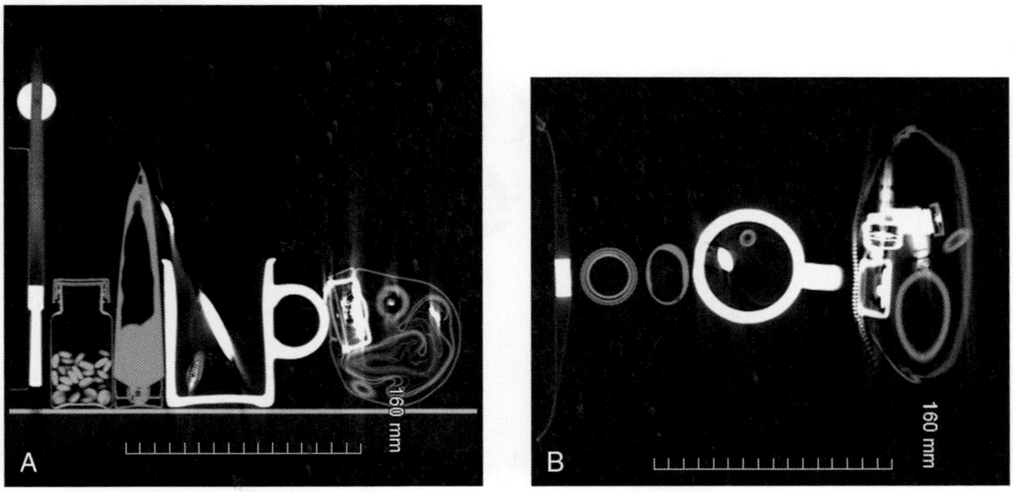

图 2.17

Ⅳ 图 2.17A 和 2.17B 是图 1.13 中物品的冠状位和矢状位 CT 图像。观察物品在这两个平面上的不同形态,思考为什么其外观是这样的。X 线片中的哪个物品是 CT 图像中没有的(参见图 1.13)?

Ⅳ 反射锤

Ⅴ 在以下哪些人群中,应将诊断辐射剂量控制在最低限度?(不定项选择题)

A. 儿童　　B. 癌症患者　　C. 妊娠女性

D. 律师　　E. 所有人

Ⅴ E. 所有人

Godfrey Hounsfield 和 Allan M. McCormack 于 1979 年发明了 CT,共同获得了诺贝尔物理学和医学奖。(The Beatles,the Nobel Prize & CT Scanning of the Chest,Radiologic Clinics of North America 48(1):1–7,2010;article available on Expert Consult.)

第 3 章 常规胸部 X 线检查：专业判读

准确阅读 X 线片的关键在于充分掌握正常的解剖结构及有序的判读模式。本章将带你重新了解胸部解剖结构，并帮助你建立一套可用于所有胸片的判读模式。通过系统训练，漏诊次数将会大幅减少。经验丰富的影像科医生只是极少漏诊，而非不会漏诊。学会这种有序的阅片方法，并坚持运用到每个病例中，将有望达到专业水平。

1 后前位或前后位 X 线片的阅片视角均为站在患者的______________。

A. 前方　　B. 6 英尺外

C. 后方

1 A. 前方

2 你已经了解了大部分解剖结构，但不熟悉其在后前位及侧位 X 线片上的投影。在 X 线片上，所有解剖结构都是__________。

A. 重叠的　　B. 放大的

C. 模糊的

你必须将后前位与侧位的二维投影图像融合成对解剖结构的三维理解。

2 A. 重叠的

3 根据图 3.1 完成自测，将图例与对应结构进行匹配，并保证烂熟于心。

A. __________　　心脏

B. __________　　左侧膈肌

C. __________　　气管

D. __________　　肋膈沟(角)

E. __________　　主动脉结(弓)

F. __________　　气管隆嵴

G. __________　　肺门

H. __________　　胃泡

3 A. 肋膈沟(角)
B. 左侧膈肌
C. 心脏
D. 主动脉结(弓)
E. 气管
F. 肺门
G. 气管隆嵴
H. 胃泡
J. 升主动脉

J. ___________　　　　升主动脉

下面,利用真实 X 线片进行测试。

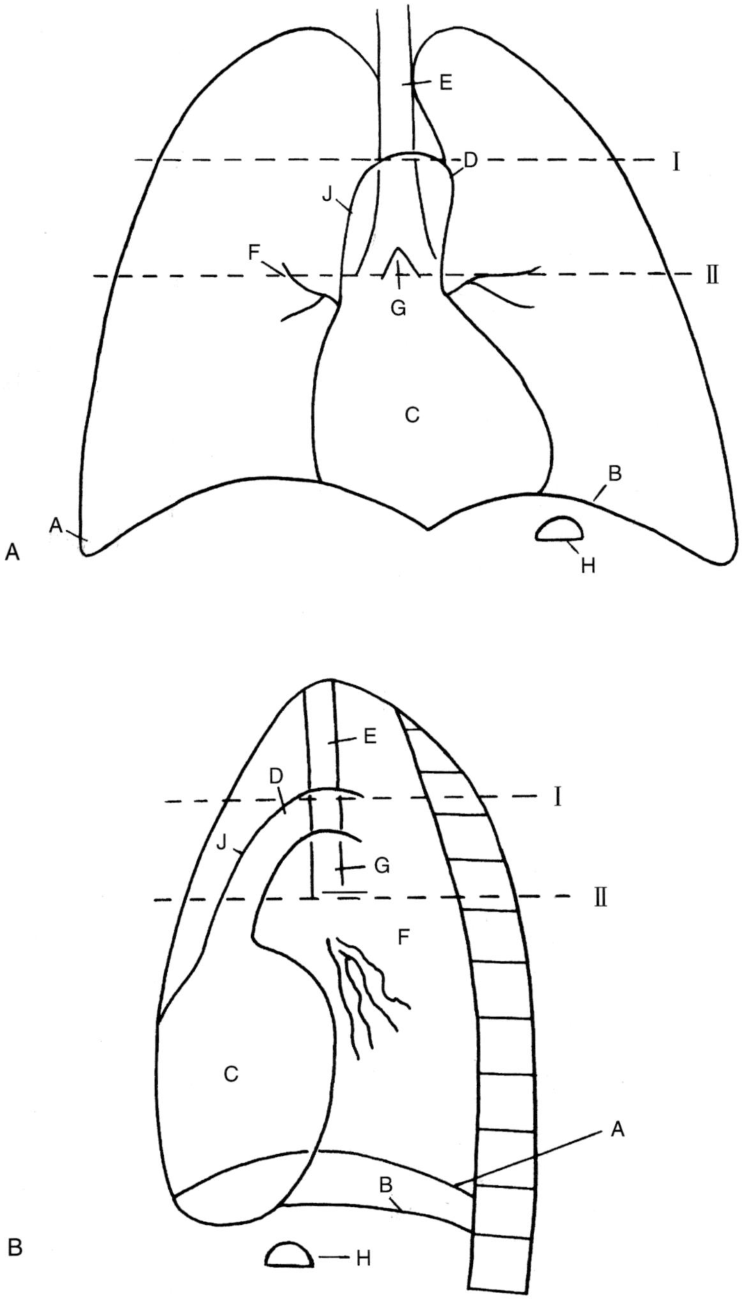

图 3.1

4 通过标记图 3.2A 和 3.2B 中的字母和对应结构来进行自测。

A. ________ 心脏
B. ________ 降主动脉
C. ________ 肋膈沟(角)
D. ________ 结肠脾曲气体
E. ________ 右侧膈肌
F. ________ 主动脉结(弓)
G. ________ 气管
H. ________ 气管隆嵴
J. ________ 肺门
K. ________ 升主动脉

4 A. 结肠脾曲气体
B. 肋膈沟(角)
C. 心脏
D. 降主动脉
E. 气管
F. 气管隆嵴
G. 肺门
H. 主动脉结
J. 升主动脉
K. 右侧膈肌

为了最大限度地提高准确率,你需要掌握有序的阅片模式。开始阅读每一幅 X 线片时,无论是胸部还是其他部位,都要遵循先非重点区域、后重点区域的观察顺序,这样才不会错过次要但重要的发现。以胸片为例,先观察上腹部,然后观察胸廓(软组织与骨骼),再观察纵隔的结构,最后才是肺。先分别观察单侧肺,然后比较左肺与右肺。

5 按胸片观察顺序排序。

A. ________ 纵隔
B. ________ 肺:单侧
C. ________ 腹部
D. ________ 肺:双侧
E. ________ 胸廓及软组织

5 A. 腹部(A)
B. 胸廓及软组织(T)
C. 纵隔(M)
D. 肺:单侧(L)
E. 肺:双侧(L)

腹部:如图 3.3A 所示,从右上象限开始观察上腹部数次。正常含气结构是胃与结肠脾曲。肝始终可见。结肠肝曲及脾有时可见。

6 观察图 3.3B 中的腹部,将字母与对应结构进行匹配。

A. 心脏下方的气体影	肝
	胃泡
B. A 对应结构外侧的气体影	结肠脾曲
C. 右侧膈肌下方的等密度影	右侧膈肌
	左侧膈肌
D. 哪一侧膈肌更高?	结肠肝曲

6 A. 胃泡
B. 结肠脾曲
C. 肝
D. 右侧膈肌

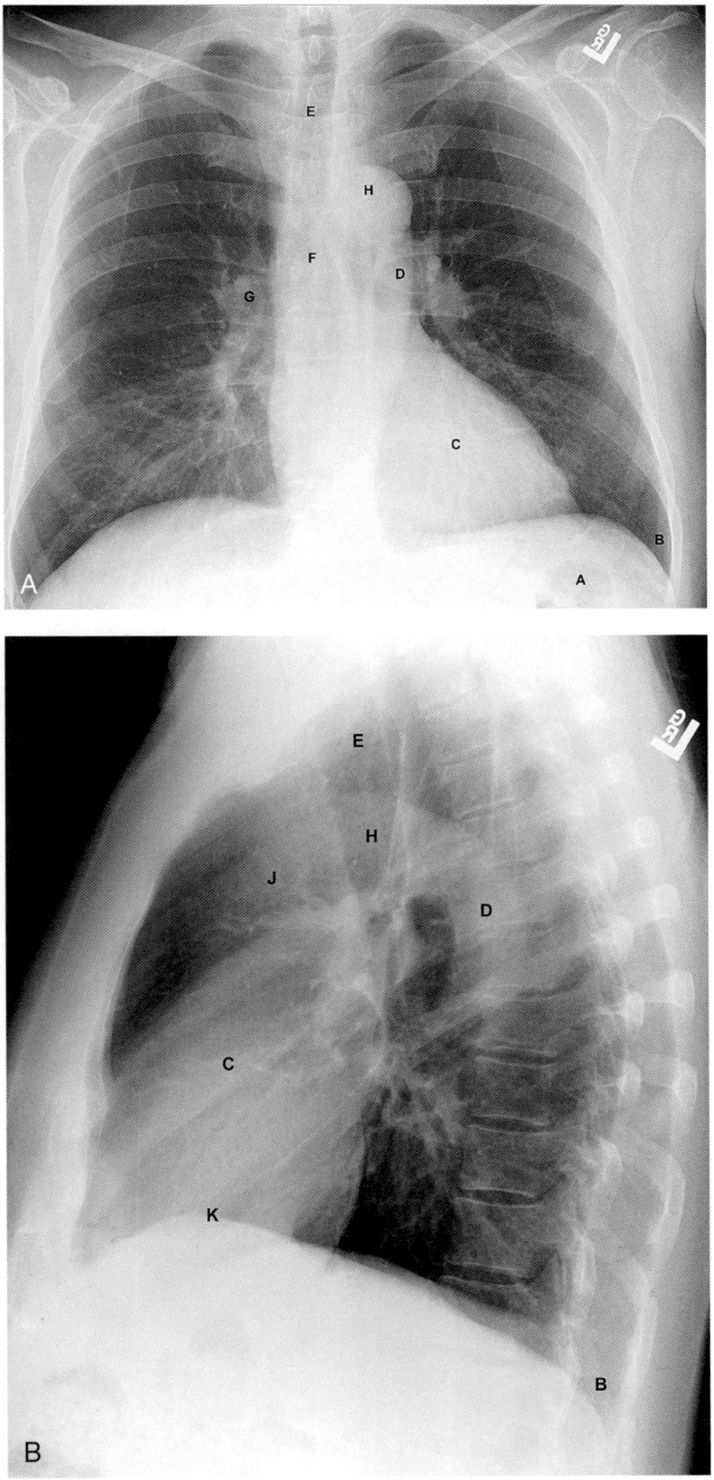

图 3.2

A

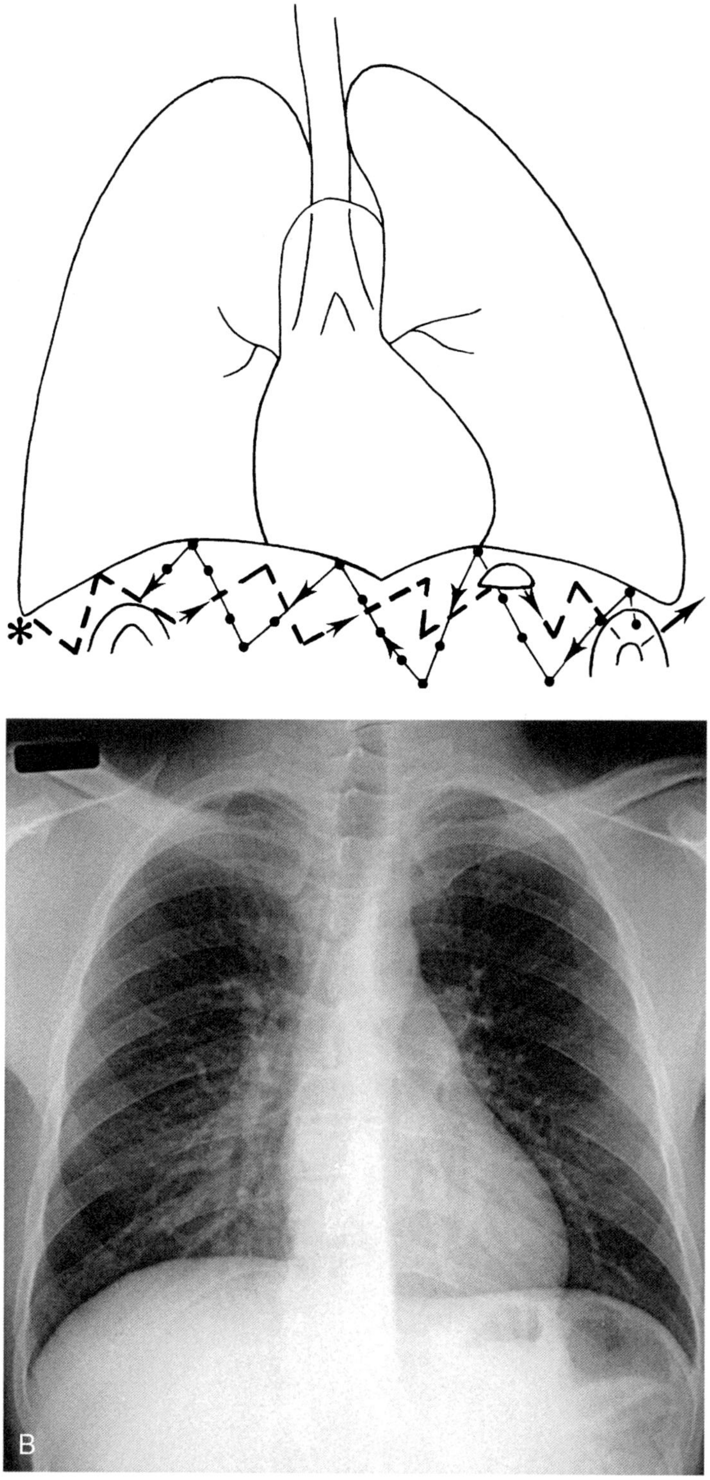

图 3.3

临床要点:上腹部疾病(膈下脓肿、内脏穿孔、胰腺炎及胆囊炎)的临床症状可能与肺部疾病类似。同样的,肺基底段病变(肺炎、胸膜炎)的临床症状可能与上腹部疾病类似。

胸部:如图 3.4A 所示,从右侧基底部开始,依次观察胸壁软组织(如肌肉、乳腺)、肋骨及肩胛带。在左侧,按相反的顺序完成观察。这些结构如图 3.4B 所示。需要注意的是,后肋通常是水平排列的,而前肋通常自外上向内下斜向排列。

7 根据图 3.4B,将字母与对应结构进行匹配。

A. ________	肝
B. ________	锁骨
C. ________	乳腺
D. ________	前肋
E. ________	后肋
F. ________	胃泡
G. ________	肩胛骨

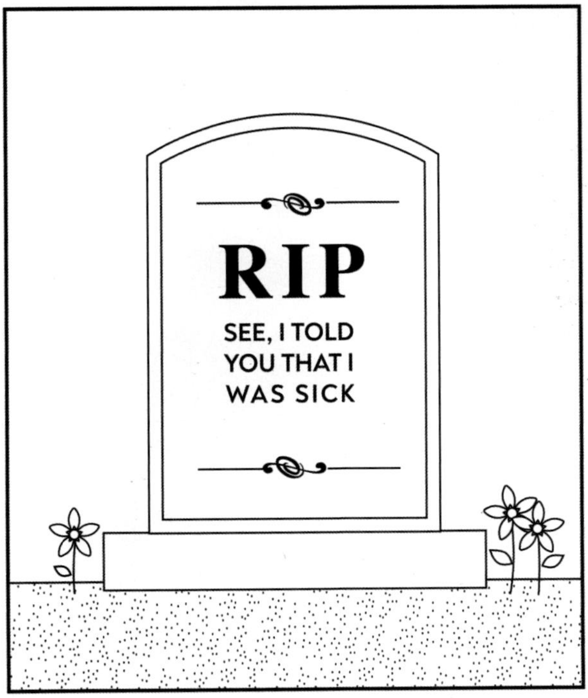

Courtesy of Julie Goodman-Khasani, MLA

7 A. 乳腺
B. 后肋
C. 肩胛骨
D. 锁骨
E. 前肋
F. 胃泡
G. 肝

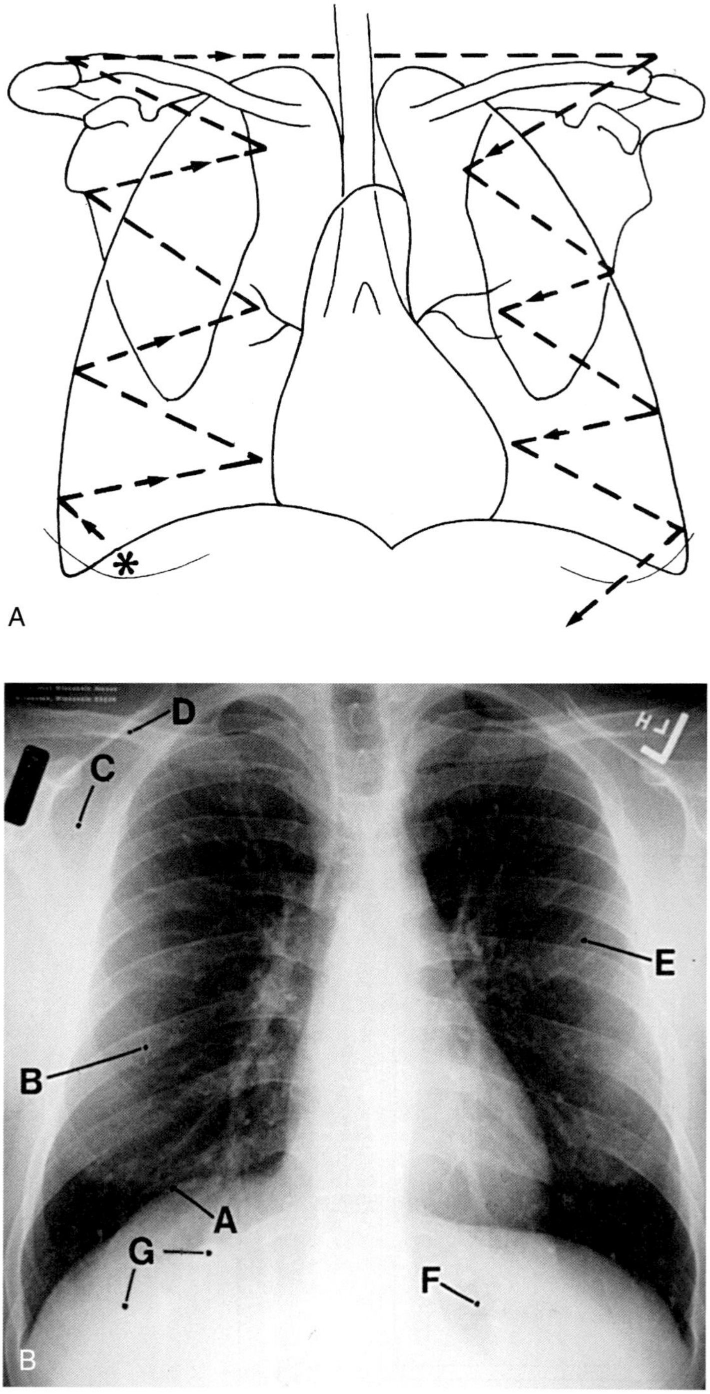

图 3.4

纵隔：因为纵隔结构有很多重叠，所以对纵隔进行有序观察较为复杂。首先需要整体观察纵隔轮廓是否异常（如局灶性或弥漫性增宽）。图 3.5A 与图 3.5B 显示了 3 条快速观察路径：1=气管和气管隆嵴；2=主动脉和心脏；3=肺门。

8 根据图 3.5C，识别以下结构。

1. ________	主动脉结（弓）
2. ________	气管隆嵴
3. ________	心脏
4. ________	气管
5. ________	右侧肺门
6. ________	升主动脉
7. ________	降主动脉

8
1. 气管
2. 气管隆嵴
3. 主动脉结（弓）
4. 升主动脉
5. 降主动脉
6. 心脏
7. 右侧肺门

需要注意的是，左侧肺门通常略高于右侧，而右侧膈肌通常略高于左侧。

肺：大多数胸片的摄片目的是评估肺部情况，因此，最后观察最重要的部位，且要观察两次。如图 3.6A 所示，首先，从右侧肋膈角（*）开始观察右肺，然后观察左肺，第二次将两侧肺进行对比观察（图 3.6B），对肋膈角及肺门进行第二次观察。下面在图 3.7A 中练习这种阅片模式。

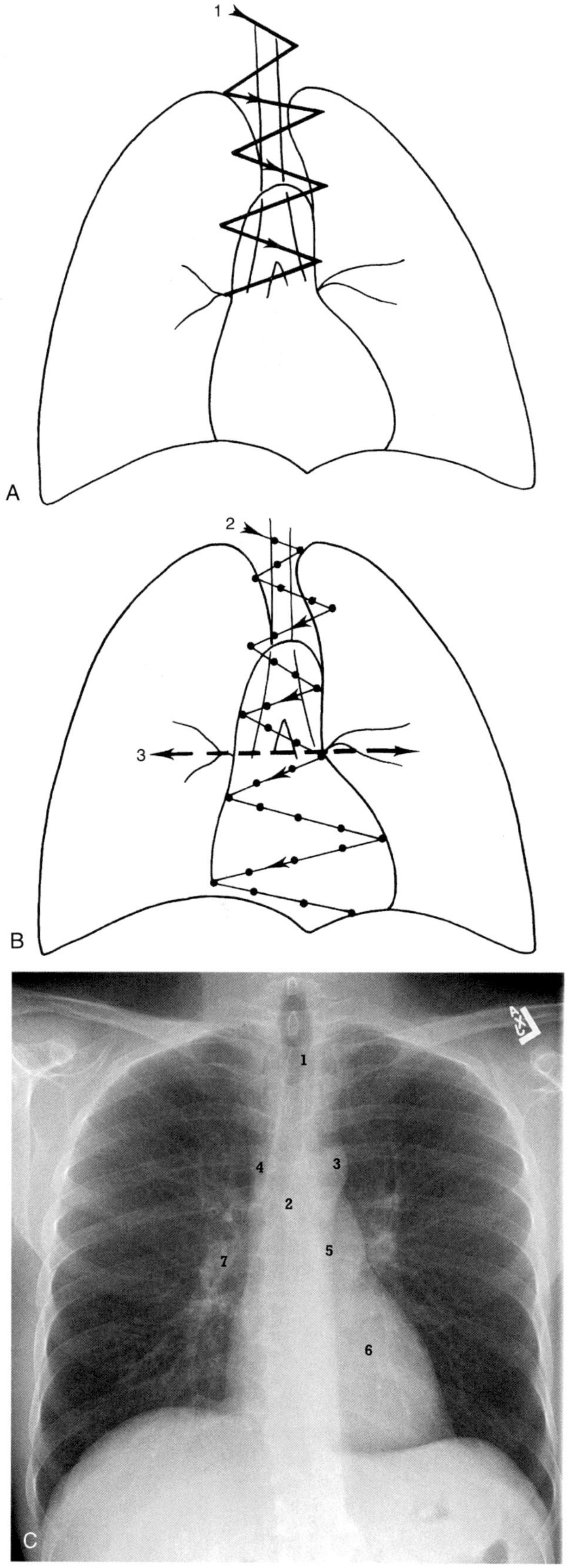

图 3.5

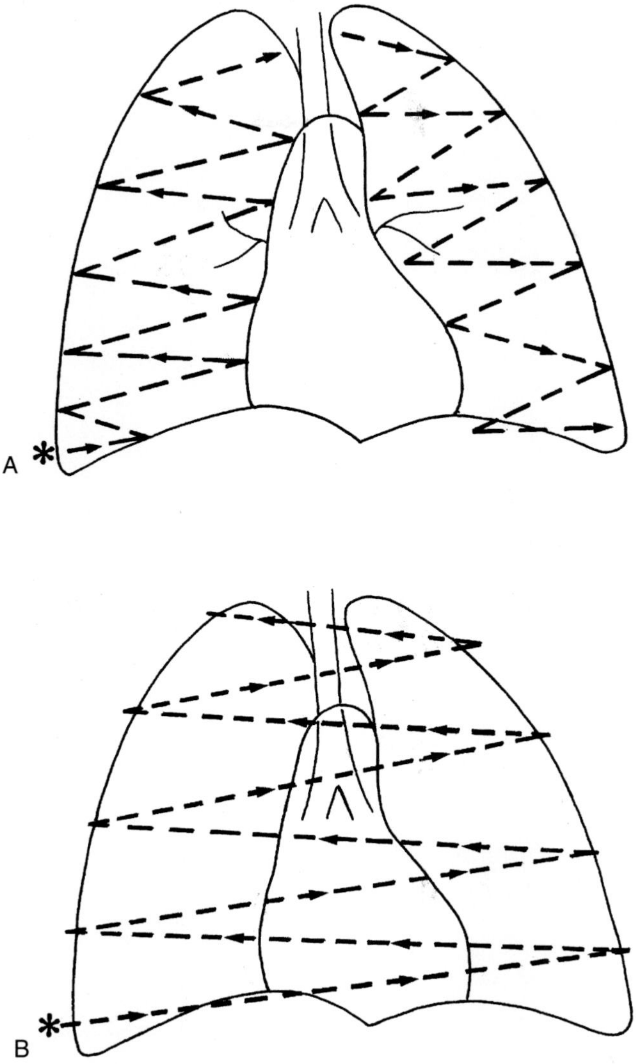

图 3.6

9 图 3.7A 中是否存在异常？该病灶很小，需要两侧对照观察，这样差异就显而易见了。该结节位于__________。

临床要点：老片是最好的对照，前后对比很有必要，因为这样可以帮助你发现新病灶，同时也有利于评估病情变化。图 3.7B 是早于图 3.7A 1 年拍摄的，此时结节几乎看不清（箭头所示）。

9 右肺中野外侧，第 4 肋前下方

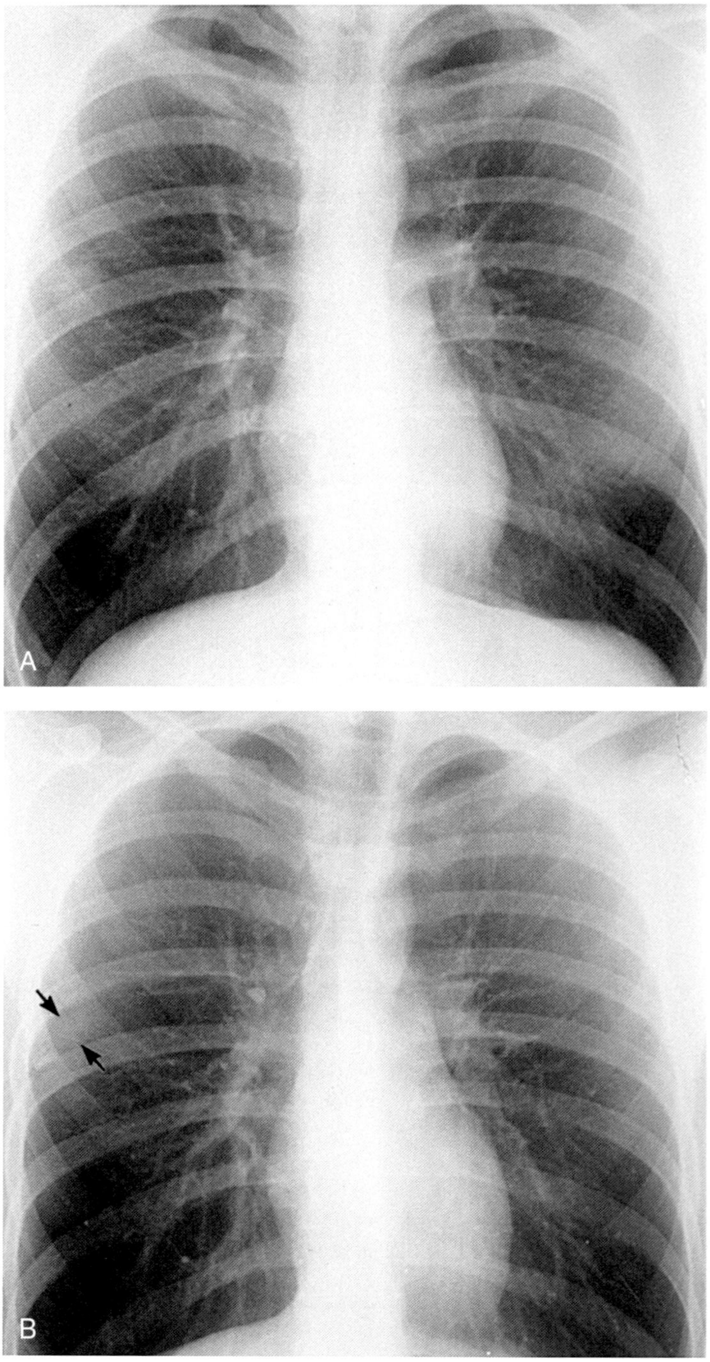

图 3.7

10 对于新手来说，微小的和不那么微小的病灶容易被遗漏。在观察肺部情况时，有 3 种方法可帮助减少漏诊：①观察两肺情况；②__________对比观察；③若有__________，利用其优势。

10 左右；老片
影像学界名言：你最好的两位朋友是老片和经验丰富的放射科医生。

侧位胸片虽然很有价值，但经常不被重视。不要忽略它！其阅片模式是相同的。如图 3.8A 所示，首先从膈肌下方开始观察（a），然后沿着下胸椎向上（b）、向后观察软组织与骨骼（c）。回到气管，继续沿着纵隔向下观察（d）。图 3.8B 显示了交叉重叠的肺和肋膈角（e）。

11 如图 3.9 所示，该患者可能正受到__________的困扰。

A. 呼吸困难　　　　B. 咳嗽

C. 背部疼痛

该疼痛源于__________。

实际上，你可能需要拍摄正位片来确定异物是否在体内，而非体外。本病例中，异物在体内。

11 C. 背部疼痛

一把刀刺入背部

哪种病变只能在侧位 X 线片上显示？心脏后方和膈顶下方的病变可能只在侧位 X 线片上可见。后肋膈角是胸膜腔的最低点，少量胸腔积液可能仅在侧位 X 线片上的后肋膈角可见。

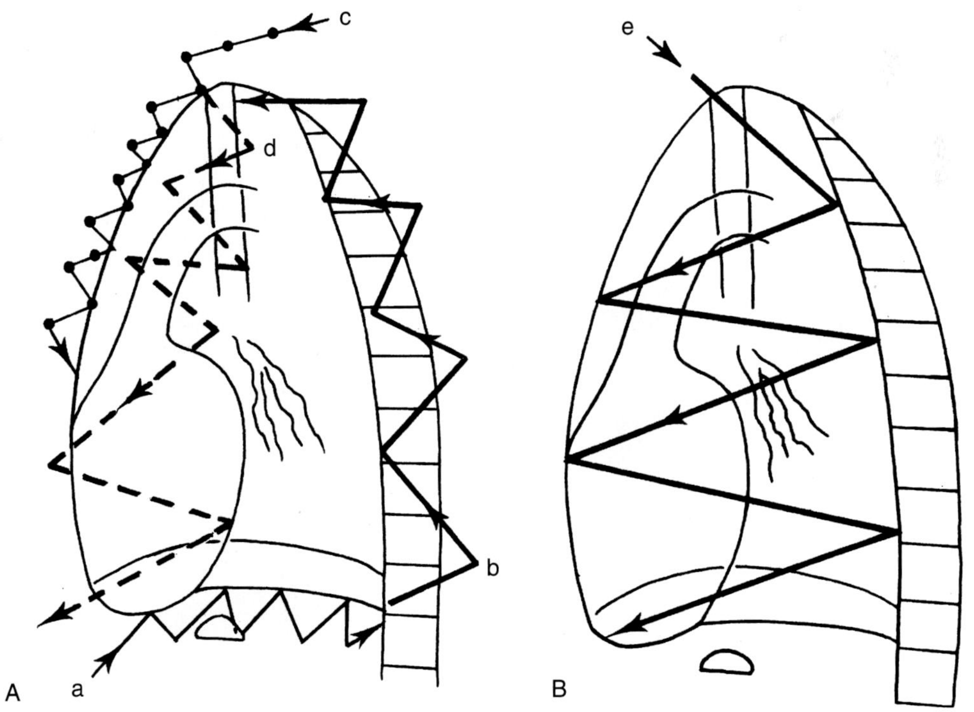

图 3.8

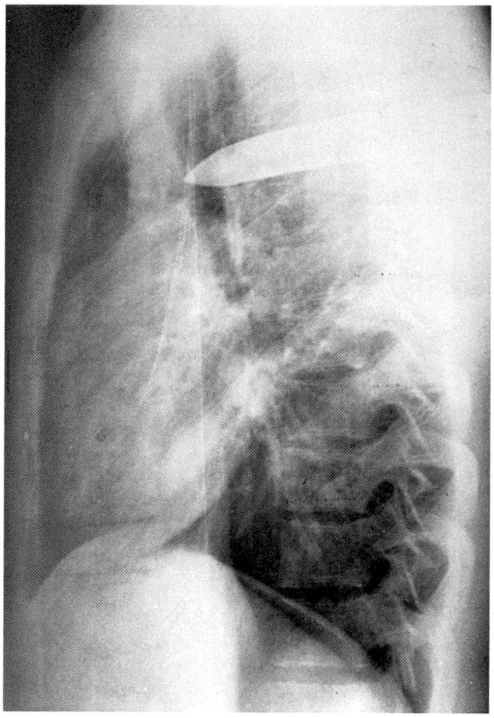

图 3.9

12 如图 3.10 所示，患者，女性，咳嗽、发热 3 天，后前位及侧位 X 线片显示__________。

A. 气胸　　B. 正常的肺

C. 心脏后方局灶性致密影　　D. 肺气肿

本例患者与图 1.4 中是同一例患者。你选对了吗？如果没有，复习前文的阅片模式。

12 C. 心脏后方局灶性致密影

病灶在后前位 X 线片上显示欠清，但在侧位 X 线片片中与脊柱重叠。注意：后肋膈角存在少量积液。

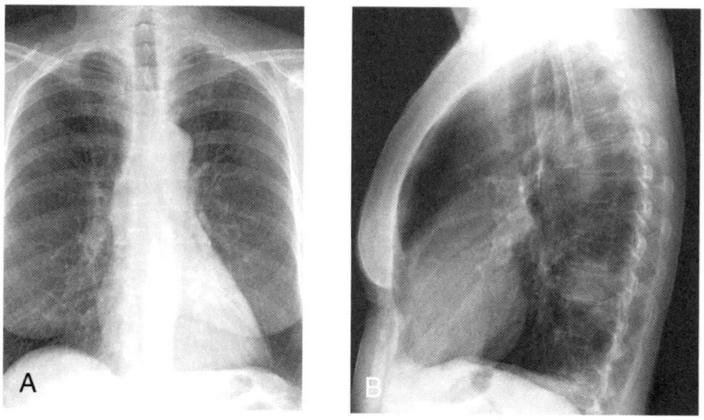

图 3.10

13 在继续学习之前,我们有必要先了解一些关于肺实质的术语。你可能听过肺泡性肺疾病和间质性肺疾病这两个术语。其在放射科医生与非放射科医生中会引起歧义,很难准确理解。

简单来说,肺实质由气囊和支撑结构组成,这些气囊被称为肺泡。在X线片上,肺泡是__________。

A. 射线可穿透的　　B. 射线不可穿透的

图3.11A显示了终末气道周围的一簇肺泡排列成腺泡。次级肺小叶由数个腺泡组成,是肺功能和大体形态学的基本单位。图3.11显示了其在X线片上的表现。

13 A. 射线可穿透的黑色/不可见

14 血管、淋巴管、支气管及结缔组织为肺泡提供支撑。这类支撑结构统称为肺的__________。

A. 间质　　B. 细支气管

C. 腺泡　　D. 胸膜

14 A. 间质

在正常胸片中,分叉的肺动、静脉是唯一可见的间质。其呈白色,并向外逐渐变细,在肺的外1/3显示不清,这不是因为其不存在,而是因为__________。

A. 其可被射线穿透　　B. 图像的空间分辨率不足

C. 与X线束平行

B. 图像的空间分辨率不足

15 如果疾病只累及肺间质,那么小血管或小叶间隔周围的间质组织会__________。

A. 变黑　　B. 变薄

C. 增厚

15 C. 增厚

越邻近肺外周,肺间质越__________。

A. 明显　　B. 不明显

A. 明显

因为肺泡中的空气几乎不受影响,所以肺部仍然充气良好(黑色)。

与图3.12A中的正常肺间质比较,图3.12B中的肺间质增厚(变白),通气正常。

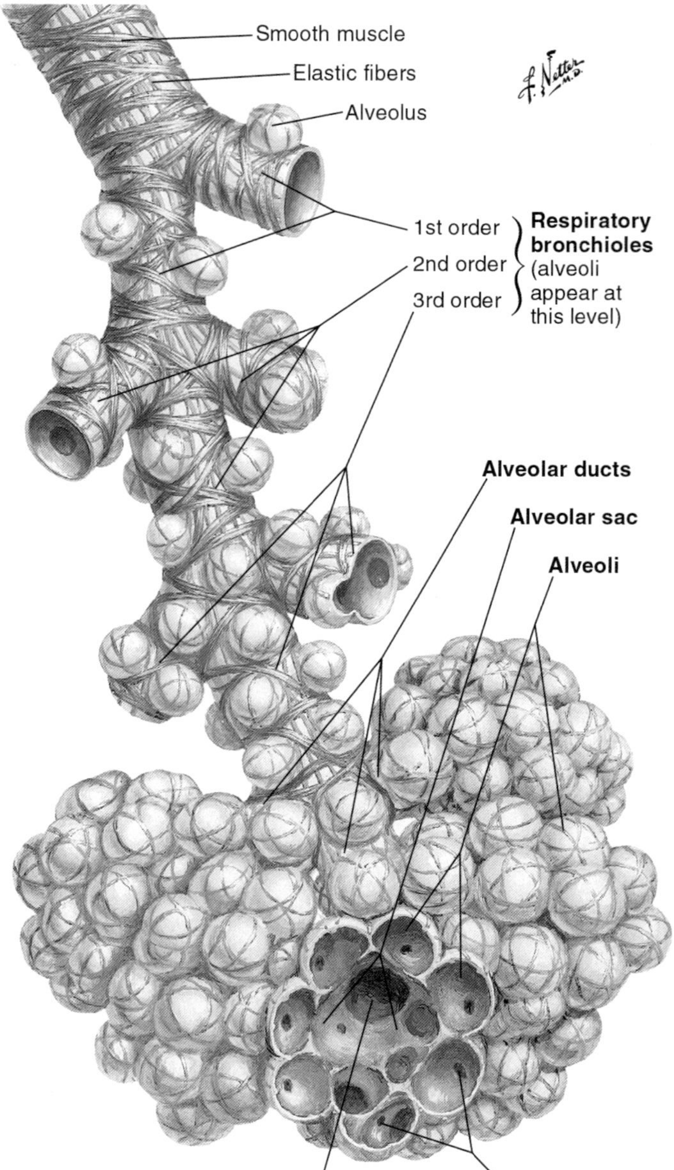

Figure 3.11A Netter illustration from www.netterimages.com.

注:图 3.11A 涉及第三方版权,其译文如下。Structure of intrapulmonary airways,肺内气道结构;Smooth muscle,平滑肌;Elastic fibers,弹性纤维;Alveolus,肺泡;1st order,一级; 2nd order,二级;3rd order,三级;Respiratory bronchioles(alveoli appear at this level),呼吸性细支气管(肺泡出现在该水平);Alveolar ducts,肺泡管;Alveolar sac,肺泡囊;Alveoli,肺泡;Opening of alveolar duct 肺泡管开口;Pores of Kohn,肺泡孔。(待续)

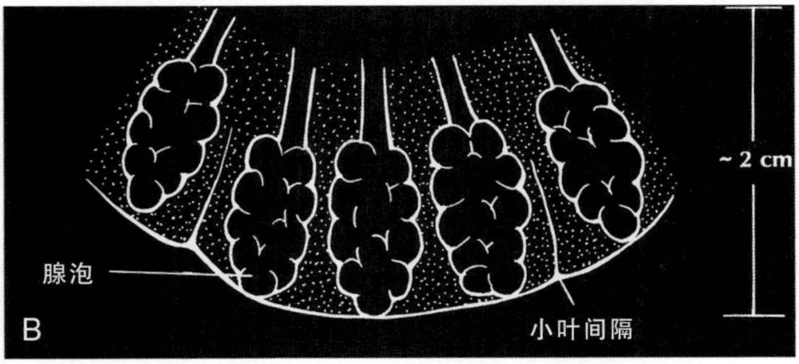

图 3.11（续）

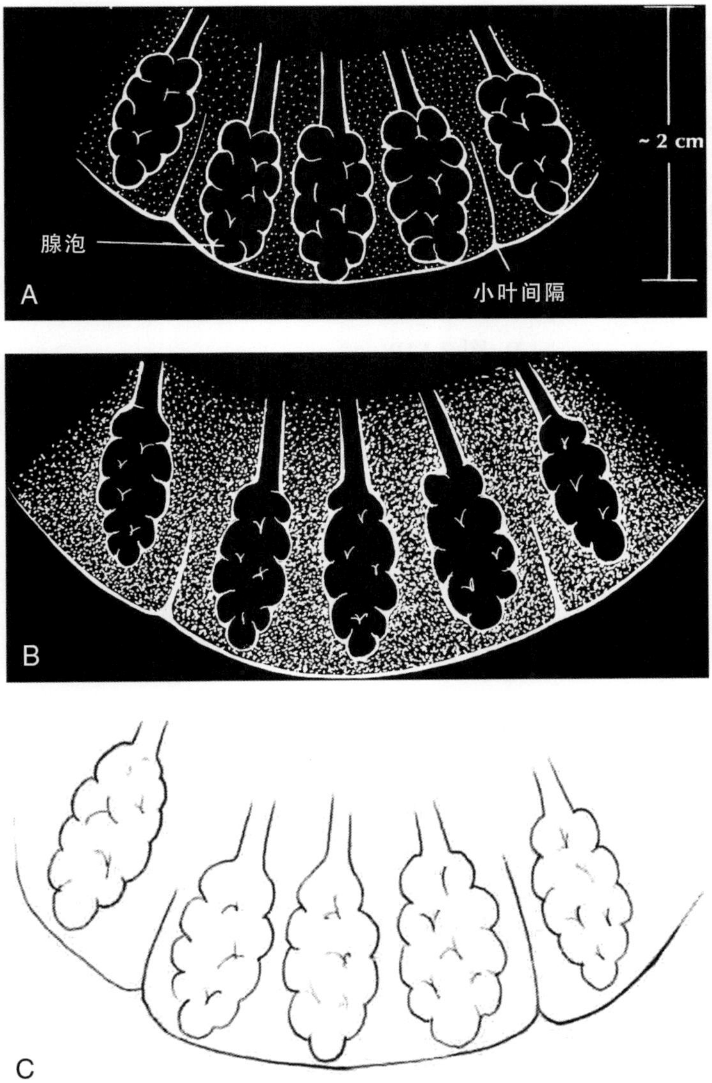

图 3.12

16 如果肺泡内充满液体或其他成分(如血液、水肿、黏液、肿瘤),肺将变得__________。

A. 透光度减低　　B. 透光度增加

C. 曝光过度

如果肺泡内液体增多而空气减少,肺纹理将__________显示。

A. 更易　　B. 更难

如图 3.12C 所示,因未充气,肺呈均匀的白色。

图 3.12C 显示肺泡或气道实变,而图 3.12B 显示__________。

A. 肺间质增厚　　B. 肺过度充气

C. 肺泡内液体过多　　D. 大血管

16 A. 透光度减低

B. 更难

或看不见。

A. 肺间质增厚

图 3.13A 为冠状位 CT,显示左肺肺间质增厚,右肺小叶间隔增厚。图 3.13B 显示右肺实变,左肺正常。这就是肺泡和间质性疾病。试着用这些方法分析每一幅异常的 X 线及 CT 图像。

17 如图 3.12A 所示,肺处于充气状态(黑色),肺间质几乎不可见;如图 3.12B 所示,肺同样处于充气状态(黑色),但肺间质更明显(白色)。间质性肺疾病的 X 线表现符合__________。

A. 图 3.14A　　B. 图 3.14B

为什么? __________

图 3.14B 显示右肺中下 2/3 的肺组织实变。该患者与图 3.13B 中为同一例患者。

17 A. 图 3.14A

肺充气,肺间质明显。

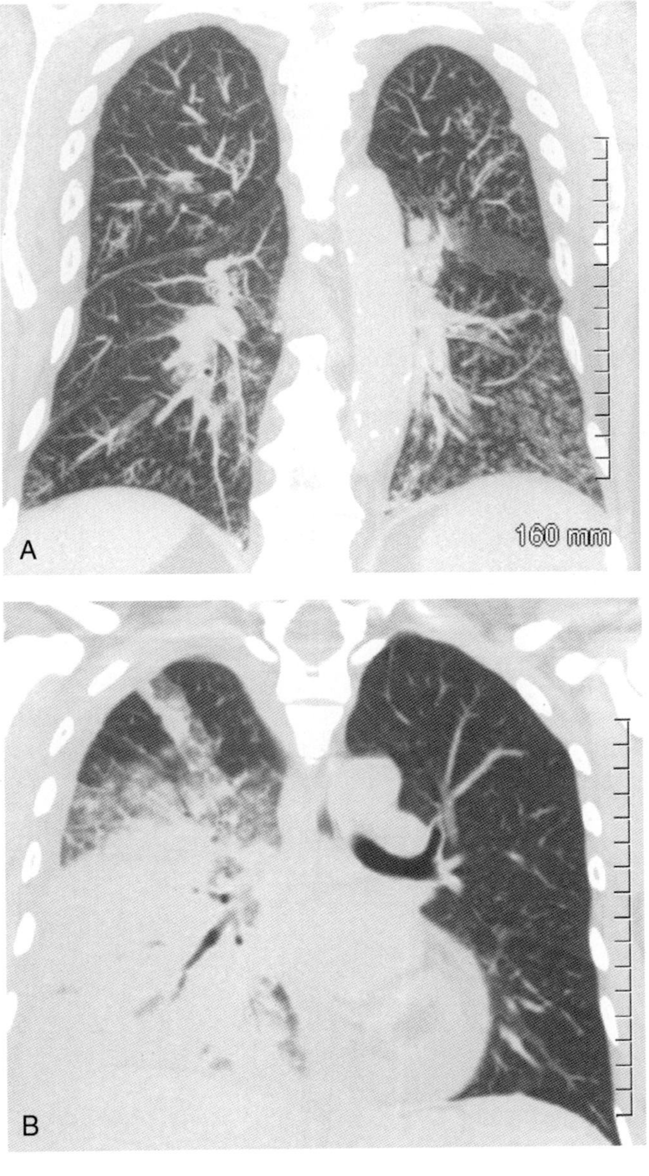

图 3.13

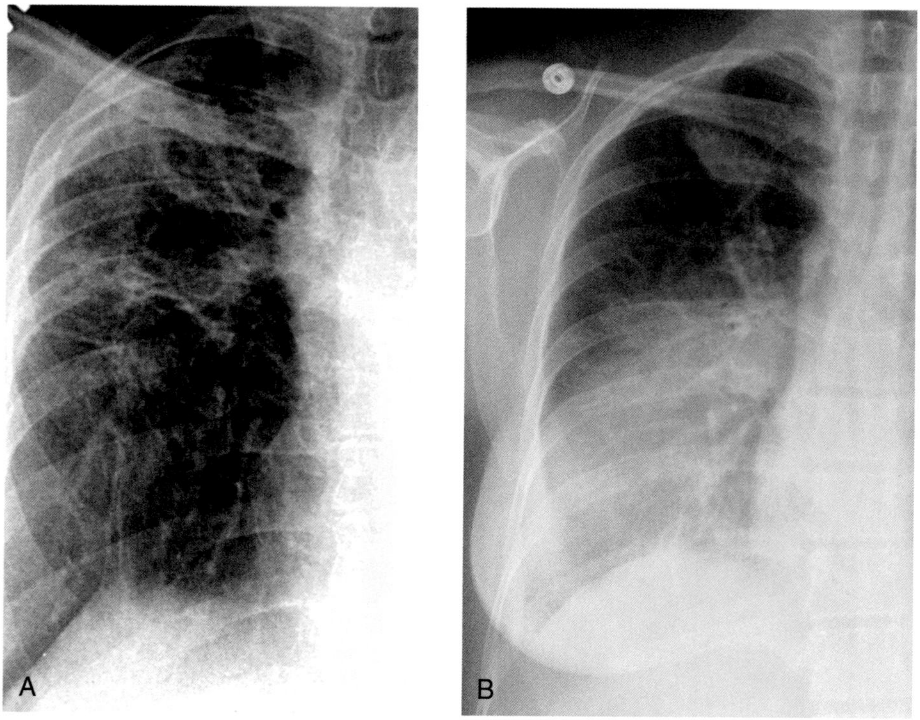

图 3.14

复　习

Ⅰ 写出胸片观察顺序。

1. ____________　　4. ____________
2. ____________　　5. ____________
3. ____________

Ⅰ
1. 腹部
2. 胸廓
3. 纵隔
4. 单侧肺
5. 双侧肺

Ⅱ 系统地观察图 3.15,并回答以下问题。

哪侧肺透光度更高?

A. 右侧　　B. 左侧

造成这种密度差异的原因是什么? ____________

A. 间质性肺疾病　　B. 肺泡性疾病

C. 局部气道阻塞　　D. 肺气肿

E. 右侧乳房切除术

(提示:该患者是男性还是女性?)

Ⅱ

A. 右侧

更黑、X 线吸收更少。

E. 右侧乳房切除术

右侧胸部 X 射线吸收较少,图像更黑。

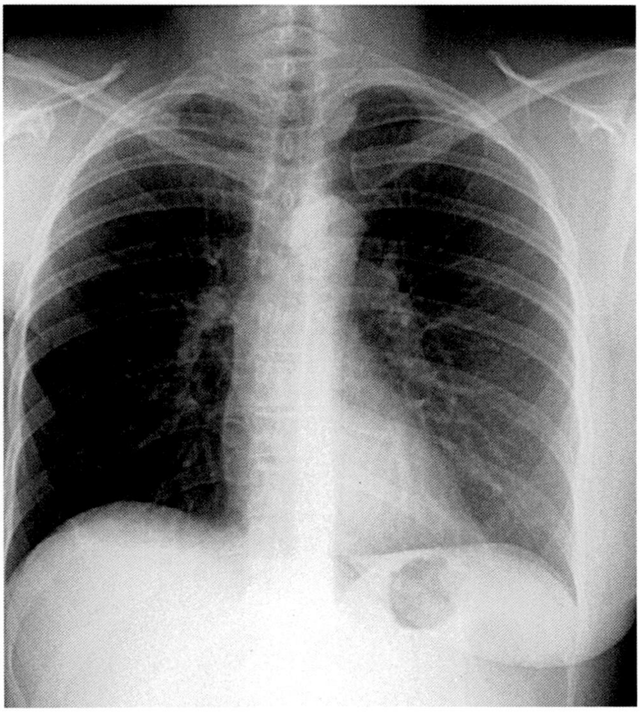

图 3.15

Ⅲ 患者出现胸膜炎性胸痛、呼吸困难等症状，请系统地观察图 3.16 并回答以下问题。

双肺透光度__________

A. 正常　　B. 增加

C. 减低

该患者唯一的影像学异常是__________

A. 胃扩张　　B. 膈下游离气体

C. 结肠扩张　　D. 心脏肥大

该患者胸膜炎性胸痛的原因是胃或肠穿孔。

Ⅲ

A. 正常

B. 膈下游离气体

Ⅳ 间质性肺疾病表现为__________。

A. 充气良好　　B. 实变

C. 曝光不足　　D. 曝光过度

肺纹理__________。

A. 不变　　B. 减少

C. 增粗　　D. 变黑

肺泡性疾病的肺纹理显示不清，因为周围肺组织__________。

A. 透光度减低　　B. 透光度增加

C. 肺气肿

Ⅳ

A. 充气良好

C. 增粗

更明显

A. 透光度减低

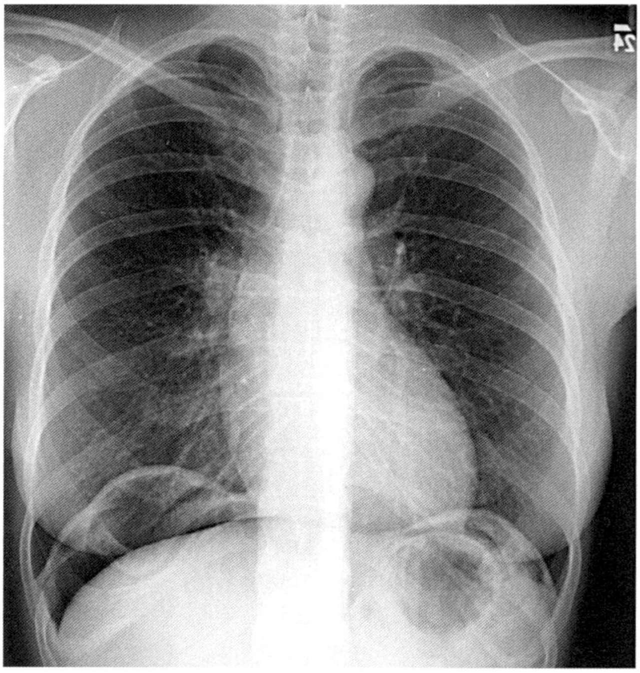

图 3.16

第 4 章 胸部 CT：综合分析

胸部 X 线片是二维图像，需要我们花时间将后前位和侧位 X 线片中的重叠解剖结构融合成三维图像进行理解。CT 则正好相反，解剖结构之间没有重叠。我们必须在大脑中整合轴位图像，以获得整体图像。了解放射解剖学将有助于理解 CT 解剖学，反之，CT 解剖学也会帮助你更好地理解放射解剖学。

首先，我们需要掌握 CT 解剖，然后学会整合断层图像信息，每一次 CT 都是从一个定位图开始，类似一个图像质量较差的 X 线片。当你在显示器上滚动轴位图像时，定位图上的线会提示你正在查看的层面。图 4.1A 中的定位线显示的是主动脉弓层面的轴位图像（图 4.1D 和 4.1E）。

1 如图 4.1 所示：

（1）肺部最佳视角是__________　　B

（2）纵隔最佳视角是__________　　C

（3）骨骼最佳视角是__________　　D

　　E

1

（1）C

（2）B 和 E

（3）D

2 图 4.1B 和图 4.1E 显示了纵隔窗。静脉注射造影剂后图像是__________。

A. 图 4.1B　　B. 图 4.1E

判断依据是什么？__________

2 B. 图 4.1E

血管呈白色（对比剂吸收更多射线）。

3 首先分析纵隔。__________更有利于理解解剖结构。

A. 使用静脉造影剂　　B. 不使用静脉造影剂

C. 使用骨窗

3 A. 使用静脉造影剂

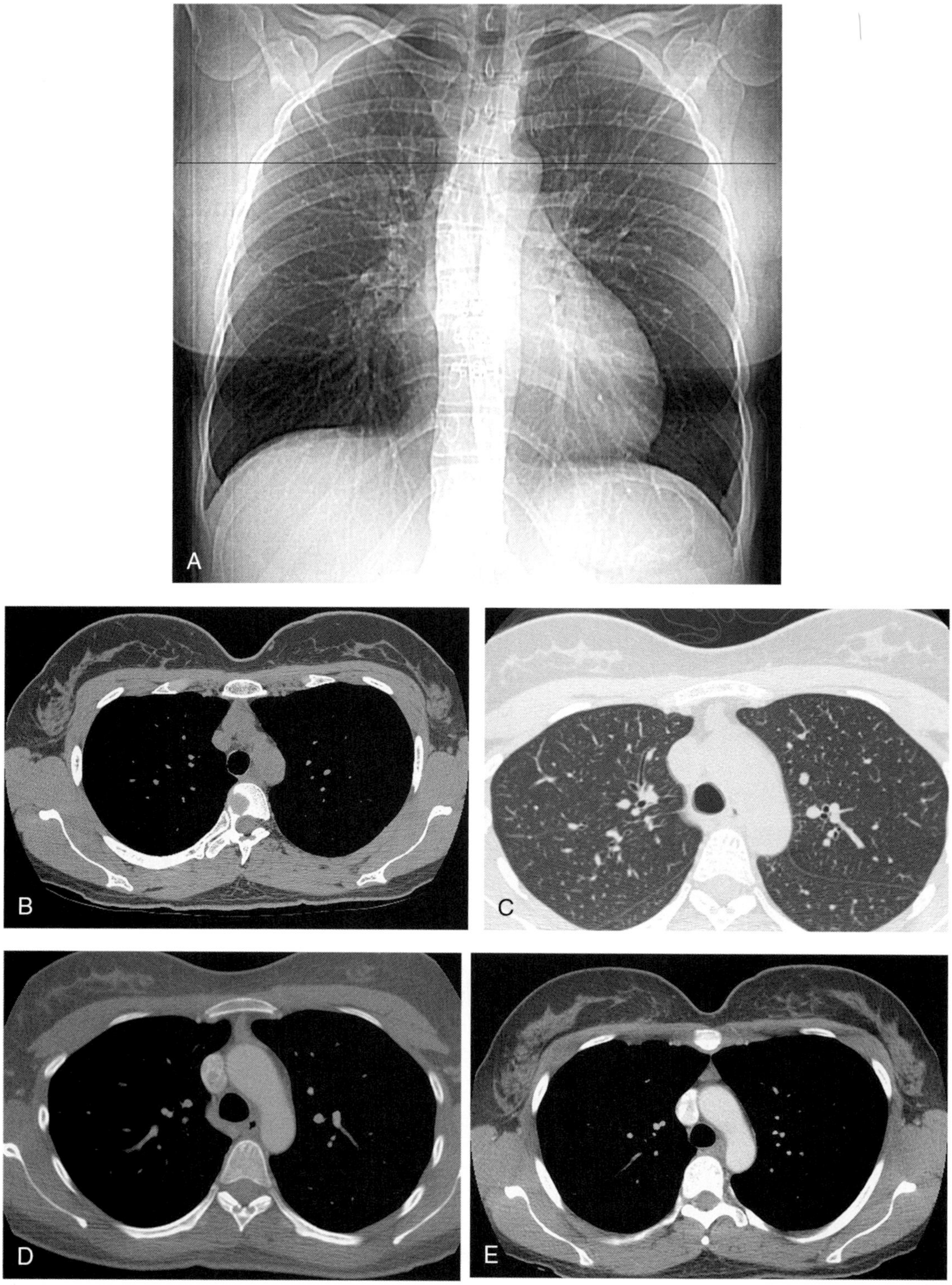

图 4.1

4 下面将通过使用静脉造影剂来学习解剖。图 4.2A 是________。

图 4.2A 中的三条线分别表示图 4.2B 至图 4.2D 的扫描位置。通过对以下结构进行匹配完成自测。

A. ________	气管
B. ________	右心室
C. ________	左心室
D. ________	右肺动脉
E. ________	肺动脉主干
F. ________	胸腺
G. ________	上腔静脉
H. ________	主动脉弓
I. ________	降主动脉
J. ________	食管
* ________	升主动脉

4 定位图(又称为扫描图)

A. 上腔静脉
B. 主动脉弓
C. 胸腺
D. 气管
E. 升主动脉
F. 降主动脉
G. 肺动脉主干
H. 右肺动脉
I. 左心室
J. 右心室
* 食管

5 胸腺是位于升主动脉前方的一个三角形软组织。类似人体其他器官,40 岁之后,其会__________。

5 脂肪化

胸膜和心包有时在纵隔窗上可见(图 4.2D)。胸膜被看作是覆盖于胸腔的一条非常薄的白线(下方箭头所示)。心包位于环绕着心脏的两层脂肪之间(上方箭头所示)。通常情况下,胸腔中没有可见的液体,但心包腔中可能有少量液体。

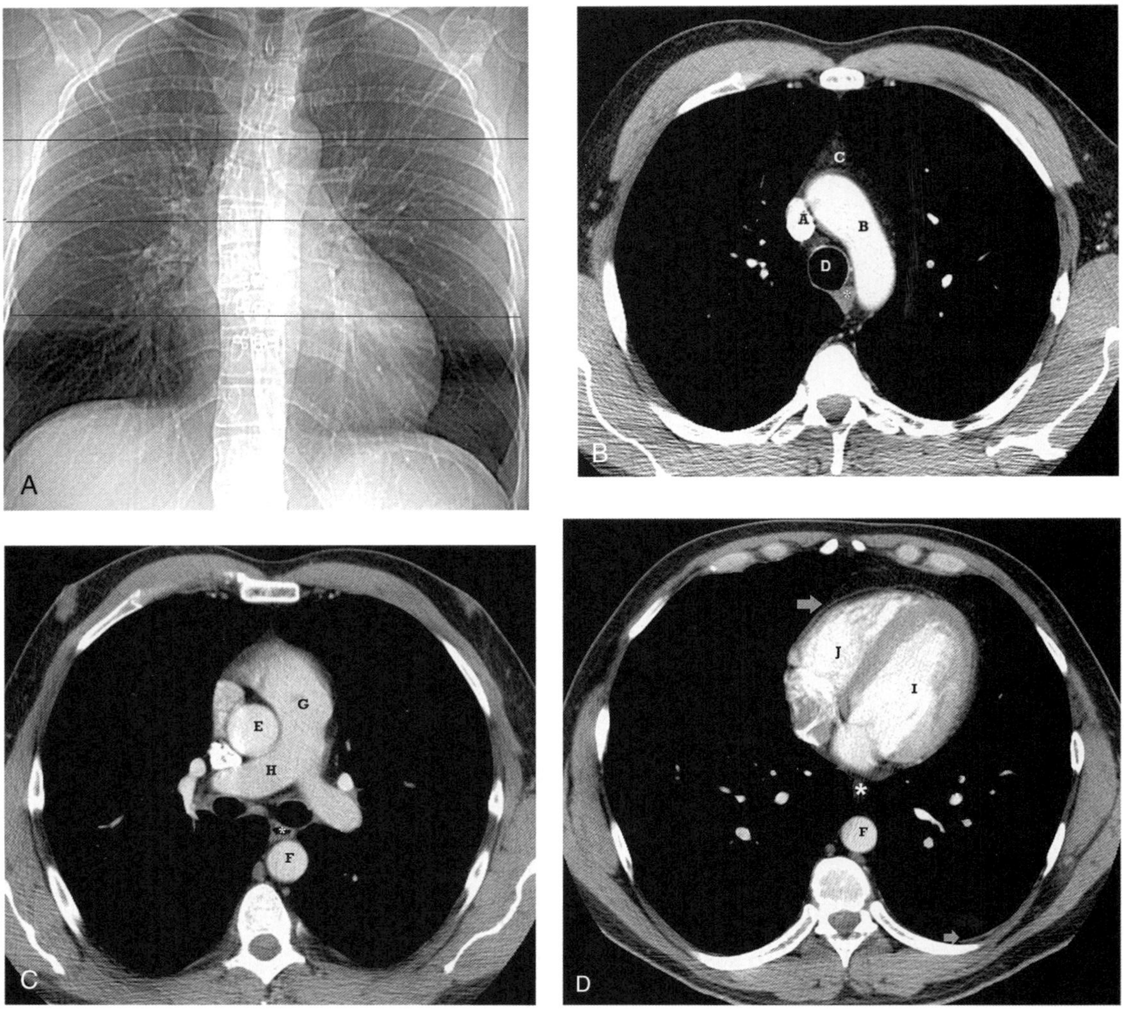

图 4.2

6 图 4.3 显示了肺窗,其解剖结构很简单。

A. 线状和管状的白色分支结构是__________。	斜裂
	气管,支气管
B. 带有白边的黑色管状结构是__________。	肺动脉和静脉
	支气管动脉和静脉

从内侧向外侧延伸的白色细线(图 4.3A)是斜裂。其由覆盖相邻肺叶的脏胸膜构成。

6 A. 肺动脉和静脉
B. 气管,支气管

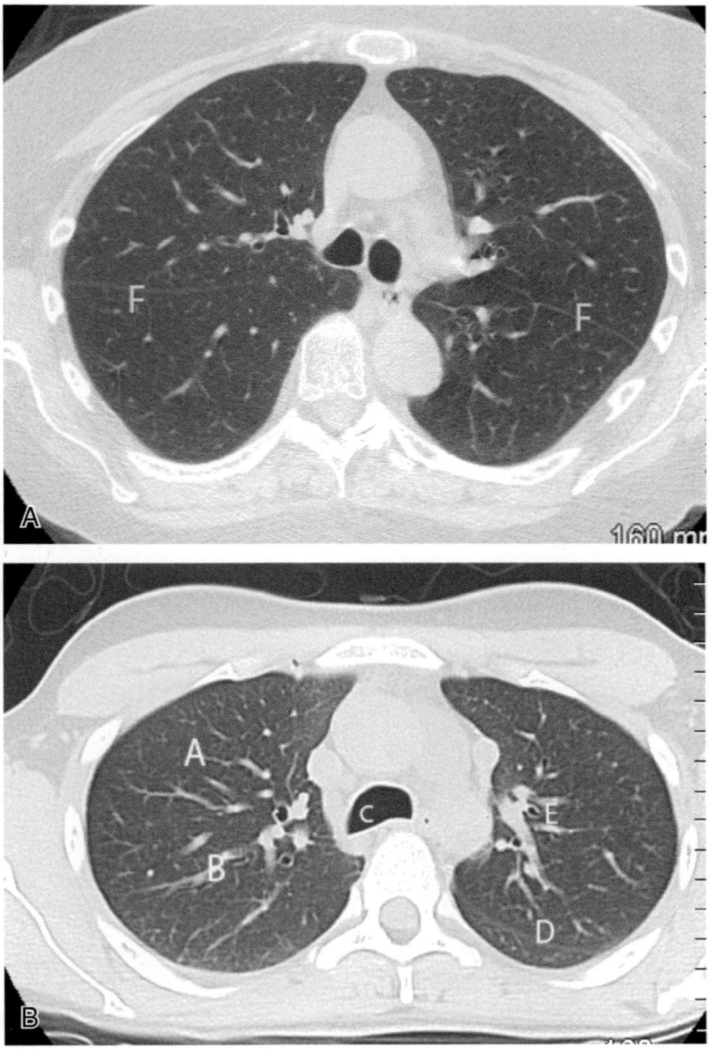

图 4.3

7 当 CT 图像垂直于血管或支气管等圆柱体时,其呈__________。

A. 圆形　　B. 线状

C. 球状　　D. 管状

7 A. 圆形

8 当 CT 图像沿着圆柱体的长轴时,其呈__________。

A. 圆形　　B. 线状

C. 球状　　D. 管状

8 D. 管状

左侧支气管呈管状,右侧支气管呈圆形。斜切会使其呈椭圆形。

9 血管之间的区域是肺实质。肺主要由__________组成。

A. 软组织　　B. 水

C. 空气

肺的__________。

A. 透光度减低　　B. 透光度增加

因此，正常肺组织呈__________。

A. 黑色　　B. 白色

9 C. 空气

B. 透光度增加

A. 黑色

10 如图 4.3B 所示，在肺窗气管隆嵴层面，识别以下结构。

A. __________　　斜裂

B. __________　　肺动脉或静脉

C. __________　　右主支气管

D. __________　　正常肺组织

E. __________　　支气管

10 A. 正常肺组织

B. 肺动脉或静脉

C. 右主支气管

D. 斜裂

E. 支气管(斜向)

高分辨率 CT：为了最大限度地显示肺部细节，以评估细小间质性肺疾病，我们采用了两种方法：选取层厚更薄（1~1.25mm，而非 2.5mm 或 5mm）的图像，这样与邻近组织的重叠就会更少；采用可锐化边缘的 CT 图像重建算法。

11 图 4.4A 和图 4.4B 显示了相同的解剖结构。其中高分辨率图像是__________。

A. 图 4.4A　　B. 图 4.4B

为了获得高分辨率，图像的层厚约为__________。

A. 1.25mm　　B. 2.5mm

C. 5mm

11 A. 图 4.4A

细节更清晰。

A. 1.25mm

12 小测验：对以下 CT 上的组织密度进行匹配（亨氏单位）。

A. 肺 =	__________HU	(－)800
		(－)40
B. 液体 =	__________HU	0
C. 肝脏 =	__________HU	40
D. 骨骼 =	__________HU	350 或更高
E. 肌肉 =	__________HU	800

12 A. (−)800

B. 0

C. 40

D. 350 或更高

E. 40

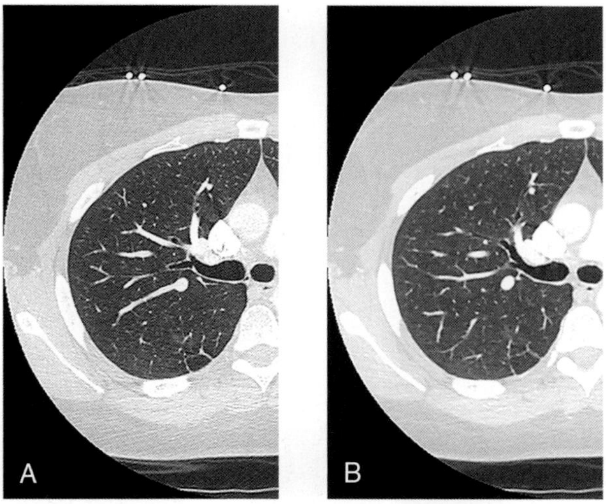

图 4.4

13 因为肋骨在轴位图像上呈斜向走行，所以很难追踪，而其他骨骼比较容易观察。利用图 4.5 进行自测，在骨窗上识别以下结构。

A. ________		椎体
B. ________		肋骨
C. ________		肩胛骨
D. ________		胸骨
E. ________		椎管

13 A. 肋骨
B. 胸骨
C. 肩胛骨
D. 椎体
E. 椎管

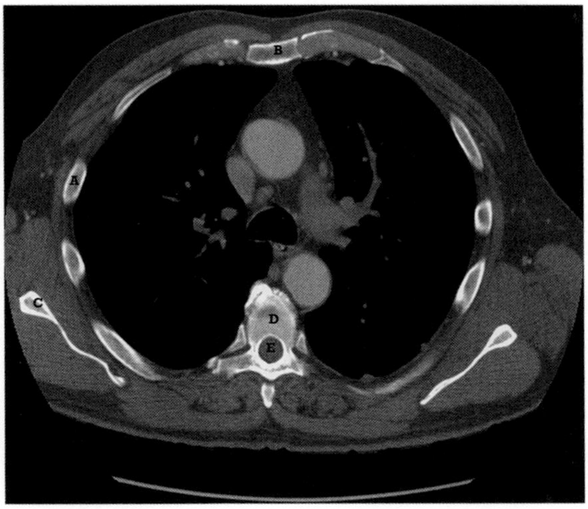

图 4.5

14 在肺底和膈肌的纵隔窗上可以看到上腹部(图 4.6),这通常很有帮助。对以下结构进行匹配。

A. ____________ 肝脏

B. ____________ 脾曲

C. ____________ 胃

D. ____________ 膈肌

E. ____________ 左肺下叶

F. ____________ 脾脏

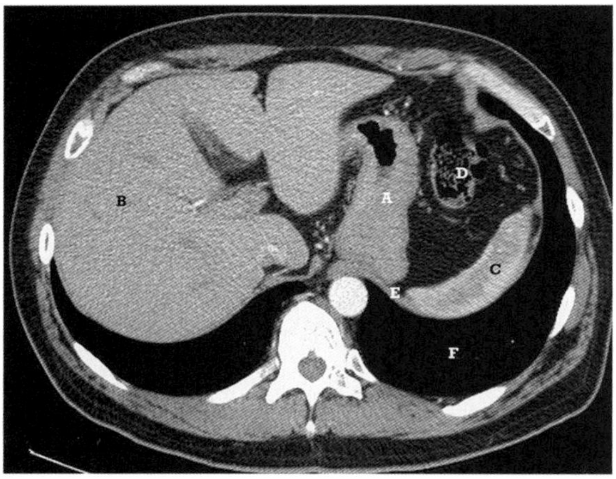

图 4.6

14 A. 胃

B. 肝脏

C. 脾脏

D. 脾曲

E. 膈肌

F. 左肺下叶

15 借助现代 CT 设备,可以将轴位图像重建成任何想要的平面,为我们提供了另一种观察胸内解剖的视角,如图 4.7 所示。

平面 A 是____________平面。

A. 轴位　　B. 矢状位

C. 冠状位

平面 B 是____________平面。

A. 轴位　　B. 矢状位

C. 冠状位

平面 C 是____________平面。

A. 轴位　　B. 矢状位

C. 冠状位

15

A. 轴位

B. 矢状位

C. 冠状位

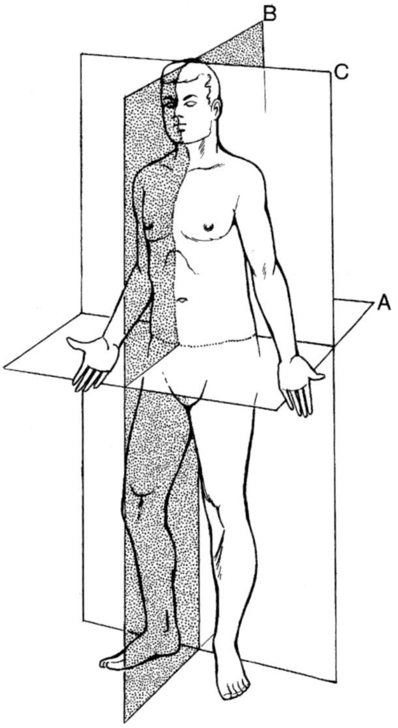

图 4.7

16 图 4.8A 显示了肺窗。

其是__________平面。

A. 轴位　　B. 斜矢状位
C. 冠状位　　D. 矢状位

图 4.8A 显示了左心、肺血管和支气管。

16

B. 斜矢状位

斜矢状位=不在中线上的矢状位。

17 图 4.8B 显示了肺窗。

其是__________平面。

A. 轴位　　B. 矢状位
C. 冠状位

其显示了__________。

A. 升主动脉　　B. 只有肺
C. 两个心室　　D. 气管隆嵴

17

C. 冠状位

D. 气管隆嵴

18 图 4.8C 是最大密度投影(MIP)图像。图 4.8B 和 4.8C 之间肉眼可见的区别是什么? __________

这是因为图像的层厚更厚(8mm 对 1.25mm),以及重建算法强调血管和骨骼等高密度结构,而不是低密度肺组织。

18 血管在 MIP 图像上显示更加清晰。

第 3 章讨论了肺泡与间质性疾病在 X 线片上的不同。图 4.9A 显示正常的肺，黑色代表肺，白色细线代表间质。图 4.9B 显示增厚的间质，如白色粗线所示。图 4.9C 显示肺泡实变，所有结构变为白色。

19 图__________显示了间质增厚。

A. 4.10A　　B. 4.10B

C. 4.10C

19 B. 4.10B

注意：腺泡(肺泡)是通气的，但间质更厚，因此__________。

A. 透光度减低　　B. 透光度增加

A. 透光度减低

20 图 4.10A 与图 _____ 最接近，显示了间质性疾病。

A. 4.9A　　B. 4.9B

C. 4.9C

20 B. 4.9B

图 4.9C 和 4.10B 显示了肺泡疾病或实变。图 4.9A 和 4.10C 为正常对照。

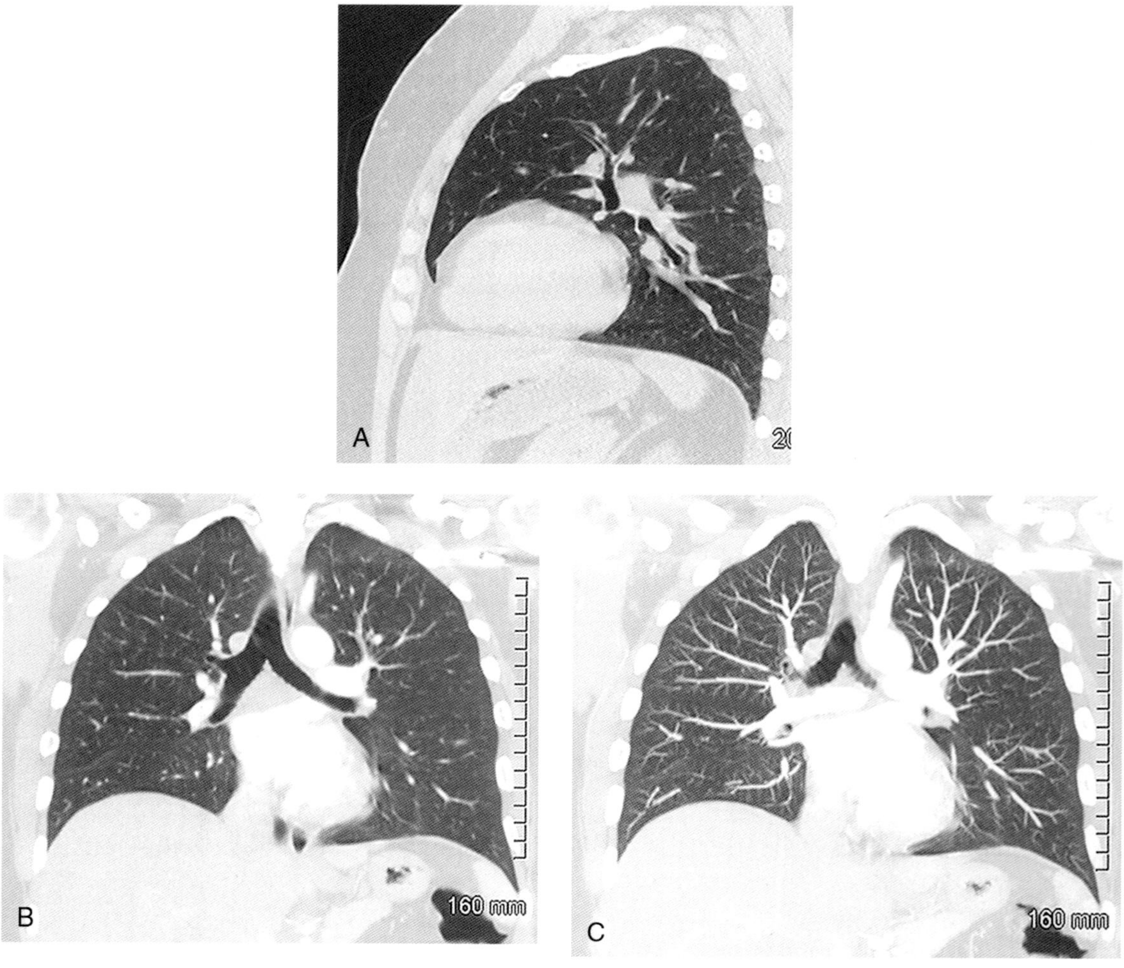

图 4.8

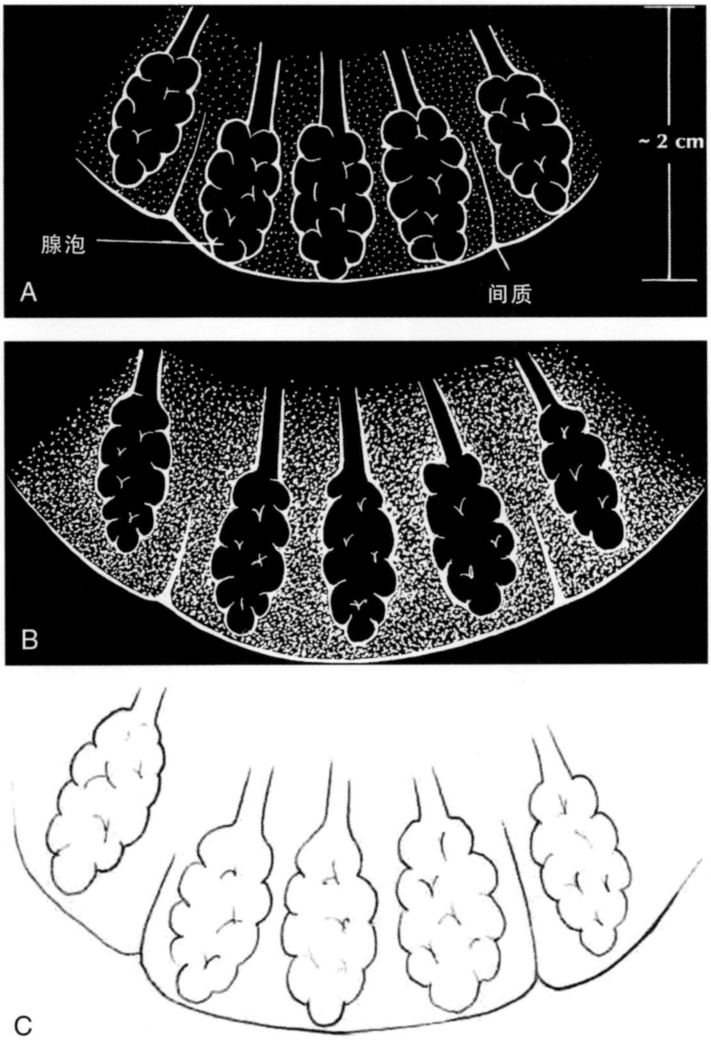

图 4.9

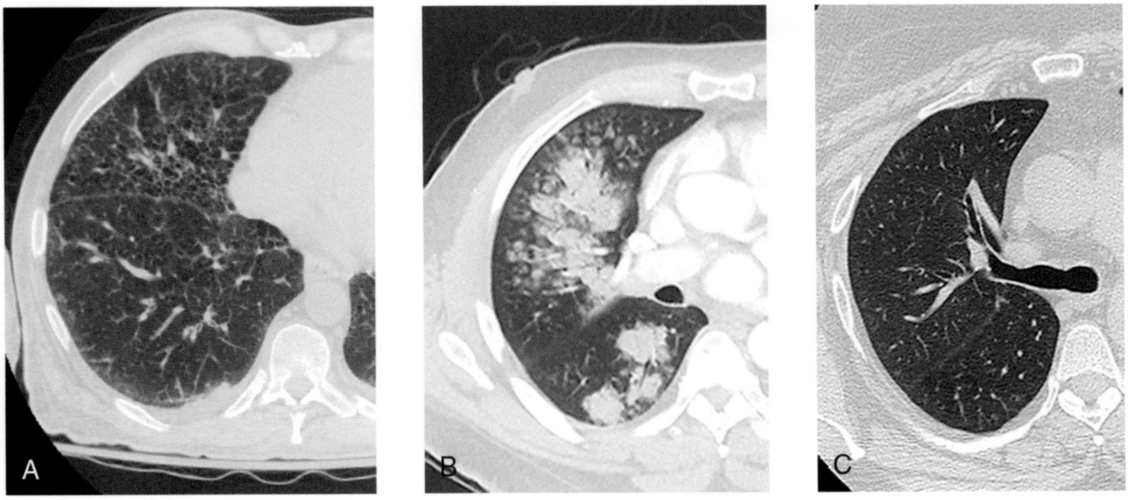

图 4.10

21 大多数疾病会导致肺部或胸部密度增加。请说出几种导致密度减低的疾病。

21 支气管阻塞后远端气体潴留；哮喘；空洞；囊肿；气胸

22 图 4.11 显示三种不同原因引起透亮度增加疾病的冠状位图像。请分别指出。

图 4.11A ________

图 4.11B ________

图 4.11C ________

22 **图 4.11A** 肺气肿（几乎看不到壁）

图 4.11B 空洞（壁厚，不规则）

图 4.11C 囊肿（光滑，壁薄）

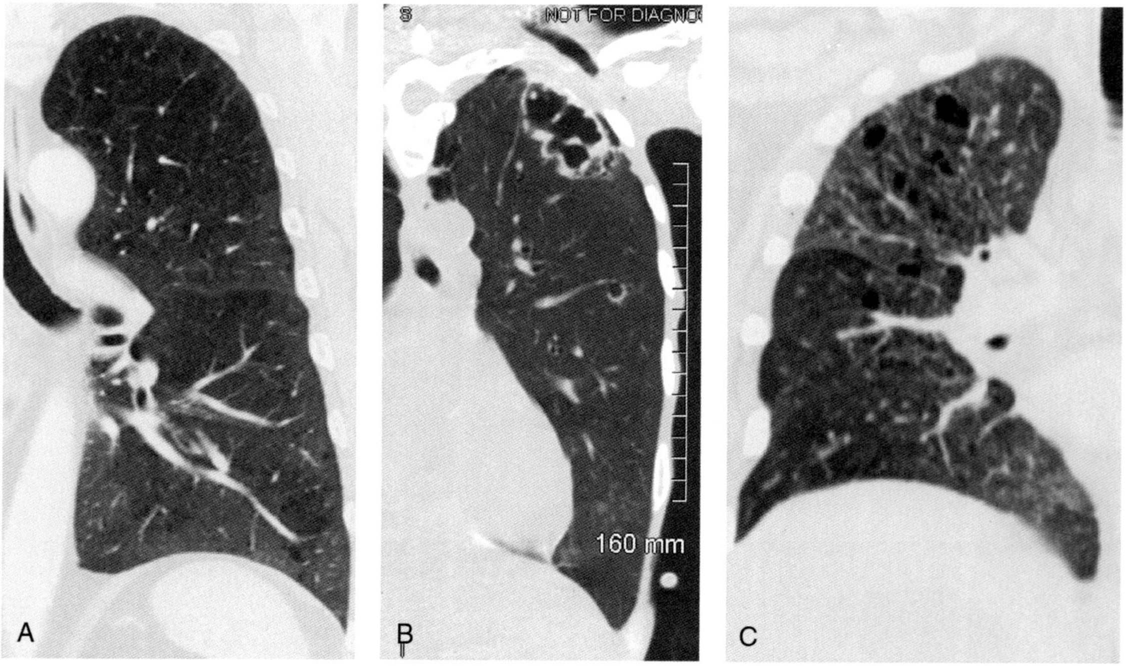

图 4.11

复　习

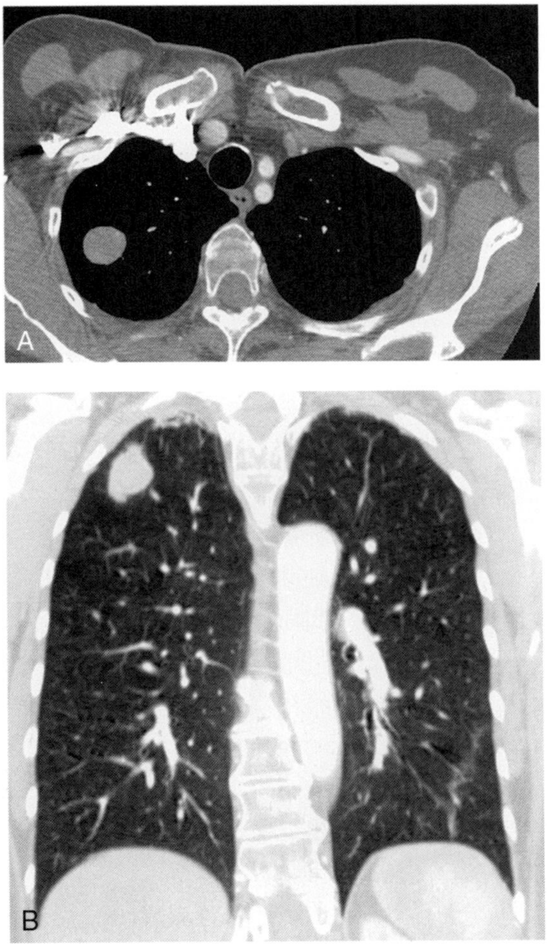

图 4.12

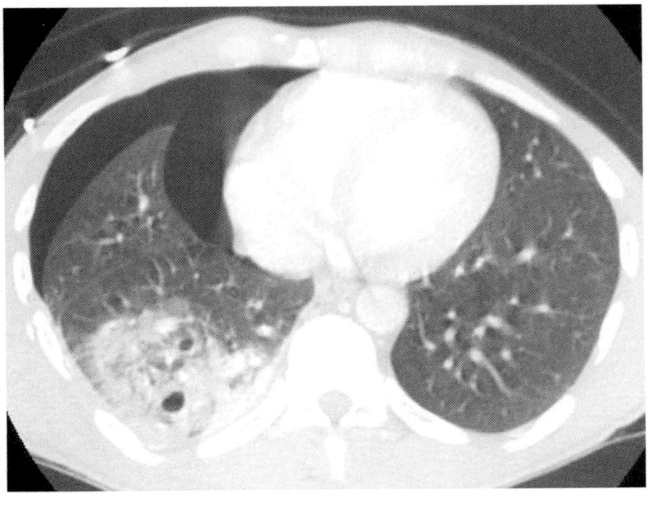

图 4.13

I 根据图 4.12A 和 4.12B,请匹配以下内容。

A. 冠状位__________ 图 4.12A

B. 轴位__________ 图 4.12B

C. 矢状位__________ 全部

D. 肺窗__________ 无

I A. 图 4.12B
B. 图 4.12A
C. 无
D. 图 4.12B

II 如图 4.12A 和 4.12B 所示:

在__________肺叶有一个病灶。

A. 右上 B. 左上

C. 右中叶 D. 右下叶

这是一个__________实变的例子。

A. 肺泡 B. 间质

如果出现以下情况,可能代表什么?

(a)男性,20 岁,咳嗽 3 天__________

(b)男性,68 岁,咳嗽 5 周__________

(c)患者,30 岁,曾入狱,体重下降、盗汗两个月__________

肺癌
细菌性肺炎
间质性纤维化
过敏反应
结核病

II A. 右上

A. 肺泡

(a)细菌性肺炎
(b)肺癌
(c)结核病

临床要点:有几种疾病可能出现类似的 X 线征象,你需要运用临床知识来做出合理的诊断。

III 如图 4.13 所示,患者为一例因枪伤入院的年轻男性。后方密度增高影很有可能提示__________。

A. 肺炎 B. 出血

C. 肺不张

前方密度减低影很有可能提示__________。

A. 气胸 B. 纵隔气肿

C. 肺气肿 D. 伪影

出血区较长的透亮影可能是弹痕。

III B. 出血

A. 气胸

有关本章的其他内容,请访问 https://expertconsult.inkling。

图 4.14 是一例间质纤维化患者肺脏的矢状位图像,外周最为突出。图像显示为左肺,从外侧向内侧移动。

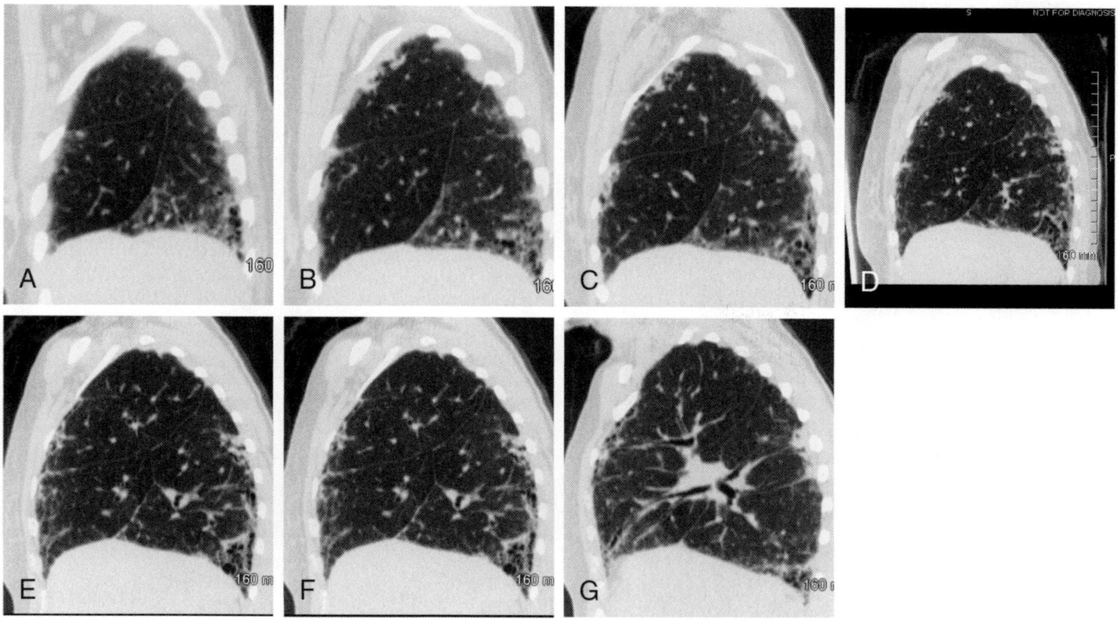

图 4.14

图 4.15 是__________和__________图像。
A. MIP　B. 轴位
C. 矢状位　D. 冠状位

在胸部发现了__________。(不定项选择题)
A. 肺泡实变　B. 间质性纤维化
C. 多发性结节　D. 肋骨转移

A. MIP
D. 冠状位

C. 多发性结节
D. 肋骨转移(右侧)

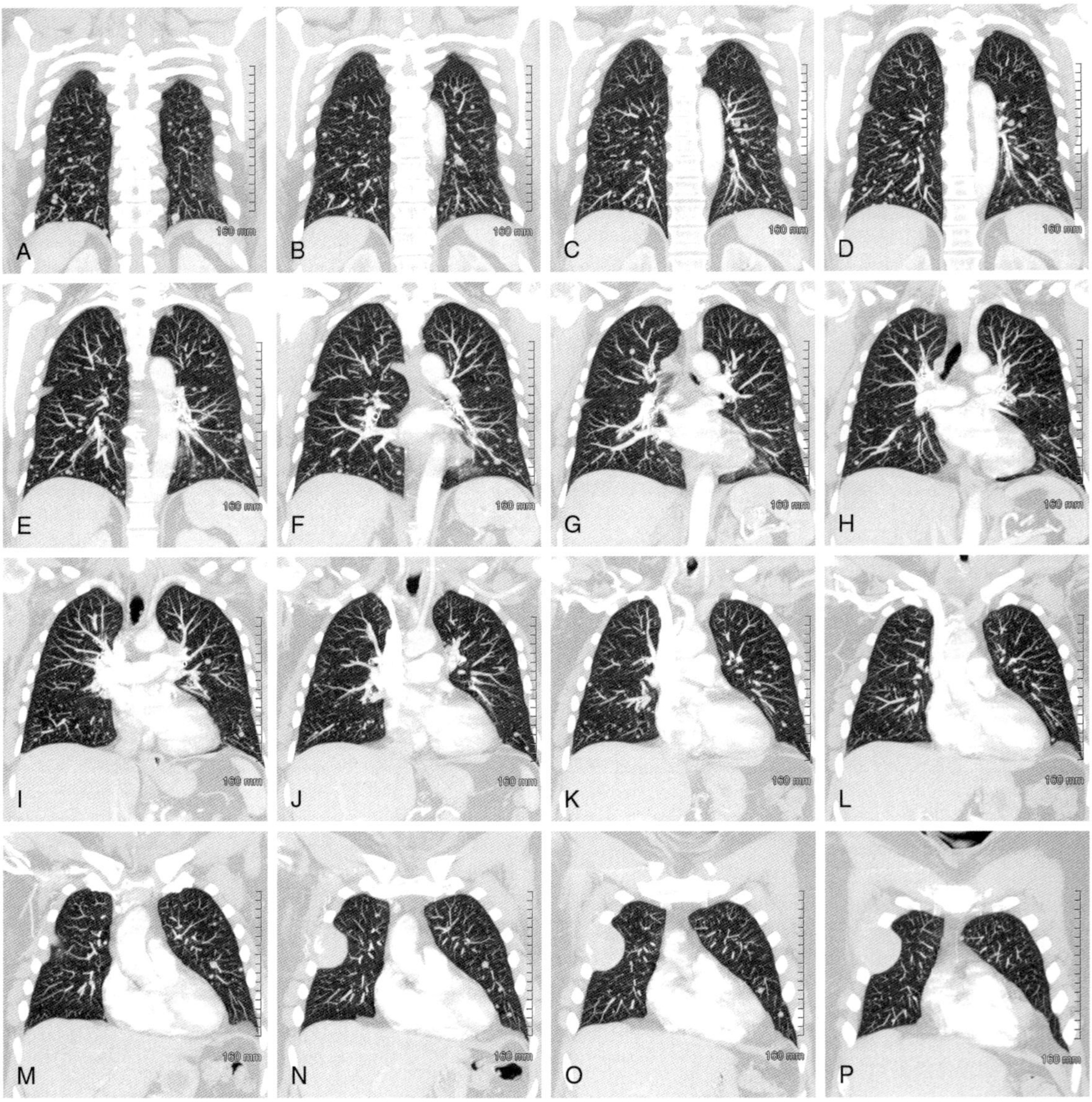

图 4.15

诊断：肾肿瘤伴肺及肋骨转移。

肺叶解剖 第 5 章

了解肺叶和肺段的解剖对于掌握肺部疾病类型是必不可少的。有些疾病呈叶性或段性分布，有些则没有。掌握这些信息对于支气管镜检查、手术、放射治疗和体位引流也很重要。

1 胸腔内壁由__________胸膜构成，而肺叶由__________胸膜包围。

A. 胸部的
B. 肺部的
C. 脏
D. 壁

1 D. 壁
C. 脏

脏胸膜和壁胸膜之间的间隙被命名为胸膜腔。

2 肺叶与__________胸膜接触的肺叶间隙，被称为叶间裂或叶间隔。

A. 胸部的　　B. 肺部的
C. 脏　　D. 壁

2 C. 脏

由于脏胸膜厚度<1mm，X 线束必须平行于其表面照射，才能吸收足够多的射线，使其在 X 线片上清晰可见。如果任何 X 线束__________到达胸膜，则不可见。（不定项选择题）

A. 平行　　B. 垂直
C. 倾斜

B. 垂直
C. 倾斜

3 如图 5.1A 所示，X 线束__________射向叶间裂或叶间隔。

A.垂直　　B.平行

3 B. 平行

在 X 线片上，__________看到叶间裂。

A.将会　　B.将不会

A. 将会

如图 5.1B 所示，X 线束__________射向脏胸膜，因此不可见。

A.垂直　　B.平行
C.倾斜

C. 倾斜

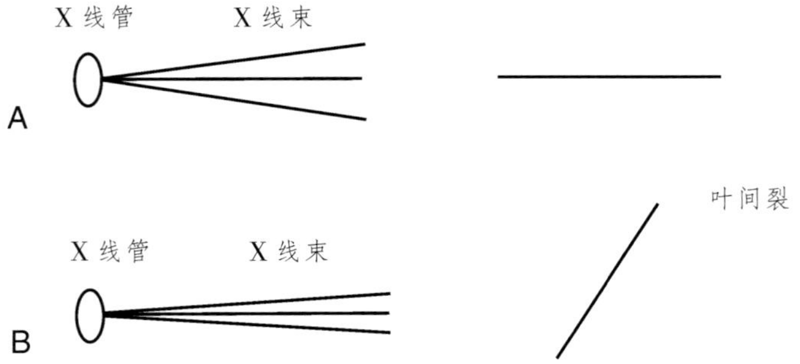

图 5.1

两个肺叶相邻表面交界区的脏胸膜形成隔，将肺叶分开，两个相邻脏胸膜表面之间的间隙是裂。如何区分？裂指狭小的腔隙；隔是一种分隔物。例如，鼻中隔和肛裂。如果有疑问，请触诊。

叶间裂和叶间隔这两个术语常在胸部检查中互换使用，但通常使用“叶间裂”这个术语。

4 测试一下你的解剖知识。

哪侧肺比较小？__________

A. 右侧　　B. 左侧

右肺有__________叶，左肺有 2 个叶。

A. 1 个　　B. 2 个

C. 3 个　　D. 4 个

说出右肺各叶的名称：__________，__________和__________。

A. 上叶　　B. 前叶

C. 后叶　　D. 中叶

E. 下叶

说出左肺各叶的名称：__________和__________。

A. 上叶　　B. 前叶

C. 后叶　　D. 中叶

E. 下叶

知识拓展：狗有几个肺叶？

答案：6 个。右肺有前叶、中叶、后叶和副叶。左肺有前叶（两个子叶）和后叶。

4

B. 左侧
因为心脏在左侧。

C. 3 个

A. 上叶
D. 中叶
E. 下叶

A. 上叶
舌叶是左上叶的一部分。
E. 下叶

5 如图 5.2A 所示，在左肺，上叶(U)与下叶(L)被__________(箭头所示)分隔开。(不定项选择题)

A. 主裂　　B. 水平裂

C. 斜裂　　D. 垂直裂

5 A. 主裂
或者
C. 斜裂
或者
D. 垂直裂
通常用斜裂表示。

只有在侧位 X 线片上时，斜裂(为了便于观察而修改)相对于 X 线束是__________。

A. 垂直的　　B. 倾斜的

C. 平行的

C. 平行的

图 5.2B 是斜矢状面 CT 重建图像，显示左侧斜裂(箭头所示)。

斜裂约从第 5 胸椎水平斜向下延伸至横膈，在距前胸壁不远的位置终止。

6 斜裂在胸部正位 X 线片上不可见的原因是__________。

A. 其通常在解剖学上不存在

B. 其与 X 线束不平行

C. 其与肺组织具有相同的密度

D. 其是可透过 X 线的

6 B. 其与 X 线束不平行

7 在右肺，斜裂将右上叶和右中叶与__________分开。

A. 右下叶　　B. 舌叶

C. 前叶

7 A. 右下叶

在左肺，斜裂将__________与__________分开。

A. 左上叶　　B. 舌叶

C. 左下叶　　D. 左中叶

A. 左上叶
舌叶是左上叶的一部分。
C. 左下叶

如图 5.3A 中箭头所示，叶间裂通常表现为一条白色细线(两层脏胸膜被空气包围)，但有两个例外。

1.如果一个肺叶实变，叶间裂就像边界，勾勒出该叶的轮廓。在图 5.3A 中，叶间裂下半部分是一条线(三角箭头所示)，但上半部分是一条边界(箭头所示)，因为上叶实变或不充气，而相邻的下叶是充气的。

2.如果胸腔积液进入叶间裂，叶间裂就会增厚。注意图 5.3B 中增厚的斜裂(三角箭头所示)和正常的水平裂(箭头所示)。

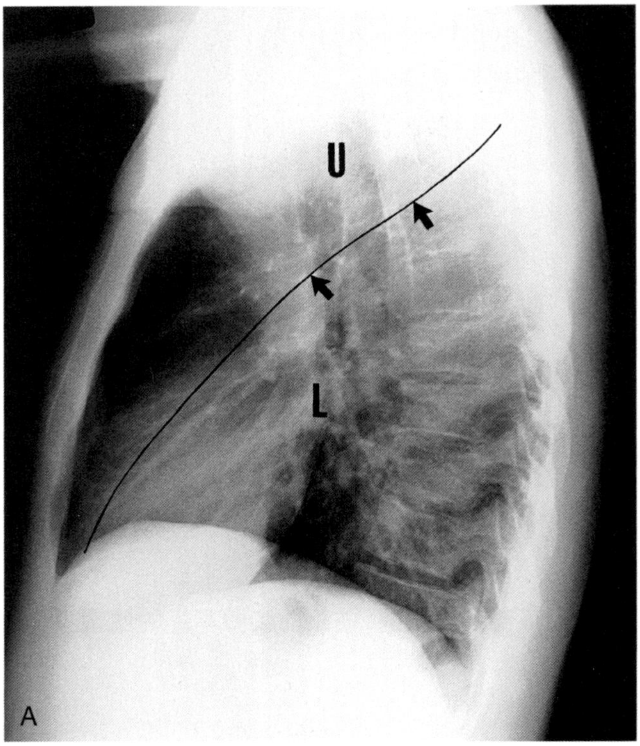

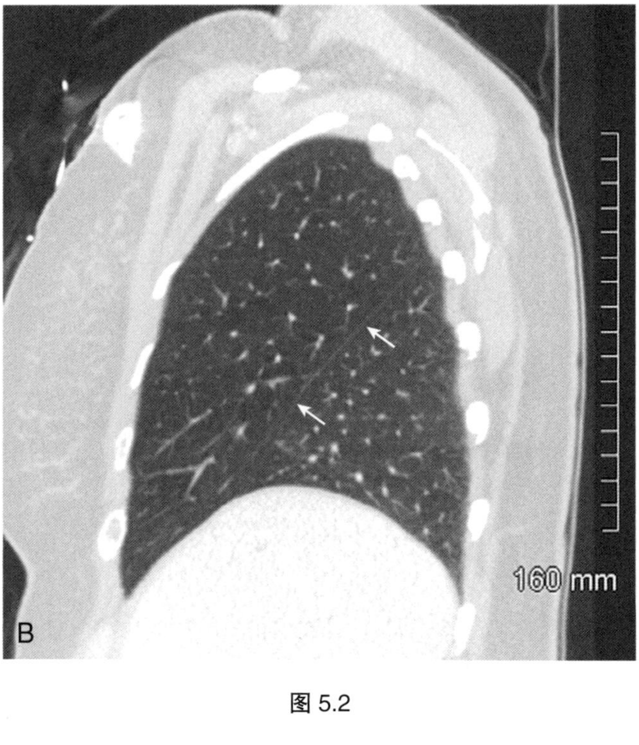

图 5.2

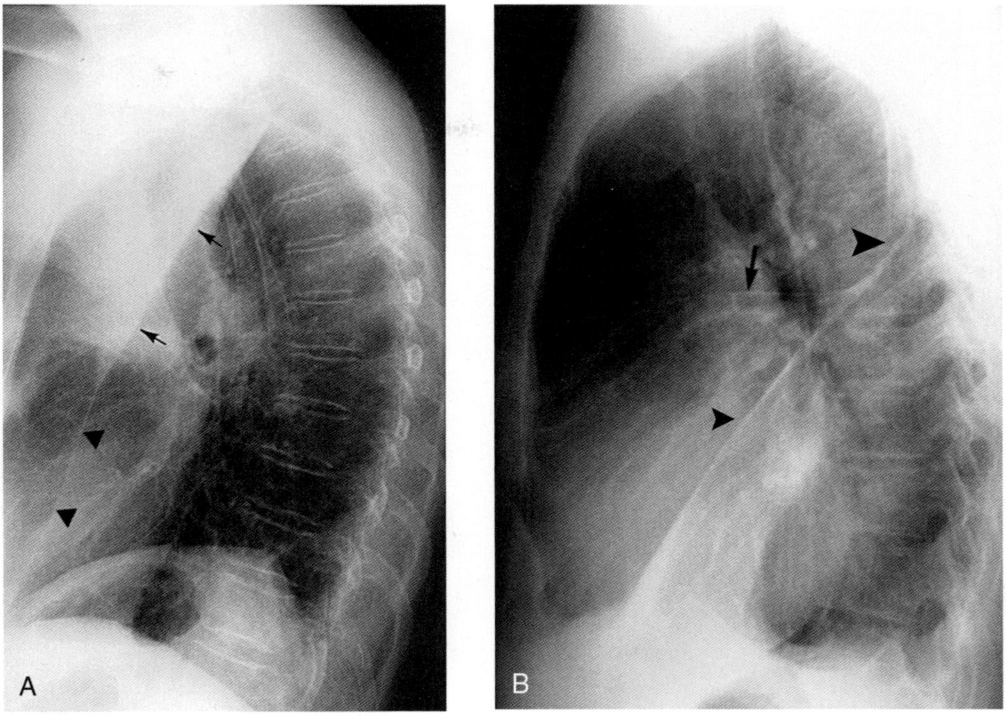

图 5.3

8 水平裂将右中叶与__________叶分开。

A. 右上　　B. 右下

在直立位患者中，水平裂通常与地面是__________。

A. 平行的　　B. 垂直的

C. 倾斜的

水平裂在__________视图中可见(图 5.4)。

A. 正位　　B. 侧位

C. 两者都可以

8 A. 右上

A. 平行的

C. 两者都可以

9 在许多患者中，水平裂不是完全水平的。其前部或整体可能向下倾斜或弯曲，使其仅在__________投影中可见。

A. 侧位　　B. 正位

C. 仰卧位　　D. 卧位

9 A. 侧位

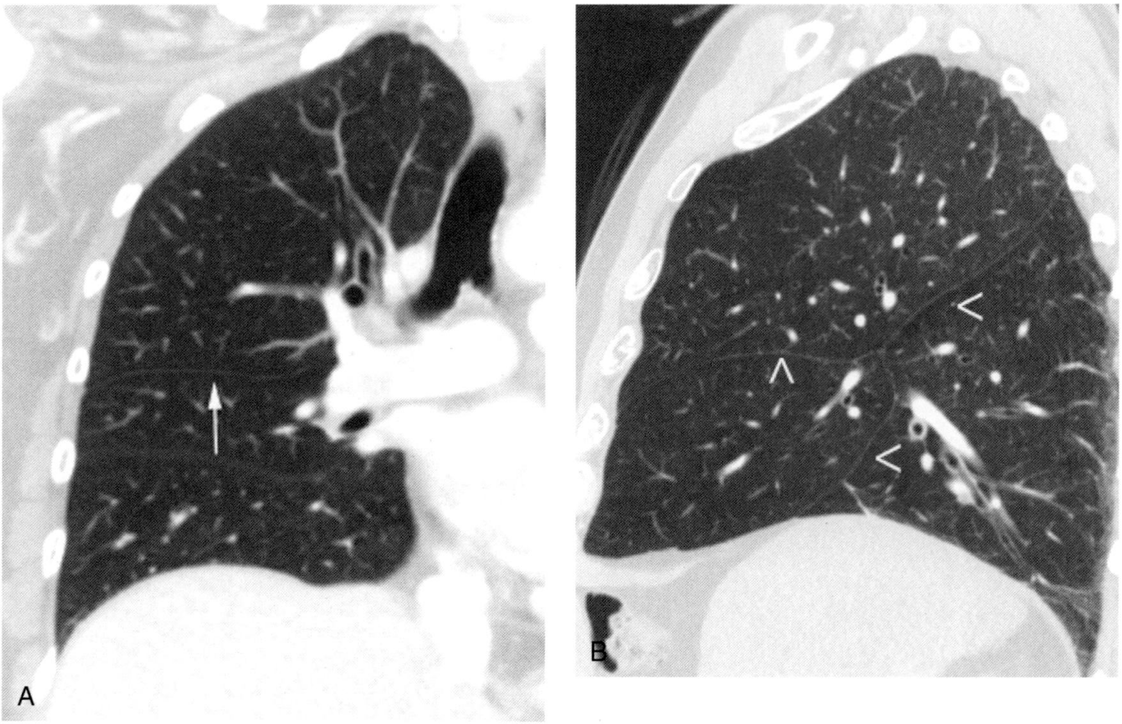

图 5.4

10 在侧位图(图 5.5)上,水平裂向后起始于＿＿＿＿＿。

A. 左侧斜裂　　B. 右侧斜裂

C. 水平裂

水平裂终止于＿＿＿＿＿胸壁。

A. 前　　B. 侧

C. 后

识别水平裂和斜裂的交界处通常有助于在侧位 X 线片上区分左、右斜裂。

10 B. 右侧斜裂

A. 前

在侧位 X 线片上,可能仍然很难区分两个斜裂。有一个简单的方法:左斜裂终止于左横膈(如图 5.5 中箭头所示)。左横膈通常较低,通常在其下方有胃泡,左横膈的前部可能不可见,因为心脏底部在其上方。

11 通过识别图 5.6A 和图 5.6B 中的叶间裂来完成自测。

Ⅰ = ＿＿＿＿＿　　左斜裂

Ⅱ = ＿＿＿＿＿　　右斜裂

Ⅲ = ＿＿＿＿＿　　水平裂

11 Ⅰ=水平裂

Ⅱ=右斜裂

Ⅲ=左斜裂

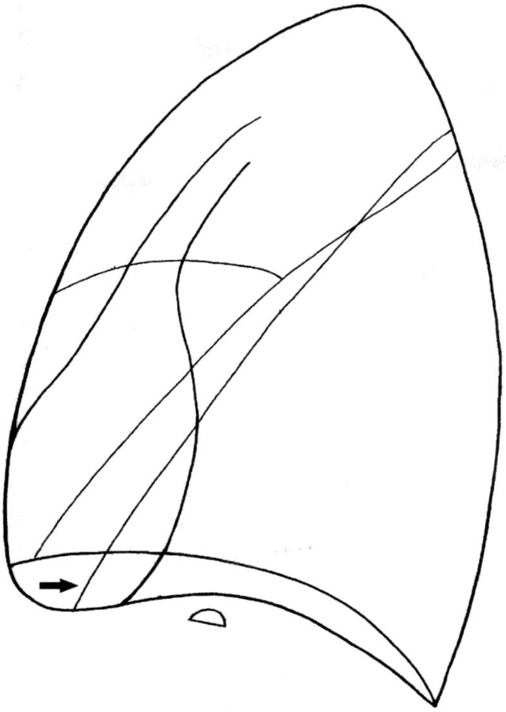

图 5.5

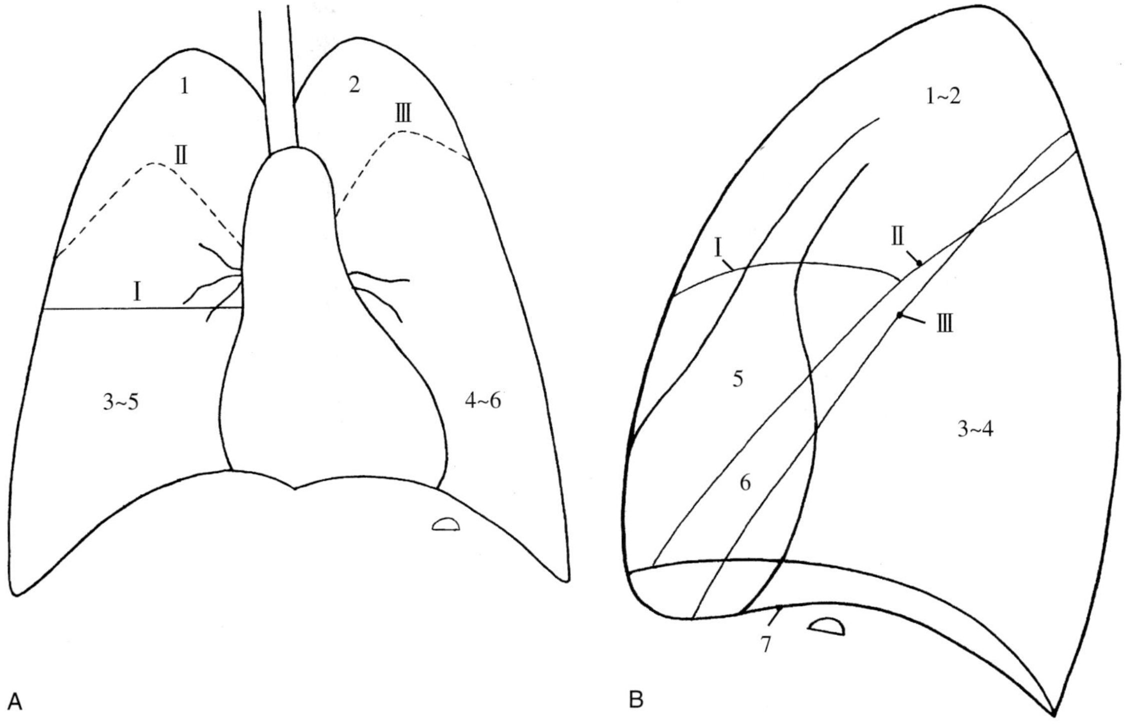

A B

图 5.6

12 通过识别图 5.6A 和图 5.6B 中的以下结构来完成自测。

1 和 2 = ________	右中叶
3 和 5 = ________	舌叶
3 和 4 = ________	左膈
5 = ________	上叶
6 = ________	右下叶和中叶
7 = ________	下叶
	右膈

12 1 和 2=上叶
3 和 5=右下叶和中叶
3 和 4=下叶
5=右中叶
6=舌叶
7=左膈

注意：在正位 X 线片上（图 5.6A），下叶的上极上升到主动脉弓水平（虚线所示）。下叶的上部（上段）高于肺门。

13 图 5.7 中，可见________。

A. 肺泡实变　　B. 间质增厚
C. 肺气肿

如图所示，________叶实变。

A. 右上　　B. 右中
C. 右下

斜裂（箭头所示）形成右中叶________边界。

A. 上部　　B. 后部
C. 前部

右中叶上缘是水平裂（三角箭头所示）。

13 A. 肺泡实变

B. 右中

B. 后部

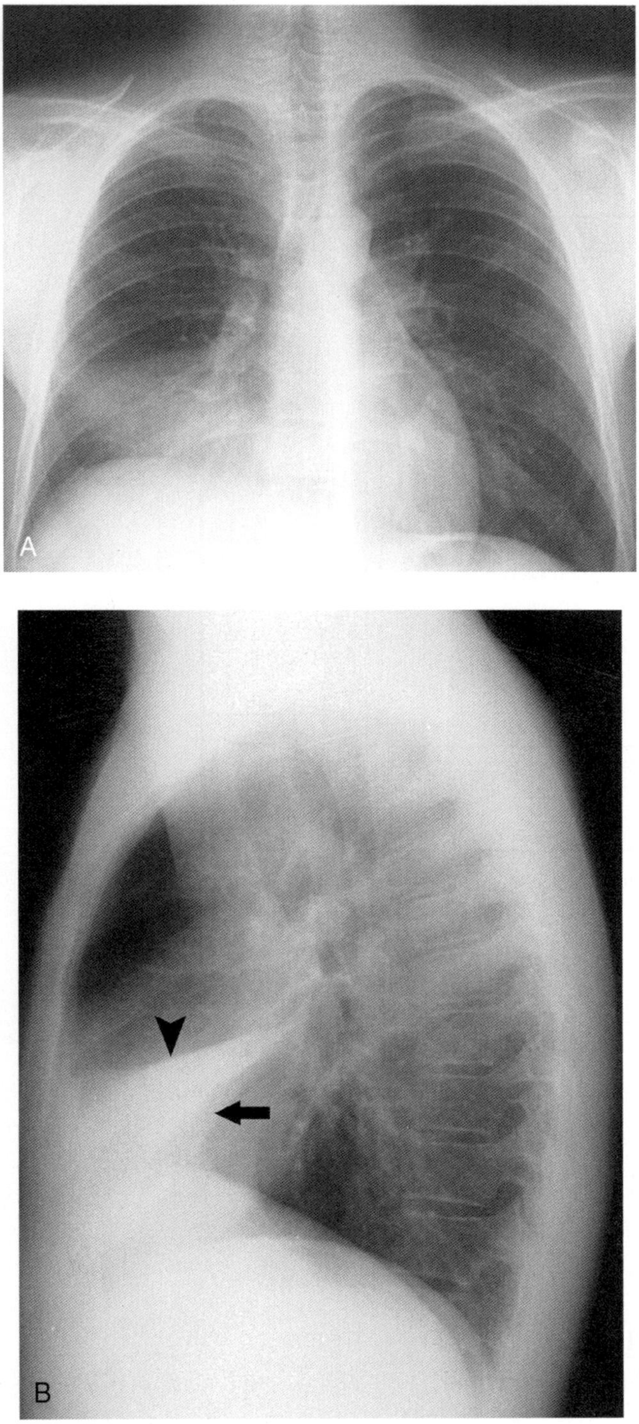

图 5.7

临床要点：致密的肺泡实变常由感染引起，大叶性肺炎通常由细菌引起，如肺炎链球菌或克雷伯菌，支原体和军团菌感染也可引起肺叶实变。

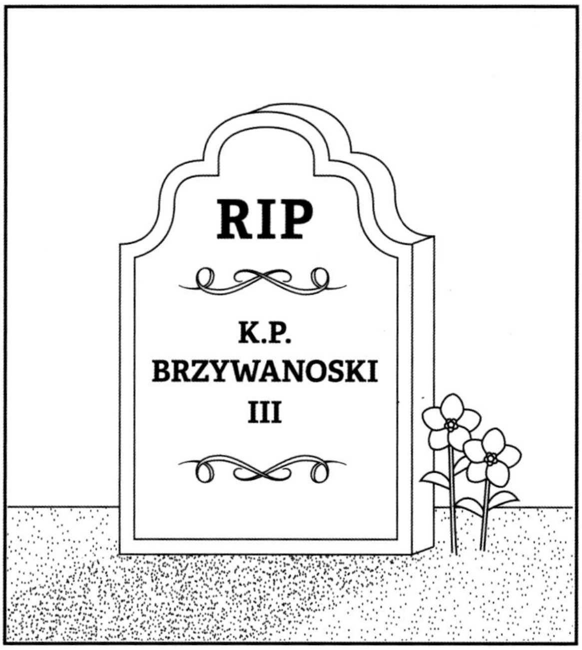

Courtesy of Julie Goodman-Khasani, MLA

14 在 CT 上，__________平面可以观察斜裂。(不定项选择题)

A. 轴位 B. 矢状位

C. 冠状位 D. 斜位

在__________平面可以观察水平裂。(不定项选择题)

A. 轴位 B. 矢状位

C. 冠状位 D. 斜位

图 5.8 显示了 CT 图像上的叶间裂。

14 A. 轴位

B. 矢状位(∧所示)

B. 矢状位(箭头所示)

C. 冠状位(∧所示)

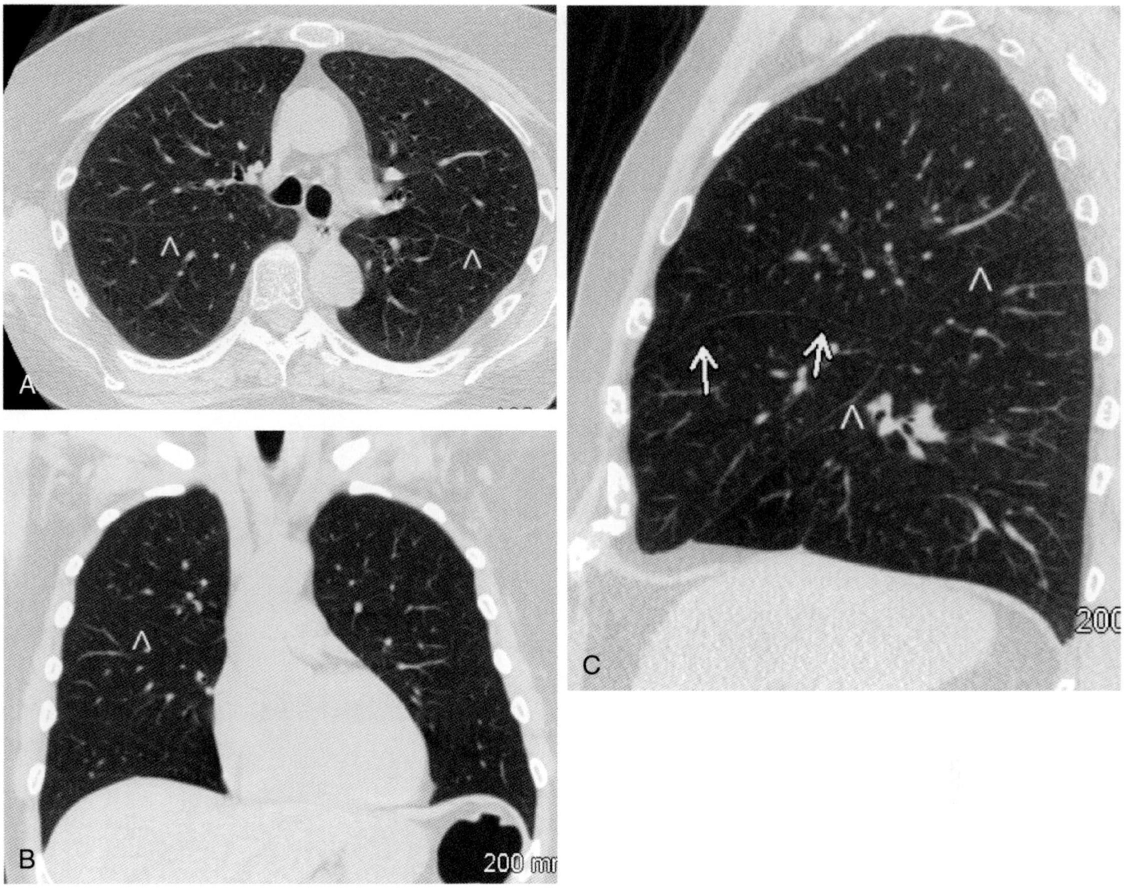

图 5.8

15 正常人偶尔可见 3 个副裂,奇静脉异常发育形成奇裂(图 5.9A),奇静脉经右上叶内侧“移行”,并牵拉脏胸膜和壁胸膜。奇叶与上叶的其余部分由__________(箭头所示)分隔开。

A. 脏胸膜　　B. 壁胸膜

C. 奇静脉裂　　D. 水平裂

图 5.9B 显示了 CT 图像上的奇裂和奇叶。

15 C. 奇静脉裂

四层胸膜

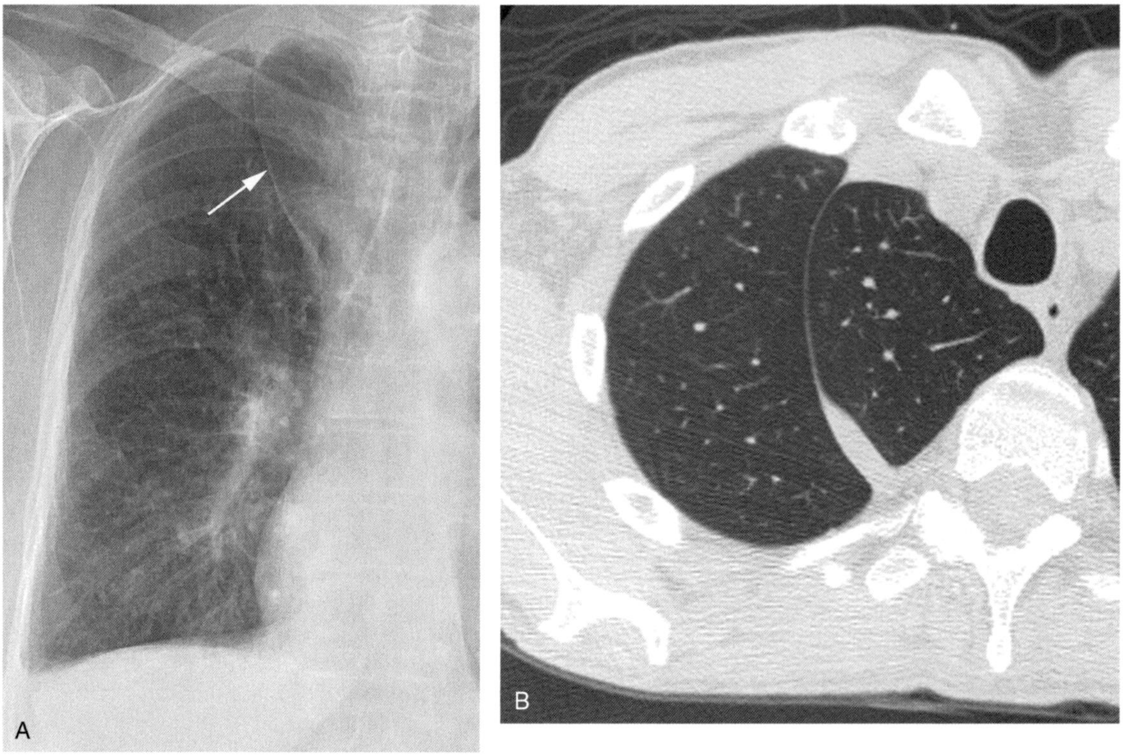

图 5.9

16 奇裂将__________叶的内上侧区域分开。

该信息虽然有__________临床意义，但是很有趣。

A.很大的　　B.很小的

C.没有

16 右上

B. 很小的

4 名医生正在打野鸭，当鸭子飞过时，内科医生说："它看起来像鸭子，闻起来像鸭子，叫声也像鸭子，我只是需要再听听其他人的意见。"当他准备射击时，鸭子已经飞走了。放射科医生说："它看起来像鸭子，闻起来像鸭子，叫声也像鸭子，我需要换个视角看一下。"等他准备好的时候，鸭子也飞走了。外科医生只是不停地开枪，并问道："我刚刚打到了什么？"病理学家回答说："我认为它们是鸭子，但我需要更多的组织样本。"

图 5.10A 和 5.10B 显示了另外两个副裂，分别是下副裂（箭头所示）和上副裂（三角箭头所示）。下副裂与奇裂在同一平面上，上副裂与水平裂在同一平面上。图 5.11 显示了下副裂（>所示）的 CT 图像。

17 将X线片与可见的结构进行匹配。

A. 斜裂 ＿＿＿＿＿＿ 后前位X线片

B. 水平裂 ＿＿＿＿＿＿ 侧位X线片

C. 奇裂 ＿＿＿＿＿＿ 两者均可

D. 下副裂 ＿＿＿＿＿＿ 两者均不可

E. 上副裂 ＿＿＿＿＿＿

17 A. 侧位X线片

B. 两者均可

C. 后前位X线片

D. 后前位X线片

E. 两者均可

尝试在每幅胸片上寻找肺裂，并非在每例患者中都能看到，这有助于对肺部疾病的定位，肺裂移位是肺叶萎陷最可靠的征象。

图5.12A是一枚纪念伦琴因发现X线而获得诺贝尔奖的邮票。遗憾的是，邮票上的照片是因开发CT而获得诺贝尔奖的豪斯菲尔德。图5.12B是正确的。

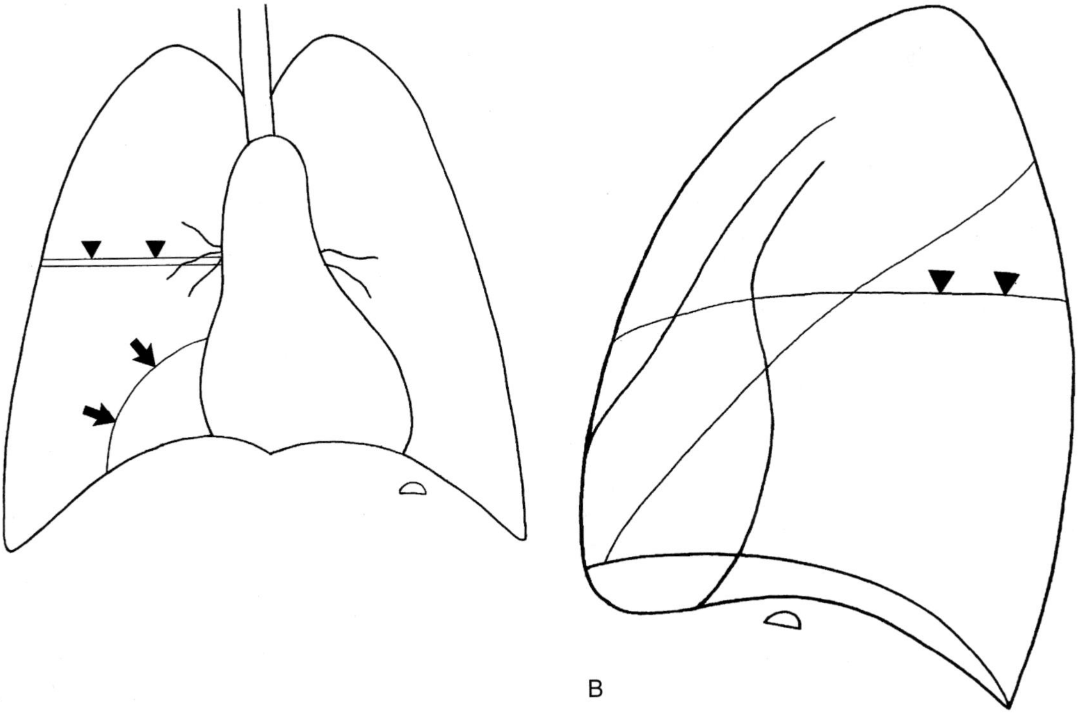

A　　B

图5.10

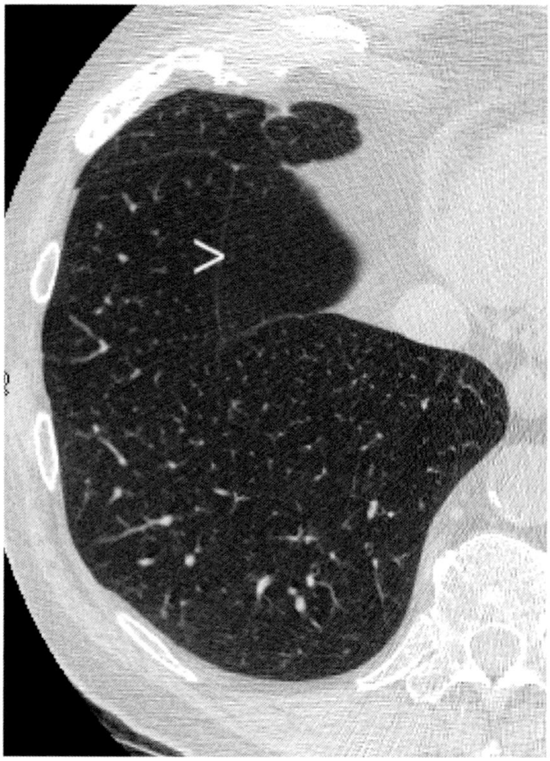

图 5.11

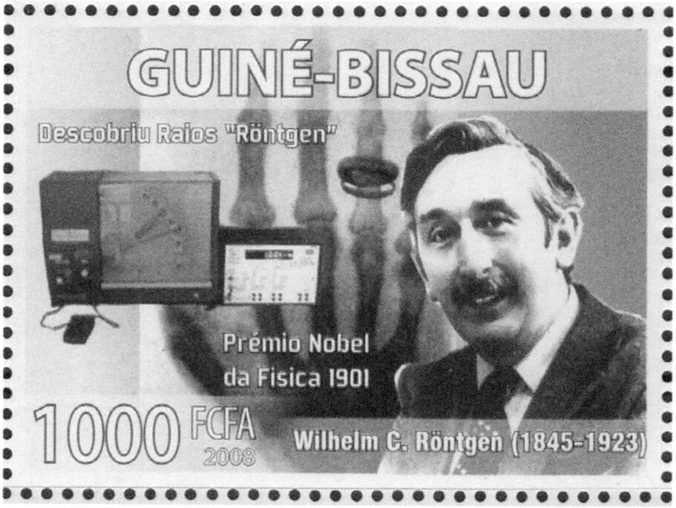

A

图 5.12 （待续）

B
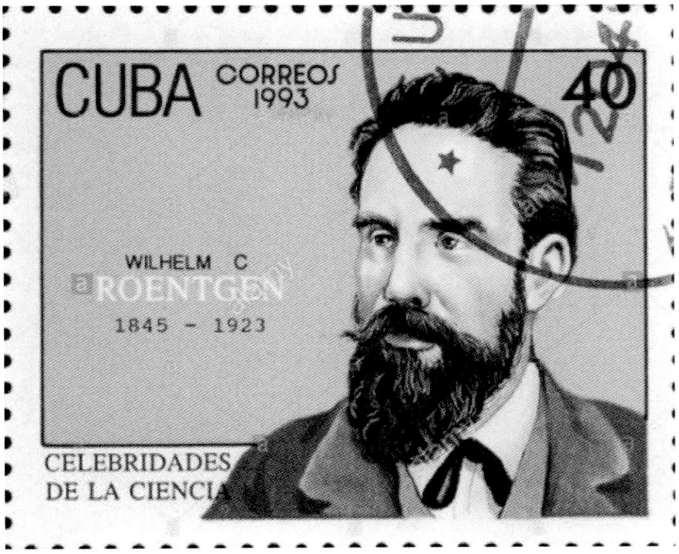
CUBA
CORREOS
1993
40
WILHELM C
ROENTGEN
1845 - 1923
CELEBRIDADES
DE LA CIENCIA

图 5.12(续)

复 习

I 通过识别图 5.13A 和 5.13B 中的肺裂来完成自测。

(1)__________ 水平裂

(2)__________或者 奇静脉裂

__________ 水平裂

(3)__________ 上副裂

(4)__________ 左斜裂

(5)__________ 右斜裂

(6)__________ 下副裂

(7)__________

I (1)奇静脉裂
(2)水平裂;上副裂
(3)下副裂
(4)右斜裂
(5)水平裂
(6)上副裂
(7)左斜裂

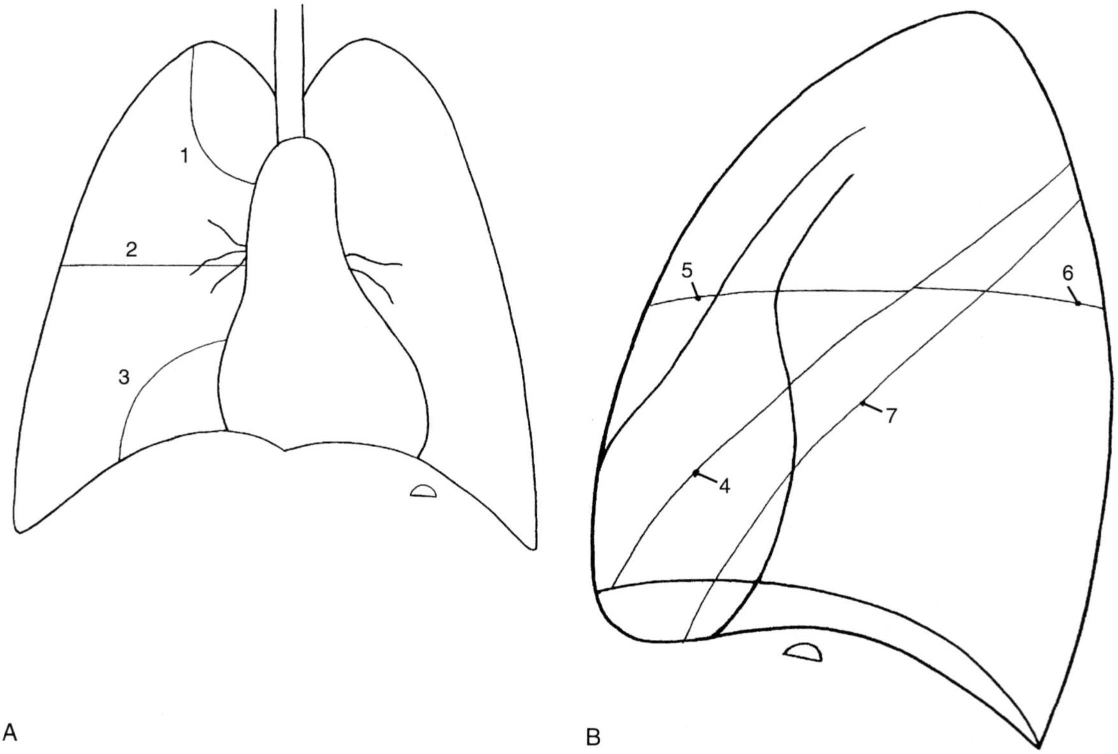

A B

图 5.13

Ⅱ 在正位和侧位 X 线片上可见的肺裂是__________和__________。

为什么？__________

Ⅱ 水平裂；上副裂

其在后前位和侧位 X 线片上是水平且平行于 X 线束的。

Ⅲ 一个女裁缝在错误的时间倒吸了口气。仔细观察图 5.14，然后回答以下问题。

她吸入了一个__________。

A. 别针　　B. 按扣

C. 纽扣　　D. 挂钩

其位于哪个肺叶？__________

A. 右上叶　　B. 右中叶

C. 右下叶　　D. 奇叶

Ⅲ

A. 别针

C. 右下叶

别针在脊柱上方侧面几乎看不见。

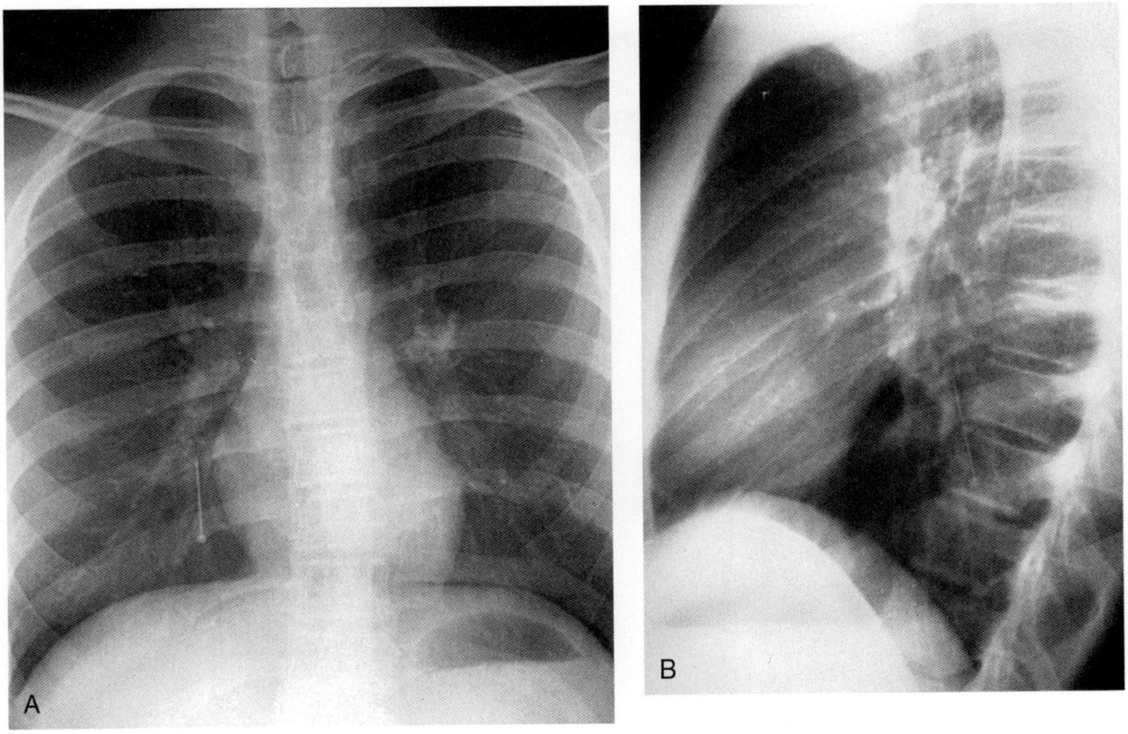

图 5.14

“剪影”征 第 6 章

如果肺组织的一部分出现放射致密影(肺泡型、实变、水密度、不充气),其会影响我们观察周围邻近结构,但我们可以利用这些变化来帮助发现肺内病变并准确定位。本章主要讨论不同肺叶的疾病如何影响邻近器官的外观。

1 有 4 种基本的放射密度,按照密度增高的顺序,依次为气体密度,__________,__________和__________。

A. 软组织密度(水)　　B. 脂肪密度

C. 金属密度(骨骼)

1 B. 脂肪密度

A. 软组织密度(水)

C. 金属密度(骨骼)

图 6.1 显示了一个竖直的试管,从上到下分别为空气、油(脂肪)、水和金属,钙代表人体常见的金属密度,注意每种密度之间的清晰界面(箭头=空气/脂肪界面;三角箭头=脂肪/水界面)。

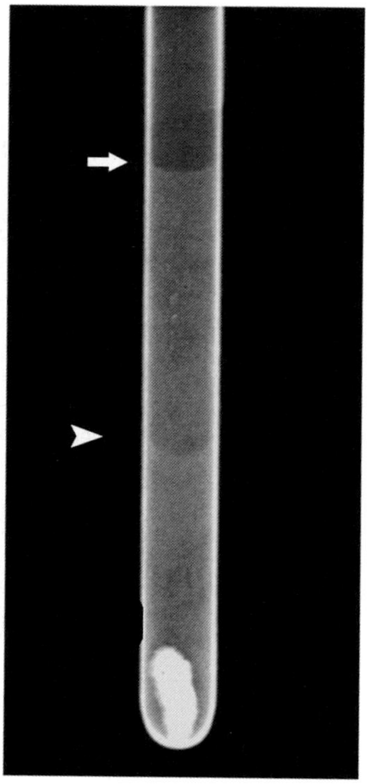

图 6.1

2 依据密度差异，在 X 线片上识别解剖结构，4 种基本密度是放射科医师的工作准则。通过在图 6.2（一张正常的后前位胸片）上识别以下结构来进行自测（肌肉间的脂肪几乎不可见）。

a. ________	空气
b. ________	软组织（水）
c. ________	金属（骨骼）
d. ________	
e. ________	
f. ________	
g. ________	
→ ________	

2 a. 空气（肺）
b. 金属（骨骼）
c. 水（心脏）
d. 空气（胃泡）
e. 水（肝脏）
f. 空气（患者体外空气）
g. 水（肌肉）
→ 金属（铅标记）

如图 6.2 所示，心脏、主动脉和膈肌的上表面都存在明确边界，因为其是水密度，与空气密度相邻。胃内侧壁可见，但外壁不可见，因为内侧壁与空气接触，而外壁被其他软组织包绕。相反，肝脏和右侧膈肌的下表面无法明确分界，因为两者均为水密度。心脏、主动脉、血液、肝脏、脾脏和肌肉都是软组织密度，无气体的病变肺组织也是如此。

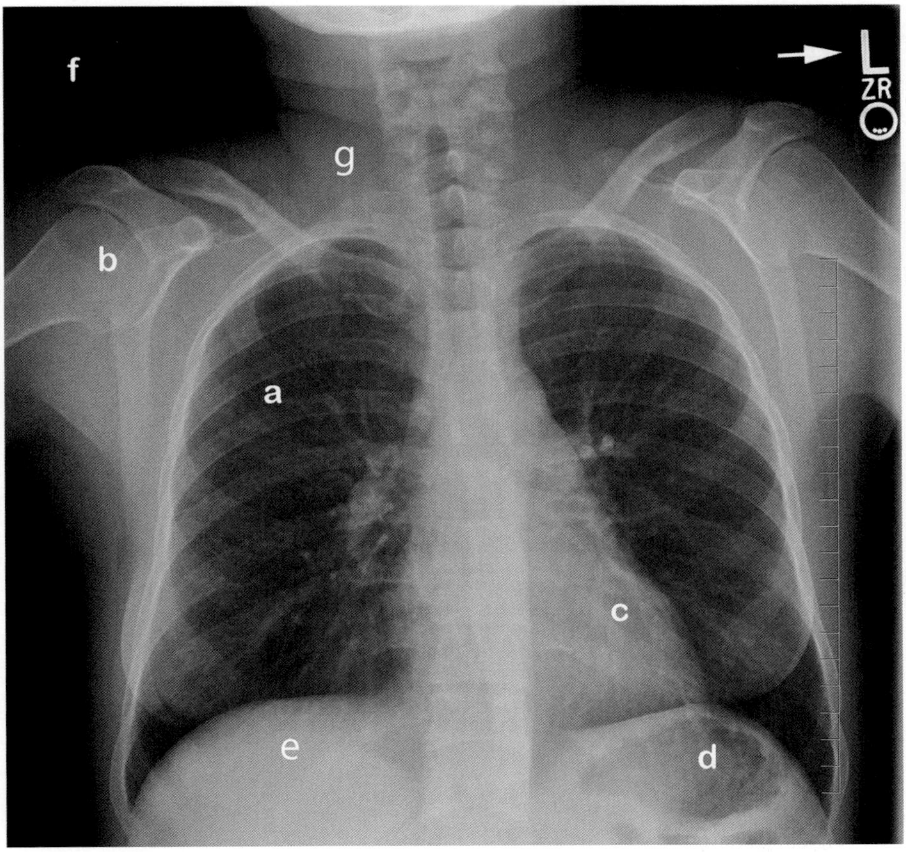

图 6.2

在 X 线片上，两种具有相同密度且直接接触的物质无法被区分，这种现象即正常的影像轮廓或界面缺失，被称为“剪影”征。

3 下面强化这一概念，图 6.3 显示了心脏和主动脉模型的三张 X 线片。在图 6.3A 中，心脏和升主动脉在前方的一个空容器中，而降主动脉在第二个空容器中，位于第一个空容器的后方。其边界清晰。在图 6.3B 中，将水倒入前方的箱子里。在图 6.3C 中，水被取出并倒入后方的箱子里。以下哪些结构是可见的？

图 6.3A	________	心脏
图 6.3B	________	主动脉
图 6.3C	________	两者均可见

3 图 6.3A 两者均可见
图 6.3B 主动脉
图 6.3C 心脏

主动脉与水、致密组织接触，而非空气。

4 图 6.3C 中看不到主动脉下缘，因为________。“剪影”征这个术语是反直觉的，逻辑上可认为“主动脉的轮廓是可见的”，实际上其真正含义是“主动脉的轮廓是不可见的”。

4

如图 6.4 所示，左侧膈肌可见，而右侧膈肌不可见，因为相邻的右下叶实变（无气体状态）导致了“剪影”征。右心缘与充气的右中叶接触，因此可见。左心缘正常可见。

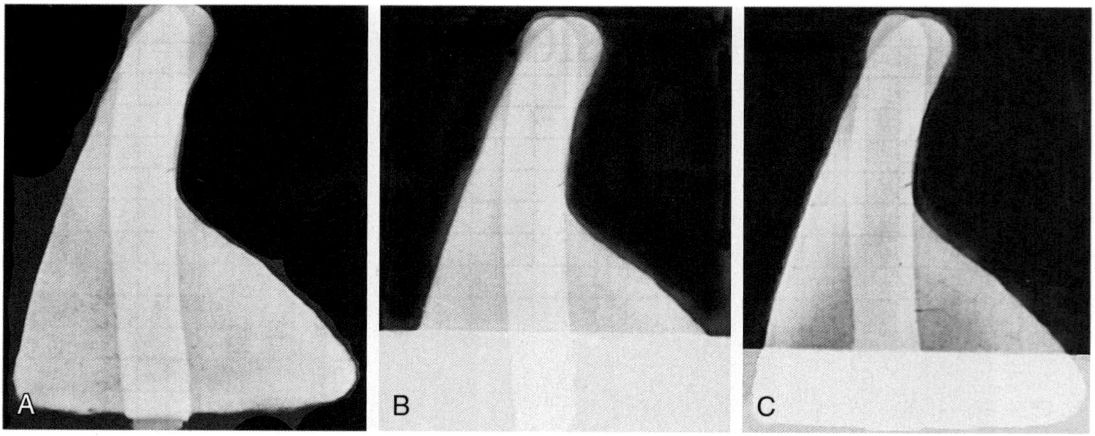

图 6.3 Courtesy Dr. E. Martinez, Prescott, Arizona.

5 在图 6.4 中，__________密度的气管可以与__________密度的纵隔区分开来。

A. 空气　　B. 脂肪
C. 水（软组织）　　D. 金属

肝脏和膈肌的下表面无法区分，因为其都是______密度。左膈肌的上表面可见，因为其与__________相邻。

A. 空气　　B. 脂肪
C. 水（软组织）　　D. 金属

5 A. 空气
C. 水（软组织）

C. 水（软组织）
A. 空气

6 图 6.5 中，以下哪些结构可见？

A. 右侧膈肌　　B. 右心缘
C. 左侧膈肌　　D. 左心缘
E. 降主动脉

左心缘不可见。当两个具有__________放射密度的区域相接触时，界面是不可见的。

A. 相同　　B. 任何
C. 不同

6 A. 右侧膈肌
B. 右心缘
C. 左侧膈肌
E. 降主动脉

A. 相同

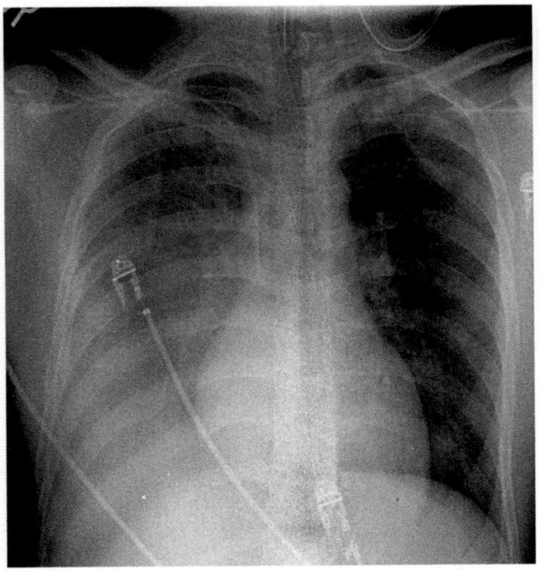

图 6.4

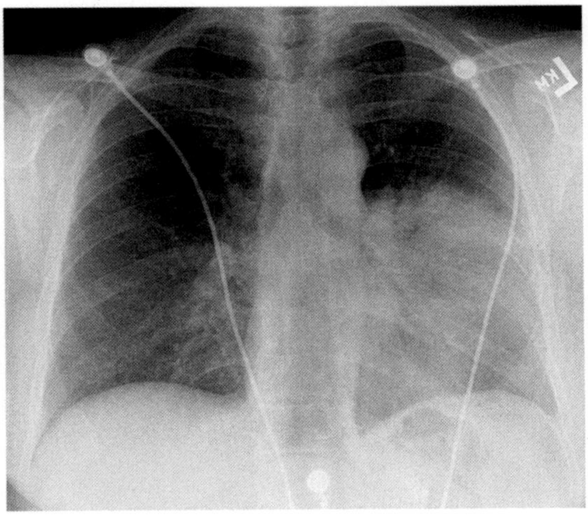

图 6.5

7 你已经知道了什么是“剪影”征，计划如何运用呢？“剪影”征有助于肺部疾病的诊断和定位。如果了解胸腔内结构的位置，就可以精确地定位肺部疾病。

心脏和升主动脉是＿＿＿＿＿结构。
A. 前部的　　B. 后部的
C. 中间的

相反，降主动脉是＿＿＿＿＿结构。
A. 前部的　　B. 后部的
C. 中间的

主动脉弓从＿＿＿＿＿在＿＿＿＿＿侧，到＿＿＿＿＿在＿＿＿＿＿侧横跨中纵隔。
A. 前部　　B. 后部
C. 右侧　　D. 左侧

7

A. 前部的

B. 后部的

A. 前部；C. 右侧
B. 后部；D. 左侧

图 6.6 是胸部侧位 X 线片，显示了动脉粥样硬化（钙化）的主动脉壁。心脏和升主动脉（A）位于前方，而降主动脉（D）位于后方。图 6.6B 是 CT 平扫图像，显示主动脉弓从右前方行至左后方。图 6.6C 是 CT 增强图像。注意：图 6.6A 和 6.6B 中可见钙化的主动脉壁，因为钙化比主动脉密度更高。在图 6.6C 中，钙的密度与主动脉内的对比剂密度相似，几乎不可见。

8 在侧位胸片上也存在“正常”的“剪影”征。在图 6.6A 中，我们可以看到两个膈肌后部，但只有一个前部可见。

心脏位于＿＿＿＿＿膈肌上，遮挡住了该膈肌的前部。
A. 右侧　　B. 左侧

与心脏重叠的膈肌是右膈肌。其一直与空气相邻。

这有什么好处？＿＿＿＿＿

8

B. 左侧

这有助于在侧位 X 线片上区分左、右膈肌。

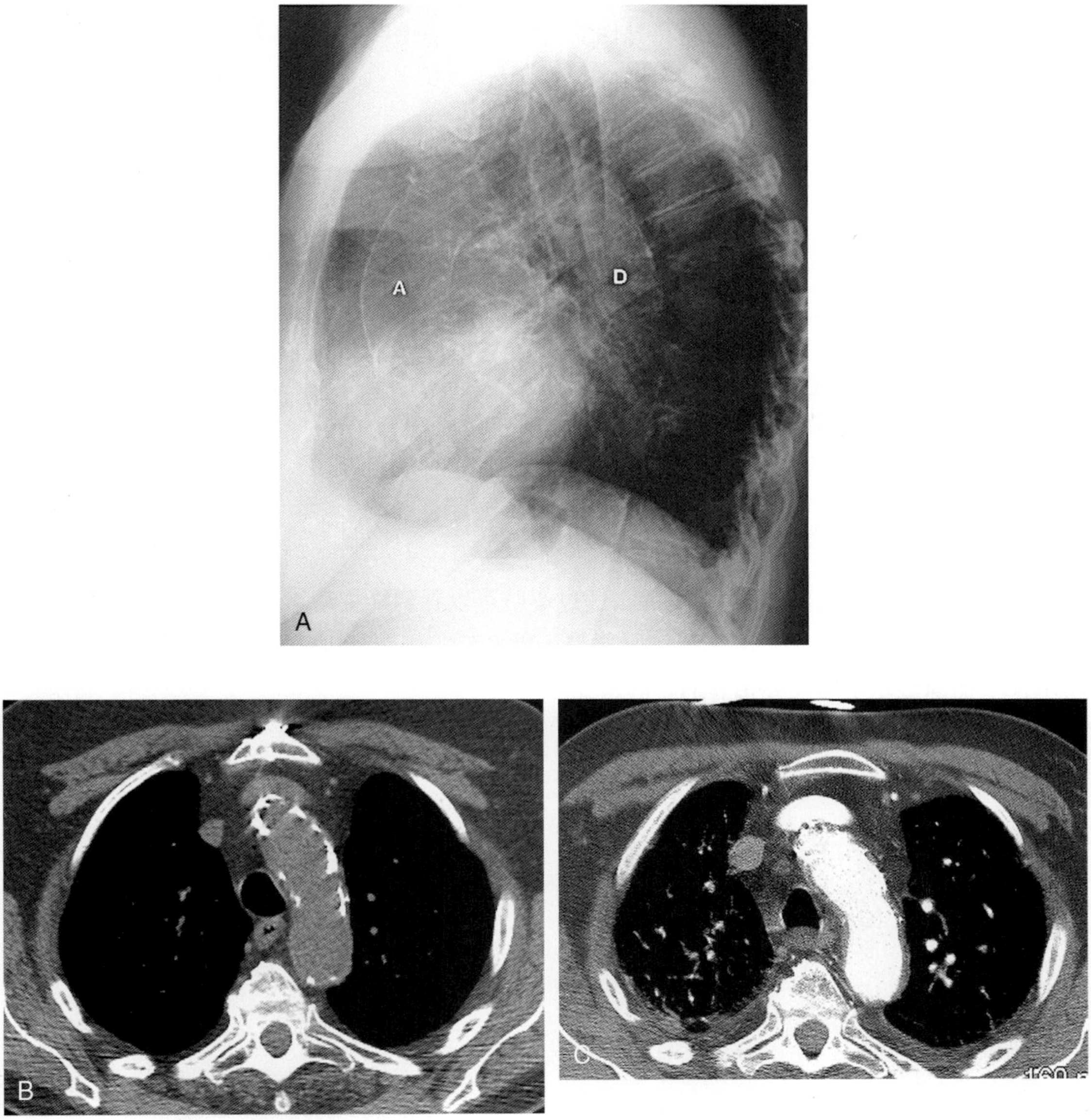

图 6.6

9 对以下结构的位置进行匹配。

A. 右心缘__________ 前方

B. 降主动脉__________ 后方

C. 左心缘__________ 中间

D. 升主动脉__________

E. 主动脉结(弓)__________

9 A. 前方
B. 后方
C. 前方
D. 前方
E. 中间

10 我们可以利用每个肺叶产生的特异性的“剪影”征。右中叶和舌叶与__________相接触。

A. 升主动脉　　B. 降主动脉

C. 主动脉结　　D. 心脏

如图 6.7 所示，__________显示“剪影”征。

A. 右膈肌　　B. 右心缘

C. 左心缘　　D. 主动脉结

在__________一定有实变(水密度)。

A. 舌叶　　B. 右中叶

C. 右上叶　　D. 右下叶

10 D. 心脏

B. 右心缘

B. 右中叶

图 6.7B 显示了同一例患者的 CT 图像。

如图 6.8A 所示，左心缘出现了“剪影”征。通过心脏可以看到降主动脉和左膈肌。其与充气的左下叶相接触(类似于图 6.5)。如图 6.8B 所示，CT 图像显示了与左心相邻的舌叶实变。

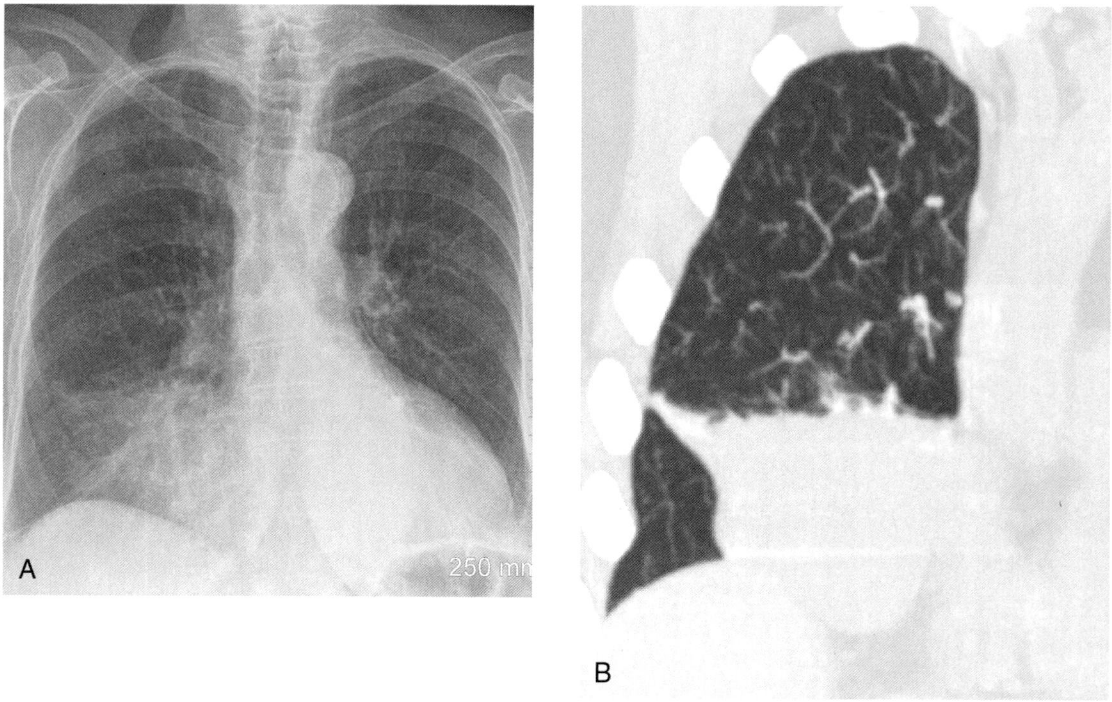

图 6.7

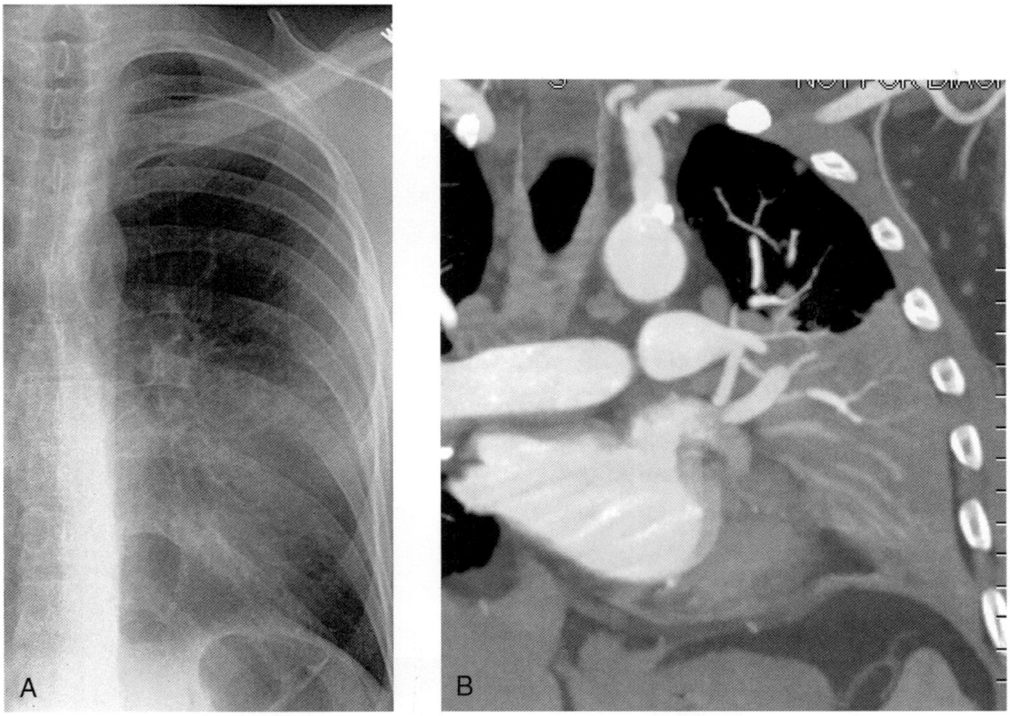

图 6.8

11 下叶位于斜裂的__________及__________。

A. 上方　　B. 下方

C. 前方　　D. 后方

解剖学上，下叶与心脏边缘不接触，而是与膈肌后部接触。

11 B. 下方
D. 后方

12 将肺叶与“剪影”征进行匹配。

A. 左膈肌不可见__________	右下叶
B. 右膈肌不可见__________	左下叶
C. 右心缘不可见__________	右中叶见
D. 左心缘不可见__________	舌叶
E. 降主动脉不可见__________	左上叶

12 A. 左下叶
B. 右下叶
C. 右中叶
D. 舌叶
E. 左下叶

图 6.9A 显示了右心缘和右膈肌因为右中叶和下叶实变而缺失。左心缘和左膈肌清晰可见。如图 6.9B（不同的患者）所示，纵隔窗的冠状位 CT 图像显示了膈肌两侧“剪影”征。

临床要点：在重症监护病房中，左下叶肺不张或肺炎很常见。每次进行 ICU 胸部 X 线检查时，都要通过心脏检查膈肌和降主动脉是否存在“剪影”征。

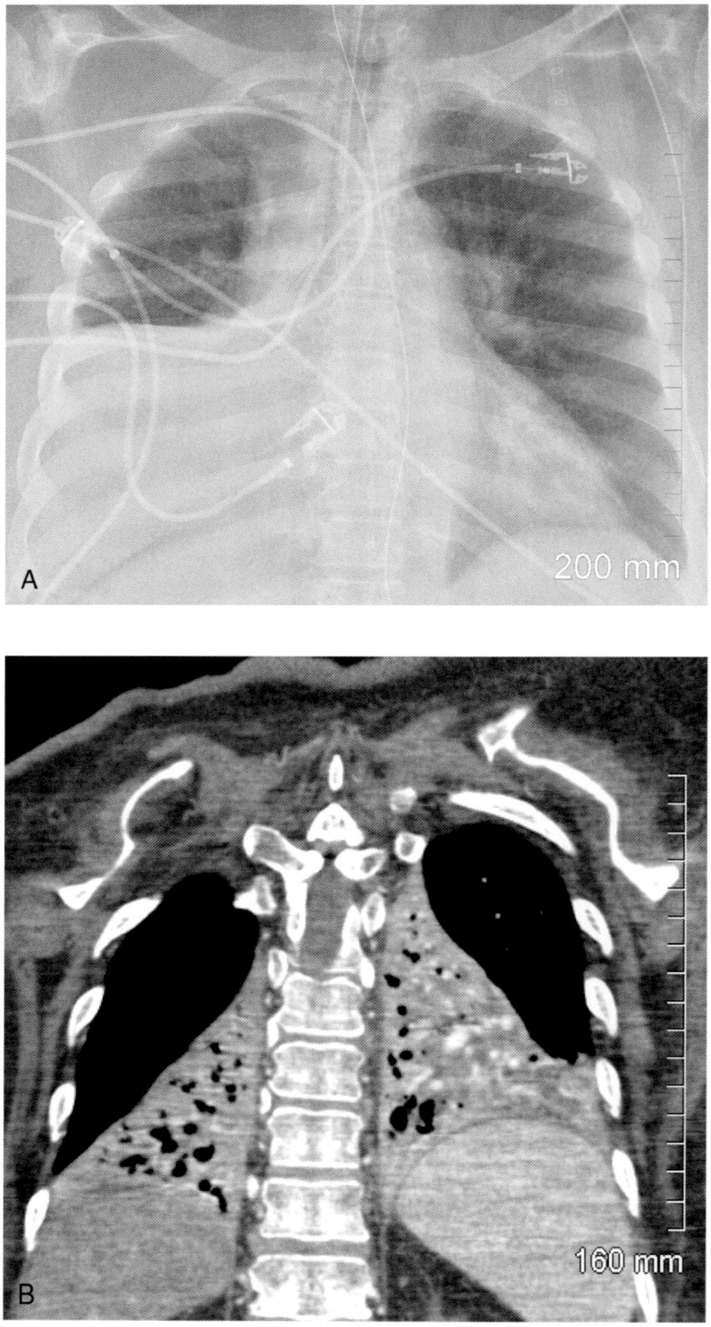

图 6.9

13 右心上缘和__________是右侧的前部结构。

A. 升主动脉　　B. 降主动脉

C. 主动脉弓

13 A. 升主动脉

降主动脉位于左侧的__________。

A. 前部　　B. 中间

C. 后部

C. 后部

气管和主动脉结（弓）位于__________纵隔。

A. 前　　B. 中央（中间）

C. 后

B. 中央（中间）

14 右上叶位于__________之上和__________之前，占据胸廓的前部和中部。

A. 斜裂　　B. 水平裂

C. 奇静脉

14 B. 水平裂

A. 斜裂

右上叶实变会导致__________主动脉和右侧气管-肺界面的“剪影”征。

A. 升　　B. 降

A. 升

图 6.10 显示了右上叶实变和肺不张，遮挡了上纵隔和升主动脉。

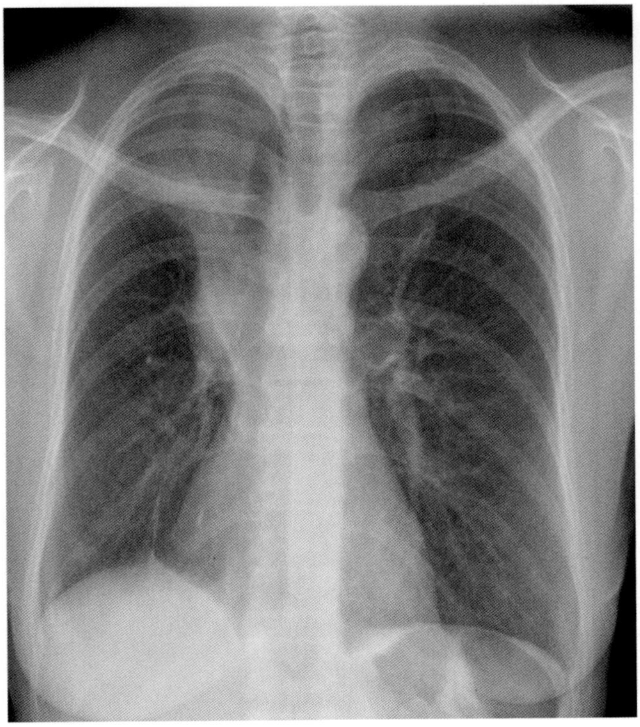

图 6.10

15 左上叶位于胸廓前部及中上部。左上叶实变(上叶)可能会遮盖__________。(不定项选择题)

A. 左心房　　B. 主动脉结
C. 降主动脉　　D. 左纵隔缘
E. 左膈肌

图 6.11 显示了左上叶实变的"剪影"征。在这种情况下,左上叶位于主动脉结的前方,并没有遮盖交界面,由于前部实变,左心房出现了"剪影"征。

15 A. 左心房
B. 主动脉结(有时)
D. 左纵隔缘

16 我们已经了解到"剪影"征有助于疾病定位,实际上有时其也有助于发现病变,请仔细观察图 6.12。

有两个微小的"剪影"征提示__________和__________有病变。

A. 右中叶　　B. 右上叶
C. 左下叶　　D. 舌叶

注意:两侧心缘模糊不清,你需要进行侧位 X 线检查或 CT 检查来确认病变的位置。

16

A. 右中叶
D. 舌叶

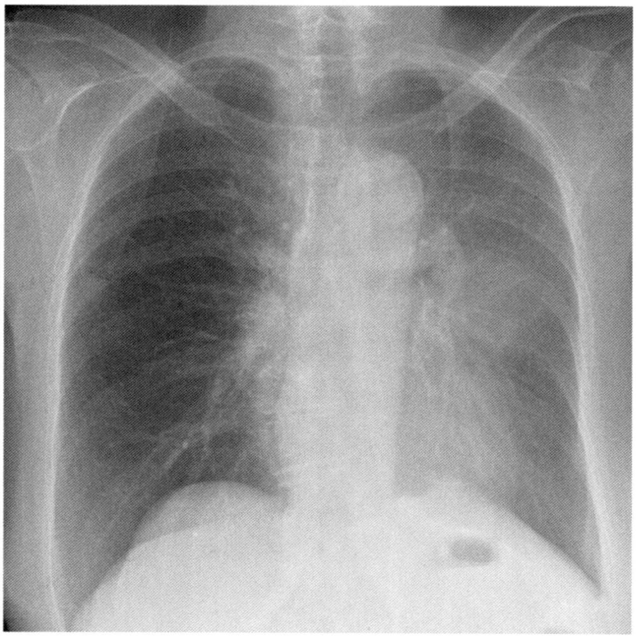

图 6.11

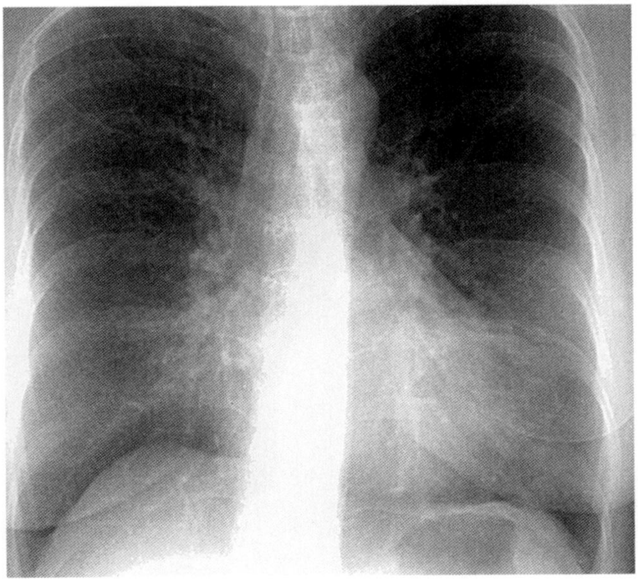

图 6.12

我们已经了解到“剪影”征适用于定位密度高的肺部病变，也适用于定位软组织密度的纵隔和胸膜病变。当两个相同密度的结构接触时，其都适用。图 6.13 显示纵隔肿块遮挡了升主动脉（前方）和气管右壁。

以下是例外情况：

“剪影”征可能会在曝光不足的 X 线片上产生误导（即图像太亮）。图 6.14 是一张曝光不足的 X 线片，通过心脏看不到左膈肌、降主动脉和脊柱，如果无法透过心脏看到脊柱，那么图像就是曝光不足的。

有时，右心缘会遮盖脊柱，而致密的脊柱会隐藏心–肺界面。

位于膈肌上的胸腔积液也会导致“剪影”征（图 6.15）。

“剪影”征阳性非常有意义，“剪影”征阴性则没有什么帮助。如果肺叶部分充气，可能实变部分与相邻结构很少或没有接触，请注意！

17 在侧位 X 线片上也存在我们可以利用的“正常”的“剪影”征。

心脏主要位于左膈肌的＿＿＿＿＿＿。

A. 前方　　B. 后方

两者都是水样密度。因此，左膈肌的前部通常不可见。在侧位 X 线片上，通过心脏可以看到右膈肌前部，因为其＿＿＿＿＿＿。

A. 是水样密度　　B. 与充气的肺接触

C. 与右心接触

17

A. 前方

B. 与充气的肺接触

图 6.16 显示了左膈肌两侧“剪影”征。前部的“剪影”征是由心脏引起的，后部的“剪影”征是由左下叶的肺炎（P）引起的。只有左膈肌的中间 1/3 可见（⋆）。整个右侧膈肌都是可见的。

“剪影”征几乎总是异常的发现，通常由肺部疾病引起。即使引起“剪影”征的病变不可见，其也可能存在。从现在开始，在你看到的每一张胸部 X 片上都找一找“剪影”征。

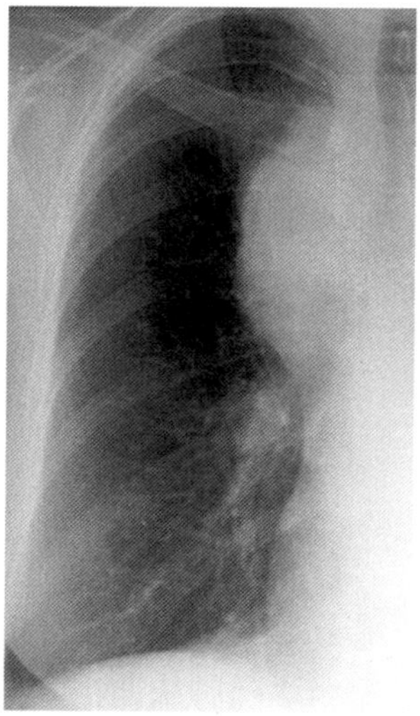

图 6.13

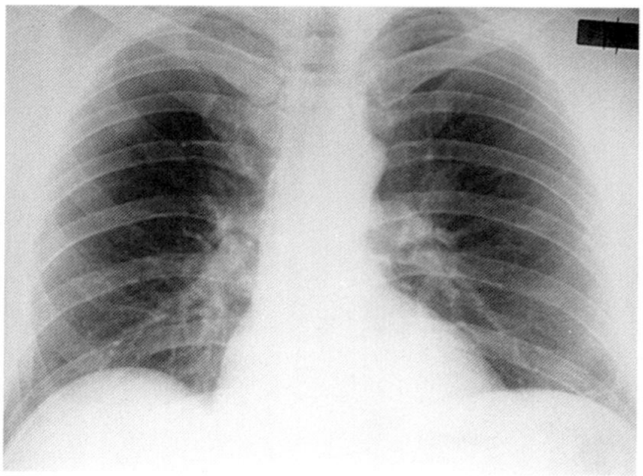

图 6.14

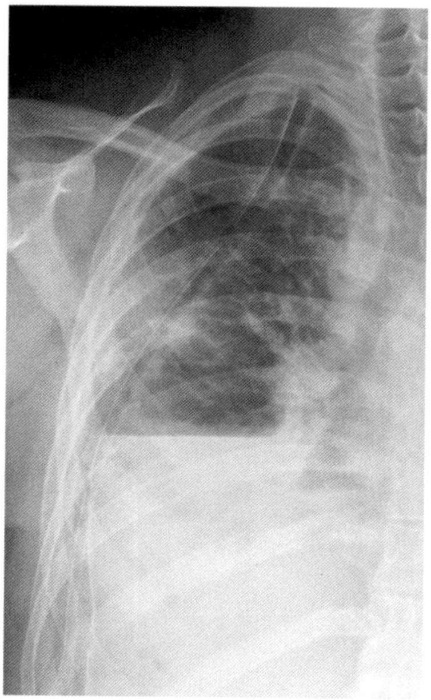

图 6.15

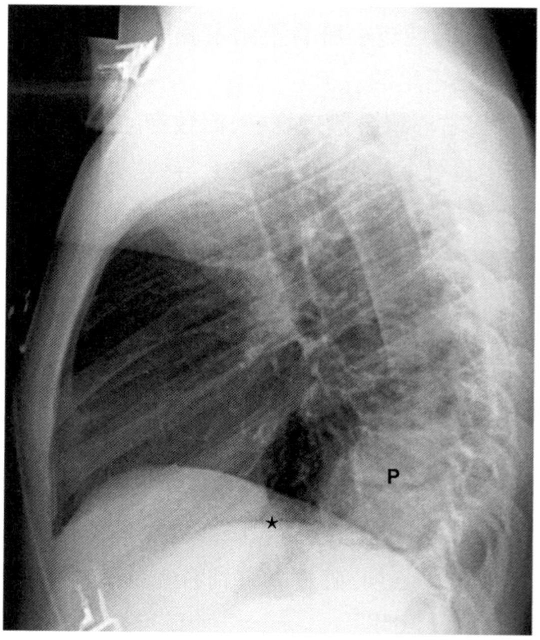

图 6.16

复 习

I 根据以下对后前位胸片的描述，确定病变的位置。

A. 肺实变遮盖了左心缘 ________

B. 肺实变遮盖了主动脉结 ________

C. 右肺基底部炎症未能遮盖心脏________

D. 右肺基底部炎症遮盖了心脏________

E. 肺炎遮盖了降主动脉 ________

右上叶
右中叶
右下叶
左上叶
舌叶
左下叶

I A. 舌叶
B. 左上叶
C. 右下叶（可能）
D. 右中叶
E. 左下叶

II 下面回顾一下“剪影”征的例外情况或假阳性情况。

膈肌的假“剪影”征可能会发生在曝光________X线片上。

A. 过度的 B. 不足的
C. 适当的

在曝光不足的情况下，X线片看起来太________。

A. 亮 B. 黑
C. 倾斜 D. 放大

如果患者稍微向左转，右心缘可能看不见，这是因为________。

A. 其与纵隔形成“剪影”征
B. 心脏正在收缩
C. 边缘与X线束成倾斜角
D. 心缘被致密的脊柱遮挡

在侧位X线片上，心脏通常会遮挡________，________。

A. 左膈肌 B. 右膈肌
C. 前部 D. 中间部
E. 后部 F. 心脏

II
B. 不足的

A. 亮

D. 心缘被致密的脊柱遮挡

A. 左膈肌
C. 前部

Ⅲ 如图 6.17 所示，患者有肺炎球菌性肺炎。在没有侧位 X 线片的情况下，可确定哪个(些)肺叶实变？
__________。

A. 右上叶
B. 右中叶
C. 右下叶
D. 左上叶
E. 舌叶
F. 左下叶

Ⅲ B. 右中叶
C. 右下叶
E. 舌叶

图 6.18 显示了多幅轴位 CT 图像。从每幅图像中，预测有哪些"剪影"征(答案不唯一)？

1. 图 6.18A __________
2. 图 6.18B __________
3. 图 6.18C __________
4. 图 6.18D __________

右心
左心
升主动脉
降主动脉
主动脉结
气管界面
右膈肌
左膈肌
以上均不是

1. 升主动脉；气管界面
2. 以上均不是
太靠近外周。
3. 右心；升主动脉；气管界面；右膈肌
4. 降主动脉；左膈肌

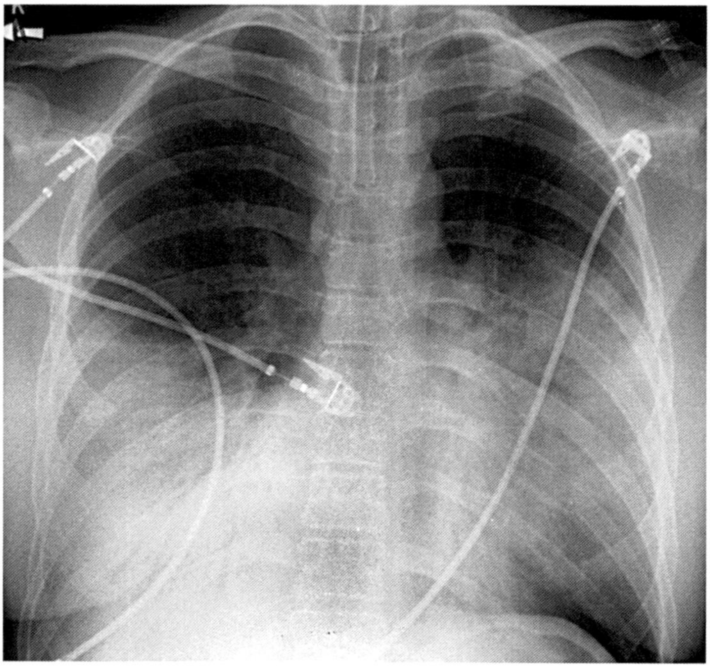

图 6.17

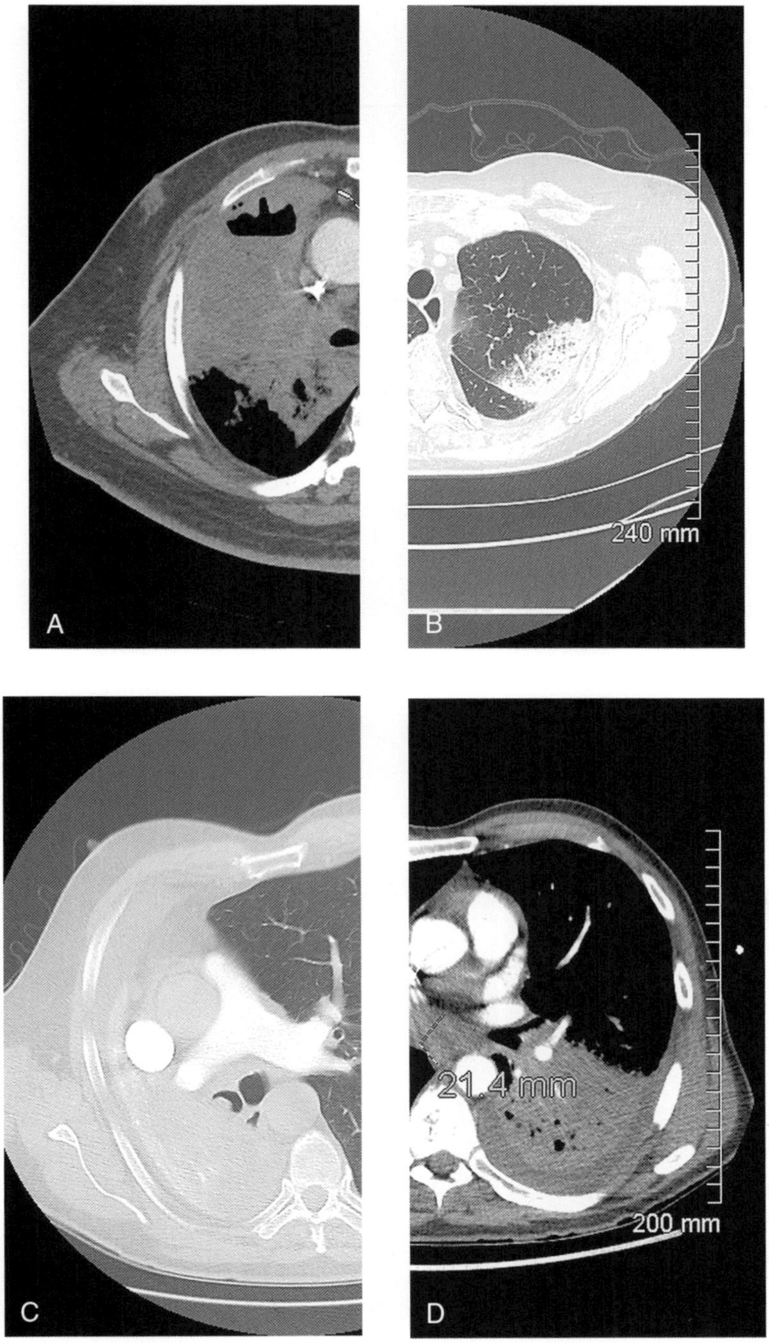

图 6.18

IV

IV 医生无国界

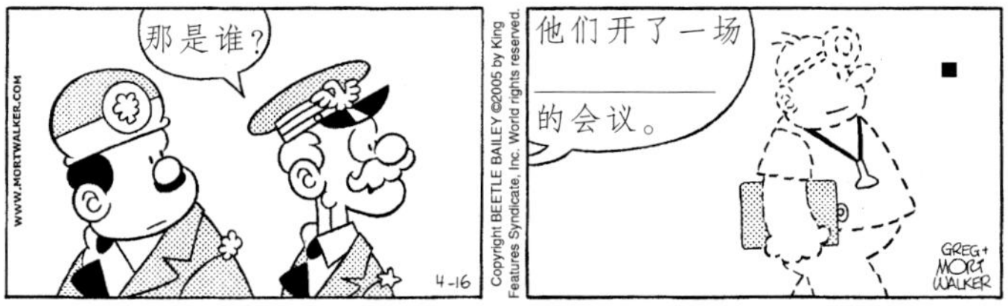

那是谁？
他们开了一场
的会议。
WWW.MORTWALKER.COM
4-16
Copyright BEETLE BAILEY ©2005 by King Features Syndicate, Inc. World rights reserved.
GREG+ MORT WALKER

空气支气管征 第 7 章

在正常胸部 X 线片上，我们能看见气管与近端支气管内的气体，因为其被纵隔软组织（水样密度）所包绕。然而，在肺部，支气管是不可见的。肺内唯一可见的分支结构是被空气包绕的肺血管（水样密度）。当支气管可见时，可以帮助我们识别并定位肺部疾病。

1 肺部可见的线状纹理基本上是血管，其是＿＿＿＿＿＿。

A. 空气密度　　B. 骨样密度

C. 水样密度　　D. 与 X 线束垂直延伸

由于支气管壁很薄，内含空气，并被充气的肺泡包绕，在正常胸部 X 线片上＿＿＿＿＿＿看到肺实质内支气管。

A. 能够　　B. 不能够

1 C. 水样密度（软组织）

B. 不能够

如图 7.1A 所示，肺组织内可见肺血管分支，以及由纵隔软组织包绕的气管和近端主气管（箭头所示），外周支气管不可见。在 CT 上，肺内大部分支气管可见。如图 7.1B 所示，右支气管（左侧箭头所示）呈管状（在平面内），左支气管（右侧箭头所示）呈圆形（垂直于平面）。如图 7.1C 所示，冠状位 CT 重建图像显示了平面（上箭头所示）、垂直面（中箭头所示）和斜面（下箭头所示）的远端气管、隆突和实质内支气管，分别呈管状、圆形和椭圆形。

2 为了使支气管可视化，过去我们将一种不透明的物质（碘化油）注入支气管腔，现在很少使用“阳性”对比剂进行支气管造影，因为患者＿＿＿＿＿＿支气管内黏稠的油状黏液。

A. 喜欢　　B. 不喜欢

2 B. 不喜欢

图 7.2A 是一张支气管造影图，显示了碘造影剂填充的正常内侧支气管及扩张的外侧支气管（支气管扩张）。目前 CT 已取代了支气管造影。图 7.2B 是另一例患者的轴位 CT 图像，显示了左肺多个扩张的支气管及右肺相对正常的支气管。如图 7.2C 所示，冠状位 CT 图像显示了左肺下叶支气管纵向扩张。

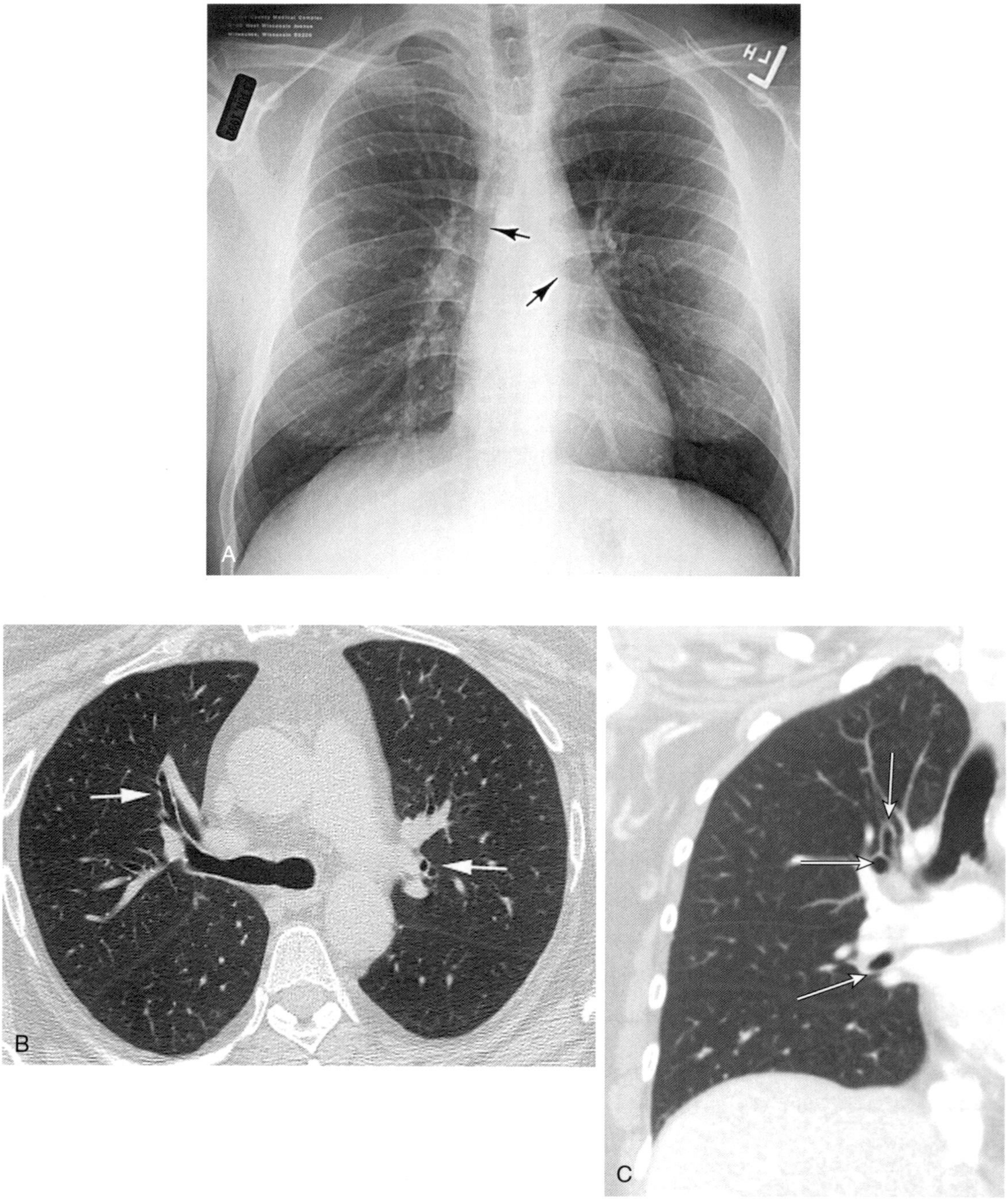

图 7.1

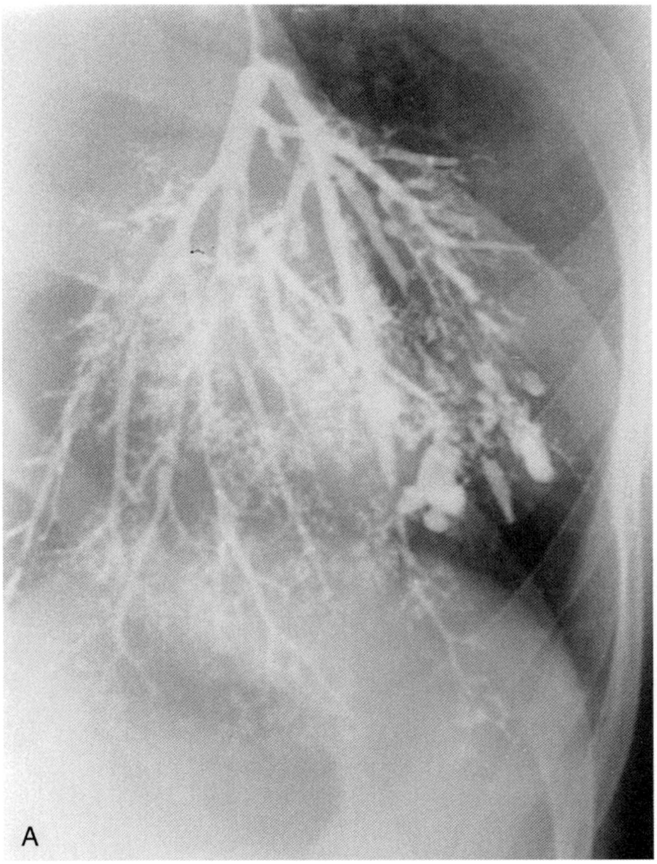

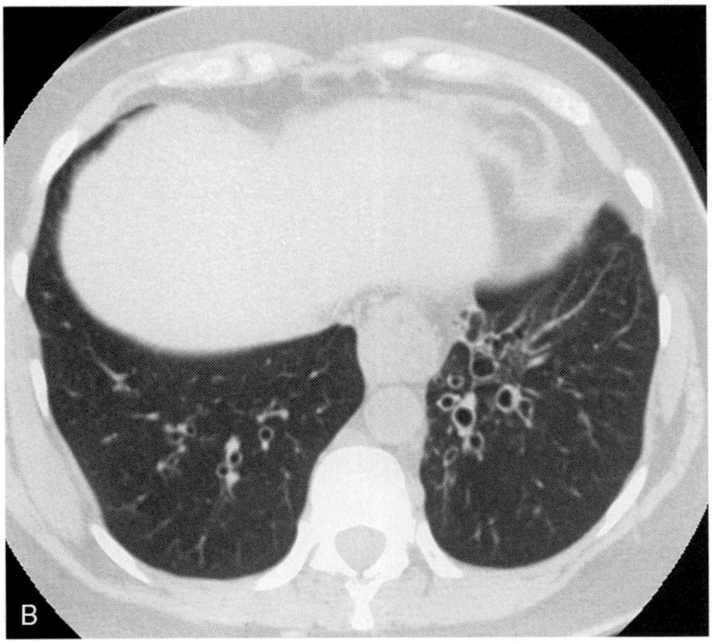

图 7.2 （待续）

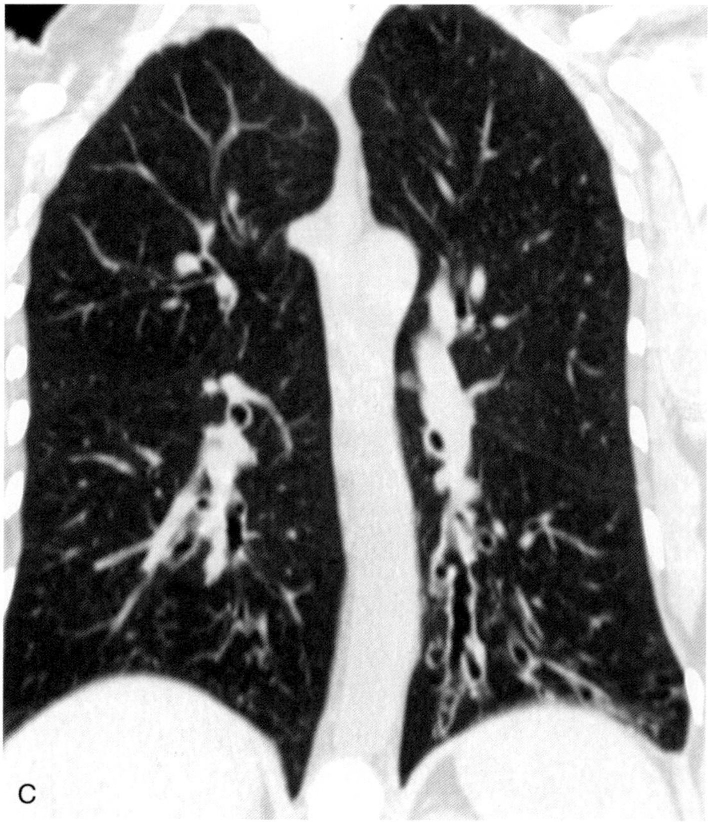

图 7.2(续)

3 我们在胸片上可以看到正常的支气管吗？当然可以！当肺组织实变且支气管内含有空气时，致密肺组织勾勒出了充满空气的支气管。在胸片上显示的肺内支气管内的空气被称为空气支气管征，空气支气管征的出现提示__________。

A. 正常的肺　　B. 肺气肿
C. 间质增厚　　D. 肺泡实变

3 D. 肺泡实变

4 如图 7.3A 所示，使用两根吸管模拟正常肺，吸管 V(血管)内含水，吸管 B(支气管)内含空气。在空气中进行 X 线检查。吸管__________很容易看见。

A. V　　B. B
C. V 和 B

吸管 B 不易显示，因为薄壁的吸管内外都是空气。

4 A. V

5 图 7.3B 以浸入水中的吸管展示了病变(实变的)肺组织，吸管 B 此时可见，这就是__________征象。

A. 空气支气管征　　B. “剪影”征

C. 裂隙征

吸管 V 现在消失，这就是__________。如果你忘记了这个征象，复习第 6 章。

A. 空气支气管征　　B. “剪影”征

C. 裂隙征

5 A. 空气支气管征

B. “剪影”征

图 7.4 是一例左下叶肺炎患者的定位像，在心脏后方的实变肺中，支气管呈黑色分支管状。如图 7.5 所示，CT 图像显示右肺中叶空气支气管征。右肺其他部位间质增厚，未见支气管充气征。

6 空气支气管征和“剪影”征包含软组织和空气密度，如果要看到充气的支气管，其必须被__________密度包绕。

A. 减低的　　B. 增高的

相反，如果要看到肺血管，其必须被__________包绕。肺血管不可见是“剪影”征的一种变异。

A. 胸腔积液　　B. 肺泡实变

C. 充气的肺

6 B. 增高的软组织或水

C. 充气的肺

图 7.6A 是双侧肺实变患者的胸片。可见右上叶支气管(箭头所示)，但肺血管不可见。右肺上叶空气支气管征如箭头所示，心脏后方可见模糊的空气支气管征。

A
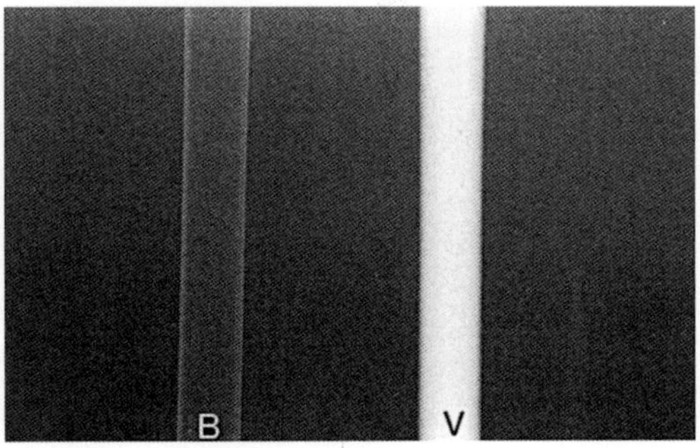

B
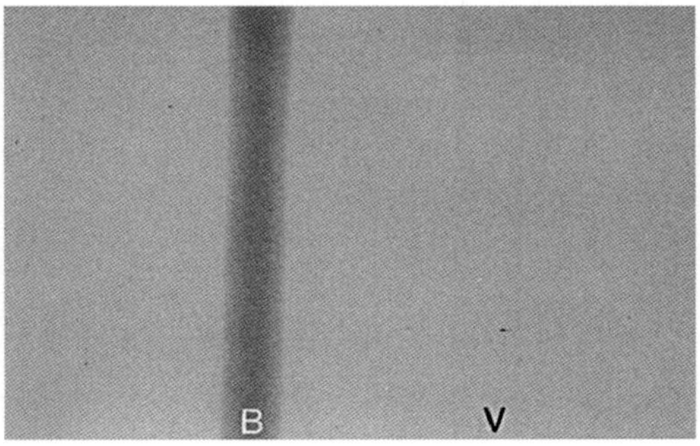

图 7.3 (A)Courtesy Ms. Ann Gorman, Medical College of Wisconsin, Milwaukee, WI. (B)Courtesy Ms. Ann Gorman, Medical College of Wisconsin, Milwaukee, WI.

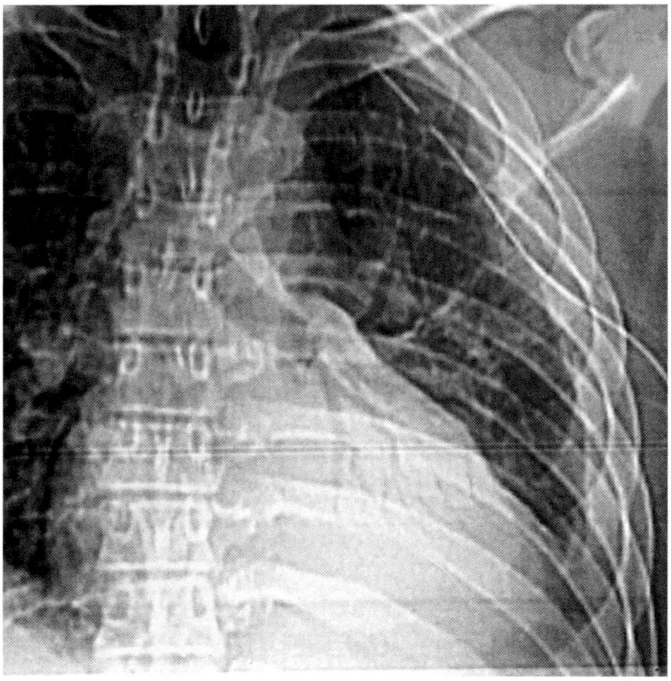

图 7.4

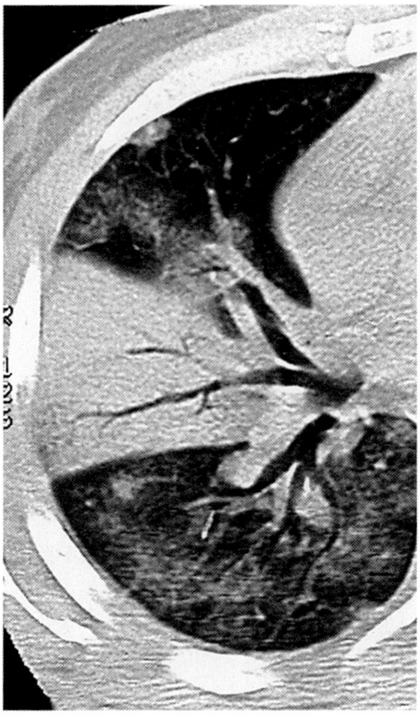

图 7.5

7 空气支气管征有什么价值？首先，支气管是肺的结构，支气管可视化（空气支气管征）提示__________病变，而不是其他部位的病变。

A. 胸膜的　　B. 纵隔的

C. 肺的　　D. 支气管扩张的

7 C. 肺的

这说明支气管含气，相邻肺组织是实变的（不含气）。图 7.6B（不同患者）显示弥漫性肺炎中广泛的空气支气管征。

8 肺炎、肺水肿、肺梗死及某些慢性肺病变中可以看到空气支气管征，只要支气管是__________，并且周围肺组织是不透 X 线的（水样密度）。

A. 垂直的　　B. 平行的

C. 厚壁的　　D. 充满空气的

8 D. 充满空气的

9 我们在肺实变中总能看到空气支气管征吗?“总是”__________是医学的答案。

A. 从不　　B. 通常

C. 有时

如果支气管被肿瘤阻塞或充满分泌物,那么肺实变内________显示空气支气管征。

A. 会　　B. 不会

9 A. 从不

B. 不会

斑片状肺外周实变或间质性疾病通常不会引起足够的肺部阴影而产生空气支气管征。肺过度充气的情况下，也不会引起空气支气管征。图7.6A 显示右肺下叶和左肺上叶炎症密度不足以形成空气支气管征。

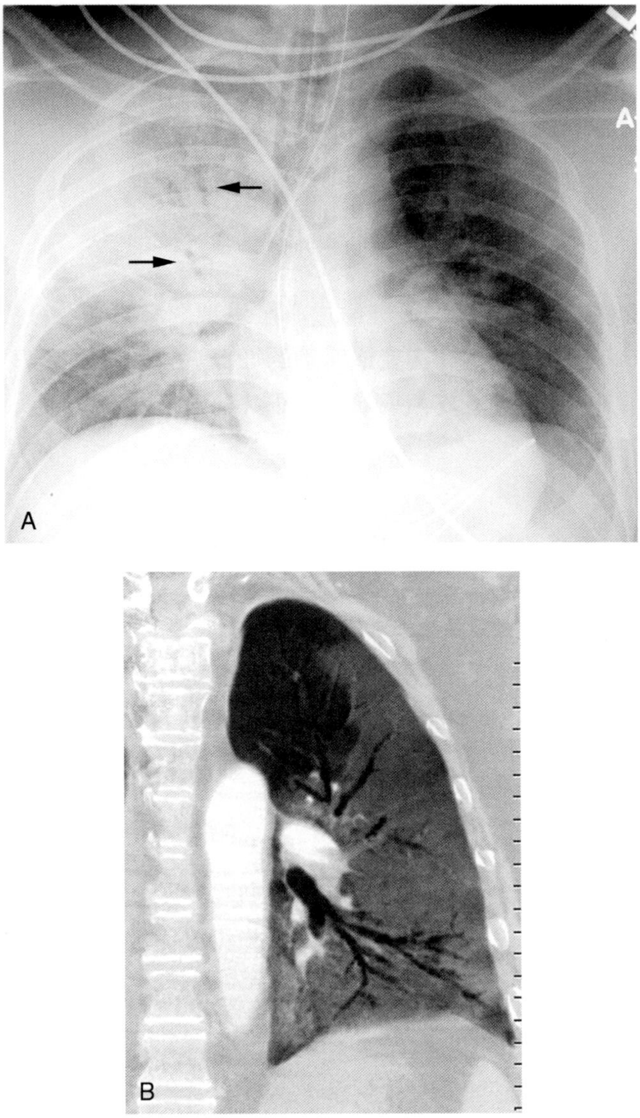

图 7.6

10 发生肺炎时，如果支气管充满分泌物，则病灶内__________出现空气支气管征。

A. 会　　B. 不会

如果癌症阻塞了支气管，__________看到空气支气管征。

A. 会　　B. 不会

间质性肺炎__________引起空气支气管征。

A. 会　　B. 不会

哮喘__________引起空气支气管征。

A. 会　　B. 不会

10 B. 不会

B. 不会

B. 不会

B. 不会

如图 7.7A 所示，由于支气管充满黏液，萎陷的右肺上叶没有出现空气支气管征。肿瘤阻塞了右上肺叶支气管（图 7.7B 中箭头所示）。由于被空气包绕，右主支气管内也可见肿瘤。

11 没有空气支气管征表明病变可能位于__________。

A. 肺　　B. 胸膜

C. 肺外　　D. 以上任何一项

11 D. 以上任何一项

临床要点：术后左下叶肺不张很常见，很难通过心脏发现。有时通过心影看到空气支气管征是左肺下叶实变最明确的征象。如图 7.8 所示，通过心脏密度可以看到空气支气管征，也可以看到横膈“剪影”征。

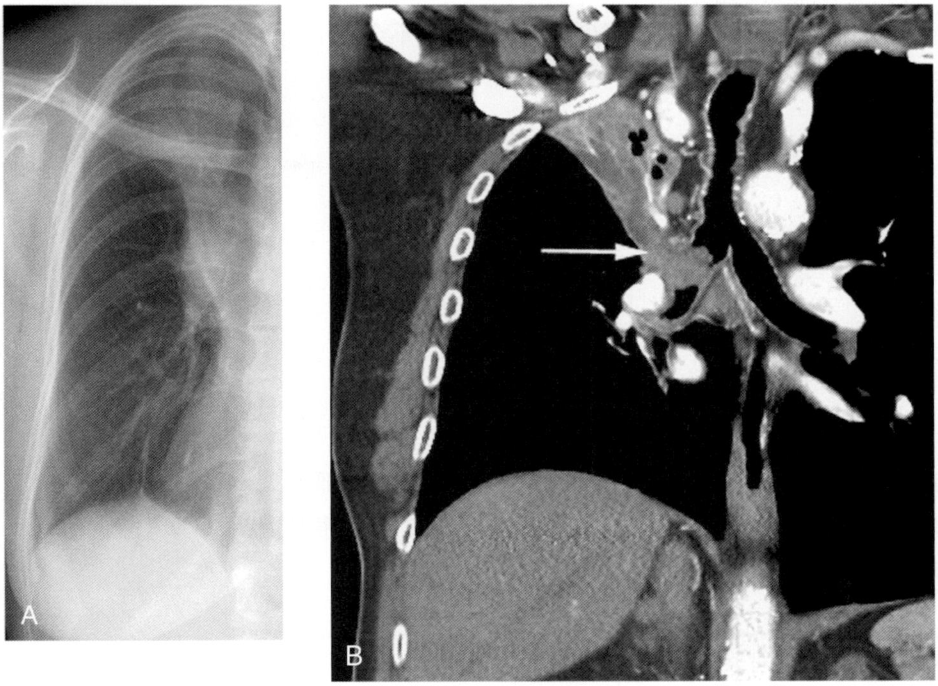

图 7.7

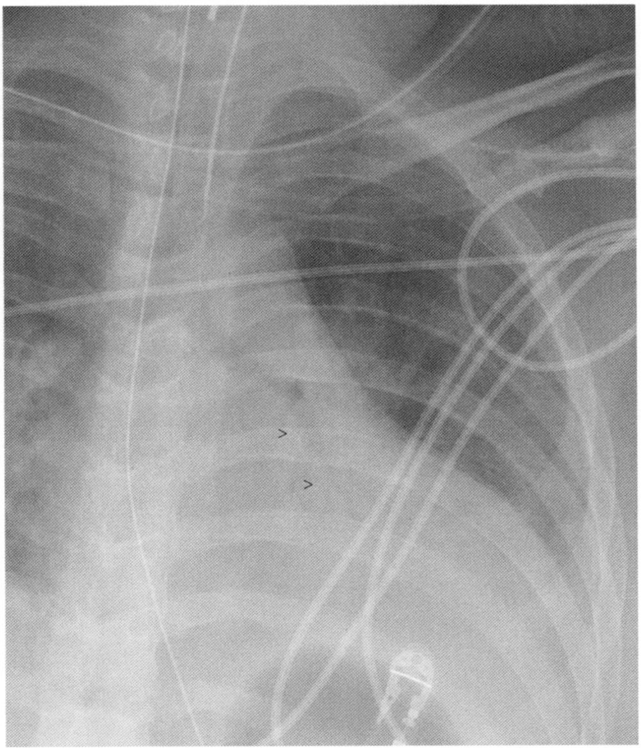

图 7.8

12 很简单！记住，如果出现以下情况，实变肺叶可能不会显示支气管充气征。

支气管充满分泌物。__________
A. 正确　　B. 错误

支气管内有异物吸入。__________
A. 正确　　B. 错误

肺不完全实变。__________
A. 正确　　B. 错误

临床要点：空气支气管征显示气道通畅，有力地证明了肺部疾病不是由吸烟者体内的肿瘤阻塞引起的。请记住，图 7.7 中的患者因为存在肺癌而没有出现空气支气管征。

12
A. 正确
A. 正确
A. 正确

13 空气支气管征还有其他用途吗？如果充满空气的支气管聚集在一起，这表明__________。
A. 肺过度扩张　　B. 肺萎陷
C. 肺气肿

聚集的空气支气管征提示__________。
A. 阻塞性肺不张　　B. 非阻塞性肺不张
C. 支气管扩张

13 B. 肺萎陷
肺不张

B. 非阻塞性肺不张

14 有几种疾病可引起支气管扩张。当支气管向周围延伸时，支气管__________，而不是变细。
A. 充满脓液　　B. 变宽
C. 变窄　　D. 消失

支气管扩张在 X 线片上很难诊断和显示。图 7.9 显示肺基底部扩张的支气管（箭头所示）。图 7.10A 显示充气的支气管扩张、增厚。在横断面上走行的支气管呈管状（直箭头所示），穿过（垂直于）横断面的支气管呈圆形（弯箭头所示）。图 7.10B 显示在平面上（直箭头所示）和横断面上（弯箭头所示）扩张的充满黏液的支气管。

14 B. 变宽（扩张）

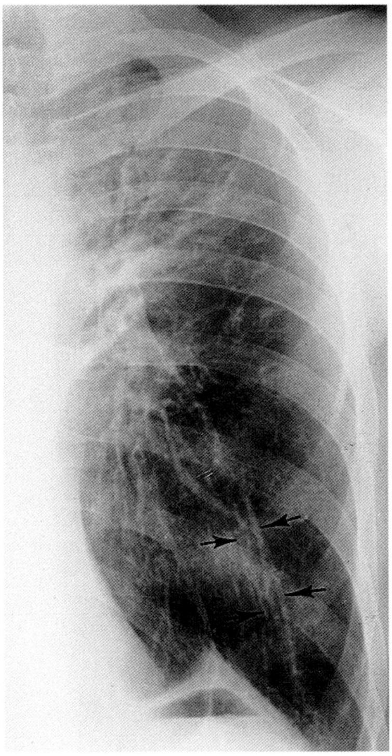

图 7.9

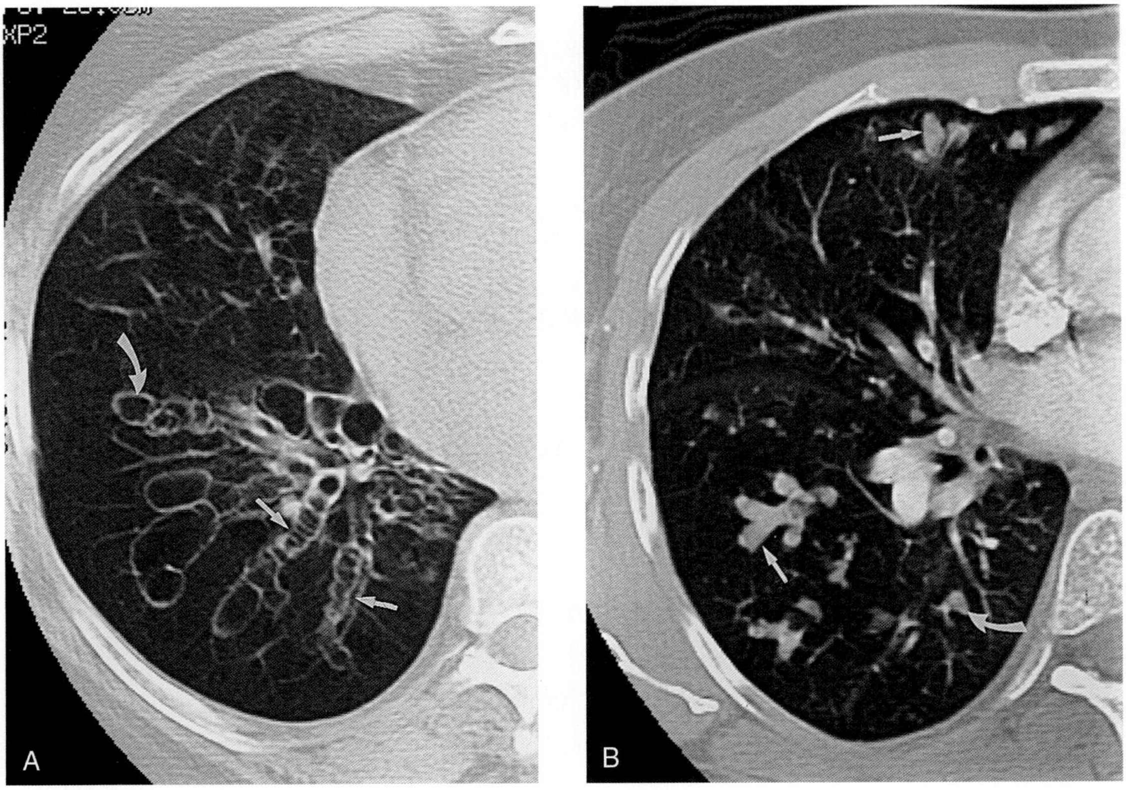

图 7.10

复 习

Ⅰ 纵向观察任何管状结构(支气管、血管),其看起来都是________。

A. 线状的 B. 圆形的 C. 卵圆形的

正常支气管内部是透亮的,因为其是__________。

A. 薄壁的 B. 支气管扩张的

C. 充满空气的 D. 充满黏液的

CT 图像上,血管的内部是__________,因为其含有血液。

A. 不透 X 线的 B. –800HU

C. 透 X 线的 D. –40HU

Ⅰ A. 线状的

C. 充满空气的

A. 不透 X 线的(水样密度)

Ⅱ __________会显示空气支气管征。(多选题)

A. 结核病 B. 积脓症

C. 肺气肿 D. 成人呼吸窘迫综合征

E. 细菌性肺炎

Ⅱ A. 结核病

D. 成人呼吸窘迫综合征

E. 细菌性肺炎

Ⅲ 支气管聚集在一起表示__________。

A. 肺气肿 B. 支气管扩张

C. 萎陷 D. 肺炎

扩张的支气管提示__________。

A. 空气支气管征 B. 支气管扩张

C. "剪影"征 D. 支气管阻塞

如果可见空气支气管征,则提示__________有支气管肿瘤。

A. 不可能 B. 可能 C. 非常不可能

Ⅲ C. 萎陷(肺不张)

B. 支气管扩张

C. 非常不可能

Ⅳ 图 7.11A 和 7.11B 显示了两例术后呼吸困难患者,均有右下肺叶实变。

__________如箭头所示。

A. 水平裂 B. 斜裂 C. 下副裂

__________显示了空气支气管征。

A. 图 7.11A B. 图 7.11B

图 7.11B 中没有出现空气支气管征的原因是__________。

A. CT 曝光不足 B. 支气管扩张

C. 肺实变 D. 支气管内含黏液

Ⅳ B. 斜裂

A. 图 7.11A

D. 支气管内含黏液

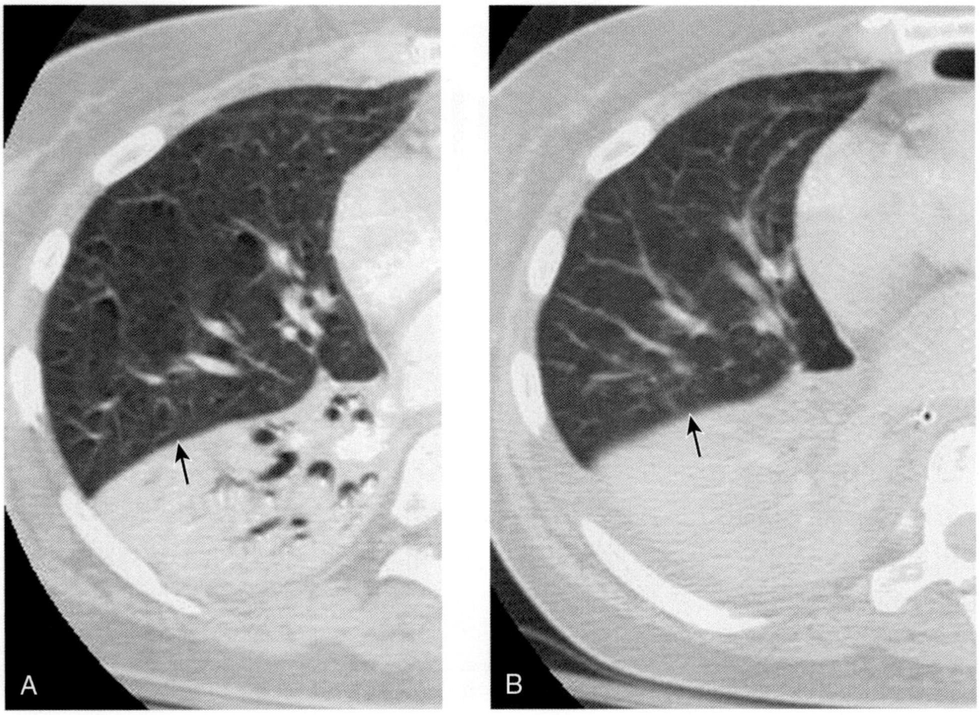

图 7.11

________中的哪些患者会从支气管抽吸术或支气管镜检查中获益。

A. 图 7.11A　　B. 图 7.11B

C. 两者都不　　D. 两者都有

为什么？________

A. 图 7.11B
右下肺叶分泌物需要清除

第 8 章 肺和小叶塌陷征

发现肺萎陷对于诊断肺部疾病非常重要。对我们而言,这也是加强解剖结构学习的好方法。“塌陷”一般用于描述肺、肺叶或肺段的体积显著缩小。“不张”或“体积缩小”通常用于描述不太显著的变化。这些术语模糊且可相互替换。首先,我们可以根据 X 线和 CT 图像上的肺塌陷情况,判断可能的机制。

1 当整个肺塌陷时,肺密度增加,体积缩小,相邻结构向同侧移位。如图 8.1 所示,左肺实变塌陷。

气管位于__________。

A. 中线　　B. 中线左侧

C. 中线右侧

心脏消失是因为__________。

A. 诺卡菌感染　　B. 其右移

C. 其左移

如果左侧横膈可见,是因为其__________。

A. 升高了　　B. 降低了

C. 处于正常位置

1

B. 中线左侧

C. 其左移

A. 升高了

2 分隔肺叶的肺裂由__________组成。

A. 两层壁胸膜　　B. 两层脏胸膜

C. 一层脏胸膜　　D. 一层壁胸膜

2 B. 两层脏胸膜

3 由于肺裂是肺叶的分界线,小叶塌陷最明显的征象就是肺裂移位。观察图 8.2,判断塌陷的肺叶。

A. __________。

B. __________。

C. __________。

D. __________。

E. __________。

3 A. 右上叶

B. 右中叶

C. 右下叶

D. 左上叶

E. 左下叶

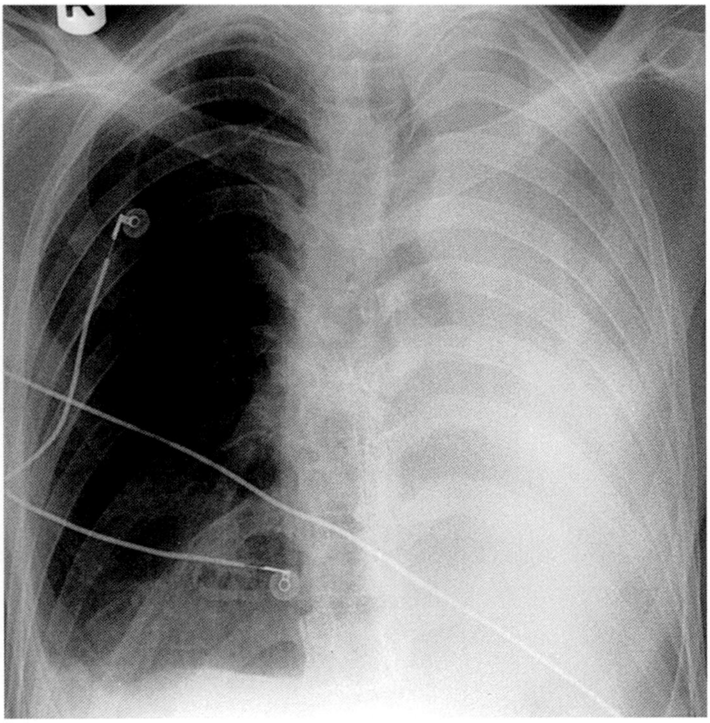

图 8.1

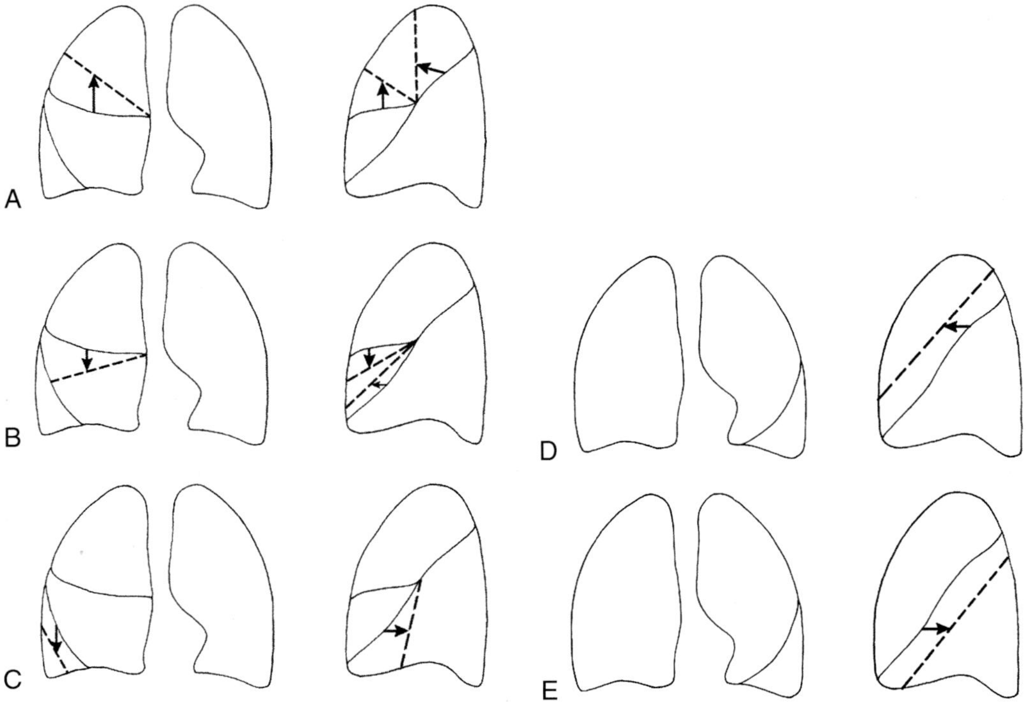

图 8.2

4 如图 8.3A 所示，__________叶有实变。

A. 右上　　B. 右中
C. 右下　　D. 左上
E. 左下

清晰的下缘是由__________引起的。

A. 斜裂　　B. 水平裂
C. 上副裂　　D. 奇裂

该裂的位置__________。

A. 升高　　B. 降低
C. 正常

CT 图像(图 8.3B)显示右肺上叶塌陷,箭头指向阻塞右肺上叶支气管的支气管内肿瘤。注意,塌陷的右肺上叶未出现空气支气管征。

4 A. 右上

B. 水平裂

A. 升高

5 如图 8.4A 所示,水平裂位置__________。

A. 升高　　B. 降低
C. 正常

斜裂位置向__________移动。

A. 前　　B. 后
C. 上　　D. 下

心影上方的三角形密度是塌陷的右肺__________叶。

A. 上　　B. 中
C. 下

如图 8.4B 所示,__________出现“剪影”征,是由右肺中叶塌陷/实变引起的。

A. 气管旁区域　　B. 横膈
C. 右心缘　　D. 左心缘

5 B. 降低

A. 前

B. 中

C. 右心缘

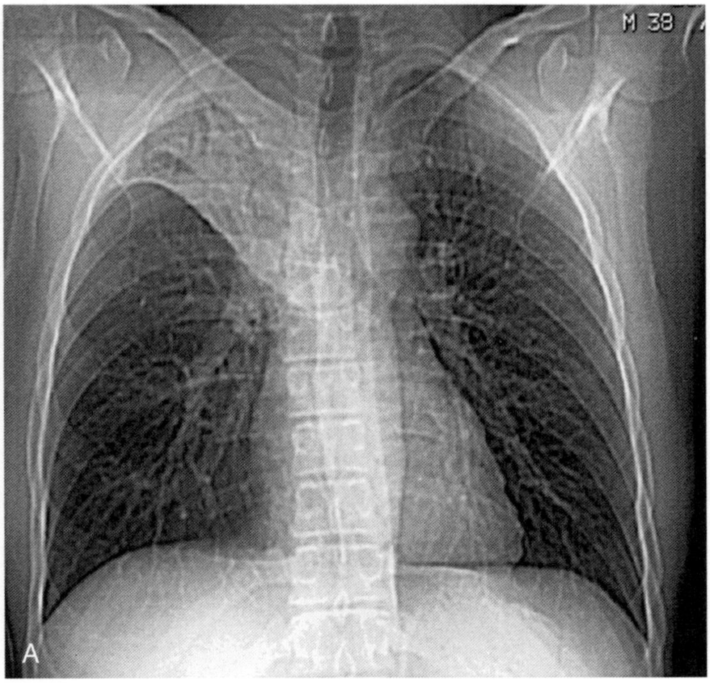

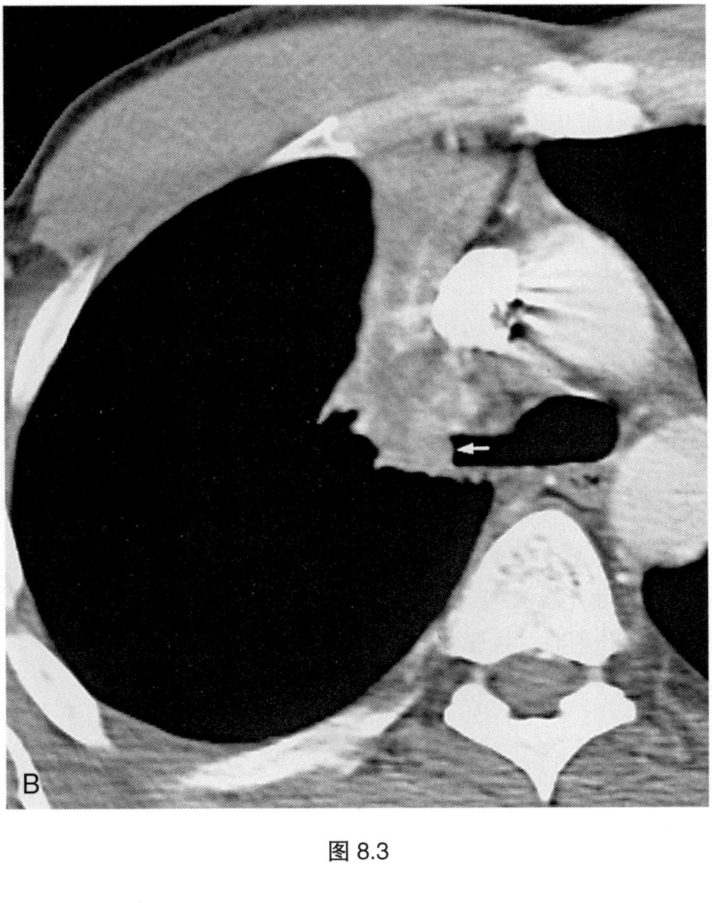

图 8.3

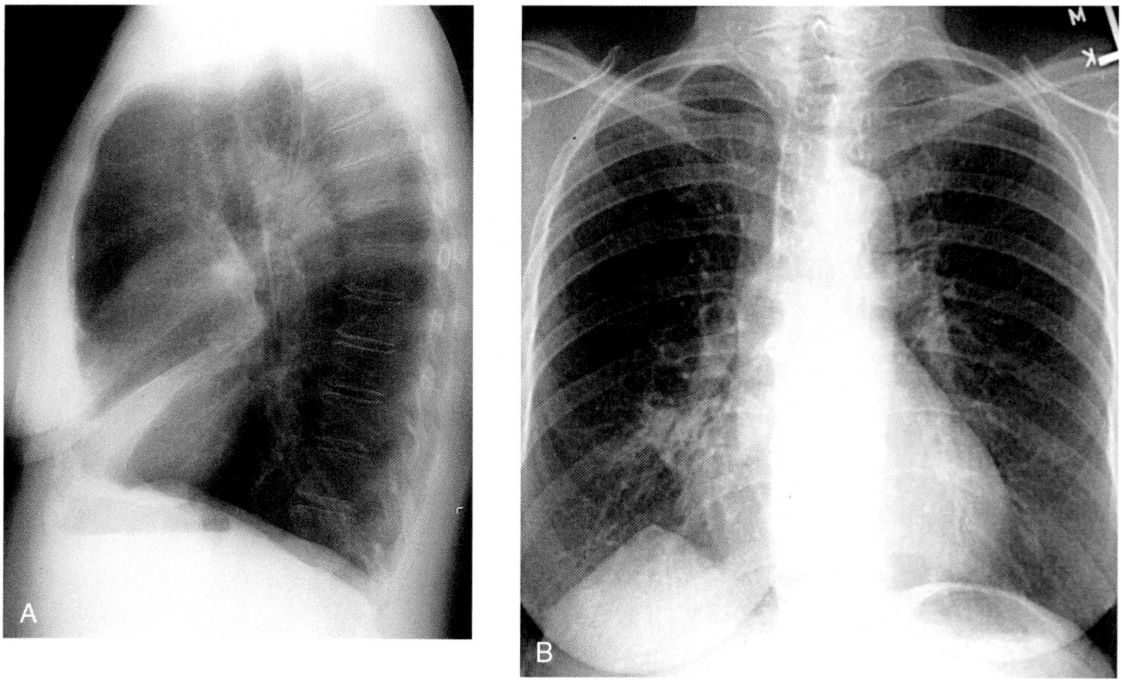

图 8.4

6 在正位胸片上诊断右肺中叶塌陷很困难。在__________位胸片上，诊断更容易。

A. 仰卧位　　B. 斜位
C. 侧卧位　　D. 侧位

6 D. 侧位

当__________塌陷时，侧位 X 线片可见与右肺中叶塌陷类似的三角形致密影。

A. 左上叶　　B. 左下叶
C. 舌叶　　D. 左中叶

C. 舌叶

图 8.5 显示右肺两个肺叶塌陷。水平裂升高，上纵隔出现“剪影”征。由于右肺上叶塌陷，气管向右移位。右侧横膈出现“剪影”征，并且心脏向右移位，提示右肺下叶不张。由于右肺中叶保持充气，可以看到水平裂的下缘和右心缘。

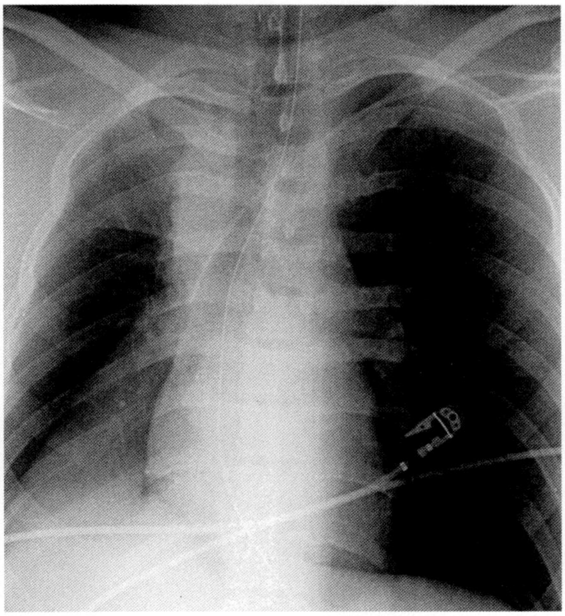

图 8.5

7 图 8.6A 为侧位 X 线片。

箭头指向__________。

A. 水平裂　　B. 斜裂

C. 奇裂

肺裂的位置__________。

A. 前移　　B. 后移

C. 不变　　D. 外移

正位 X 线片(图 8.6B)上,左侧肺门有一个肿块,左侧横膈位置__________。

A. 升高　　B. 降低

C. 正常

这是一个左肺__________完全塌陷的案例。

A. 上叶　　B. 下叶

C. 上叶和舌叶　　D. 舌叶

左肺上叶和舌叶共用一个支气管。支气管内病变(肿瘤、异物、黏液)通常会造成阻塞。如图 8.6A 所示,上箭头指向上叶水平,下箭头指向舌叶水平。

7

B. 斜裂

A. 前移

A. 升高

C. 上叶和舌叶

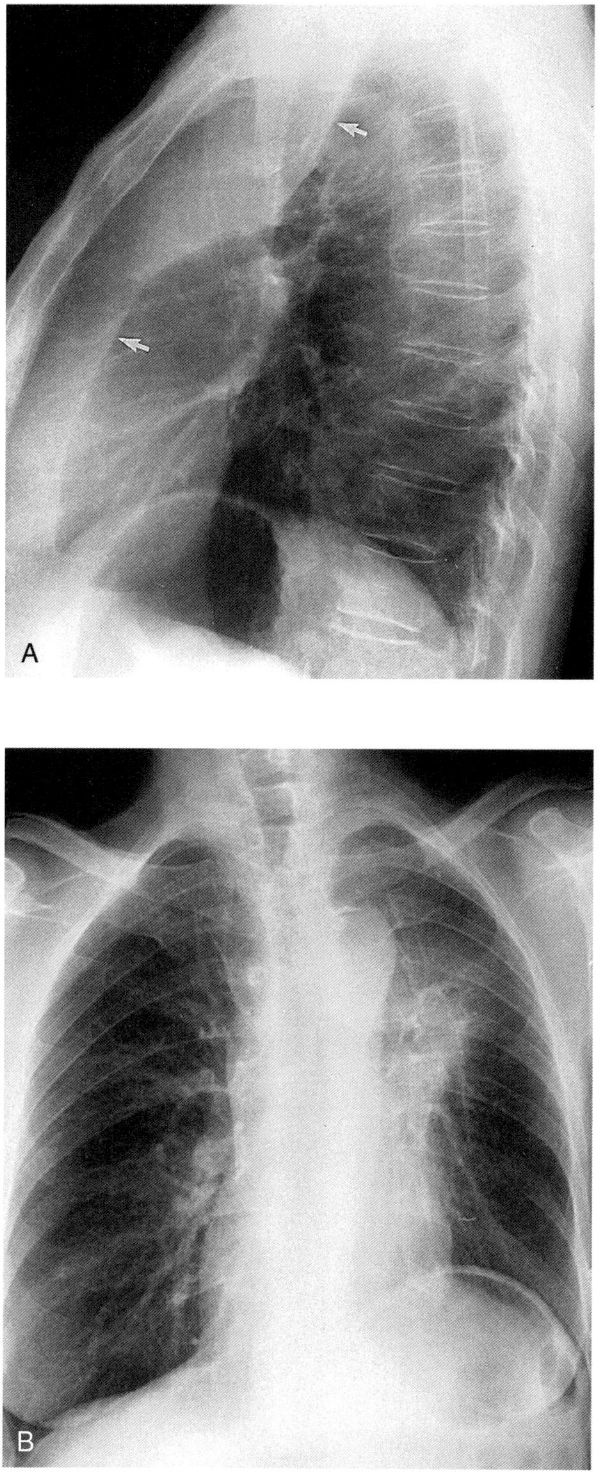

图 8.6

8 同样，右侧中间支气管供应右肺__________和__________叶。

A. 上叶　　B. 中叶

C. 奇叶　　D. 下叶

8 B. 中叶
D. 下叶

图 8.7 显示右肺底致密实变影。水平裂位置__________。

A. 升高　　B. 降低

C. 正常

B. 降低

右心和横膈出现"剪影"征。

右肺__________塌陷。(不定项选择题)

A. 上叶　　B. 中叶

C. 下叶

B. 中叶
C. 下叶

9 左肺__________和__________共用一个支气管。

A. 上叶　　B. 舌叶

C. 下叶

9 A. 上叶
B. 舌叶

右肺中叶和下叶共用的支气管被称为__________。

A. 奇支气管　　B. 右中叶支气管

C. 右下叶支气管　　D. 中间支气管

D. 中间支气管

任何一个支气管完全阻塞会导致__________肺叶塌陷。

A. 一个　　B. 两个

C. 三个

B. 两个

肺裂移位是肺塌陷最可靠的征象。肺血管或支气管的聚集或肺实质内标志的移位(例如，结节、肉芽肿、手术夹)也可以提示肺体积缩小。

10 如果肺叶或肺段不张，但仍含有一些空气，虽然血管纹理可见，但体积__________。

A. 缩小　　B. 变大

C. 不变

10 A. 缩小

如果肺不张合并实变，空气支气管征可能会显示支气管。但在任何一种情况下，血管或支气管会__________。

A. 分开　　B. 聚集

C. 显示不清

B. 聚集

图 8.8 显示左肺下叶塌陷时出现聚集的空气支气管征(箭所示)。心影后方很难看到塌陷的肺。左横膈也出现部分"剪影"征。

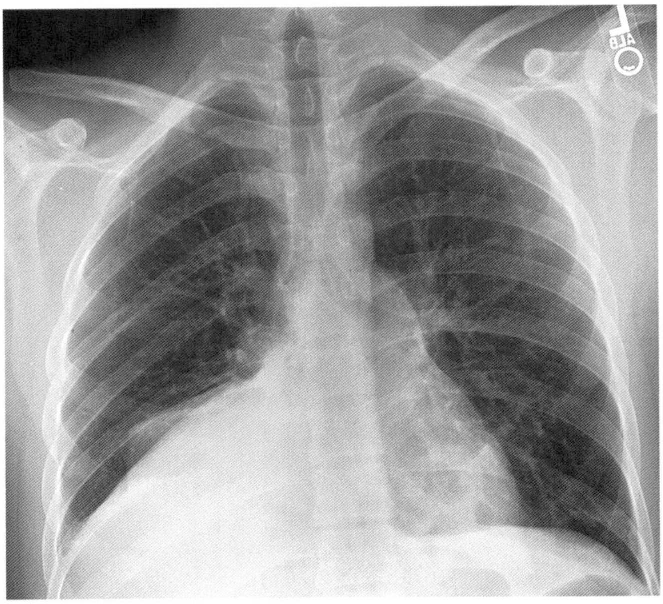

图 8.7

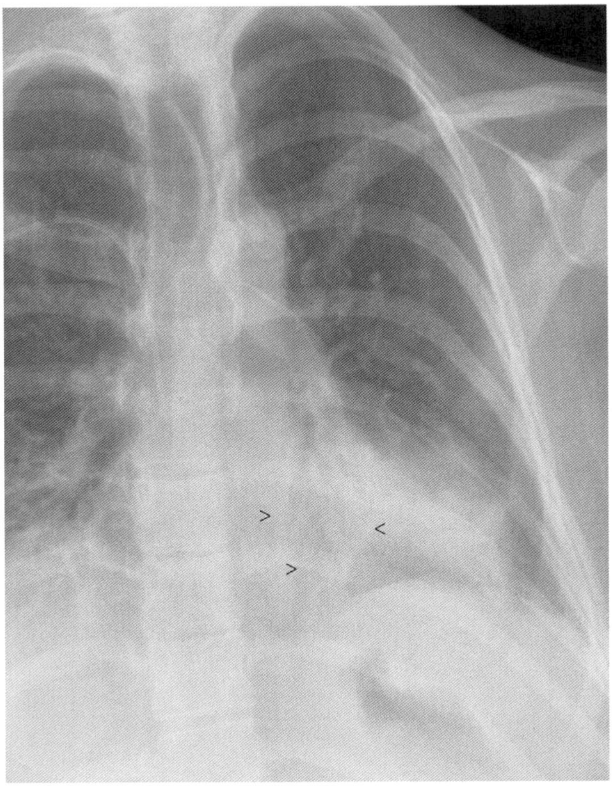

图 8.8

11 如图 8.9A 所示，右肺上叶有一个微小结节。图 8.9B 显示经穿刺活检后，结节位置__________。

A. 不变　　B. 向外侧移位

C. 向内侧移位

11 C. 向内侧移位

结节移位是因为肺体积__________。

A. 不变　　B. 增加

C. 缩小

C. 缩小

结节向内侧移位是因为经肺穿刺活检后，胸腔内有气体（气胸）（箭头所示）。移位的“标志”结构可能提示肺体积缩小。

肺叶间裂移位、肺纹理聚集或标志结构的移动是肺叶塌陷的直接征象。还有一些非特异征象，如相邻结构移位和肺密度增加。

12 肺门下降提示__________叶塌陷。

A. 上　　B. 下

C. 中

12 B. 下

肺门升高提示__________叶塌陷。

A. 上　　B. 下

C. 中

A. 上

肺中叶和舌叶塌陷通常不会使肺门移位，肺门移位是明显肺不张可靠的间接征象。

要了解肺门移位，就必须知道正常肺门的相对位置。在 97%以上的个体中，左侧肺门（L）略高于右侧（R）（图 8.10）。3%的个体两侧肺门水平相当。这些数据是 Felson 博士通过研究 1000 幅正常胸部 X 线片得出的。

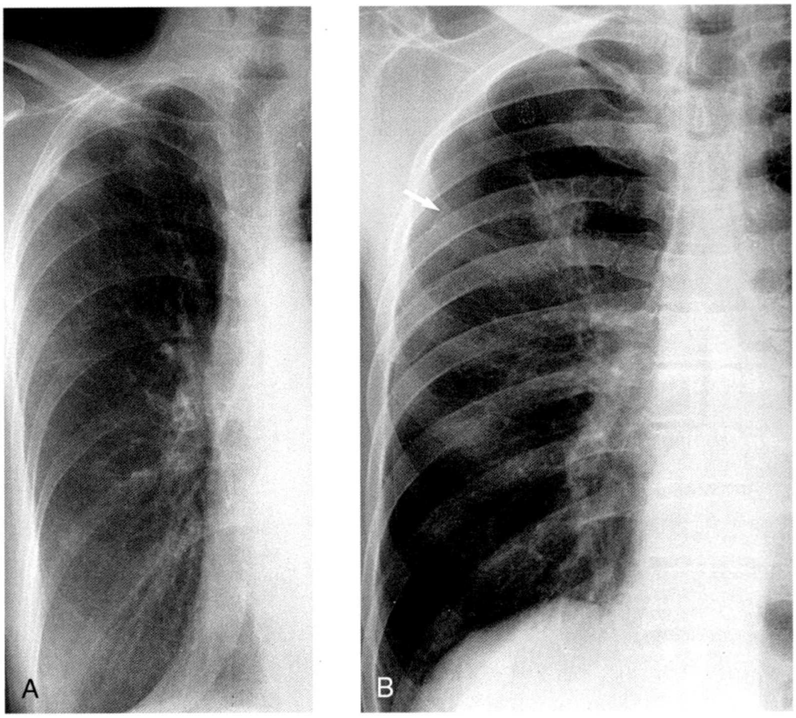

图 8.9

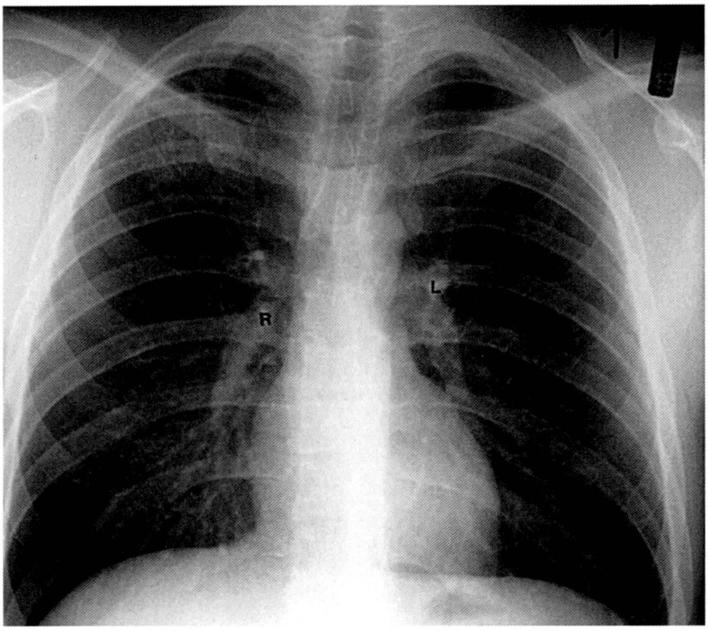

图 8.10

13 肺体积缩小的间接征象是肺结构＿＿＿＿＿塌陷的肺移位。

A. 朝向　　B. 远离

例如，在肺叶不张时，横膈通常＿＿＿＿＿。

A. 升高　　B. 下降

通常哪侧横膈更高？＿＿＿＿＿

A. 右侧　　B. 左侧

C. 相等

同样，纵隔也可能发生移位。肺上叶塌陷时，气管向患侧移位（图 8.5）。肺＿＿＿＿＿叶塌陷时，心脏可能向患侧移位（图 8.5）。

A. 上　　B. 中

C. 下

13 A. 朝向

A. 升高

A. 右侧
高几厘米。

C. 下

肺体积缩小通常会改变肺的密度。不充气、不张的肺更加不透 X 线，而相邻的肺叶可能代偿性过度充气。这种“代偿性过度充气”会使充气的肺叶更透亮。血管纹理散开或看起来更细。

14 如图 8.11 所示。

哪侧肺上叶更透亮？＿＿＿＿＿

A. 右肺上叶　　B. 左肺上叶

C. 都一样

左侧肺门位置＿＿＿＿＿右侧肺门。

A. 高于　　B. 低于

C. 等于

左侧横膈不可见（“剪影”征），但升高的胃泡提示横膈抬高。左肺下叶可见空气支气管征及肺叶密度增高。

14

B. 左肺上叶

C. 等于（或稍低于）

肺的自然倾向是塌陷。各种生理机制使肺部保持扩张。
当一个或多个机制失去作用时，肺体积就会缩小。造成体积缩小的基本机制有如下 5 个。

1. **支气管阻塞远端空气吸收。**
2. **胸膜腔中的气体或液体引起肺压迫。**
3. **引起肺部收缩的瘢痕。**
4. **肺表面活性物质减少，肺扩张性降低（粘连性肺不张）。**
5. **中枢神经系统抑制或疼痛导致肺通气不足。**

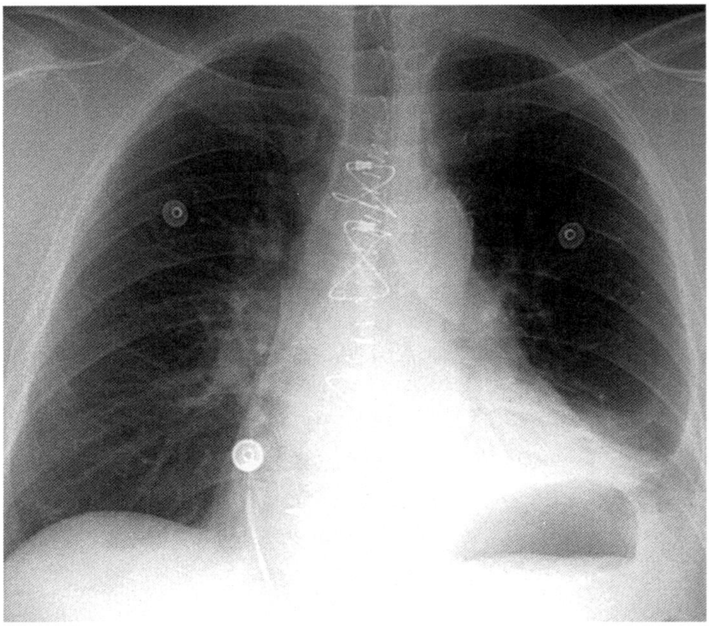

图 8.11

15 如果气道阻塞，则阻塞远端的气体__________。

A. 被潴留　　B. 被重吸收

C. 肺透亮度减低

病变可能阻塞中央支气管(即阻塞主支气管、大叶或节段支气管)，也可能阻塞外周小支气管(例如，多发性小黏液栓、血块)。

阻塞远端的空气被重吸收，则这部分肺组织将__________。

A. 塌陷　　B. 扩张

C. 透亮度增加

15 B. 被重吸收

A. 塌陷

肺不张。

16 中央支气管阻塞可能由支气管内部的病变引起或外部病变压迫所致。

如图 8.12A 所示，左肺上叶不张是由于__________。

A. 瘢痕　　B. 肺通气不足

C. 胸腔积液　　D. 支气管内阻塞

如图 8.12B 所示，支气管狭窄是由于__________。

A. 内源性梗阻　　B. 外源性梗阻

C. 异物　　D. 黏膜水肿

16

D. 支气管内阻塞肿瘤(内部梗阻)“截断”左上叶支气管。

B. 外源性梗阻

支气管周围肿瘤。

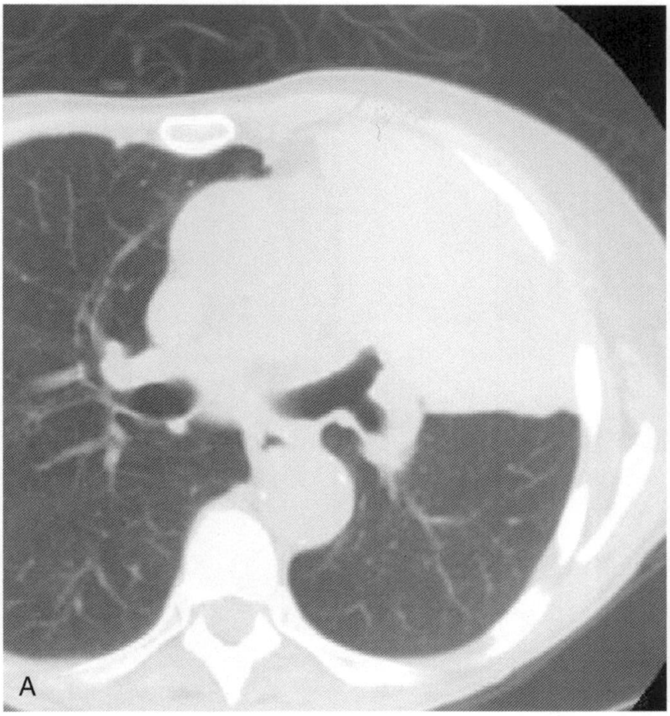

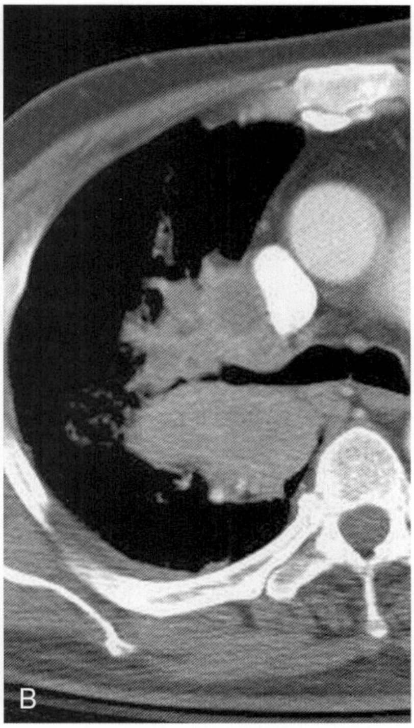

图 8.12

临床要点：在儿童中，中央支气管阻塞通常由黏液阻塞或吸入异物所致。在 40 岁以下的成年人中，其通常由黏液阻塞、异物或支气管内低级别肿瘤（腺瘤、类癌）所致。在 40 岁以上的成年人中，支气管肺癌是梗阻后肺不张的常见原因。

17 图 8.13 至图 8.15 显示了 3 例患者术后发生肺不张。中央支气管阻塞性不张见于__________。

A. 图 8.13　　B. 图 8.14

C. 图 8.15

如何判断？__________

A. "剪影"征　　B. 空气支气管征

C. 无空气支气管征　　D. 纵隔移位

如图 8.14 所示，肺不张最可能的原因是__________。

A. 纤维化　　B. 通气不足

C. 胸腔积液　　D. 中央支气管被黏液阻塞

如图 8.15 所示，空气支气管征表示__________。

A. 气道通畅　　B. 支气管扩张

C. 阻塞更邻近中央　　D. 瘢痕

17 A. 图 8.13

C. 无空气支气管征

阻塞性肺不张。注意分泌物阻塞右肺下叶支气管。

C. 胸腔积液

压迫性肺不张。

A. 气道通畅

肺不张可能由术后肺通气不足所致。

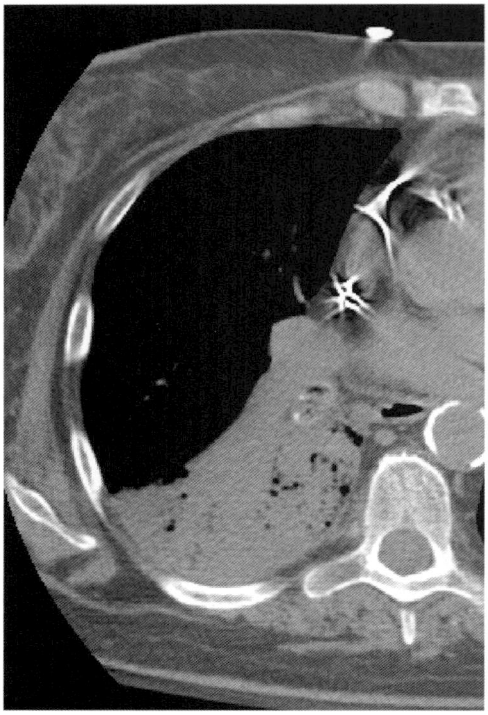

图 8.13

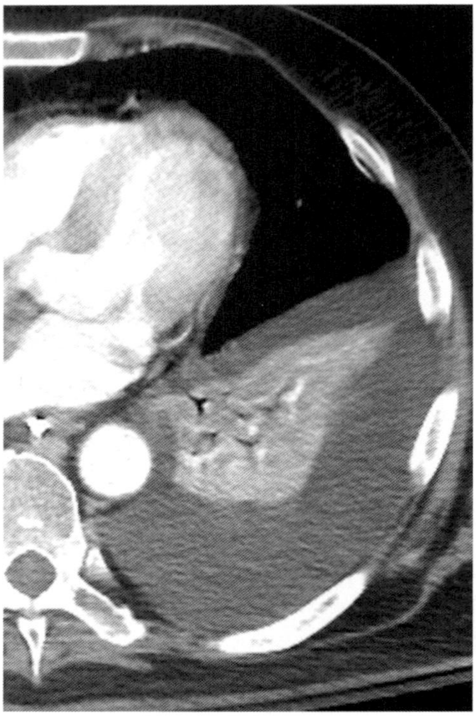

图 8.14

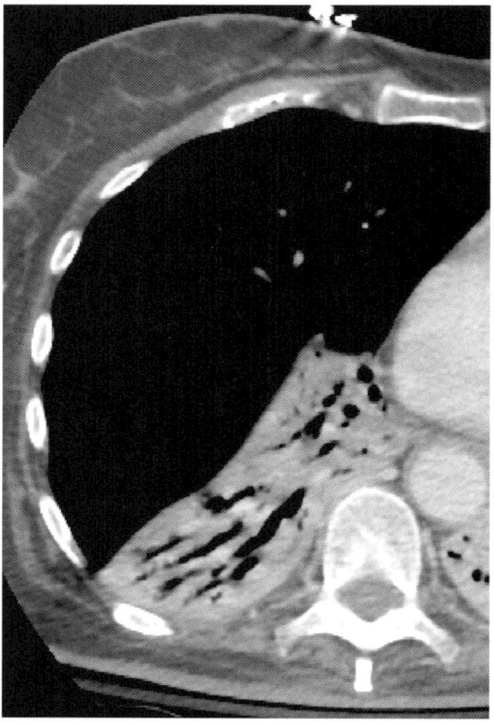

图 8.15

18 无论是局灶性肺纤维化(如结核性瘢痕形成、放射性纤维化),还是弥漫性肺纤维化(如硅沉着病、结节病),都会导致肺体积缩小。如图 8.16A 所示,右侧肺门位置__________。

A. 升高　　B. 下降

C. 不变

水平裂升高(箭头所示)。气管位置__________。

A. 不变　　B. 左移

C. 右移

该患者的右肺上叶不张由既往放疗后留下的瘢痕所致,称之为瘢痕性肺不张。图 8.16B 显示左肺上叶结核愈合后留下的瘢痕。

18

A. 升高

C. 右移

表面活性物质会降低肺泡表面张力,使肺部更容易通气。表面活性物质减少会加速体积缩小,其被称为粘连性肺不张。成人呼吸窘迫综合征和新生儿呼吸窘迫综合征源于表面活性物质缺乏导致严重的广泛性肺不张。

临床要点:全身麻醉或重度镇静后经常出现通气不足性肺不张,最常累及肺底或导致肺体积广泛性缩小。

19 对以下情况下肺不张的机制进行匹配。

A. 误吸入花生__________	阻塞
B. 镇静剂过量__________	瘢痕
C. 血胸__________	压迫
D. 既往手术留下瘢痕__________	通气不足
E. 误吸入血液__________	
F. 气胸__________	

19

A. 阻塞

B. 通气不足

C. 压迫

D. 瘢痕

E. 阻塞

F. 压迫

肺不张也可以发生在肺段水平或肺内其他小区域。通常表现为线带状致密影,被称为盘状或带状肺不张。图 8.17 显示通气不足引起的肺底带状不张。

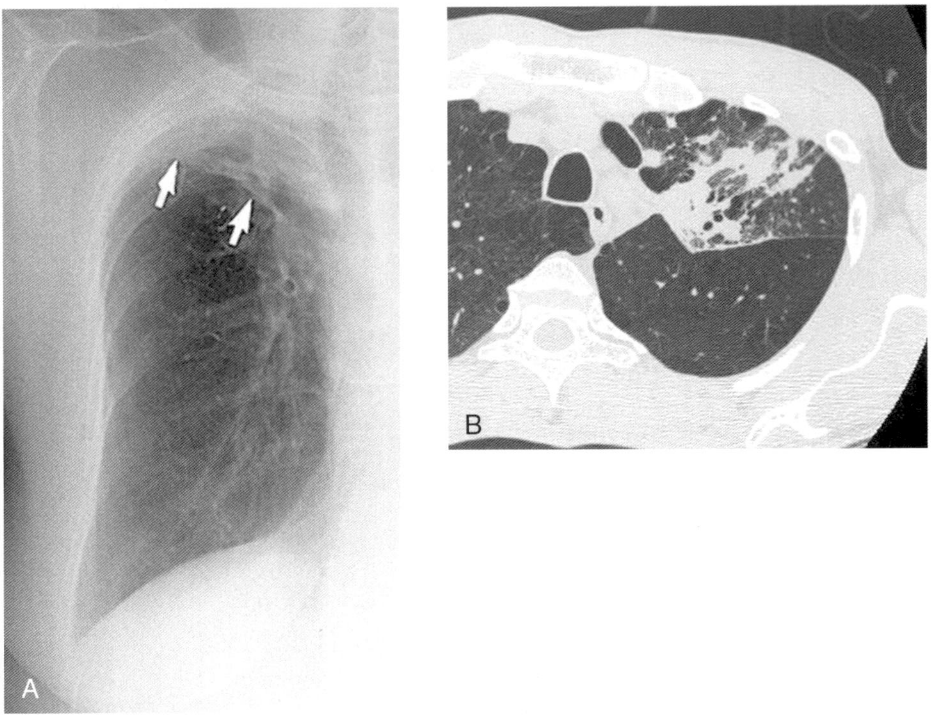

图 8.16

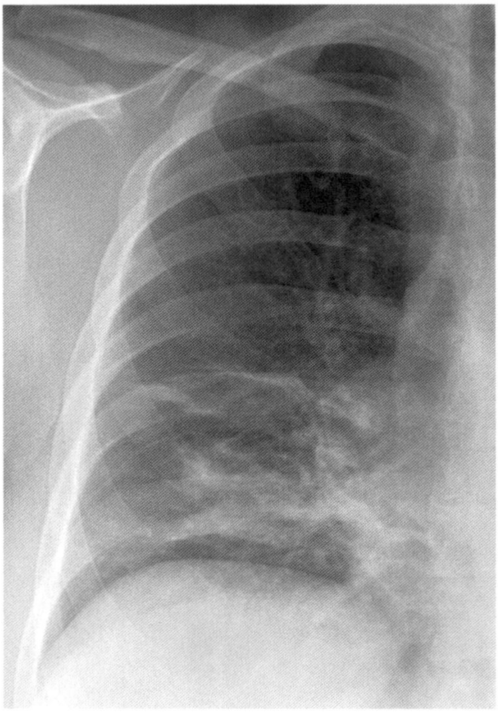

图 8.17

复　习

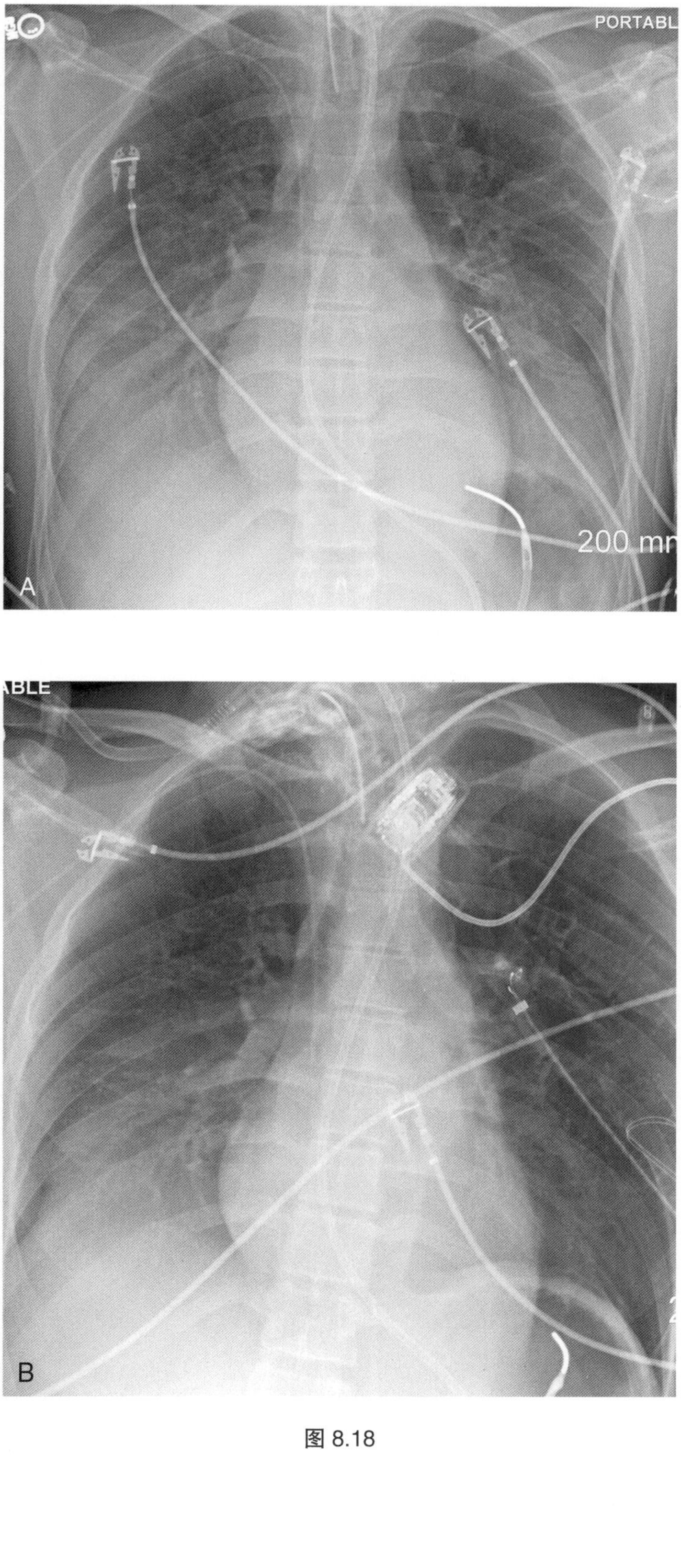

图 8.18

Ⅰ 图 8.18A 是一例 ICU 患者的 X 线片。

"剪影"征提示__________受累。

A. 右上叶　　B. 右中叶
C. 右下叶　　D. 左上叶
E. 舌叶　　F. 左下叶

__________空气支气管征。

A. 存在　　B. 不存在

肺塌陷的原因可能是__________。

A. 通气不足　　B. 误吸入胡萝卜
C. 纤维化　　D. 黏液栓

图 8.18B 是该患者第二天的影像，出现了一些变化。

A. 右上叶__________　　仍然塌陷
B. 右中叶__________　　仍然通气
C. 右下叶__________　　现已塌陷
D. 左上叶__________　　现已通气
E. 左下叶__________

Ⅰ

C. 右下叶
F. 左下叶

B. 不存在

A. 通气不足
D. 黏液栓
两者经常同时发生。

A. 仍然通气
B. 仍然通气
C. 仍然塌陷
D. 仍然通气
E. 现已塌陷

Ⅱ 图 8.19 是另一例患者术后几小时的胸片。

"剪影"征提示__________和__________塌陷。

A. 右上叶　　B. 右中叶
C. 右下叶　　D. 左上叶
E. 舌叶　　F. 左下叶

目前没有肺塌陷的直接征象，而间接征象有__________。

A. 空气支气管征　　B. 气管移位
C. 心脏移位　　D. 横膈升高
E. 肺裂下降　　F. 肺叶致密影

Ⅱ

D. 左上叶
E. 舌叶

B. 气管移位
C. 心脏移位
D. 横膈升高
F. 肺叶致密影

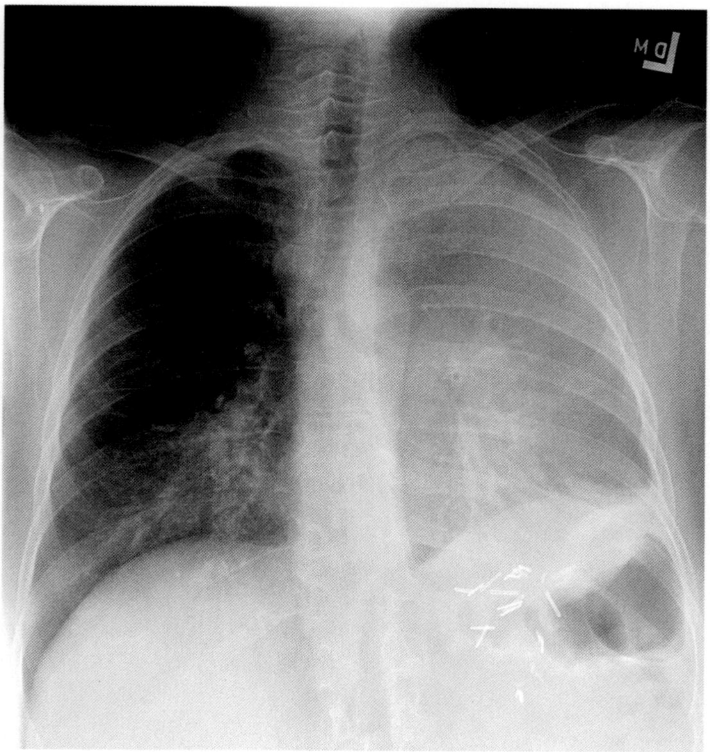

图 8.19

图 8.20 显示了 5 例 ICU 肺塌陷患者的 X 线片。将图像与以下机制进行匹配。

图 8.20A ________	压迫
图 8.20B ________	瘢痕
图 8.20C ________	通气不足
图 8.20D ________	阻塞
图 8.20E ________	非阻塞

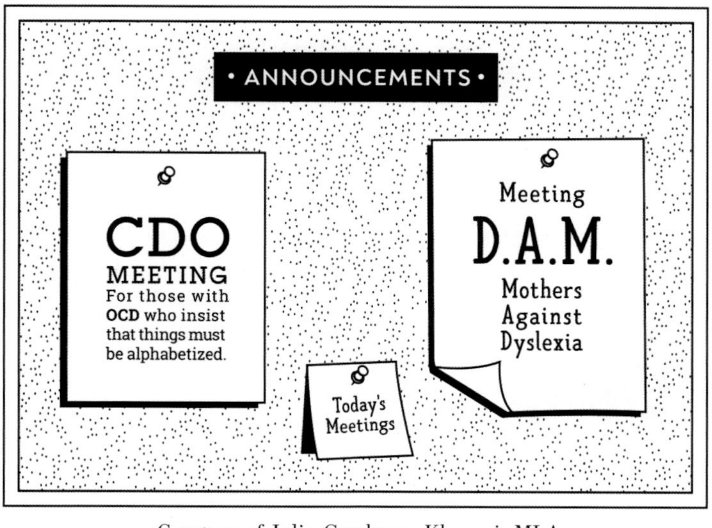

Courtesy of Julie Goodman-Khasani, MLA

图 8.20A 阻塞注意支气管内黏液。

图 8.20B 压迫（胸腔积液）

图 8.20C 非阻塞（支气管通畅）

图 8.20D 压迫（气胸）

图 8.20E 瘢痕（硅沉着病）

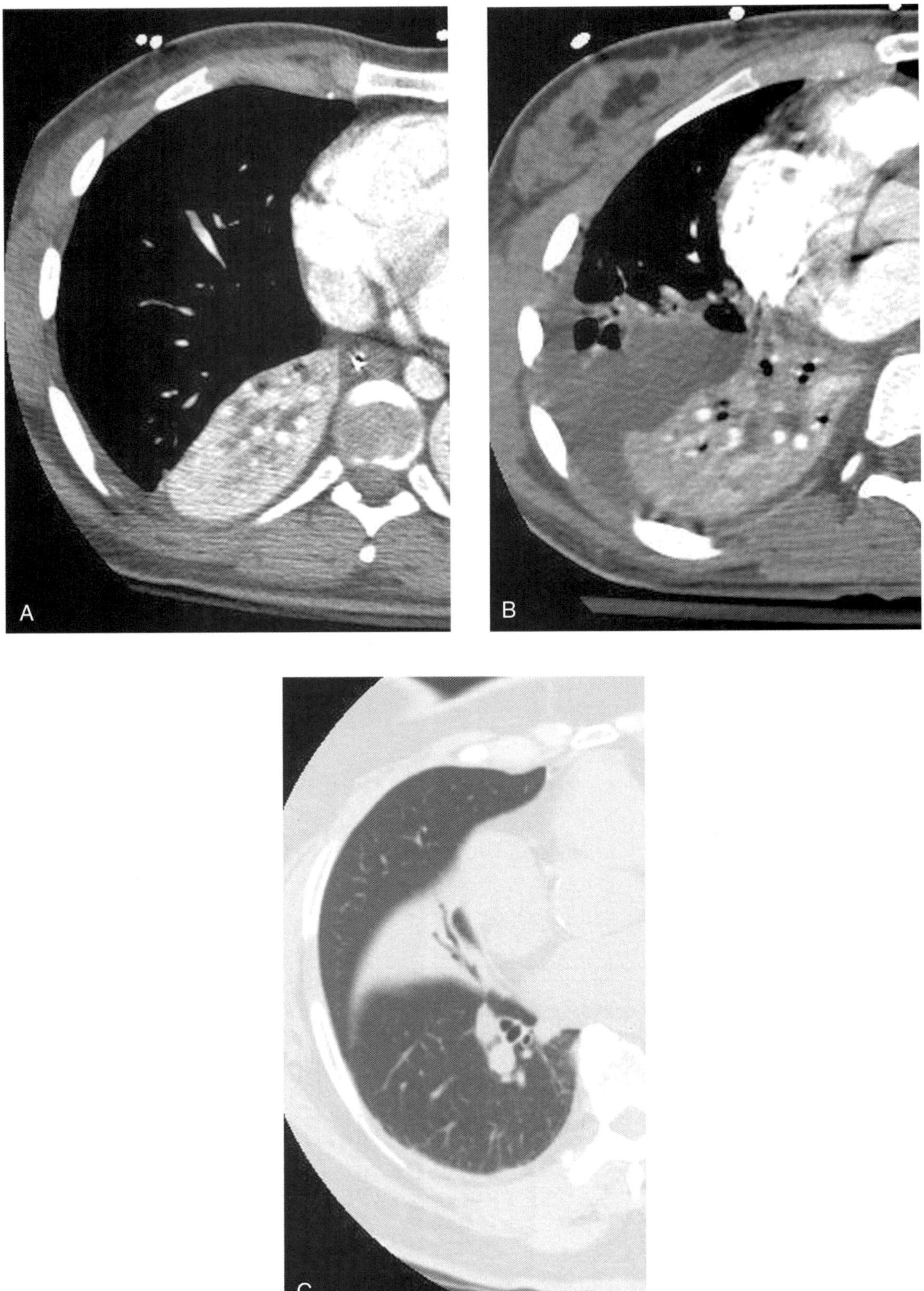

图 8.20 （待续）

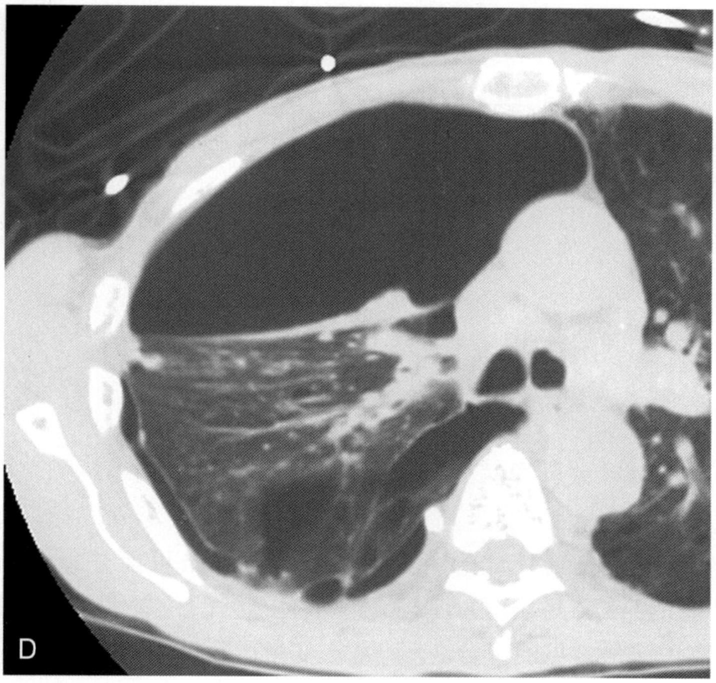

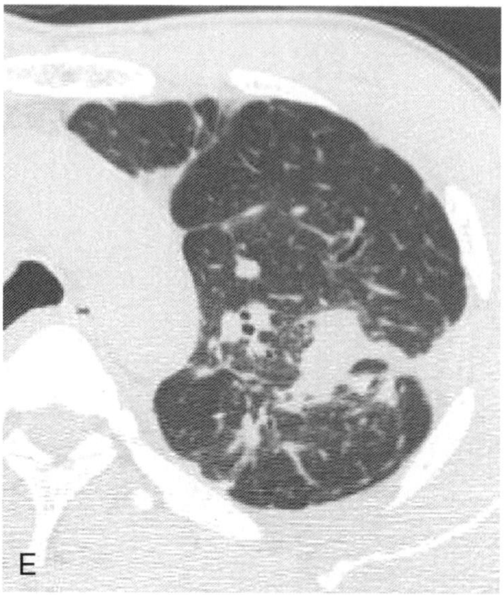

图 8.20（续）

第 9 章 肺部疾病的类型

我们已经了解了肺叶或肺段实变或不张的机制。下面来了解一下弥漫性和局灶性肺疾病的其他类型。肺部对疾病的反应有限，间质可能增厚或变薄，肺泡可能充满液体或额外的空气，这些变化可能是局灶性的，也可能是弥漫性的；可能是急性的，也可能是慢性的，共有 16 种可能的组合：间质=厚/薄，肺泡=液体/空气，位置=局灶性/弥漫性，时间=急性/慢性。我们只需关注最常见的组合。上述基本变量可帮助我们分析胸部 X 线片并进行鉴别诊断。

1 从概念上讲，肺有两个组成部分，其中之一为支持结构（如动脉、静脉、支气管），被称为＿＿＿＿＿。

A. 腺泡　　B. 肺泡

C. 小叶　　D. 间质

另一个为气囊，被称为＿＿＿＿＿。

A. 腺泡　　B. 肺泡

C. 小叶　　D. 间质

气囊形成腺泡，数个腺泡形成次级肺小叶，如图 9.1 所示。

1 D. 间质

B. 肺泡

2 在正常的胸片上，“间质”基本上是分叉的肺血管。当其分叉时，越邻近外周越不可见，因为＿＿＿＿＿。

A. 轮廓征　　B. 空气支气管征

C. 放射密度太高　　D. 超出了 X 线的分辨率

2 D. 超出了 X 线的分辨率

3 正常的、充满空气的肺泡太小，难以分辨，但总的来说，其一致表现为＿＿＿＿＿。

A. 透亮度高　　B. 透亮度低

3 A. 透亮度高呈黑色

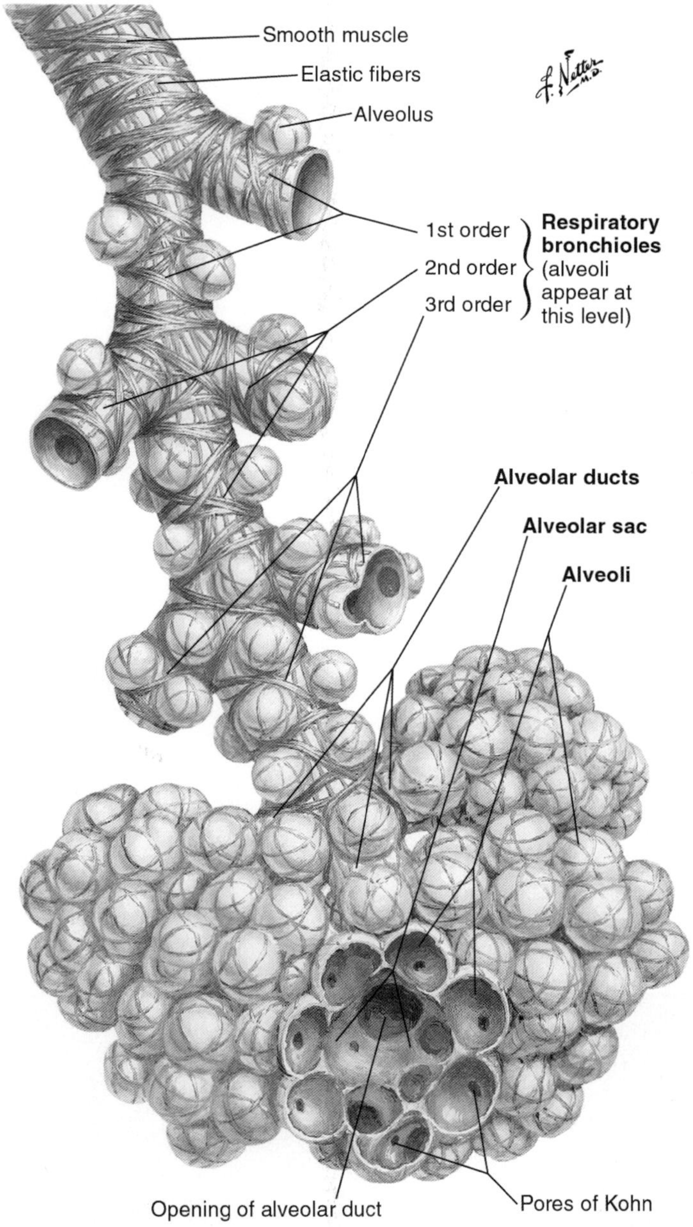

A **Structure of intrapulmonary airways**

Figure 9.1A Netter illustration from www.netterimages.com.

注：图 9.1A 涉及第三方版权，其译文如下。Structure of intrapulmonary airways，肺内气道结构；Smooth muscle，平滑肌；Elastic fibers，弹性纤维；Alveolus，肺泡；1st order，一级；2nd order，二级；3rd order，三级；Respiratory bronchioles（alveoli appear at this level），呼吸性细支气管（肺泡出现在该水平）；Alveolar ducts，肺泡管；Alveolar sac，肺泡囊；Alveoli，肺泡；Opening of alveolar duct 肺泡管开口；Pores of Kohn，肺泡孔。

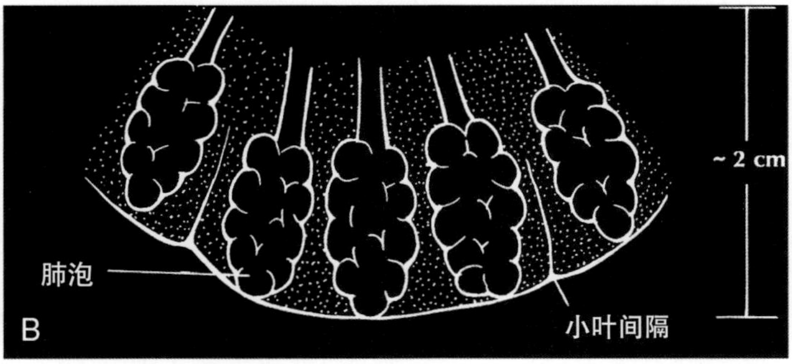

大多数肺部疾病会导致肺部放射密度增加。如果间质增厚，则会在X线或CT图像中表现为以外周为主。如果弥漫性间质增厚，则呈线状（网格状，图9.2A）。如果增厚是局灶性的，则形成多个结节（图9.2B）。如果肺泡内充满液体，则充满液体的区域透亮度减低，间质因被包裹在致密的白肺内而不可见（图9.2C）。

4 如图9.3所示，将以下情况与CT图像进行匹配。

A. 正常　　　　图9.3A
B. 肺泡充填型疾病　　　　图9.3B
C. 线状（网状）间质增厚　　　　图9.3C
D. 结节状间质增厚　　　　图9.3D

4 A. 图9.3D
B. 图9.3B
C. 图9.3A
D. 图9.3C

在你的脑海中，将图9.2中的图形和图9.3中的图形融合起来，以评估这些X线片类型。

5 如图9.4所示，将图像与以下情况进行匹配。

（1）正常______　　　　图9.4A
（2）肺泡充填型疾病______　　　　图9.4B
（3）网状（线状）间质增厚______　　　　图9.4C
（4）结节状间质增厚______　　　　图9.4D

5 （1）图9.4D
（2）图9.4C
（3）图9.4A
（4）图9.4B

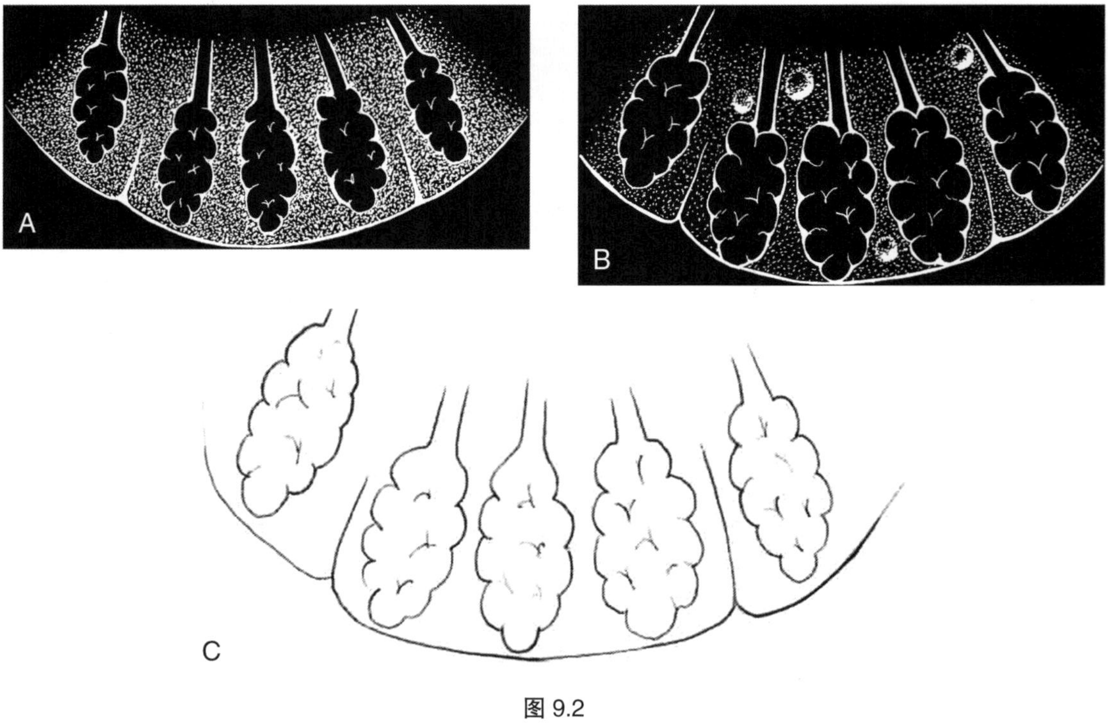

图9.2

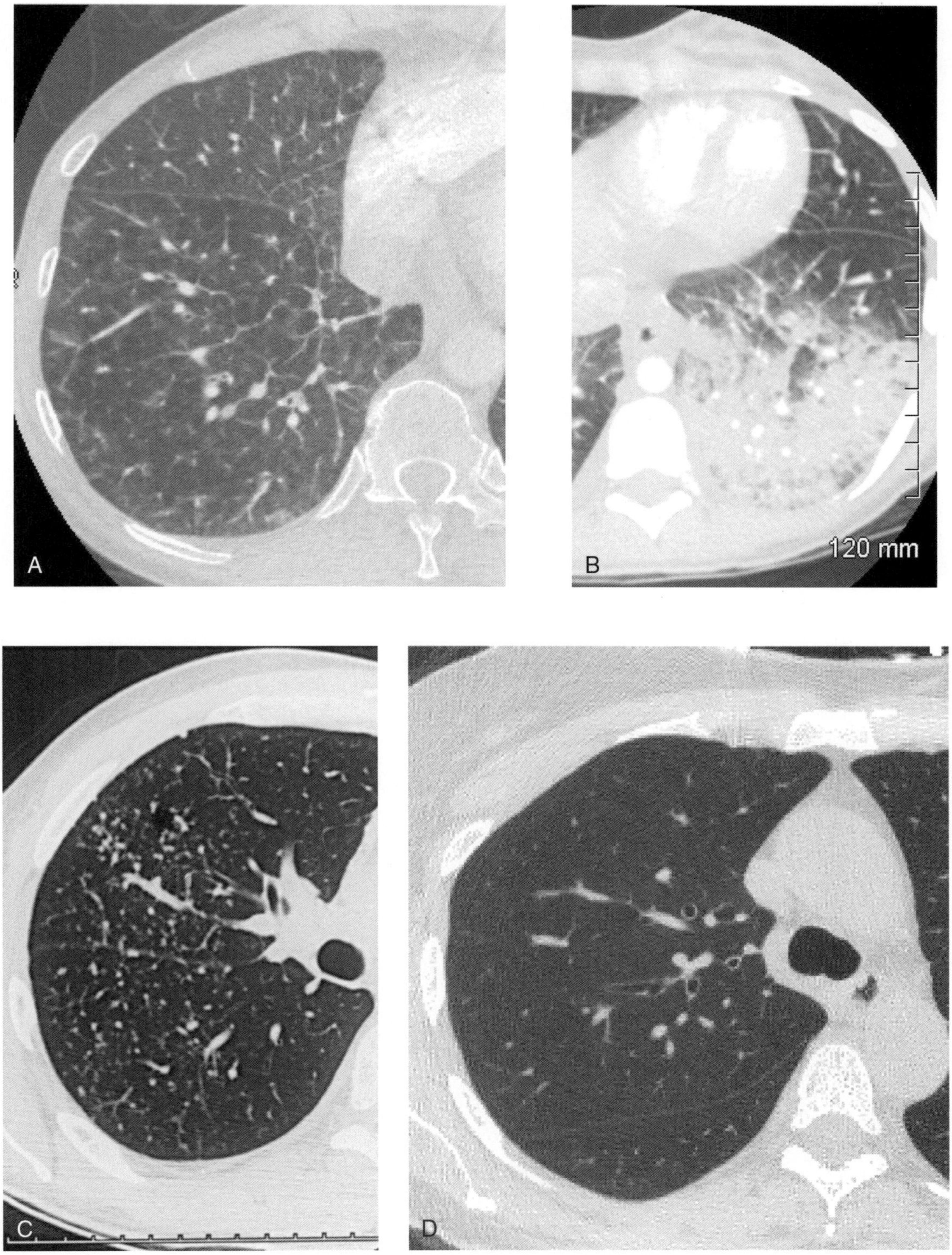

图 9.3

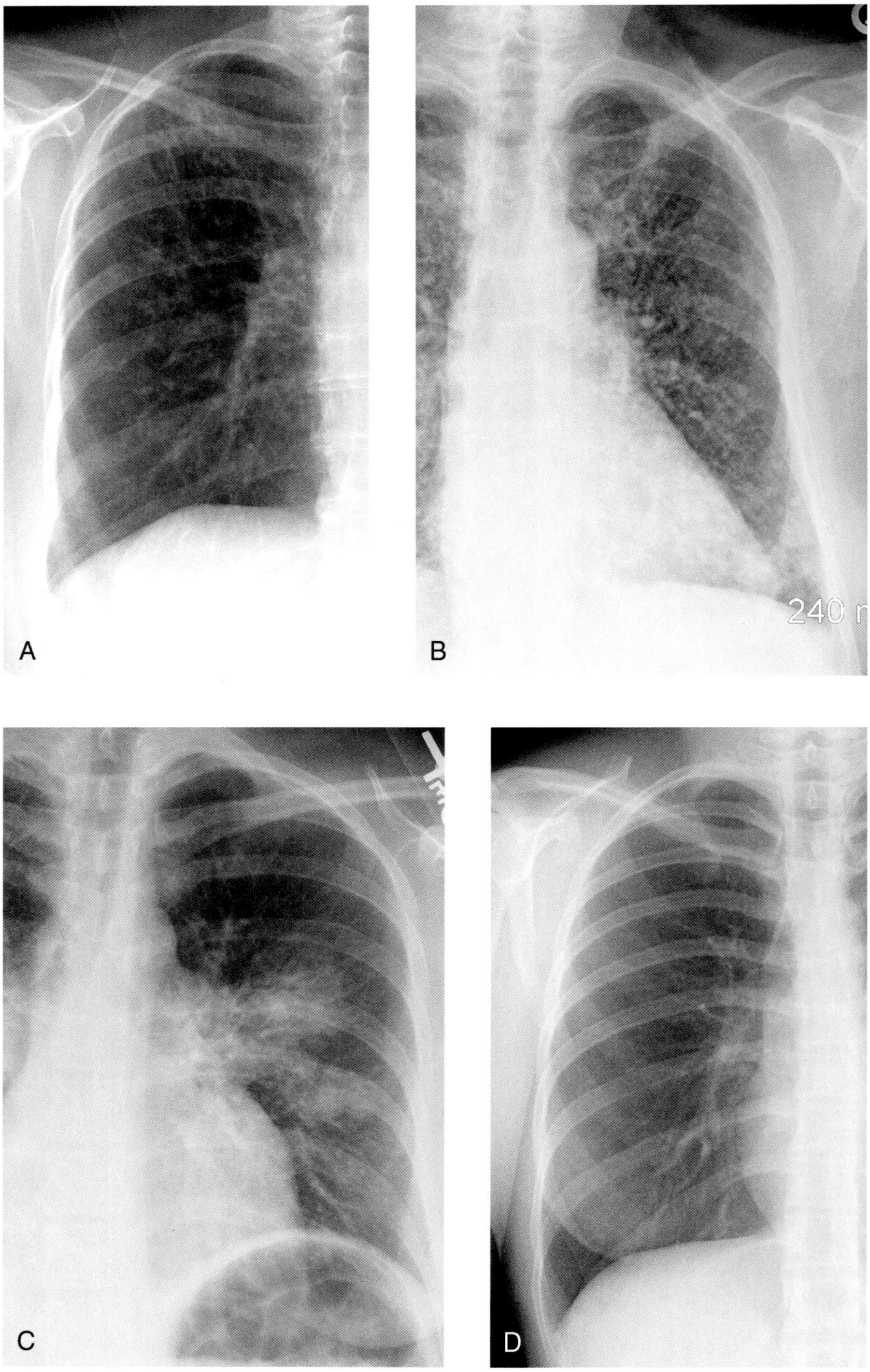

图 9.4

6 下面开始观察具体的类型。在间质性肺疾病中，如果支气管血管周围组织增厚，血管或"纹理"表现得__________。
A. 更显著　　B. 不太显著
C. 扭曲

同时，肺泡仍保持通气状态。基本表现是肺纹理增多。

6 A. 更显著

临床要点：大多数弥漫性间质性肺疾病是慢性的，通常由纤维化引起。急性弥漫性间质性肺疾病通常由肺水肿和病毒/支原体肺炎引起。

7 图 9.4 显示出间质纹理增多，可能位于肺的一个区域（局灶性）或呈广泛性（弥漫性）。

如图 9.4A 所示，主要类型是__________和__________。
A. 线状　　B. 结节状
C. 弥漫性　　D. 局灶性

如图 9.4B 所示，主要类型是__________和__________。
A. 线状　　B. 结节状
C. 弥漫性　　D. 局灶性

7
A. 线状（网状）
C. 弥漫性

B. 结节状
C. 弥漫性

8 一般来说，急性和慢性间质性肺疾病的表现很相似。如果肺纹理模糊（边缘不清）且没有扭曲（即正常的分支模式），则该疾病可能是__________。
A. 急性的　　B. 慢性的

如果肺纹理清晰（边界清晰）且扭曲（如成角、不规则、弯曲），则该疾病可能是慢性的。

8 A. 急性的

临床要点：区分急性与慢性最可靠的方法就是查看老片。如果没有，则询问病史，综合各种信息，做出最可能的诊断。

9 图 9.5A 显示了弥漫性间质性肺疾病。其间质纹理__________，
A. 增多　　B. 减少

肺泡是__________。
A. 充气的　　B. 不充气的

该病例的性质是慢性的，因为肺纹理是__________且__________。
A. 扭曲的　　B. 没有扭曲的
C. 清晰的　　D. 模糊的

9 A. 增多

A. 充气的

A. 扭曲的
C. 清晰的

如图 9.5B 所示，CT 图像显示间质纤维化导致间质扭曲且边缘锐利。肺的其余部分充气良好。

10 如图 9.6A 所示，间质纹理是__________，而肺泡充气良好。

A. 增多的　　B. 减少的

C. 正常的

增多的肺纹理是__________。（不定项选择题）

A. 扭曲的　　B. 未扭曲的

C. 清晰的　　D. 模糊的

图 9.6B 也显示了肺纹理增多，其边界不清或没有扭曲。注意支气管壁增厚，提示有活动性病变。图 9.6 显示了急性非细菌性（间质性）肺炎。

10 A. 增多的

B. 未扭曲的

D. 模糊的

纤维化的另一种表现形式是呈“蜂窝”状。纤维化形成多个小“囊”，通常一个接一个地堆积在胸膜下。图 9.7 显示了具有蜂窝状结构的 X 线和 CT 图像。

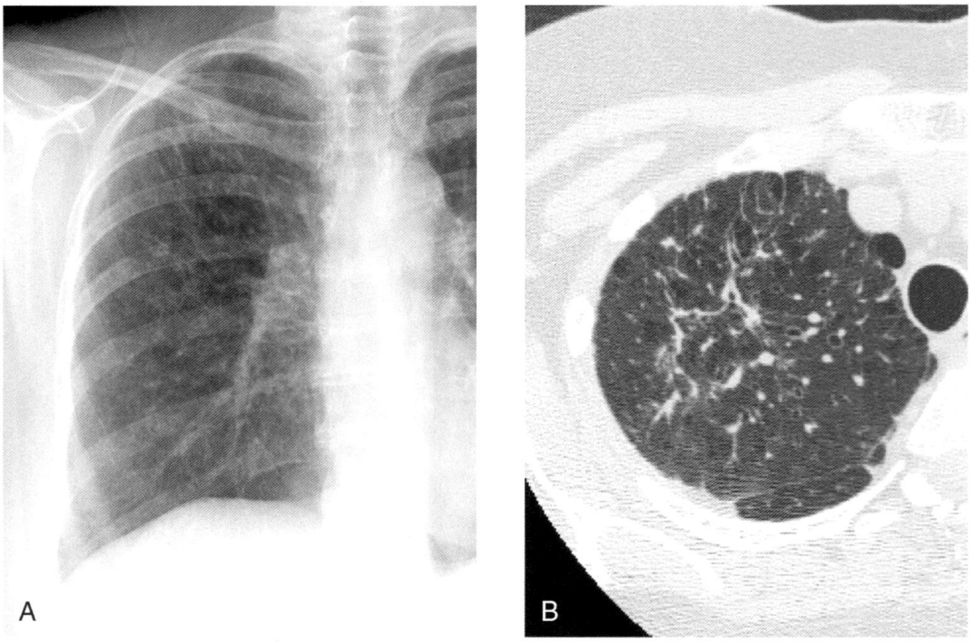

图 9.5

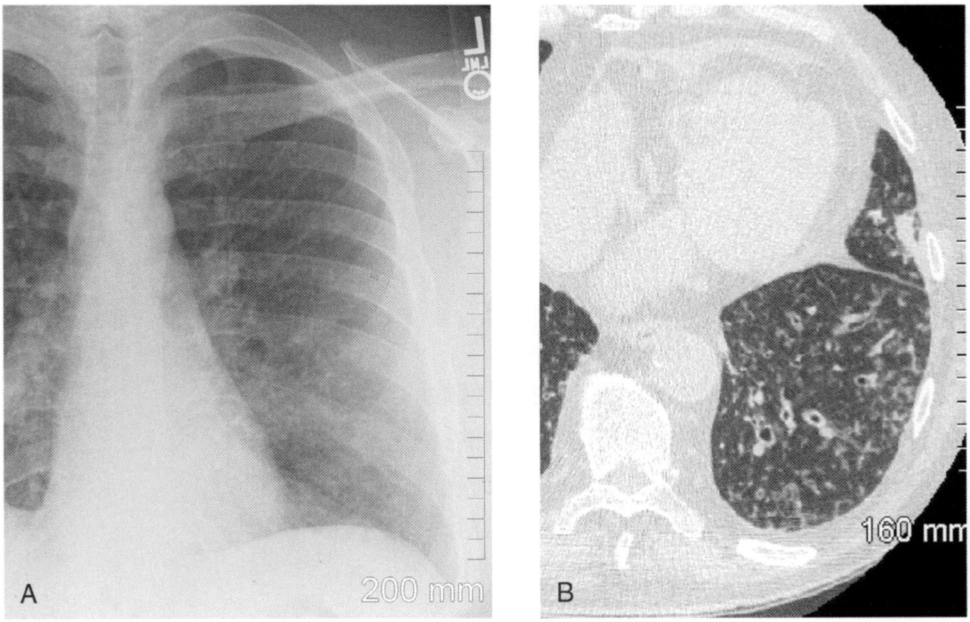

图 9.6

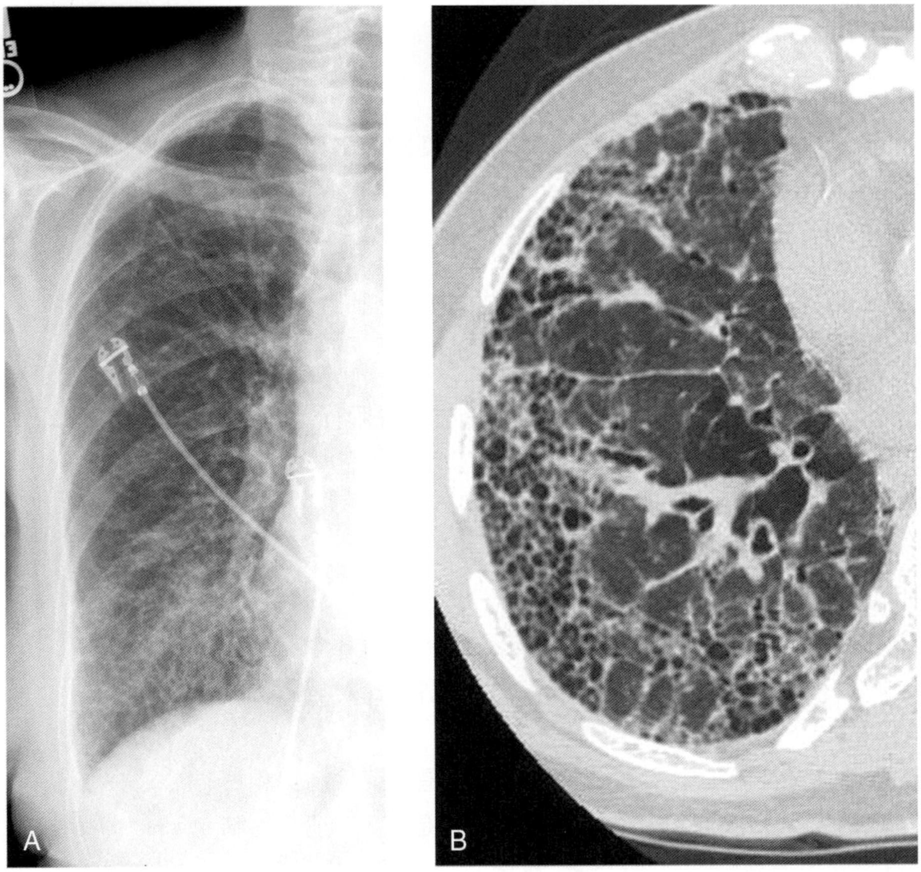

图 9.7

11 将以下病变类型与可能的原因进行匹配。

1. 间质纹理增厚__________ 急性
2. 间质纹理清晰__________ 慢性
3. 间质纹理模糊__________ 急性或慢性
4. 间质纹理变形__________
5. 间质纹理在几天内发生变化

____

11 1. 急性或慢性
2. 慢性
3. 急性
4. 慢性
5. 急性

我们已经了解了大多数弥漫性间质性肺疾病是慢性的。而大多数肺泡型疾病，无论其是局灶性、多灶性还是弥漫性的，都是急性的。对于肺泡型疾病，气道内充满液体（例如，水肿、血液、黏液、脓液或细胞），使肺看起来不通气。肺泡型疾病可以是相对均匀的（一个肺叶或一个肺段），也可以是斑片状的，散在分布于肺内。

12 如图 9.8 所示，左肺中叶有__________疾病。

A. 肺泡型　　B. 间质型

实变区内，正常肺血管__________可见的。

A. 是　　B. 不是

这个概念类似于__________，因为水样密度肺与水样密度肺血管是直接接触的。

A. "剪影"征　　B. 空气支气管征

注意：图 9.8A 中的左肺下叶实变是不均匀的。中肺野实变，下肺野为磨玻璃密度影。图 9.8B 中的 CT 图像显示了两种类型。

在肺泡型疾病中，如果气道通畅，则可见空气支气管征。在间质型疾病中，除非病情非常严重，否则支气管仍被充气的肺所包绕。

12 A. 肺泡型

B. 不是

A. "剪影"征

图 9.9 显示了多灶性肺实变。右上叶可见空气支气管征（箭头所示）和心脏上部及纵隔的"剪影"征，这是肺泡充盈型疾病的 3 个重要征象。右肺下叶也有局灶性实变，其内没有空气支气管征或"剪影"征。

临床要点：急性弥漫性肺泡型疾病最常见的病因是细菌性肺炎和严重肺水肿。急性局灶性肺泡实变最常见的原因也是感染。亚急性肺泡实变的原因常为肉芽肿性感染（结核、真菌）。

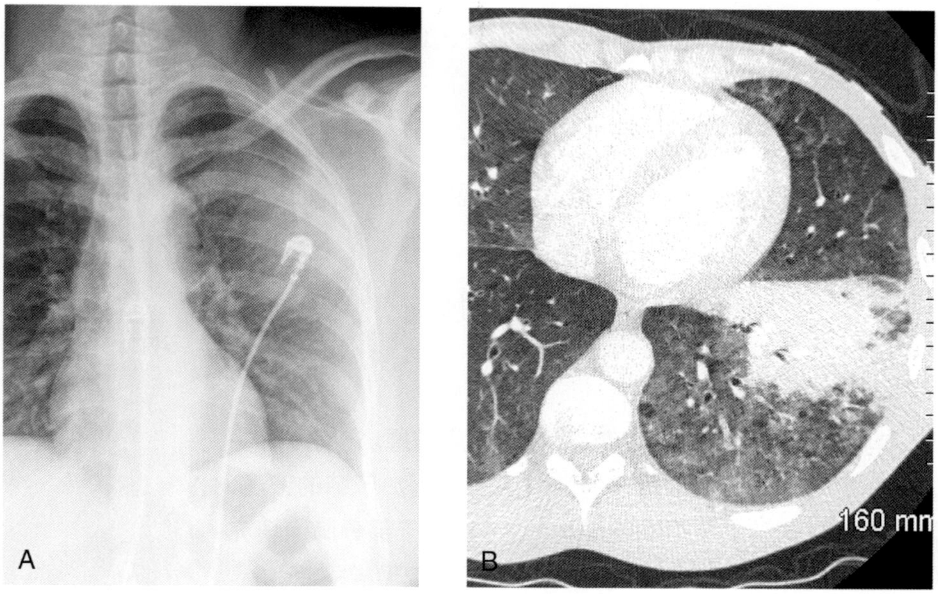

图 9.8

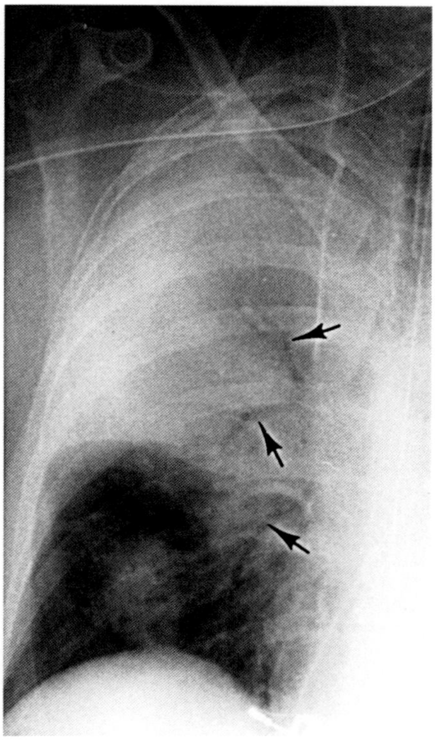

图 9.9

13 图 9.10 显示了多灶性肺泡型疾病。在实变区内,间质纹理是__________。

A. 可见的　　　　B. 不可见的

__________范围的肺泡实变可能不会出现空气支气管征。

A. 大　　　　B. 小

__________有助于最准确地评估病变的时长。

病史是有帮助的,但不太可靠。

13 B. 不可见的

B. 小

老片

困难的是,有些疾病既存在肺泡实变,又存在间质增厚。还有一种中间密度,称为"磨玻璃"影(类似磨砂的淋浴门)。其增加了肺的密度,但没有遮盖血管。这种类型是非特异性的,可能源于部分肺泡填充或过度间质增厚(参见图 9.8B;肺的后部显示了磨玻璃样病变)。

14 图 9.11 显示了多种类型(肺泡型、间质型和磨玻璃型)的图像。如图 9.11B 所示,通过识别 CT 模式中的以下类型进行自测。

A. 肺泡型　　X

B. 间质型　　Y

C. 磨玻璃型　　Z

14 A. Y

B. Z(网状)

C. X

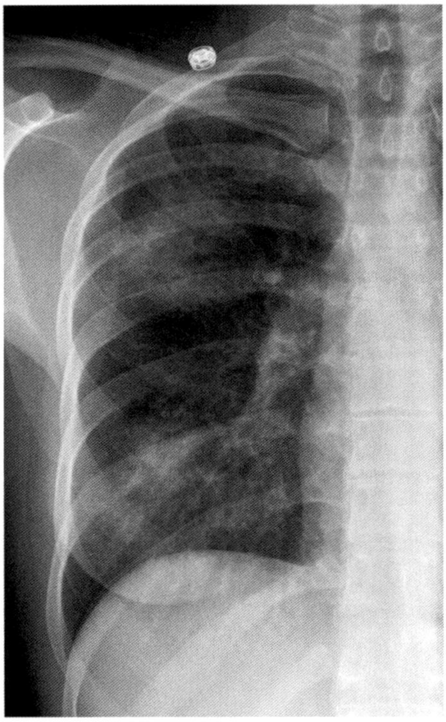

图 9.10

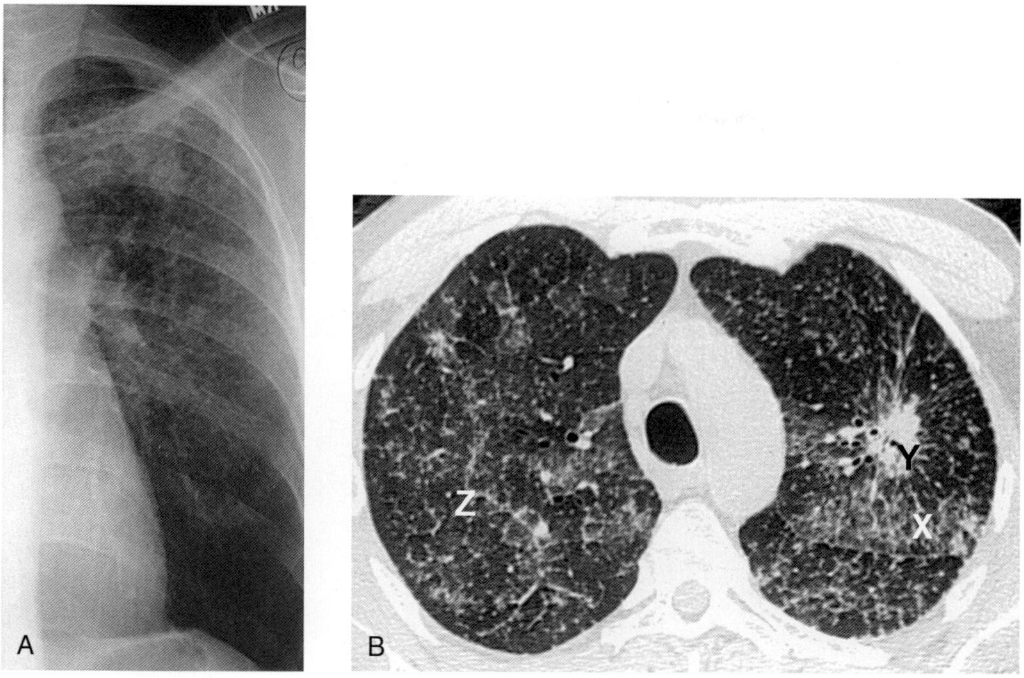

图 9.11

临床要点：局灶性肺泡实变的一种重要形式是肿块或结节。如果一个局灶性实变区有清晰的边界，且直径>3cm，则称之为肿块。如果直径<3cm，则称之为结节。

15 如图 9.12A 所示，有两个局灶性__________。

A. 肺泡型阴影　　B. 间质型阴影

其有__________的边界。

A. 清晰的　　B. 不清晰的

15 A. 肺泡型阴影

A. 清晰的

16 如图 9.12A 所示，较大的阴影（A）直径>3cm。其为__________。

A. 实变　　B. 结节

C. 肿块　　D. 浸润

如图 9.12A 所示，较小的阴影（B）直径为 1.2cm，其为结节。

如图 9.12B 所示，膈肌上方有一个__________。

A. 肿块　　B. 结节

C. "肺部斑点"

16 C. 肿块

C. "肺部斑点"

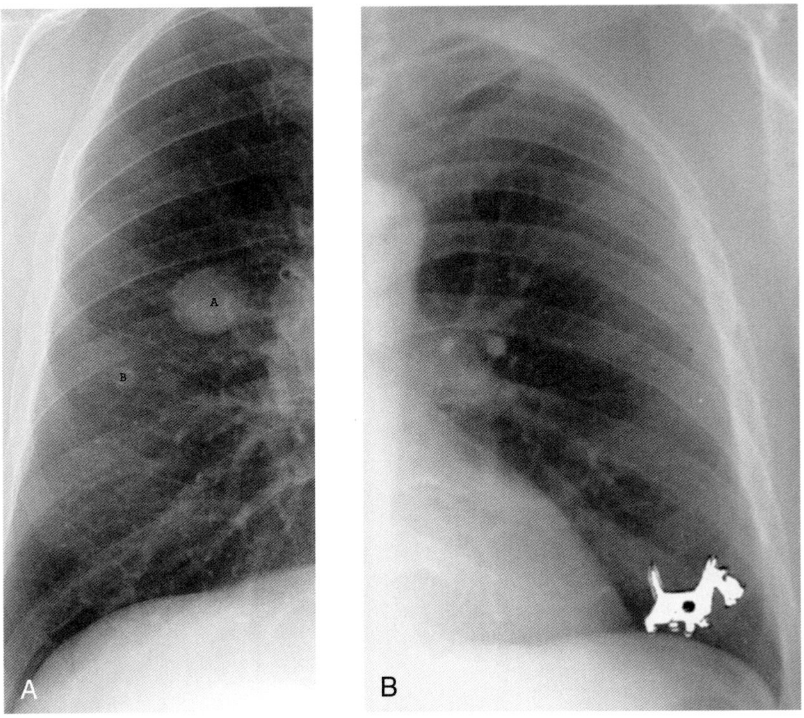

图 9.12

临床要点:对于年轻患者,慢性肺泡实变、结节和肿块最常见的原因是顽固性感染或炎症性肺病。在 40 岁以上的患者中,癌症是主要原因。

17 当任何肺泡病变(浸润、肿块、结节)坏死或呈干酪样时,液化物质常被咳出并被__________所取代。

A. 空气 B. 血液

C. 脓液 D. 黏液

空洞的中心__________。

A. 透光度减低 B. 透光度增高

C. 不清晰

17 A. 空气

B. 透光度增高

图 9.13A 显示了空洞性肿块(白色箭头所示)、空洞性结节(黑色箭头所示)和非空洞性肿块,均来自肺转移瘤。图 9.13B 是一个感染性空洞(脓肿)。

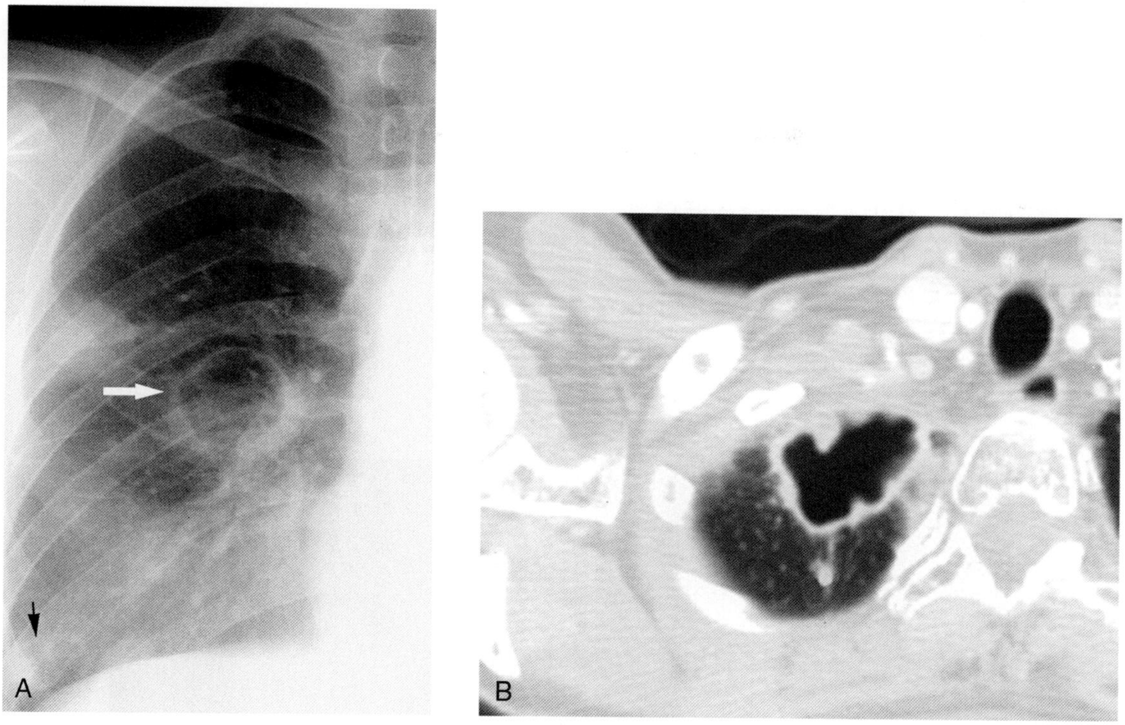

图 9.13

18 如果坏死物质仅部分排出，空气和液体仍留在腔内。当患者直立时，液体沉到底部，空气升至顶部。

在__________X 线片上看不到气液平面。

A. 直立位　　B. 卧位

C. 斜位　　D. 仰卧位

这是因为在仰卧位下，X 线束与气液平面垂直。

18 D. 仰卧位

19 图 9.14 显示了盛装一半水的聚苯乙烯杯的 X 线片。__________是水平拍摄的。

A. 图 9.14A　　B. 图 9.14B

C. 都不是　　D. 都是

如图 9.14B 所示，杯子边缘（箭头所示）非常清晰，但水的边界（三角箭头所示）不太清晰。水柱的顶部比底部宽，所以你俯视的是两个不完全重叠的边缘。

19 A. 图 9.14A

20 如图 9.14 所示,杯子是半满的还是半空的?

A. 取决于谁在喝,谁买单　　B. 都不是;杯子太大了

C. 半满的　　D. 半空的

20 C. 半满的

图 9.15A 显示了右肺中叶炎症,空腔内可见气液平面(箭头所示)。图 9.15B 显示了右肺中叶脓肿内的气液平面。对比图 9.13,其空腔内没有液体。

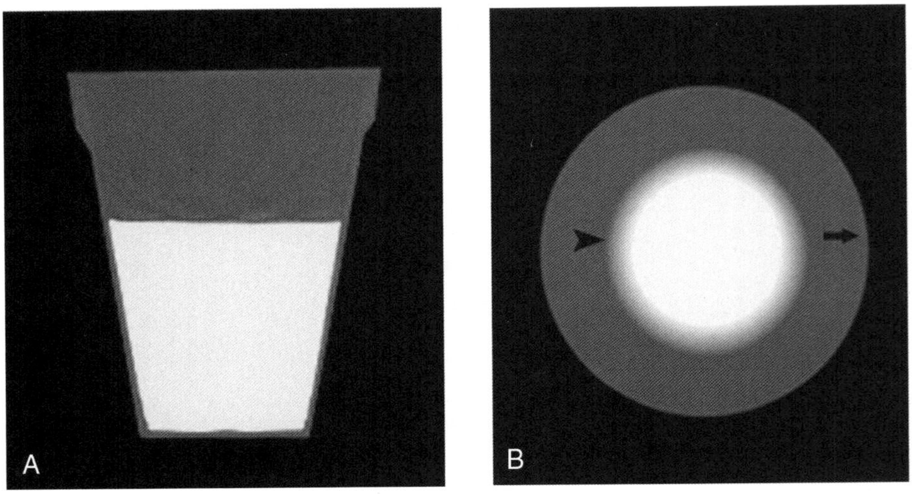

图 9.14

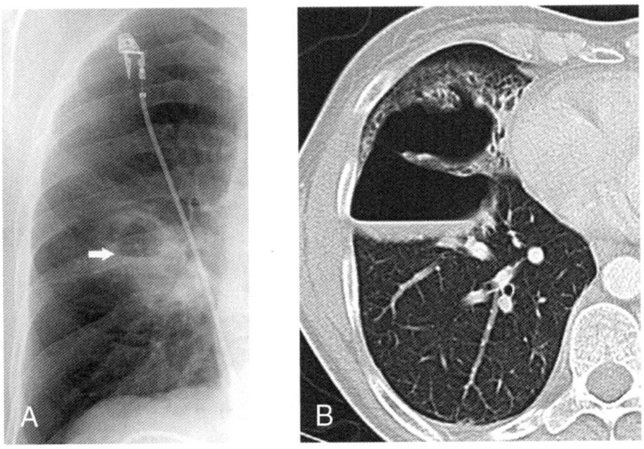

图 9.15

21 在肉芽肿性感染中，如果干酪样物质没有被排出，其可能会愈合并机化成肉芽肿。肉芽肿经常钙化。图 9.16A 显示左肺中部的一个结节。相比肋骨，其__________。

A. 密度更高　　B. 密度更低

C. 密度相等

因此，其密度是__________。

A. 空气　　B. 水

C. 软组织　　D. 钙

钙化的肉芽肿最可能提示__________。

A. 愈合的瘢痕　　B. 癌前病变

C. 活动性肺结核　　D. 以上全是

如图 9.16B 所示，CT 图像显示了相同的肉芽肿。

21 A. 密度更高

D. 钙（金属）

A. 愈合的瘢痕

临床要点：重度钙化是肺部良性疾病的重要征象。治愈的肺结核和组织胞浆菌病是肺部肉芽肿最常见的原因。图 9.16B 还显示了钙化的淋巴结，在 X 线片上难以看到。

很少情况会导致肺透光度增高。如果肺过度充气，其会变得透亮，因为肺容量有限。如果间质被破坏，如肺大泡形成时，肺会变得更加透亮，因为吸收 X 线的组织减少。肺大泡或稀疏的肺纹理取代了正常的分支血管（图 9.17）。空洞和气囊也会引起局限性透亮度增高。

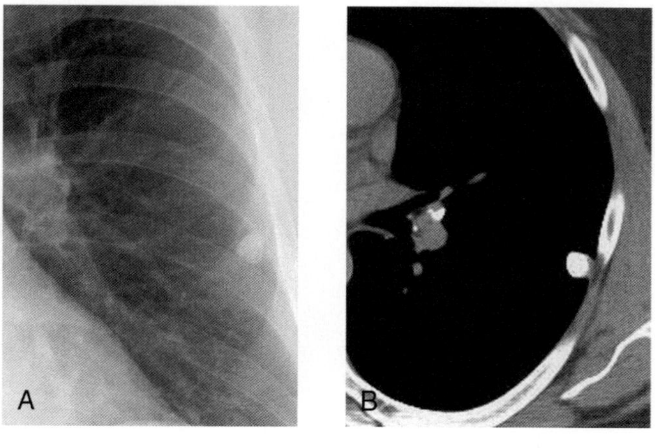

图 9.16

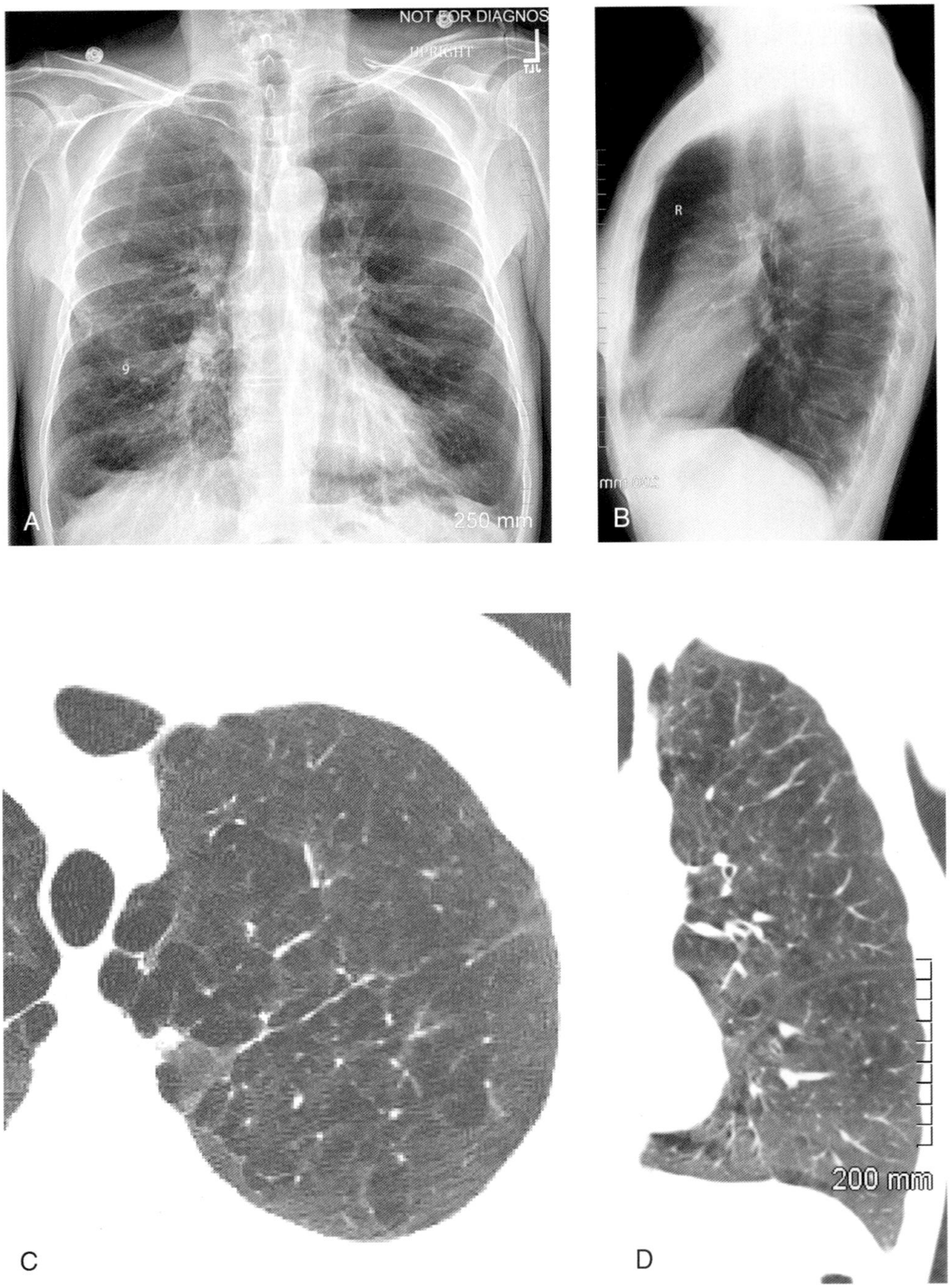

图 9.17

22 正位 X 线片上，膈肌的变化提示过度通气。如图 9.17A 所示，膈肌是扁平的，其位置__________。

A. 正常　　B. 高

C. 低

22 C. 低(降低)

膈肌通常位于__________后肋水平。

A. 第 7 肋至第 8 肋　　B. 第 9 肋至第 10 肋

C. 第 11 肋至第 12 肋

B. 第 9 肋至第 10 肋

低于第 10 肋=过度充气。

23 侧位 X 线片也可以看到过度通气。如图 9.17B 所示，胸骨是________。

A. 正常的　　B. 弯曲的

C. 凹陷的

23 B. 弯曲的

“胸骨后间隙”(R)，即升主动脉和胸骨之间的区域，是______。

A. 正常的　　B. 增大的

C. 减小的

B. 增大的

前后径增大(即桶状胸)。

结合过度通气和肺大泡（稀疏或变形的肺纹理或肺结构破坏）提示肺气肿。如图 9.17C 和 9.17D 所示，注意薄壁肺大泡引起的囊性空腔和变形。如图 9.17A 所示，注意肺大泡引起的右肺上叶纹理稀疏。

临床要点：哮喘也可能使肺过度通气，但不会出现肺大泡。体形又高又瘦的正常人也可能出现“长肺”(假性过度通气)。

在现实生活中，这些肺疾病类型经常并存。然而，这提供了一种通过组织描述进行鉴别诊断的方法。

纵隔 第10章

纵隔是左侧和右侧肺之间的区域，以内侧-壁胸膜为界。纵隔疾病在胸部X线检查中很难发现，因为大多数病变是软组织密度，并被其他软组织结构包绕。纵隔病变可导致局灶性或弥漫性增宽，移位、压迫或侵犯邻近结构，或与邻近结构形成明显的“剪影”征。

1 让我们复习一下纵隔结构，如图10.1A所示，对以下结构进行匹配。

A = ________	主动脉结(弓)
B = ________	升主动脉
C = ________	降主动脉
D = ________	左心
E = ________	右心
F = ________	气管右壁
G = ________	上腔静脉

左(L)、右(R)肺动脉组成肺门，位于纵隔外。

1 A = 升主动脉
B = 主动脉结(弓)
C = 降主动脉
D = 右心
E = 上腔静脉
F = 气管右壁
G = 左心

2 在后前位X线片上，纵隔结构有相当多的重叠，侧位X线片通常有助于定位。如图10.1B所示，对以下结构进行匹配。

A = ________	主动脉结
B = ________	升主动脉
C = ________	降主动脉
D = ________	左心
G = ________	左肺动脉
L = ________	右心
R = ________	右肺动脉

胸骨和升主动脉之间的透亮区域(X)是胸骨后间隙，我们可通过前纵隔看到双肺。

2 A = 升主动脉
B = 主动脉结
C = 降主动脉
D = 右心
G = 左心
L = 左肺动脉
R = 右肺动脉

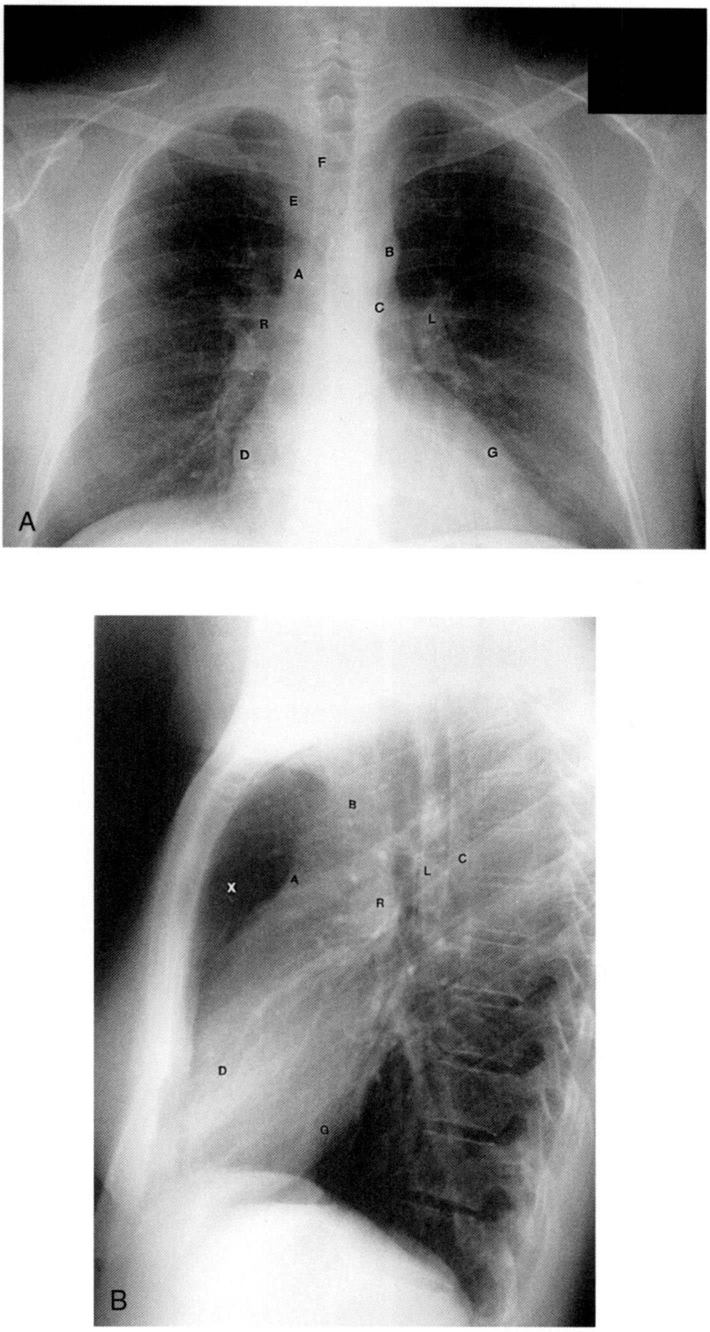

图 10.1

3 让我们回顾一下第 4 章讨论过的纵隔 CT 解剖，图 10.2 显示了三幅增强 CT 图像，其是__________窗。

A.纵隔　　B.肺　　C.骨

3 A. 纵隔

4 图 10.2A 是主动脉弓层面，对以下结构进行匹配。

A = ________	主动脉弓
B = ________	升主动脉
C = ________	降主动脉
D = ________	食管
* = ________	上腔静脉
→ = ________	气管

4 A = 升主动脉
B = 降主动脉
C = 上腔静脉
D = 气管
* = 主动脉弓
→= 食管

5 图 10.2B 显示了隆突下层面，对以下结构进行匹配。

E = ________	升主动脉
F = ________	降主动脉
G = ________	左肺动脉
H = ________	肺动脉干
J = ________	正常大小的淋巴结
K = ________	右肺门(肺血管)
← = ________	右主支气管

在正常人的 CT 图像上常见<1cm 的淋巴结。

5 E = 肺动脉干
F = 左肺动脉
G = 升主动脉
H = 降主动脉
J = 右主支气管
K = 右肺门(肺血管)
←= 正常大小的淋巴结

6 图 10.2C 显示了心脏层面，对以下结构进行匹配。

L = ________	降主动脉
M = ________	膈顶(肝)
N = ________	食管
O = ________	右心室
P = ________	左心室
Q = ________	心包

6 L = 右心室
M = 左心室
N = 降主动脉
O = 膈顶(肝)
P = 食管
Q = 心包

7 几乎所有动物的左、右胸腔都被纵隔完全分开，除了__________。

A.马　　B.水牛

C.负鼠　　D.袋鼠

7 B.水牛

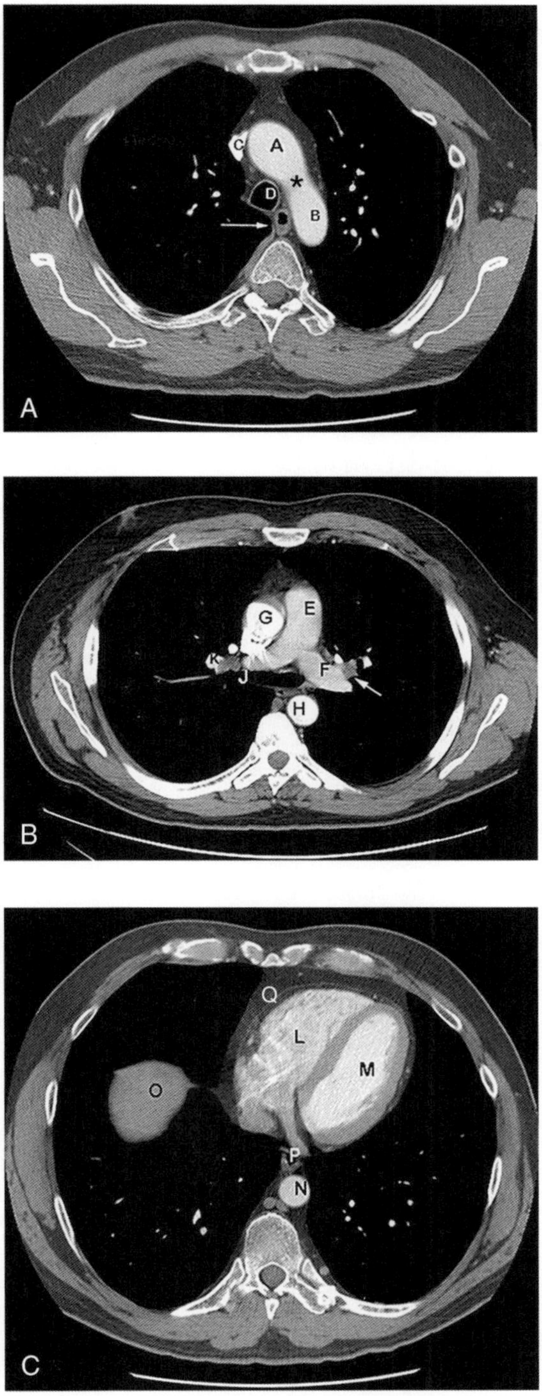

图 10.2

8 纵隔疾病最常见的征象是纵隔增宽。大多数肿物会导致________增宽。

A. 局灶性　　B. 弥漫性

8 A. 局灶性

浸润性疾病，如出血或感染，通常会导致 ________增宽。

A. 局灶性　　B. 弥漫性

B. 弥漫性

9 图 10.3 显示了两例纵隔疾病。________可能是由肿瘤引起的。

A. 图 10.3A　　B. 图 10.3B

图 10.3B 显示了出血引起的弥漫性增宽。

9 A 图 10.3A 肿瘤是局灶性的。

10 纵隔肿物使内侧胸膜向肺移位。与肺的交界面通常是________。

A. 清晰的　　B. 模糊的

10 A. 清晰的

11 纵隔这个封闭空间内的肿物也可能推移、压迫或侵犯邻近的纵隔结构。如图 10.4A 所示，气管是________的。

A. 居中　　B. 移位

11 B. 移位

其管腔________。

A. 通畅　　B. 轻度变窄

C. 受累

B. 轻度变窄 弓处略窄

如在图 10.4B 所示，气管是________的。

A. 居中　　B. 移位

A. 居中

其管腔是________。

A. 通畅的　　B. 狭窄的

B.狭窄的 在胸骨入口受压。

图 10.4C 显示甲状腺肿使气管移位、变窄，且压迫图 10.4A 中的左主支气管。图 10.4D 显示纵隔出血使图 10.4B 中纵隔腔增宽。

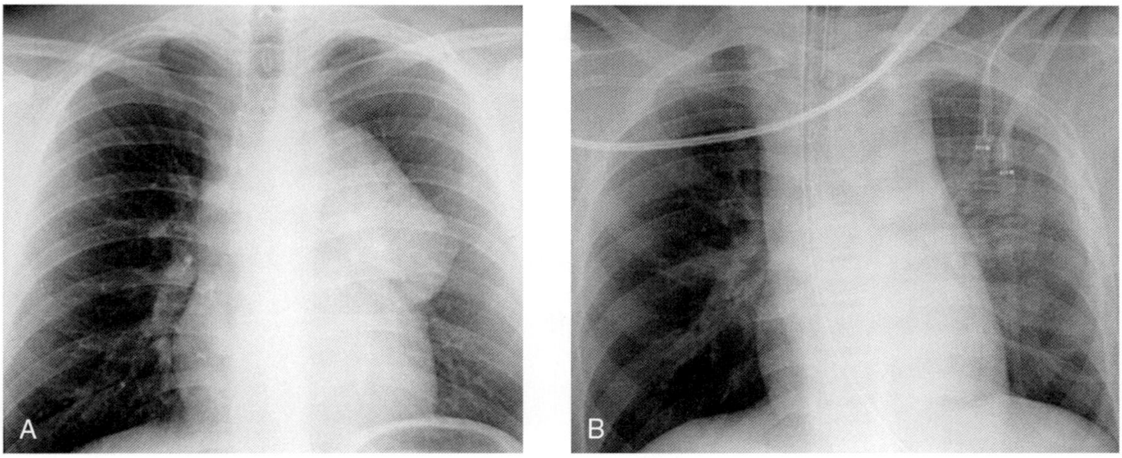

图 10.3

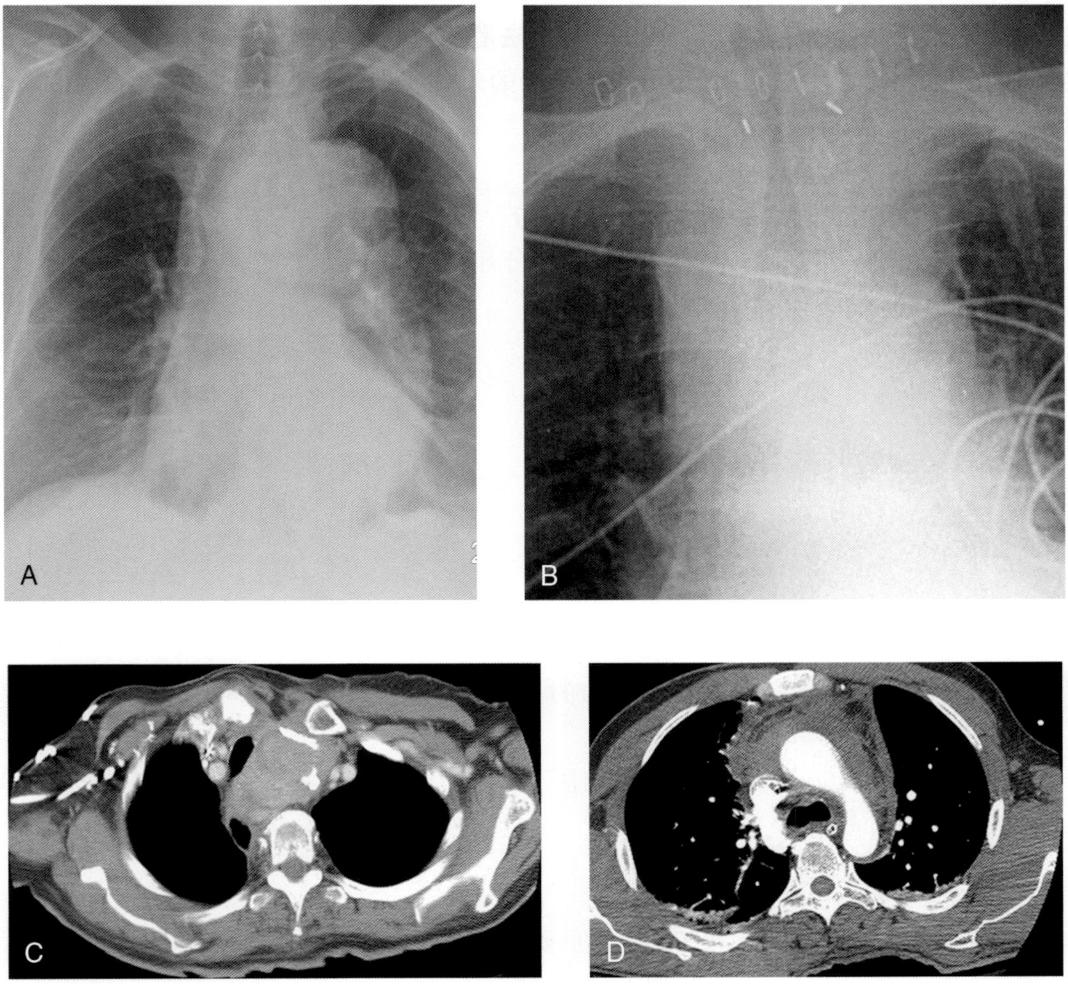

图 10.4

12 纵隔肿块可能遮盖了邻近同样密度的结构，这是“剪影”征的一个例子。

这有助于确定肿块的位置。图 10.5 显示了一个大肿块遮盖了__________的边界。

A. 右侧气管　　B. 左侧气管
C. 气管边缘　　D. 不是气管边缘

因为气管是中纵隔结构，这是一个中纵隔肿块。

气管（箭头所示）__________。

A. 居中　　B. 变窄
C. 移位　　D. 通畅
E. 变窄和移位　　F. 通畅和移位

12 A. 右侧气管（右侧纵隔）

E. 变窄和移位

为了便于进行鉴别诊断，通常将纵隔分为前纵隔、中纵隔和后纵隔三部分。有几种分割纵隔的方法，但没有一种方法是完美的，因为结构和疾病经常跨越这些人为的分界线。Felson 的分类方法是最简单的。

13 根据胸片，放射科医生将纵隔分为三个部分。如图 10.6 所示，一条假想的线将前纵隔（Ⅰ）和中纵隔（Ⅱ）分开。这条线位于气管的前方，但在__________的后方。

A. 食管　　B. 降主动脉
C. 气管　　D. 心脏

第二条线，从椎骨前缘向后 1 cm，分开__________纵隔和__________纵隔。

A. 前　　B. 中
C. 后　　D. 上

13 D. 心脏

B. 中（Ⅱ）
C. 后（Ⅲ）

14 前上纵隔位于胸骨和__________前方的一条线之间。

A. 气管　　B. 右心室
C. 左心室　　D. 以上都是

下方的线位于__________的后方。

A. 左心室　　B. 右心室
C. 升主动脉　　D. 胸骨后间隙
E. 左、右心室　　F. 以上都是

14 A. 气管

F. 以上都是

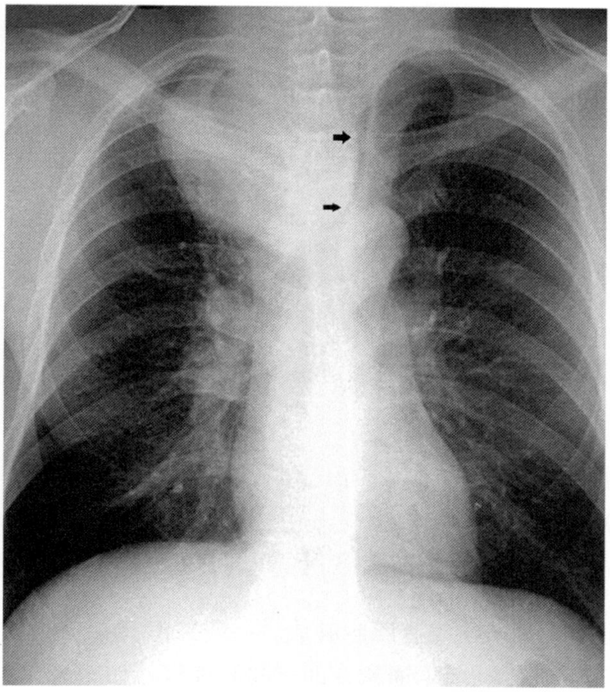

图 10.5

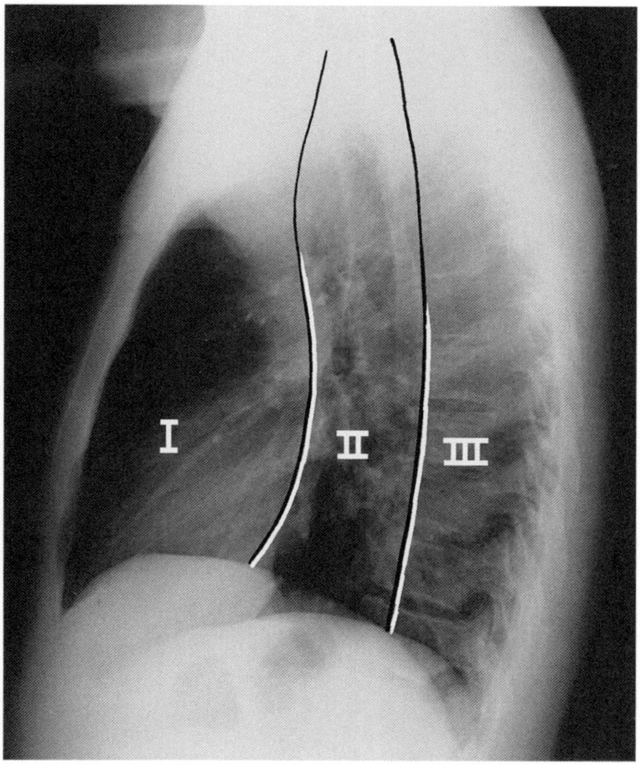

图 10.6

15 侧位 X 线片通常有助于纵隔疾病的定位。
如图 10.7A 所示，肿块位于__________纵隔。

A. 前　　B. 中
C. 后　　D. 上

其填满了胸骨后间隙。与图 10.1B 进行对照。

15 A. 前

16 哪些病变会引起前纵隔肿块？“大白和五个 T”位于前纵隔。
“大白”就是__________。

A. 胸骨　　B. 心脏
C. 主动脉

五个 T 分别为甲状腺肿瘤（Thyroid mass）、胸腺瘤（Thymoma）、畸胎瘤（Teratoma）、胸主动脉瘤（Thoracic aorta，升部）和淋巴瘤（Terrible lymphoma）（“大白”将在第 12 章讨论）。

16 B. 心脏

图 10.3A 和图 10.7A 显示了同一例患者胸腺肿块。一般来说，在胸片上很难区分前纵隔和其他肿块。CT 通常有助于勾画界限。如图 10.7B 和图 10.7C 所示，在不同的患者中，在胸骨和大血管之间存在较小的胸腺瘤（T）。

17 中纵隔的前缘是上胸部__________前方的一条线。

A. 食管　　B. 气管
C. 胸腺　　D. 心脏
E. 脊柱

以及下胸部__________后方的一条线。

A. 食管　　B. 气管
C. 胸腺　　D. 心脏
E. 脊柱

中纵隔后缘是椎体前缘后 1cm 处的一条线。

17 B. 气管

D. 心脏

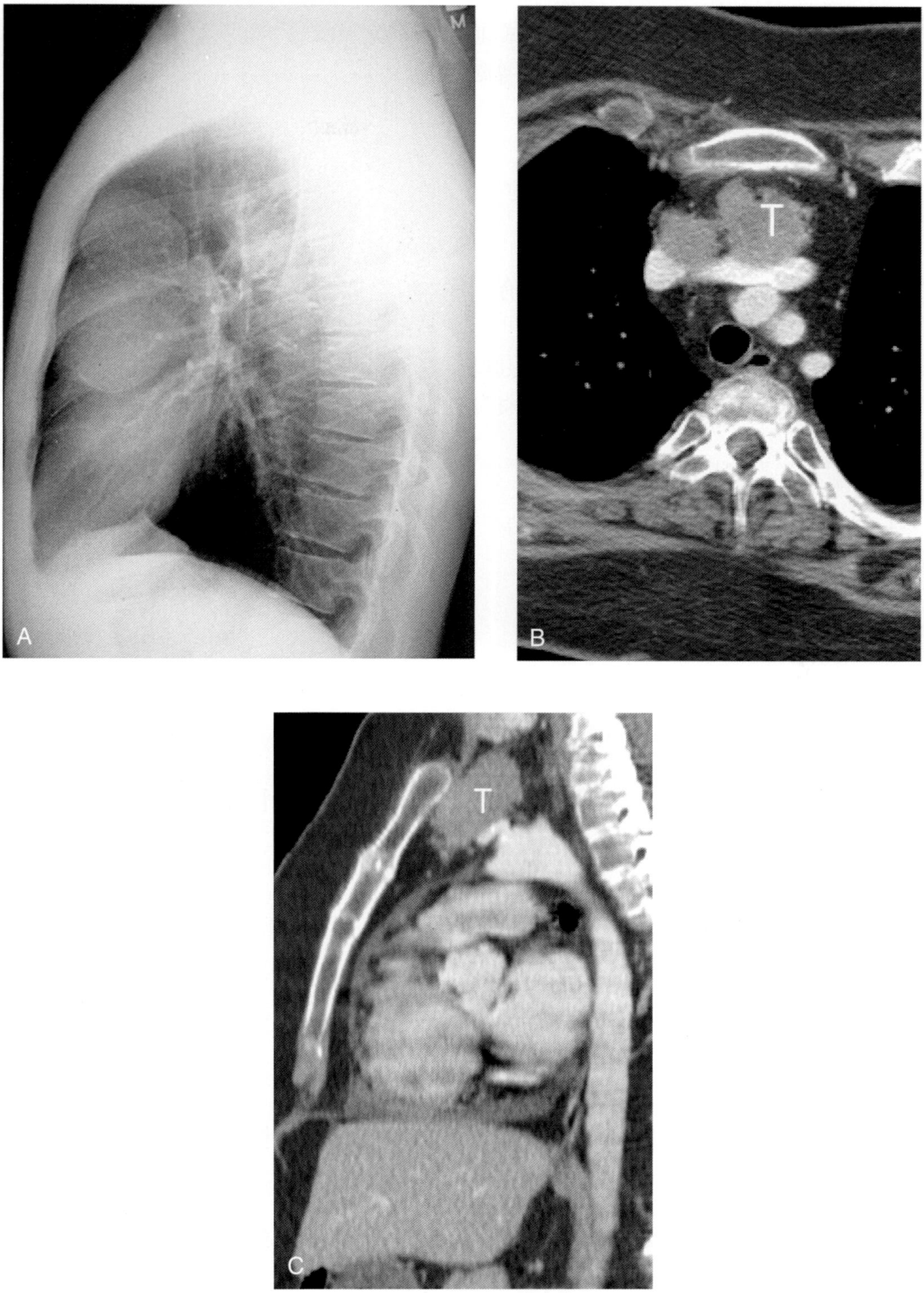

图 10.7

18 大多数纵隔肿块导致纵隔局灶性增宽，而大多数纵隔浸润（如出血或感染）通常会导致纵隔弥漫性增宽。

在这两种情况下，与肺的界面通常是_________ 且__________肺。

A. 清晰的　　B. 模糊的

C. 朝向　　D. 远离

如果在胸片上看不到升主动脉，可能有__________或者__________。

A. 肺炎（右上叶）　　B. 甲状腺肿块

C. 食管肿块　　D. 肺门淋巴结肿大

18 A. 清晰的

C. 朝向

凸出的。

A.肺炎（右上叶）

B.甲状腺肿块

19 下列哪些正常结构位于中纵隔？__________

A. 食管　　B. 淋巴结

C. 脊神经　　D. 心脏

E. 主动脉弓和降主动脉　　F. 气管

G.甲状腺

19 A. 食管

B. 淋巴结

位于纵隔三个部分。

E. 主动脉弓和降主动脉

F. 气管

20 如图 10.8A 所示，有一个分叶状肿块遮盖了气管右缘。该气管位于__________纵隔。

A. 前　　B. 中

C. 后

肿块呈__________朝向肺。

A. 凸面　　B. 凹面

肿块-肺界面呈分叶状，但边界清晰。

20 B. 中

A. 凸面

如图 10.8B 所示，CT 图像显示中纵隔气管（T）右前方肿大的淋巴结。气管未受压。中纵隔肿块大多由淋巴结肿大引起。

临床要点：淋巴结肿大是中纵隔肿块最常见的病因。中纵隔淋巴结肿大最常见于年轻的结节病患者和老年肺癌患者。淋巴瘤可发生在任何年龄，较大的甲状腺也可能被推入中纵隔。

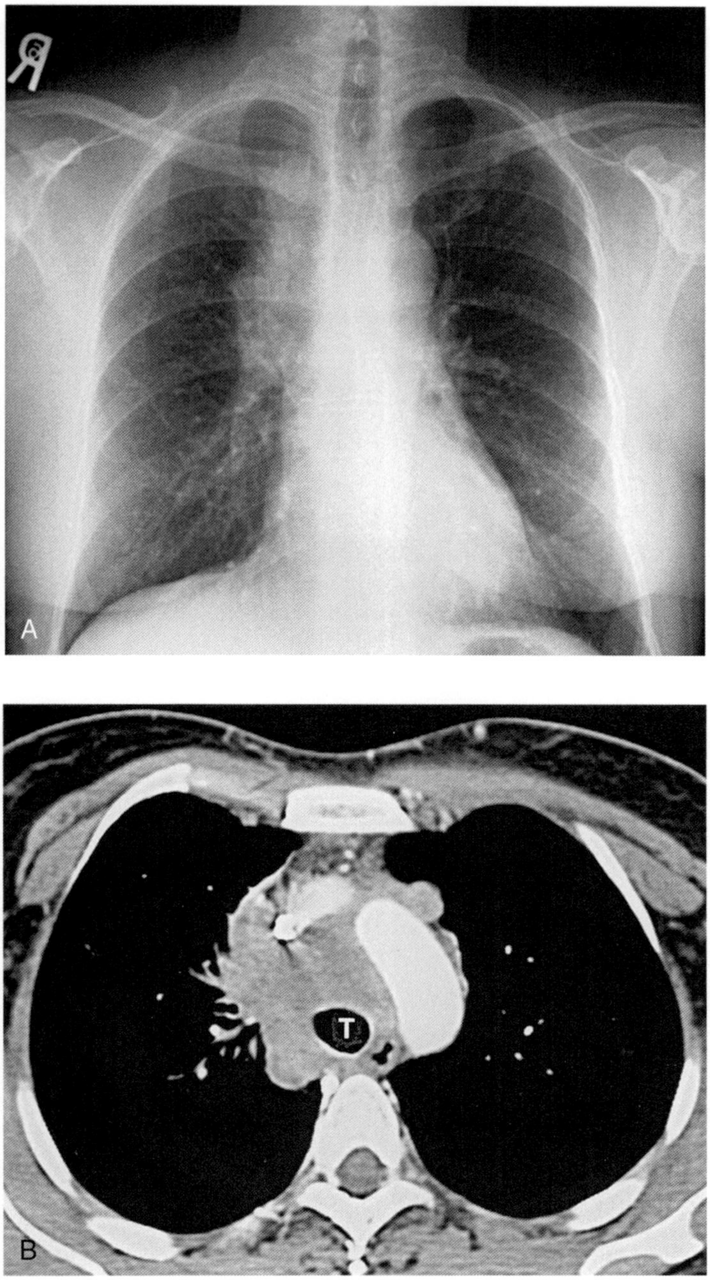

图 10.8

21 在中纵隔，如怀疑是食管病变，适合的影像学检查是________。

A. CT　　B. 钡餐检查

C. MRI

21 B. 钡餐检查

如果怀疑有实体瘤、淋巴结肿大或气管病变，最合适的检查是________。

A. CT　　B. 钡餐检查

C. MRI

A. CT
或
C. MRI

图 10.9 显示了心脏后方的气液平面。图 10.9C 显示了钡餐检查的侧位 X 线片(食管造影图)，其显示了巨大的食管裂孔疝(胃位于膈肌上方)。E，食管；S，胃。

原发性气管病变罕见，但要注意气管常因相邻病变而偏移或变窄。

22 不要忘记，纵隔内也有血管结构穿行。升主动脉位于________纵隔的右侧。

A. 前　　B. 中

C. 后

22 A. 前

主动脉弓从右到左穿行时，位于________纵隔。

A. 前　　B. 中

C. 后

B. 中

降主动脉通常位于椎体前缘的前外侧。在 Felson 的分类中，降主动脉属于________纵隔结构。

A. 前　　B. 中

C. 后

B. 中

随着年龄增长，主动脉逐渐延长，通常会在外侧与脊柱重叠。

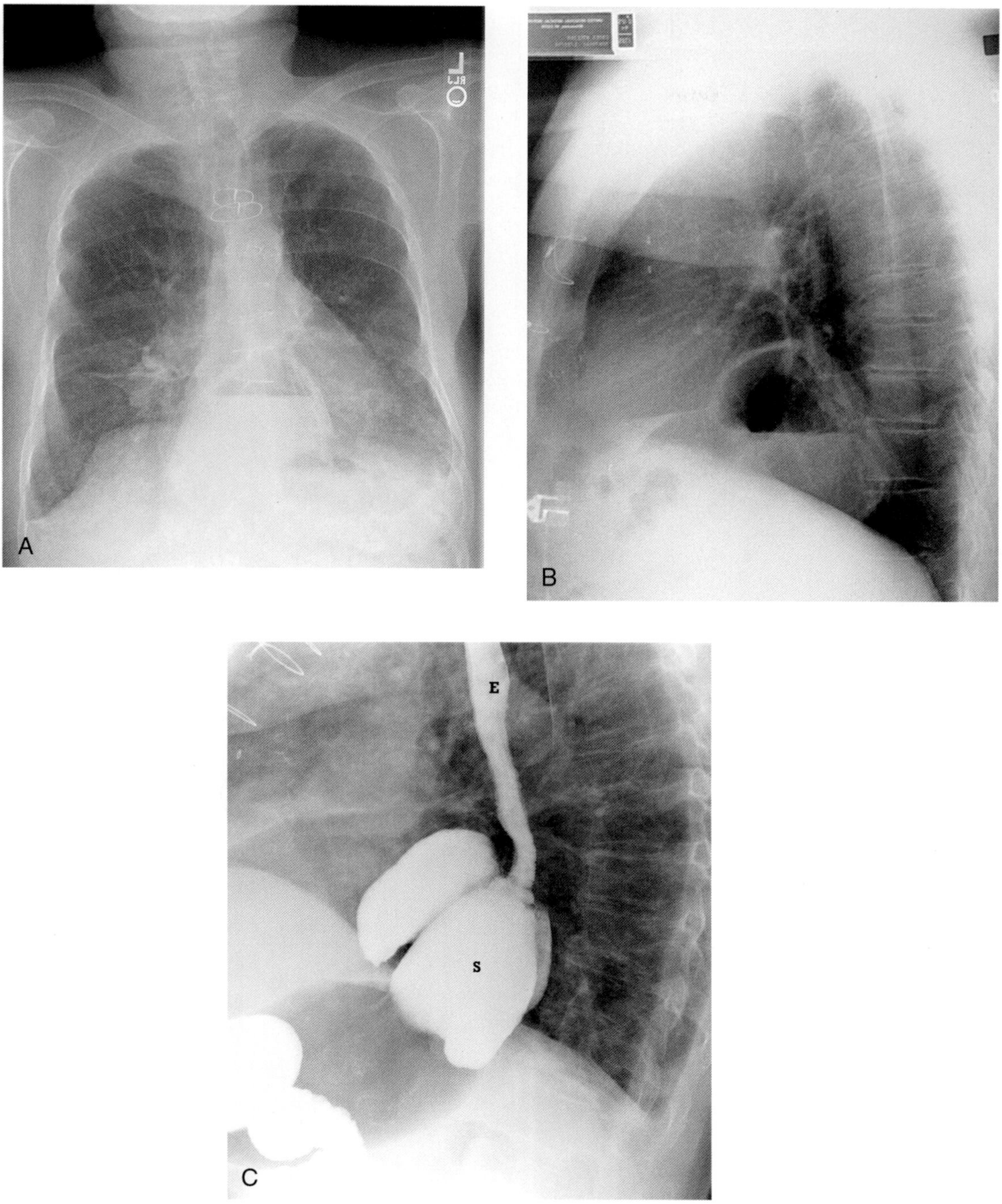

图 10.9　(C)Courtesy Dr. Melissa Wein, Medical College of Wisconsin, Milwaukee, WI.

如图 10.10A 所示，主动脉瘤样凸出表现为两个肿块。注意钙化的主动脉弓(动脉粥样硬化)内膜(上箭头所示)。弯曲的降主动脉位于心脏的外侧(下箭头所示)。图 10.10B 显示迂曲的降主动脉(箭头所示)与脊柱重叠。饲管显示了食管的正常走向，即中纵隔结构。

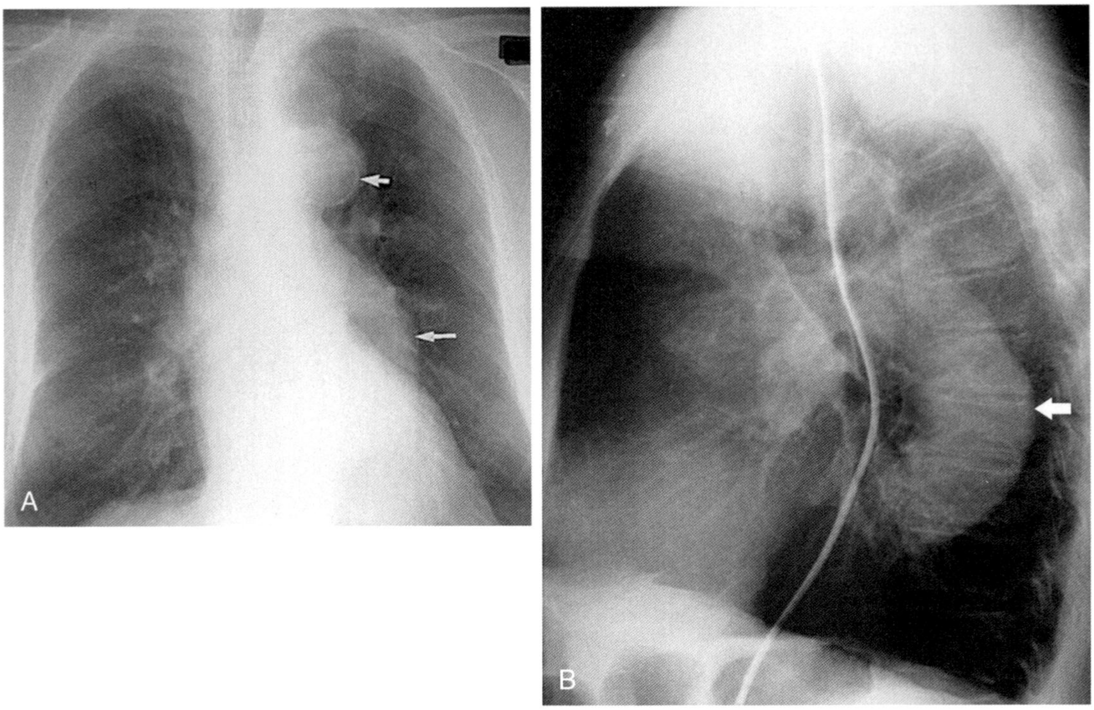

图 10.10

23 后纵隔位于__________线和后肋之间。

A. 脊柱前方　　B. 脊柱前缘后方 1cm

C. 脊柱前缘前方 1cm

更简单地说，后纵隔是椎旁区域。

23 B. 脊柱前缘后方 1cm

24 如图 10.11A 所示，脊柱重叠区有一个大肿块。其可能位于肺内或者__________内。

A. 食管　　B. 后纵隔

C. 气管

箭头指向被破坏和塌陷的椎体，提示该肿块位于_____内。

A. 肺　　B. 食管

C. 后纵隔　　D. 气管

图 10.11B 显示椎体多发性骨髓瘤，伴椎旁肿块形成，椎体和相邻的肋骨（箭头所示，正常肋骨）膨胀性破坏。

24 B. 后纵隔

C. 后纵隔

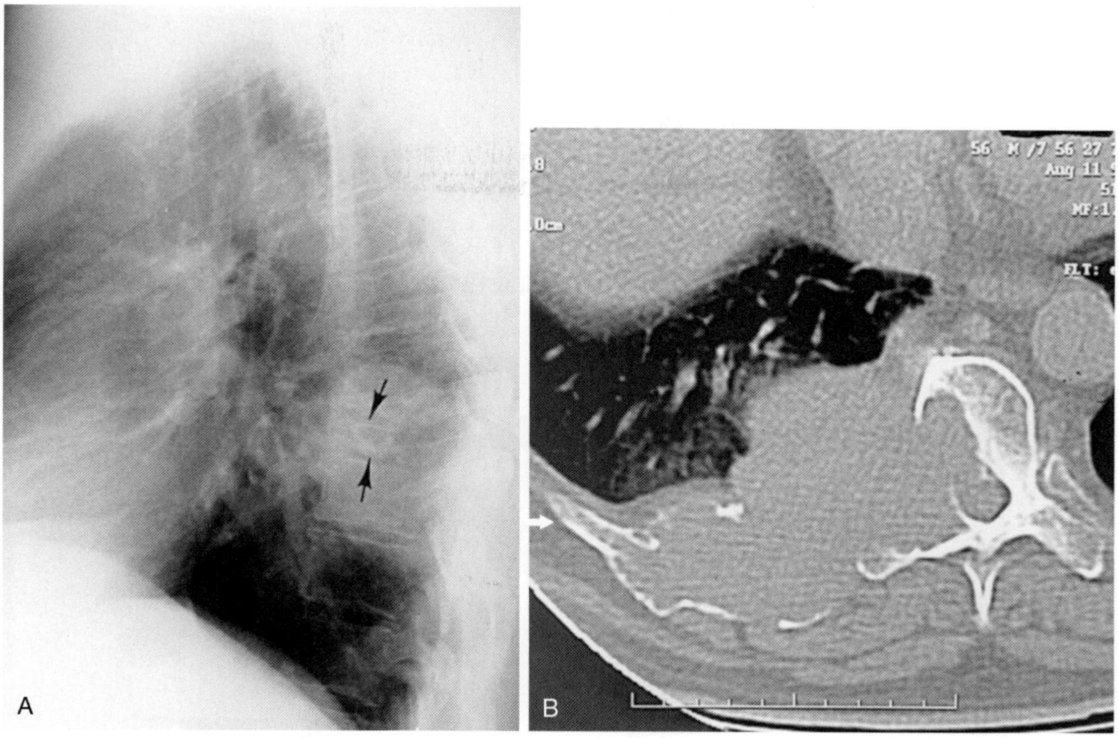

图 10.11

如图 10.12A 所示，非增强 CT 图像显示脊柱旁肿块(M)与椎骨(V)相邻。椎管内的肿瘤很难看到(*)。<，降主动脉。如图 10.12B 所示，MRI 图像提供了更好的对比度并显示了肿瘤的范围。

临床要点：后纵隔肿瘤多发生于年轻患者的神经或其覆盖物(如神经纤维瘤、脑膜膨出)，多发性骨髓瘤和转移性脊柱疾病更多见于老年患者。

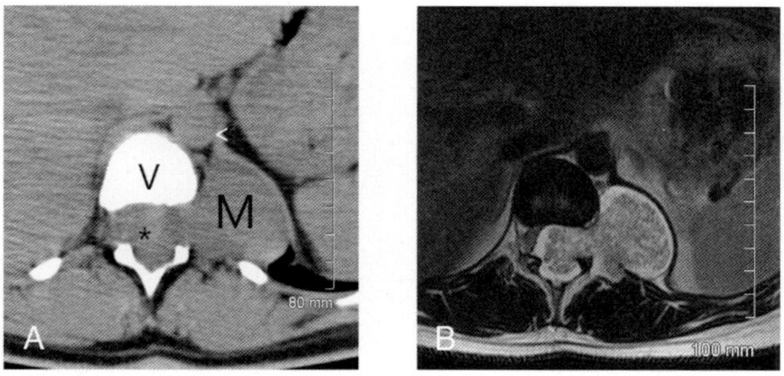

图 10.12

25 感染、出血、淋巴结肿大和浸润性肿瘤可累及多个纵隔区域。这通常会导致 ________ 纵隔增宽。

A. 局灶性　　　　B. 弥漫性

25 B. 弥漫性

如图 10.13A 所示，创伤后纵隔弥漫性增宽。如图 10.13B 所示，CT 图像显示主动脉弓周围有液体（血液）。图 10.13C 是主动脉多平面重建图像，显示创伤后假性动脉瘤（箭头所示）被血液包绕。

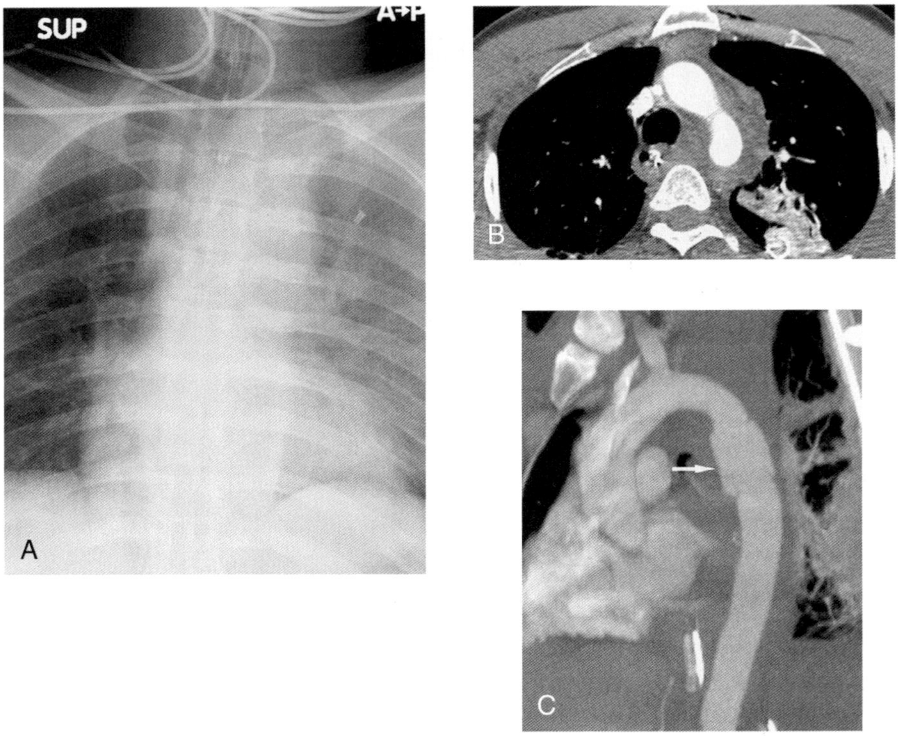

图 10.13

26 纵隔位于内侧壁胸膜的__________。

A. 中央　　B. 外侧

肺门位于纵隔胸膜的__________。

A. 内部　　B. 外部

在正常胸片上,我们称之为肺门的、可以看到的结构,实际上是__________和__________。

A. 肺动脉　　B. 支气管动脉

C. 肺静脉　　D. 支气管静脉

血管向周围延伸时逐渐变细。正常肺门淋巴结在胸片上是不可见的。如图 10.14A 所示,双侧肺门淋巴结肿大(箭头所示)。因为淋巴结肿大,肺门呈块状。如图 10.14B 所示,CT 图像显示了双侧肺门淋巴结肿大(N)。

临床要点:肺门肿块最常见的原因是淋巴结肿大或者邻近的肿瘤。胸部 X 线检查在检出纵隔病变方面相当敏感,通常需要进一步检查(CT 或 MRI 或 PET)来确定异常的特征。这就需要对患者病史和临床症状进行了解,从而确定下一步最适合的检查,有许多不同的检查可供选择,咨询放射科医生通常是有帮助的。你可能从不同的放射科医生那里得到不同的答案。

26 A. 中央

B. 外部

A. 肺动脉

C. 肺静脉

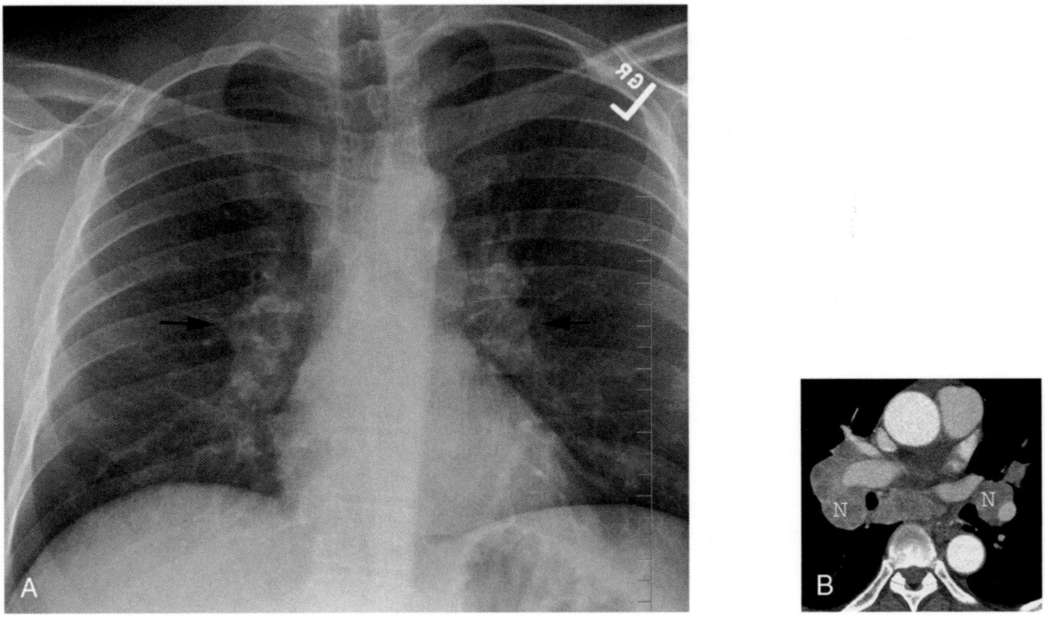

图 10.14

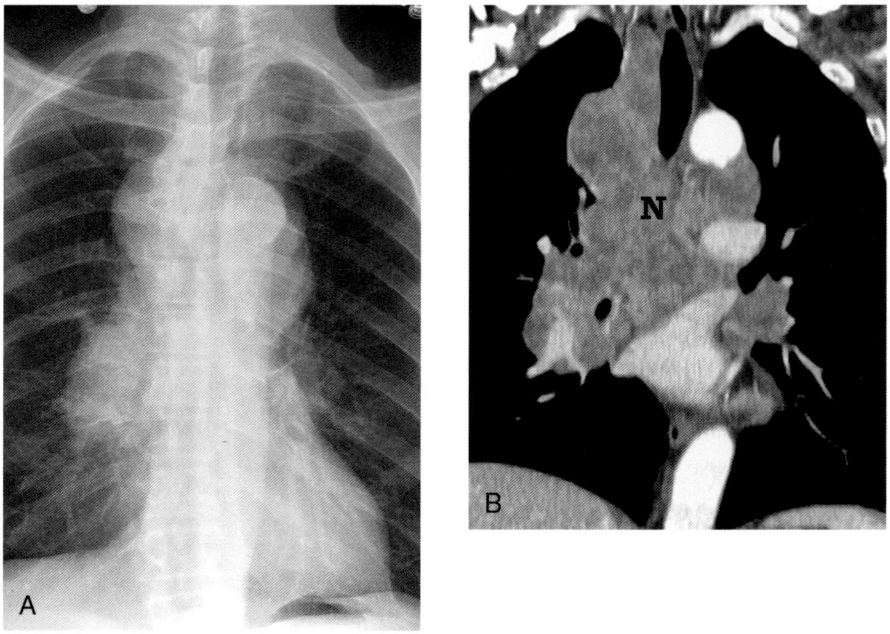

图 10.15

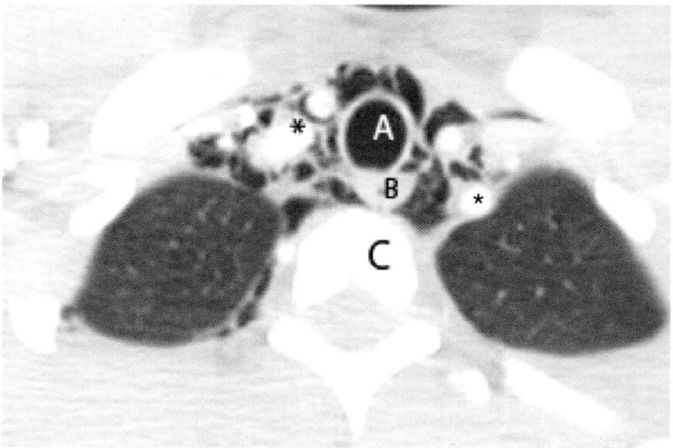

图 10.16

复 习

Ⅰ A. 前纵隔内有__________ 个 T。

B. 5 个 T 是__________，__________，__________，__________和__________。

Ⅰ A. 5

B. 甲状腺肿瘤；胸腺瘤；畸胎瘤；胸主动脉瘤；淋巴瘤

Ⅱ 对以下结构的纵隔进行匹配。

1.食管__________	前纵隔
2.心脏__________	后纵隔
3.胸腺__________	中纵隔
4.气管__________	三者都有
5.甲状腺__________	
6.脊神经__________	
7.淋巴结__________	
8.升主动脉__________	
9.降主动脉__________	
10.主动脉弓__________	

Ⅱ 1. 中纵隔
2. 前纵隔
3. 前纵隔
4. 中纵隔
5. 前纵隔
6. 后纵隔
7. 三者都有
8. 前纵隔
9. 中纵隔
10. 中纵隔

Ⅲ 如图 10.15A 所示，__________可见局灶性隆起。(不定项选择题)

A. 右肺门　　B. 左肺门

C. 右侧气管旁区域　　D. 降主动脉左侧

如图 10.15B 所示，冠状位 CT 图像显示了中纵隔和双侧肺门淋巴结肿大。Dx =淋巴瘤。

Ⅲ A. 右肺门

C. 右侧气管旁区域

D. 降主动脉左侧

Ⅳ 图 10.16 是外伤患者的 CT 图像。__________，在前文未讨论过。

对以下结构进行匹配。

气管__________

食管__________

椎骨__________

大血管__________

Ⅳ 纵隔内有空气(纵隔气肿)

A. 气管

B. 食管

C. 椎骨

* 大血管(左右锁骨下动脉)

胸膜与胸膜外间隙 第 11 章

胸膜腔是脏胸膜和壁胸膜之间的腔隙，胸膜外间隙是一个潜在的腔隙，位于胸壁与壁胸膜之间。每种疾病都会产生特征性的放射学表现，通常这些表现会有重叠。

每个胸膜腔底部包绕着相应的横膈，形成一条深槽（图 11.1A），被称为肋膈沟或肋膈角，肋膈角最深和最下方的部分是后肋膈角，外侧肋膈角也相当深。

1 ＿＿＿＿＿肋膈角最深。

A. 前方　　B. 后方

C. 侧面

其仅在侧位 X 线片上可见，在胸部后前位 X 线上不可见，因为膈顶在其＿＿＿＿＿。

A. 上方　　B. 下方

C. 后方　　D. 中间

在胸部后前位 X 线片上，液体在＿＿＿＿＿的肋膈角最易被发现。

A. 前　　B. 外侧

C. 后　　D. 内侧

1 B. 后方

A. 上方

B. 外侧

2 如图 11.1B 和 11.1C 所示，患者在他人开枪的时候正好关上了后门。子弹刚好穿透了其胸壁，并落入了胸膜腔。

图 11.1B 和 11.1C 显示了＿＿＿＿＿肋膈角的深度。

A. 前　　B. 外侧

C. 后　　D. 内侧

如图 11.1B（直立位）所示，位于后肋膈角的子弹似乎位于腹部。如图 11.1C（侧位）所示，子弹明显位于后肋膈角。如图 11.1D（仰卧位）所示，数天后，位于胸膜腔的子弹移位了。

2

C. 后

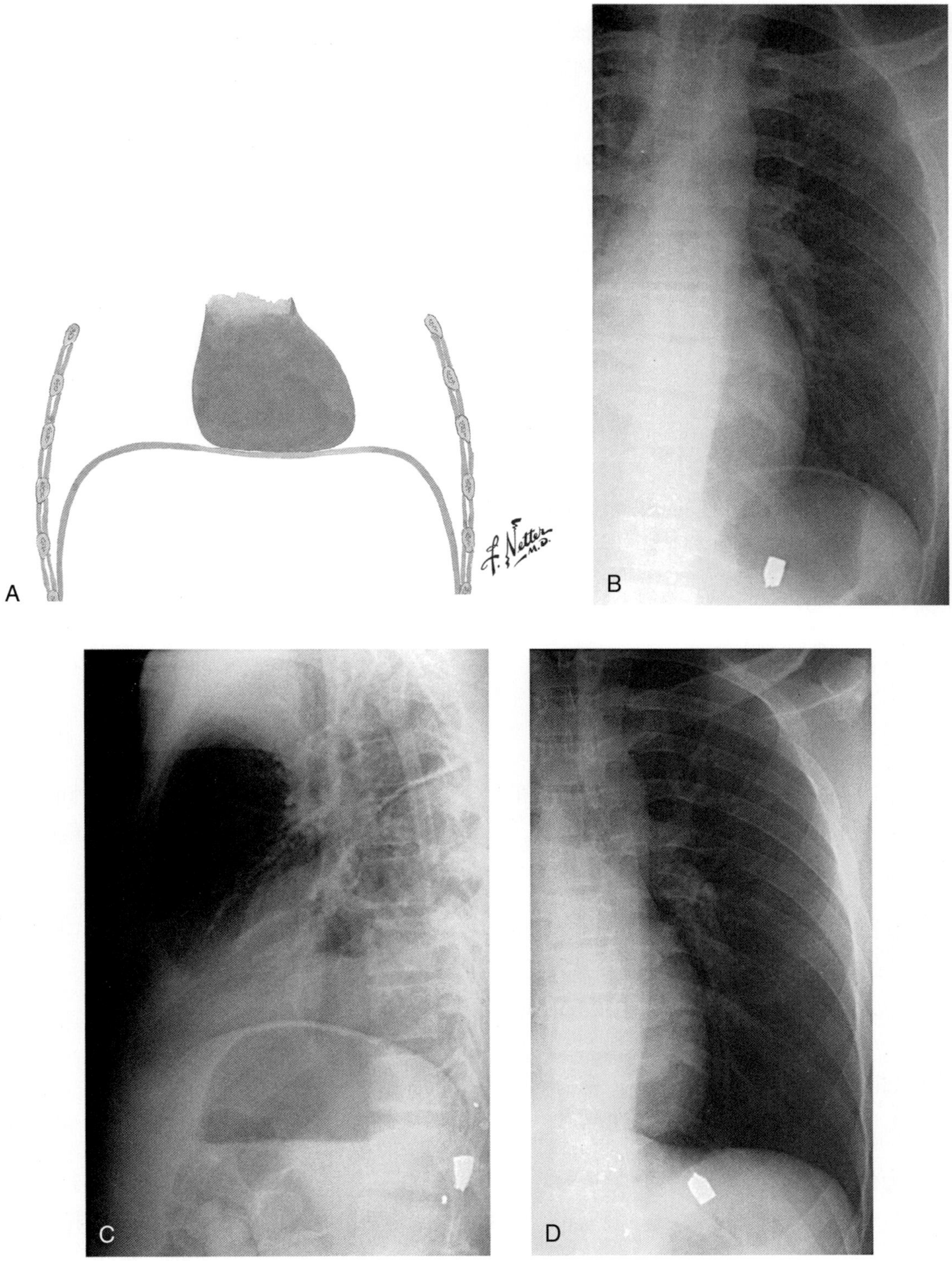

图 11.1

3 游离的胸腔积液(如血液、渗出液、漏出液)比充满空气的肺重,所以在__________,其沉积在胸膜腔基底部。

A. 站立位　　B. 仰卧位

其使正常深度的__________和__________肋膈角变浅或变钝。

A. 前　　B. 外侧

C. 后　　D. 内侧

如图 11.2A 中箭头所示,外侧肋膈角正常。如图 11.2B 中箭头所示,外侧肋膈角变__________,因为有少量积液。

A. 锐利　　B. 浅

C. 圆滑

多余的液体沿着胸膜腔外侧流动,形成半月形,如图 11.2C 中箭头所示。图 11.2 中为同一例患者。

3 A. 站立位

B. 外侧

C. 后

B. 浅(钝)

4 在侧位 X 线片上,这些特征完全一样。如图 11.3A 中箭头所示,两个肋膈角是__________。

A. 锐利的　　B. 浅的

C. 圆滑的

如图 11.3B 中下方箭头所示,左肋膈角是__________。

A. 锐利的　　B. 浅的

C. 圆滑的

如图 11.3C 所示,液体在后方形成弯月形(箭头所示)。在侧位 X 线片上常可见胸腔液体沿着斜裂流动,这是胸腔积液继发征象,如图 11.3B 和图 11.3C 中上方箭头所示。

4 A. 锐利的

这是正常的。

B. 浅的(钝的)

右侧肋膈角仍然是锐利的。

5 如图 11.3C 所示,__________横膈不可见。

A. 左侧　　B. 右侧

为什么? 这是__________导致的差异。

A. 空气支气管征　　B. 空气半月征

C. “剪影”征

5 A. 左侧

C. “剪影”征

右侧接触肺部空气,左侧接触胸腔积液。

临床要点:胸部侧位 X 线片比后前位 X 线片更易发现少量积液。如果两者之间存在差异,以侧位 X 线片为主,图 11.2 和图 11.3 是同一例患者。比较胸部后前位和侧位 X 线片。

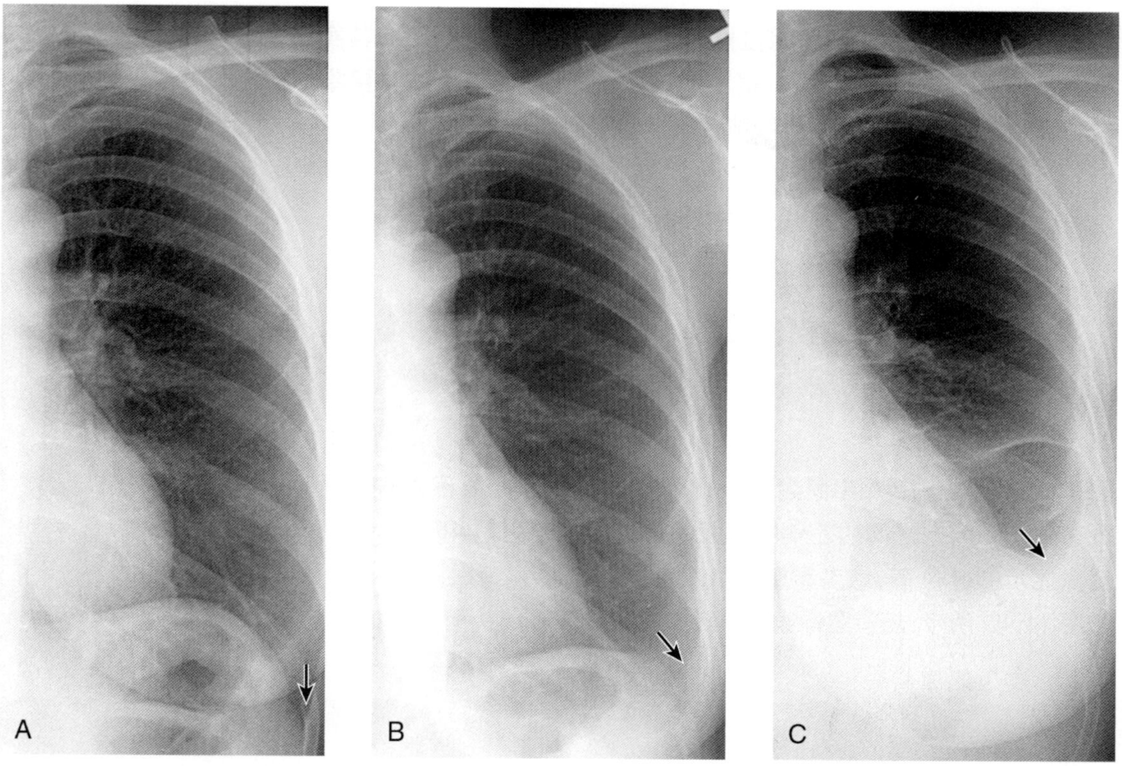

图 11.2

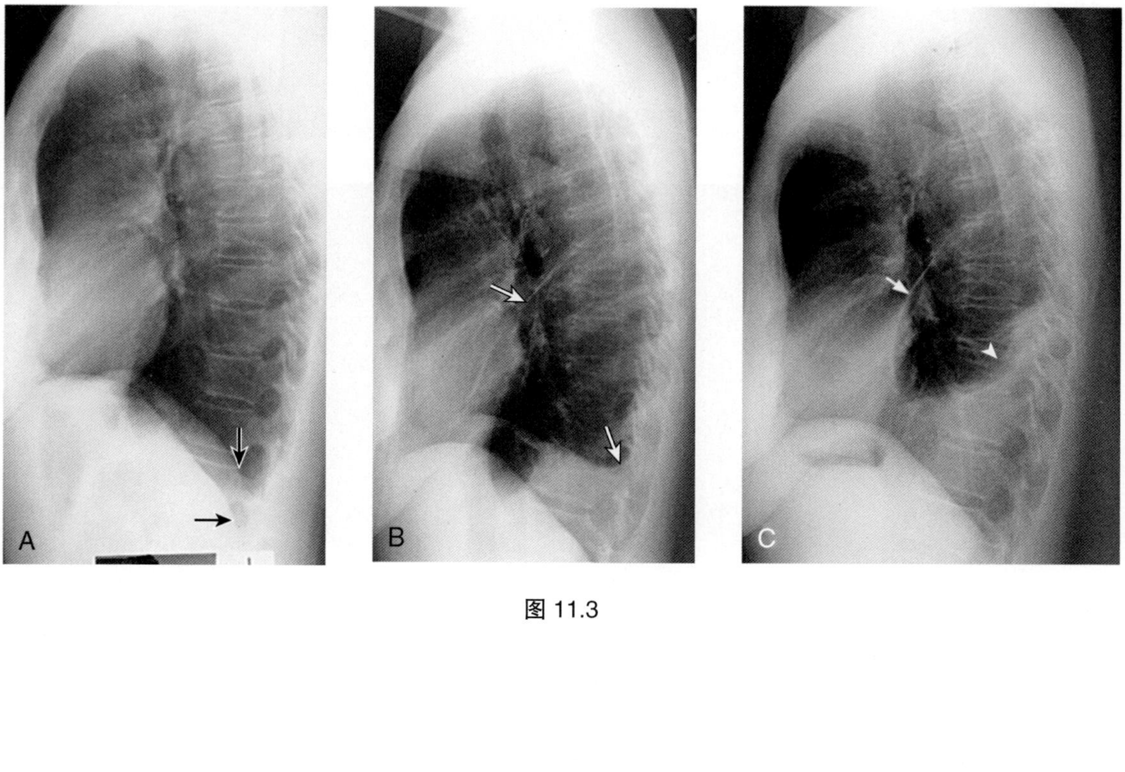

图 11.3

如图 11.4A 所示，左侧膈肌明显抬高实际上由肺底积液所致。其实膈肌仍位于正常位置，但被一层游离液体所遮蔽，游离液体常聚集在肺底和膈肌顶部之间。这种肺底积液使膈肌看起来升高了。

6 随着年龄增长，重力的影响越来越小。然而，在放射学中，重力的作用不可忽视。

__________最有助于证明图 11.4A 中有肺底积液。

A. 右侧卧位　　B. 左侧卧位
C. 仰卧位　　D. 斜位

6 B. 左侧卧位

图 11.4B 是图 11.4A 中患者的左侧卧位 X 线片。游离液体被重新分布到肺和胸壁之间的左侧胸膜腔的重力侧。如图 11.4C 所示，CT 图像显示仰卧位下，患者背侧有胸腔积液，呈重力依赖性分布（E）。如图 11.4D 所示，超声图像显示游离肺底积液（E）（箭头指向膈肌）。

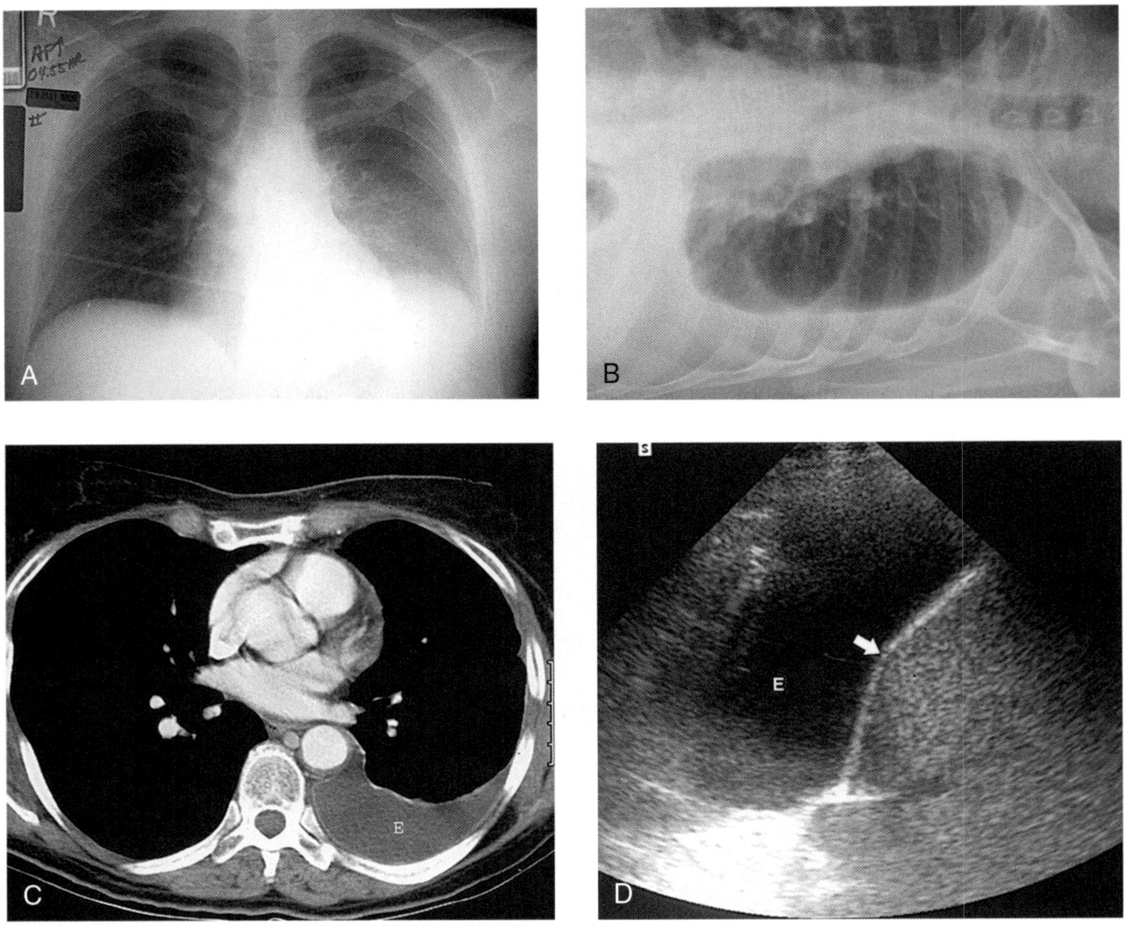

图 11.4 （D）Courtesy Dr. Francisco Quiroz, Medical College of Wisconsin, Milwaukee, WI.

7 我们现在面临的实际问题是如何识别肺底积液，因为其非常类似于＿＿＿＿＿＿。

A. 气胸　　B. 肺炎
C. 半月形　　D. 横膈抬高

7 D. 横膈抬高

在左侧，胃泡通常仅通过薄隔膜与肺底部隔开。图 11.5 显示了胃与肺之间的正常距离（箭头所示）。

如图 11.6A 所示，左侧存在肺底积液时，胃泡＿＿＿＿＿＿肺底。

A. 远离　　B. 更接近
C. 位于外侧

A. 远离

这就是所谓的胃泡征。

右侧没有胃泡，所以我们通常依靠右膈形态的变化来诊断肺底积液。如图 11.5 所示，横膈的顶点位于锁骨中线。当有肺底积液时，“横膈”的顶点通常向外侧移动或形状发生改变，这对于诊断任一侧肺底积液都有帮助。

8 比较图 11.5 于图 11.6A。

8

如图 11.6 所示，左侧肋膈角很锐利，但＿＿＿＿＿＿提示左侧有积液。

A. 模糊膈肌征　　B. “剪影”征
C. “新月”征　　D. 胃泡征

D. 胃泡征

右侧胸腔积液的征象有＿＿＿＿＿＿。（不定项选择题）

A. 肋膈角变钝　　B. 胃泡征
C. 横膈形状改变

A. 肋膈角变钝
C. 横膈形状改变

如图 11.6B 所示，侧位 X 线片显示双侧后肋膈角变钝，并有胃泡征。斜裂可见积液（箭头所示）。

9 当有肺底积液时，判断以下题目是否正确。

9

“横膈”可能会升高。＿＿＿＿＿＿

A. 正确　　B. 错误

A. 正确

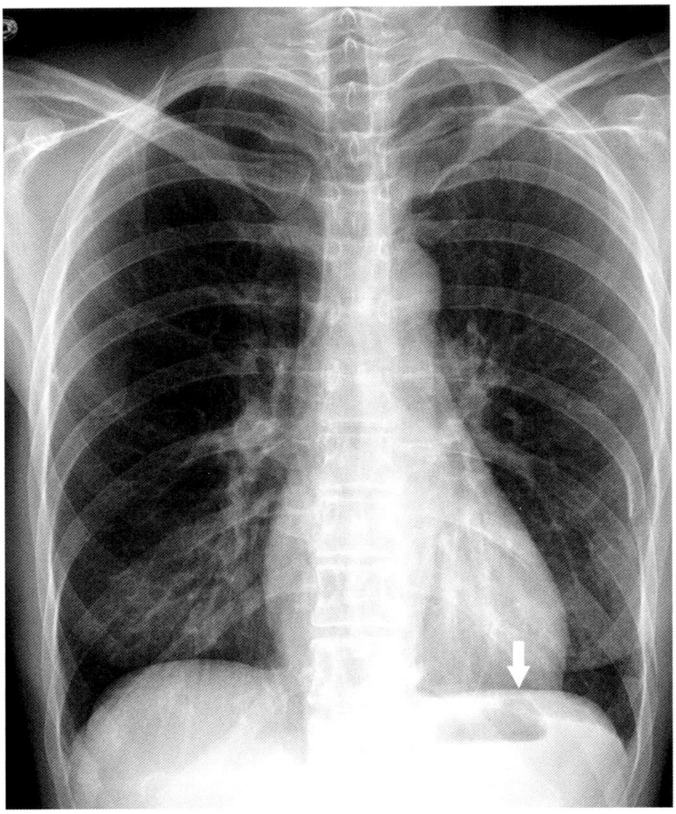

图 11.5

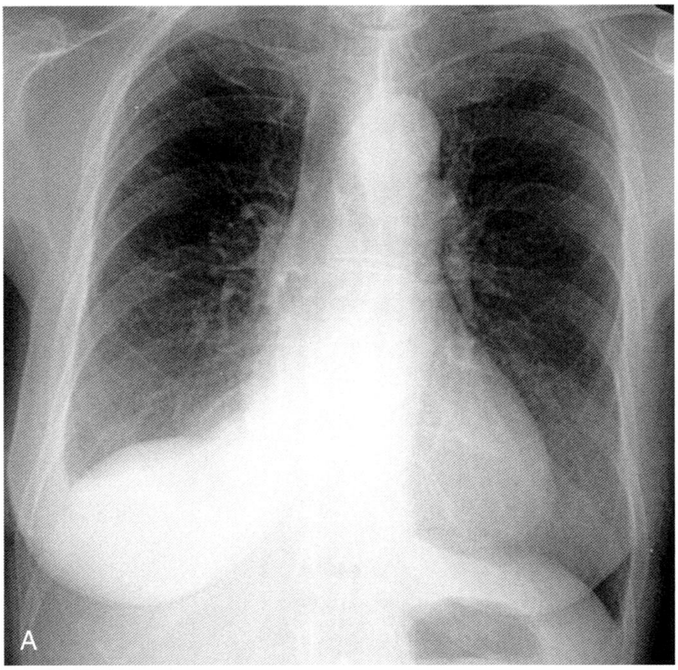

图 11.6 （待续）

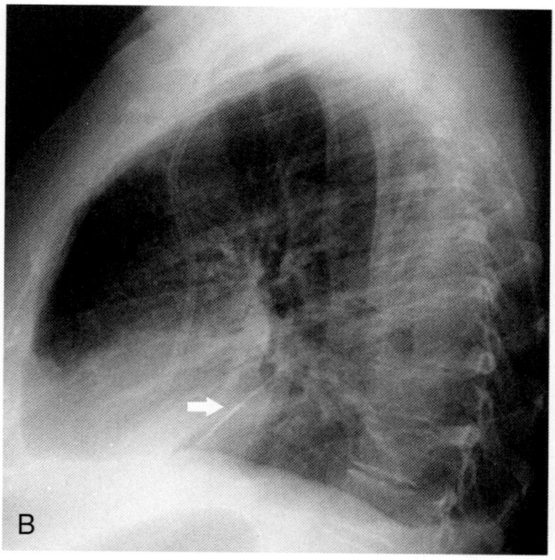

图 11.6(续)

横膈顶通常向内侧移动。__________

A. 正确　　　B. 错误

B. 错误

肋膈角可能变浅或呈半月形。__________

A. 正确　　　B. 错误

A. 正确

胃泡应该接近肺底。__________

A. 正确　　　B. 错误

B. 错误

10 在前后仰卧位下，液体受到__________重力作用。

A. 前方　　　B. 后方

C. 外侧

10 B. 后方

其会导致受影响的半侧胸廓表现为__________或__________。

A. 放射密度增高　　　B. 放射密度减低

C. X 线穿透性更强　　　D. X 线穿透性更弱

A. 放射密度增高
D. X 线穿透性更弱

如图 11.7A 所示，仰卧位下，患者有__________胸腔积液。

A. 左侧　　　B. 右侧

C. 双侧

A. 左侧

相比直立位胸片，仰卧位胸片对积液的敏感性__________。

A. 更高　　　B. 更低

B. 更低
相当低。

如图 11.7B 所示，矢状位 CT 图像显示液体积聚在背侧和斜裂（箭头所示）。

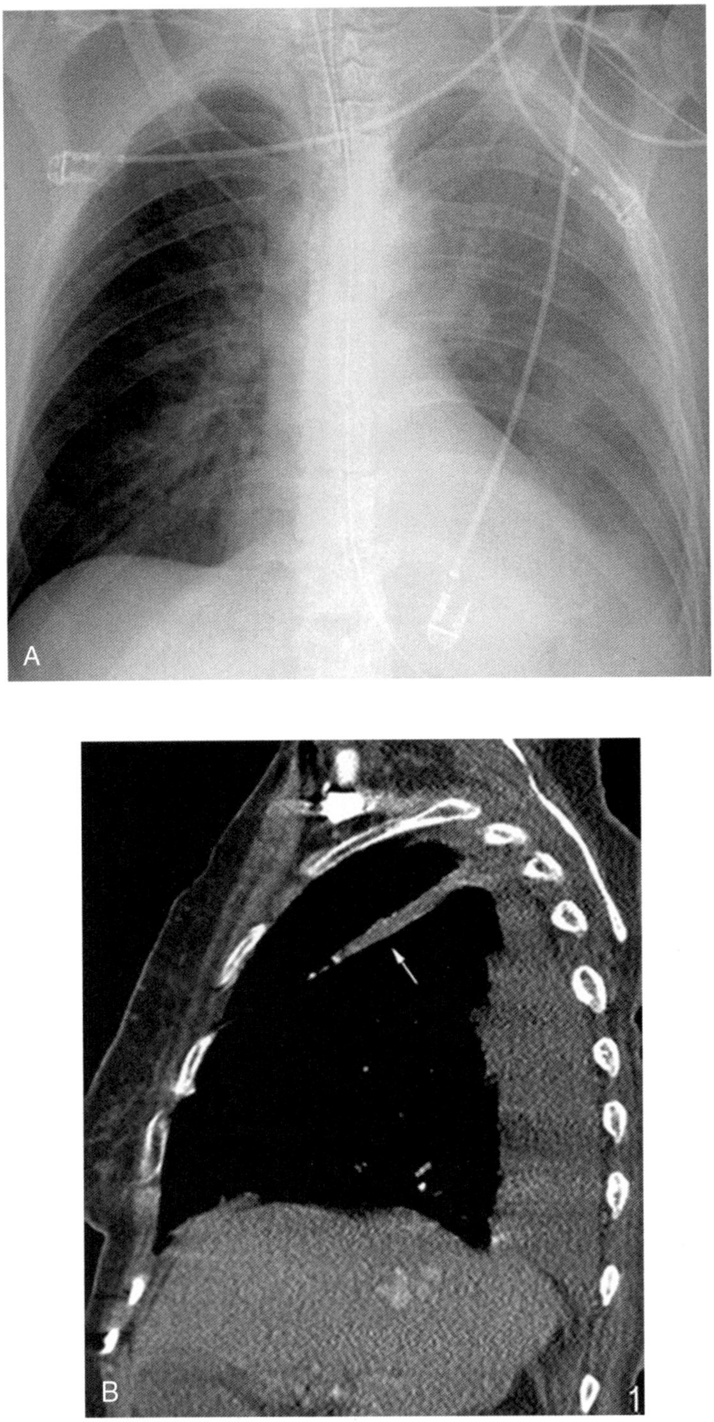

图 11.7

临床要点：每名医生都想知道多少毫升液体能在 X 线片上显示。在直立位胸片中，需要>175mL，直立侧位胸片需要 75mL，侧卧位胸片需要>5mL。仰卧位胸片则需要超过数百毫升。

11 如果一侧胸廓完全不透明，可能是由于＿＿＿＿＿＿。

A. 实变或肺不张　　B. 大量胸腔积液

C. 两者中任一种　　D. 两者都不是

如果白肺由肺不张/实变引起，那么纵隔将＿＿＿＿＿＿患侧。

A. 邻近　　B. 远离

11 C. 两者中任一种

A. 邻近

12 比较图 11.8A 和图 11.8B 中的白肺。

如图 11.8A 所示，纵隔＿＿＿＿＿＿。

A. 居中　　B. 移向同侧

C. 移向对侧

这是由于＿＿＿＿＿＿。

A. 胸腔积液　　B. 肺不张

C. 两者都是　　D. 两者都不是

如图 11.8B 所示，纵隔向同侧移位。这是由于＿＿＿＿＿＿。

A. 胸腔积液　　B. 肺不张

C. 两者都是　　D. 两者都不是

12

C. 移向对侧

A. 胸腔积液

B. 肺不张

临床要点：如果一侧白肺但无移位，则可能同时存在肺不张/实变和积液。因为当肺萎陷和胸腔积液之间达到了平衡，或者肿瘤“固定”住了纵隔，可防止发生移位。

13 包裹性胸腔积液源于胸膜粘连，其可能在积液出现时已存在或逐步发生。积液＿＿＿＿＿＿随着仰卧或侧卧位置改变而移动。

A. 会　　B. 不会

13 B. 不会

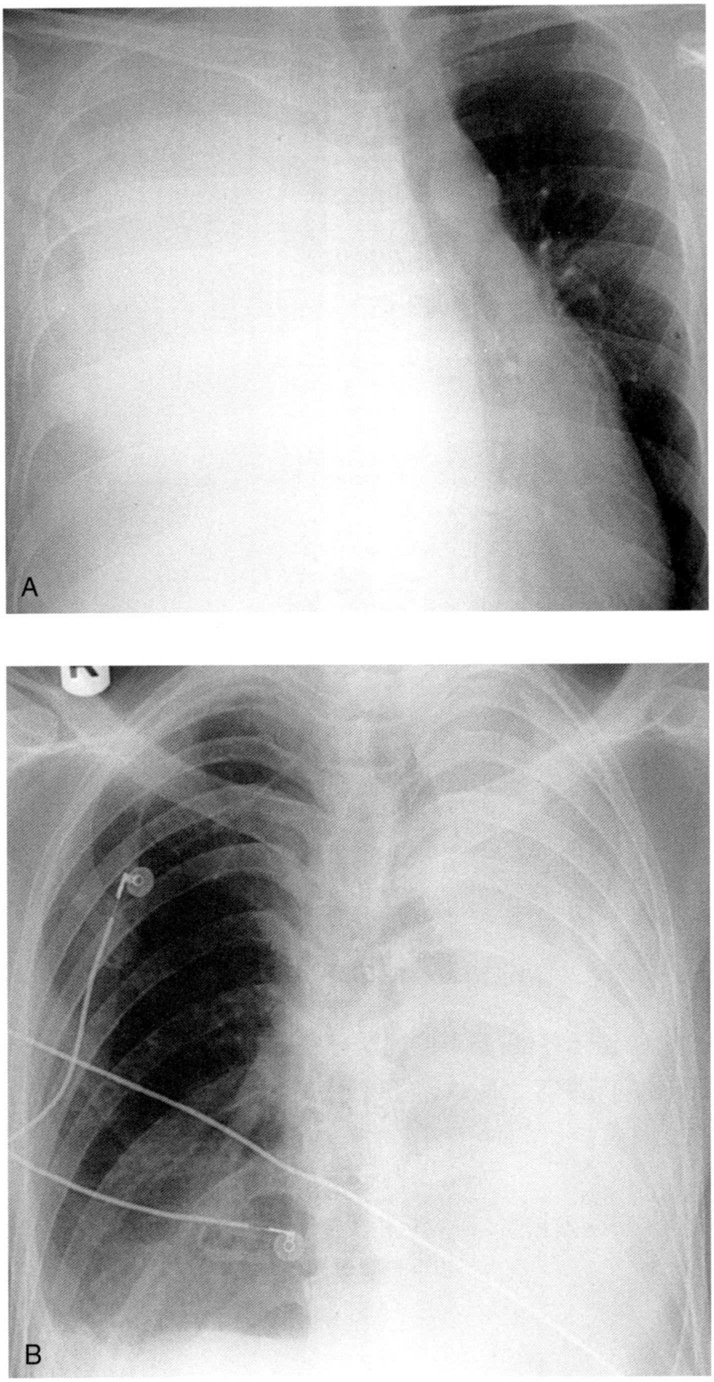

图 11.8

14 包裹性积液可能会刺激肺部疾病。图 11.9A 显示了包裹性胸腔积液。

包裹性积液的边缘通常__________朝向肺。

A. 凹面　　B. 凸面

从侧面看，边缘与胸壁形成__________角（箭头所示）。

A. 钝　　B. 锐

14

B. 凸面

A. 钝

在直立位 X 线片（图 11.9A）和仰卧位 CT 图像（箭头所示，图11.9B）上，包裹性积液具有相同的征象。CT 图像可见后方另一处更小的包裹性积液。将其与图 11.4C 中的游离积液进行比较。

15 有时，液体会积聚在叶间裂。其可能看起来类似肺部肿块。因为其分开了叶间裂，所以该假瘤通常在叶间裂平面上呈__________。

A. 双凸透镜状　　B. 球形

C. 新月形

15 A. 双凸透镜状

16 叶间裂内积液（假瘤）两侧以脏胸膜为界，所以从侧面看（边缘），其边缘__________。

A. 锐利　　B. 模糊

水平裂内的包裹性积液在__________图像上应该有清晰、锐利的边缘。

A. 后前位　　B. 侧位

C. 两者都是　　D. 两者都不是

斜裂内的"肿块"边缘在__________图像上应该有清晰、锐利的边缘。

A. 后前位　　B. 侧位

C. 两者都是　　D. 两者都不是

注意：为了使其可见，X 线束必须平行于叶间裂。

16 A. 锐利

C. 两者都是

B. 侧位

如图 11.10A 和图 11.10B 所示，水平裂中的假瘤（A）在胸部后前位和侧位图像上都有清晰、锐利的边缘。斜裂中的两处包裹性积液（B 和 C）仅在侧位图像上有清晰、锐利的边缘。在正位图像上，斜裂中的假瘤部分边界模糊不清。

临床要点：假瘤最常见于充血性心力衰竭。当充血性心力衰竭好转时，积液通常消失（"消失的肿瘤"）。

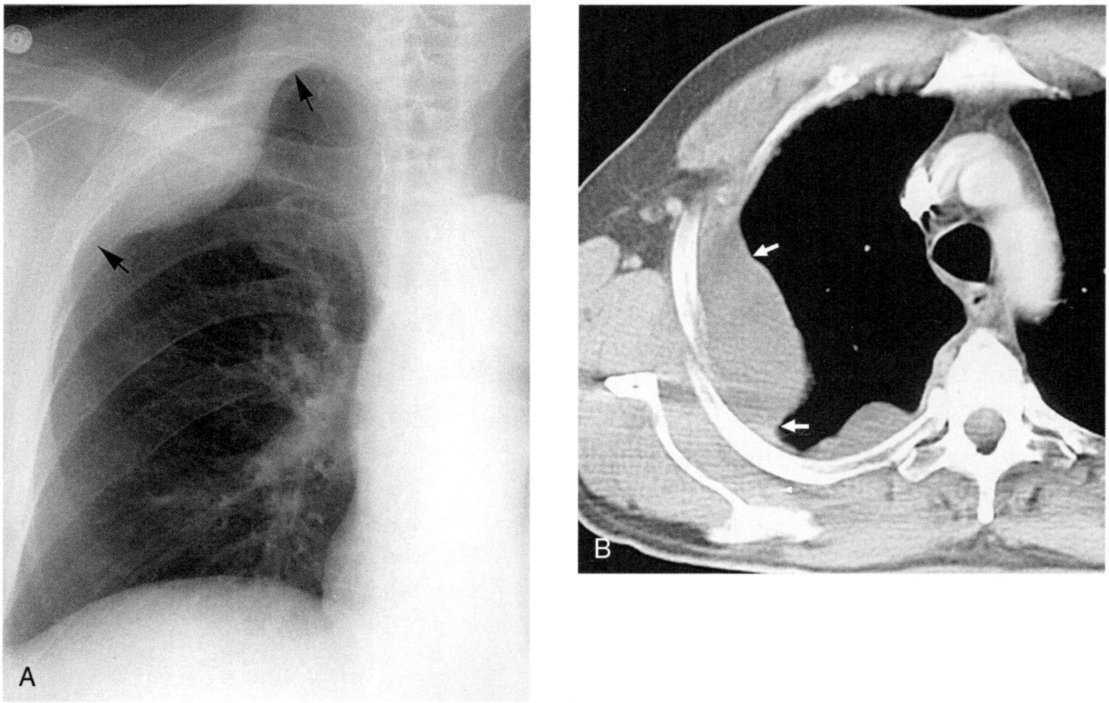

图 11.9

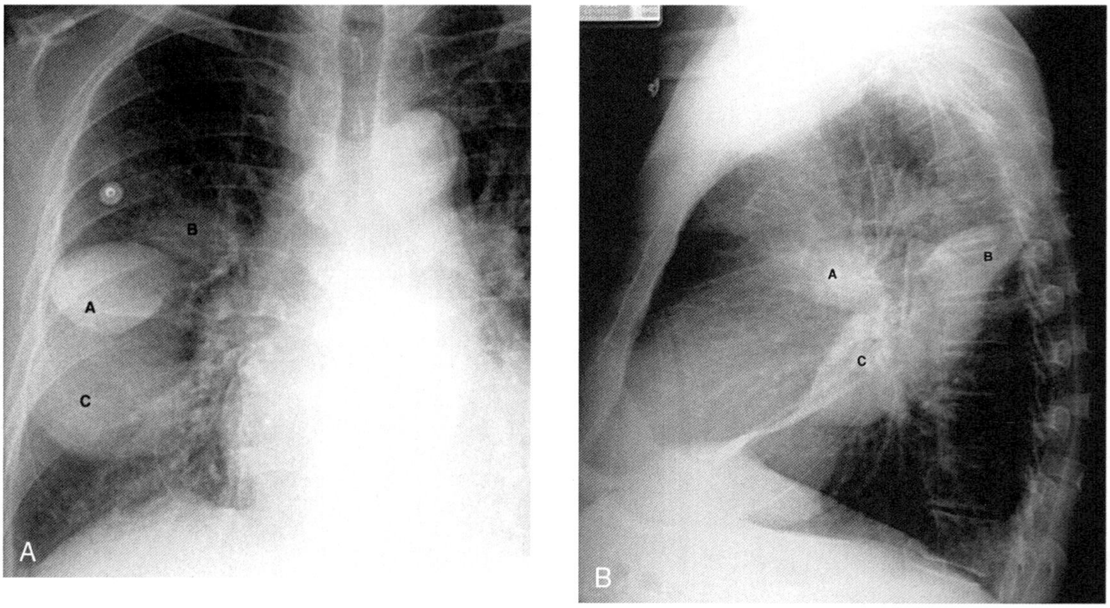

图 11.10 (A)Courtesy Dr. Sanford Rubin, University of Texas, Galveston, TX. (B)Courtesy Dr. Sanford Rubin, University of Texas, Galveston, TX.

17 图 11.11A 显示了__________，__________和__________。

A. "右侧横膈抬高"　　B. 右侧胸膜"新月"征

C. 左侧横膈抬高　　D. 右侧胸膜增厚

这提示有胸腔积液。记住老片是你的好帮手。图 11.11B 是患者 3 年半前的图像，几乎没有发生变化。

当前的 CT 图像（图 11.11C）显示右侧包裹性积液的 CT 值为 32HU，其内见小钙化灶，诊断为__________。

A. 间皮瘤　　B. 脓胸

C. 胸壁肿瘤　　D. 慢性机化性胸腔积液

脓胸和血胸如果不引流，容易发生包裹和机化。其是患者儿童期结核性脓胸的残余。而左侧胸膜很薄，以至于我们看不出。

17 A. "右侧横膈抬高"
B. 右侧胸膜"新月"征
D. 右侧胸膜增厚

D. 慢性机化性胸腔积液

18 胸膜腔中的空气比肺中的空气__________穿透 X 线。

A. 更容易　　B. 不容易

当存在气胸时，脏胸膜显示为肺内空气与胸膜腔内空气之间的一条细白线。

当存在肺实变时，肺萎陷为紧邻胸腔气体的__________。

A. 线条　　B. 边界

18 A. 更容易

B. 边界

图 11.12A 显示了胸腔气体与充气肺之间的薄层胸膜（箭头所示）。图 11.12B 显示了胸腔气体紧贴实变上叶边缘（箭头所示）。充满空气的胸膜腔中没有肺纹理。皮下组织中也有气体（箭头所示）。

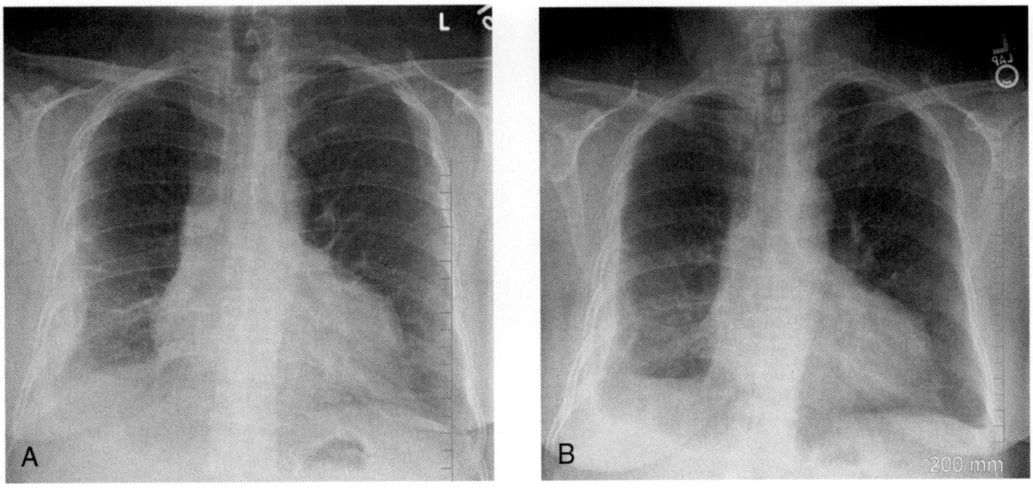

图 11.11 （待续）

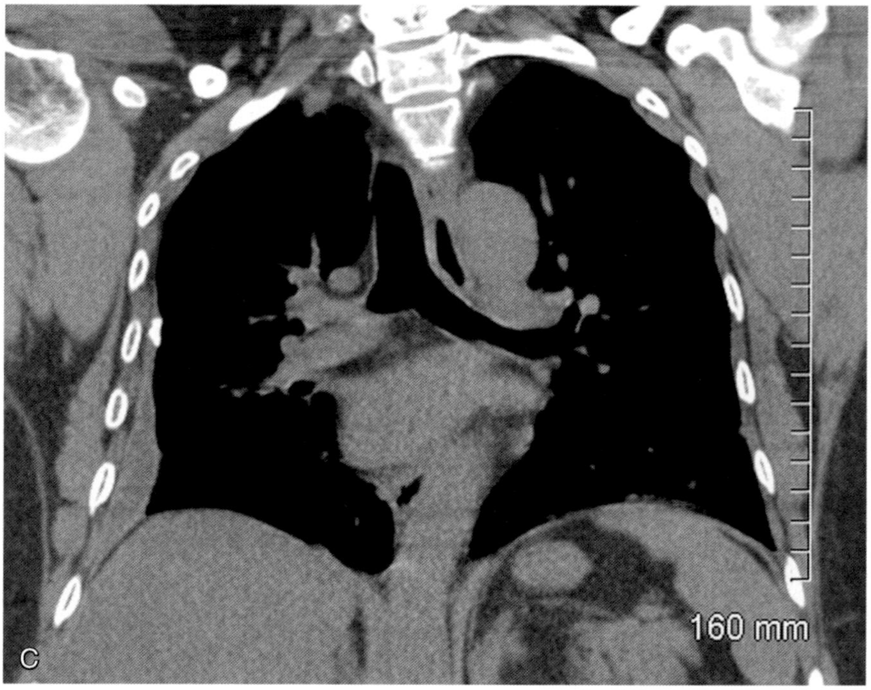

图 11.11(续)

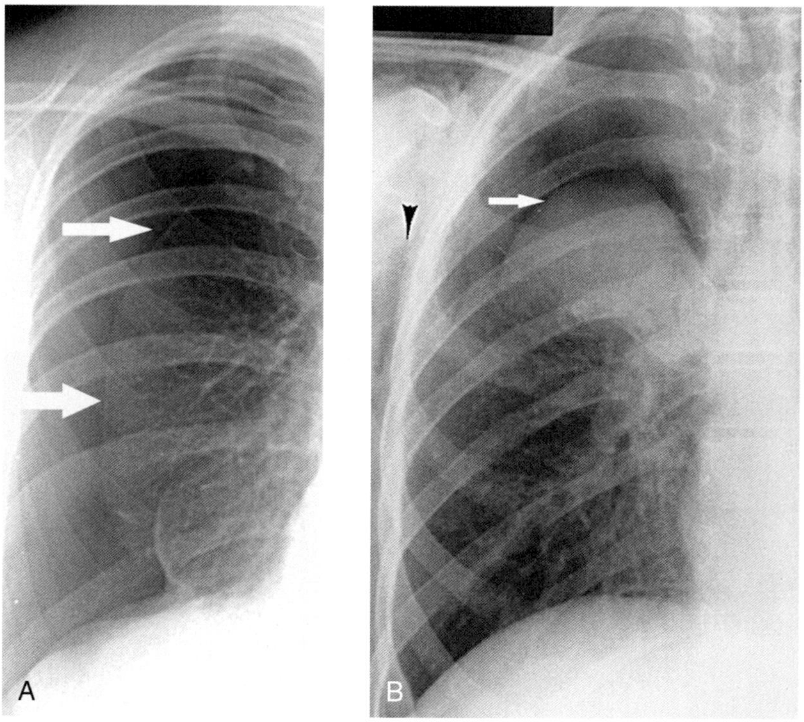

图 11.12

19 仰卧位下，气体积聚在__________和 __________。

A. 前方　　B. 后方

C. 下方　　D. 上方

图 11.13A 显示了沿膈肌向下的气体。如图 11.13B 所示，CT 图像显示气体在前方积聚。

19 A. 前方

C. 下方

仰卧位胸廓最高点。

20 相比直立位胸片，仰卧位胸片对气胸的敏感性__________。

A. 更高　　B. 更低

C. 极低

如果患者不能坐或站，取侧卧位可能会有帮助。患侧应该朝上（图 11.13C，箭头所示）。

临床要点：不能依赖仰卧位胸片排除气胸或胸腔积液。

20 C. 极低

21 有时，气体会随着每次吸气进入胸膜腔，但不能排出，从而导致胸膜腔压力升高。

逐渐增加的压力会__________横膈，造成肺不张。

A. 抬高　　B. 压迫

其使纵隔__________气胸侧移动。

A. 朝向　　B. 远离

这就是所谓的“张力性气胸”。

临床要点：张力性气胸必须快速减压，才能挽救患者生命。只有掌握其临床症状，才能够快速、诊断并治疗。其临床症状包括突发性呼吸困难、单侧呼吸音减弱和颈静脉扩张。

21

B. 压迫

B. 远离

22 如图 11.14 所示，右肺__________。

A. 实变　　B. 完全充气

C. 部分萎陷　　D. 低透光性

右侧横膈__________左侧。

A. 高于　　B. 等于

C. 低于

纵隔位于__________。

A. 中线左侧　　B. 中线

C. 中线右侧

你刚刚诊断了张力性气胸。

22 C. 部分萎陷

C. 低于

其通常高于左侧。

A. 中线左侧

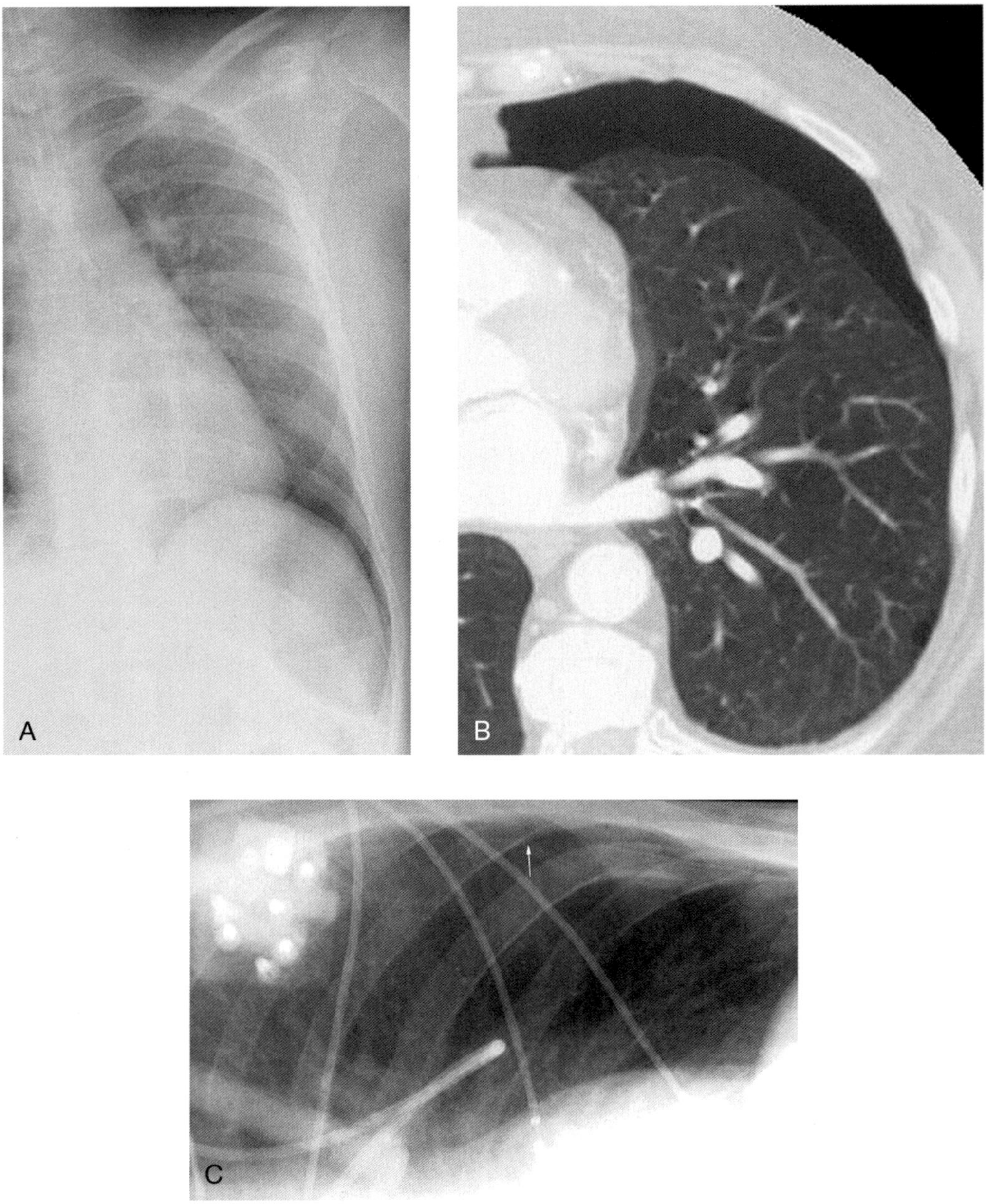

图 11.13

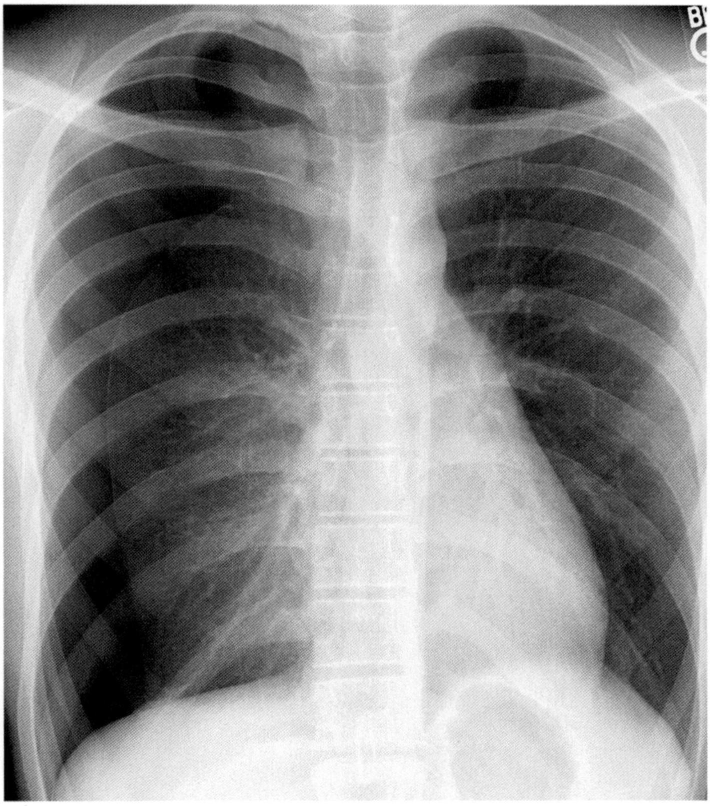

图 11.14

23 图 11.15A 和 11.15B 显示了__________。

A. 气胸　　B. 胸腔积液

C. 液气胸

其提示是__________。

A. "剪影"征　　B. 胃泡征

C. 纵隔移位　　D. 气液平面

为了治疗癌症而切除了肺，故左侧胸腔内有气体和液体。

23 C. 液气胸

D. 气液平面

24 胸膜外间隙是胸腔和胸廓之间的潜在间隙。若病变发生于胸膜外间隙内或周围的结构（如肋骨、肌肉、结缔组织），可将相邻__________胸膜提起并推向肺侧。

A. 壁　　B. 脏

典型的胸膜外病变呈凸面状，与肺有__________交界面。

A. 清晰的　　B. 模糊的

24 A. 壁

A. 清晰的

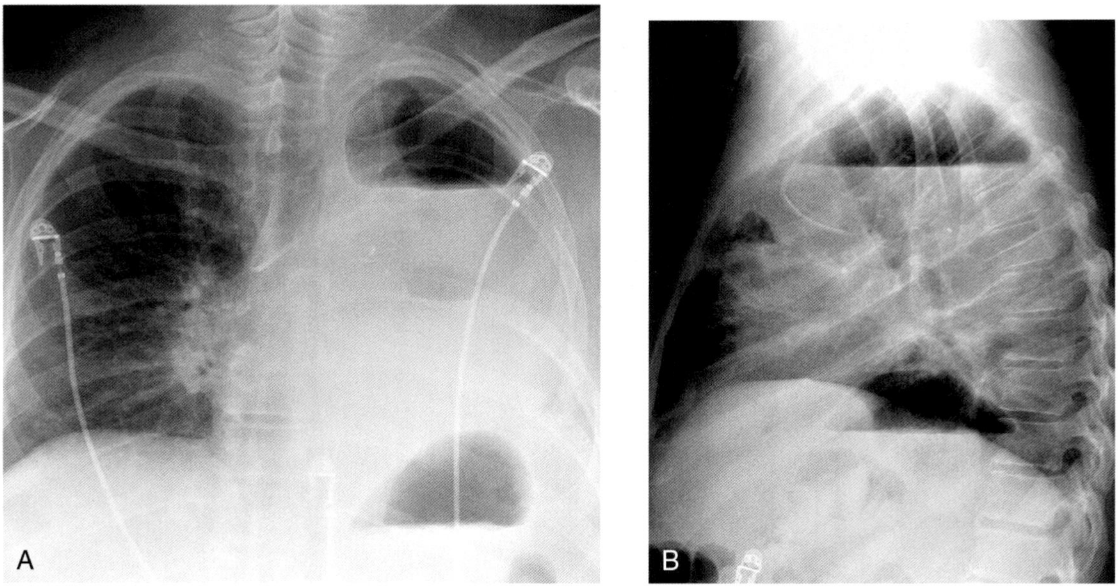

图 11.15

从切线方向观察时，其与胸壁成__________角。

A. 锐　　B. 钝

B. 钝

比较胸膜内局灶性病变（包裹性积液，图 11.9A）与胸膜外病变（图 11.16A）。两者都能与胸壁成钝角。

图 11.17 显示了胸膜外病变。凸向肺侧缘是清晰、锐利的，边界呈锥形（与胸壁成钝角），注意：后外侧第 4 肋（箭头所示）由于转移而缺失。这提示胸膜外起源。如果没有见到肋骨病变，很难把胸膜外病变与包裹性积液区分开。

25 图 11.16B 显示了__________。

A. 急性肋骨骨折　　B. 包裹性积液

C. 膨胀性骨病变　　D. 肋骨损伤愈合

25 C. 膨胀性骨病变 肾肿瘤转移

PET 图像（图 11.16C）显示了__________和__________同位素吸收增加。

A. 右肩　　B. 右肋

C. 胸骨　　D. 颅骨

B. 右肋

C. 胸骨

其他部位的吸收是正常的。

居里夫人是第一位获得诺贝尔奖的女性（1903 年），也是唯一一位两次获得诺贝尔奖的女性（1911 年）。她对辐射进行了基础研究，并分离出镭和钋。

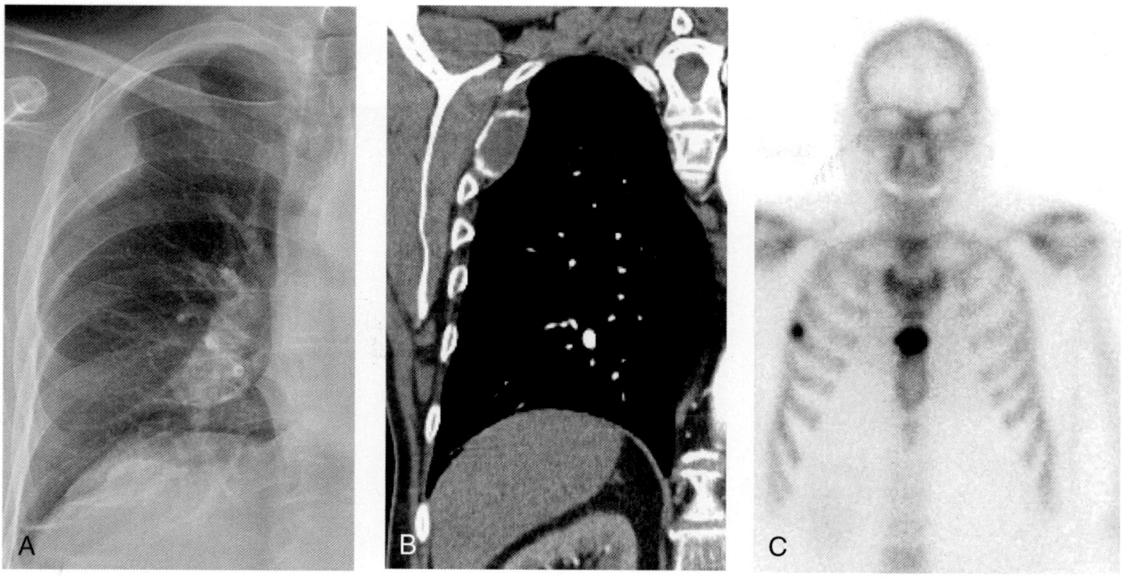

图 11.16

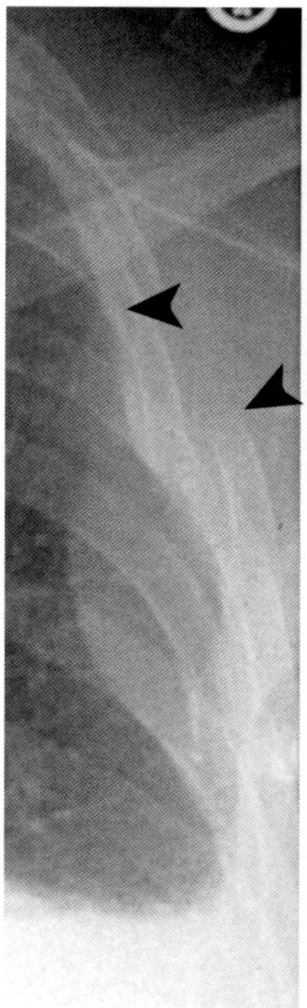

图 11.17

复 习

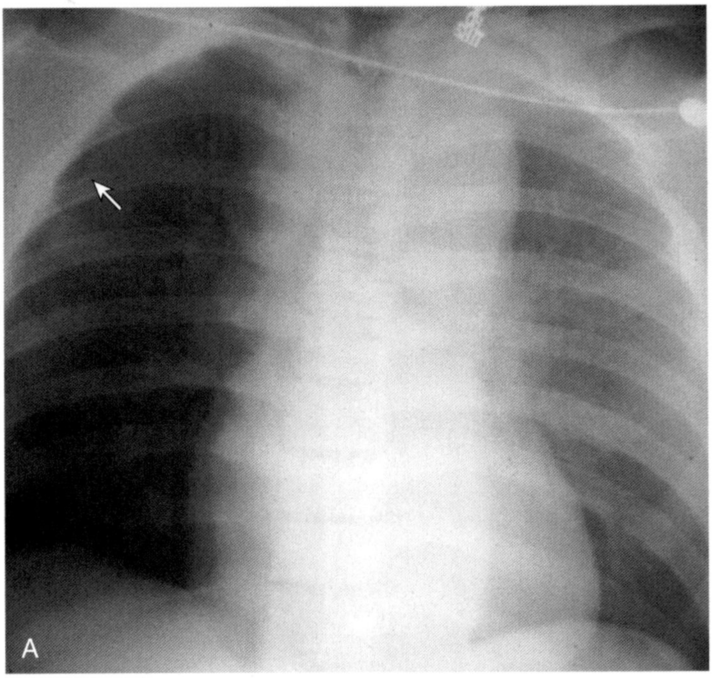

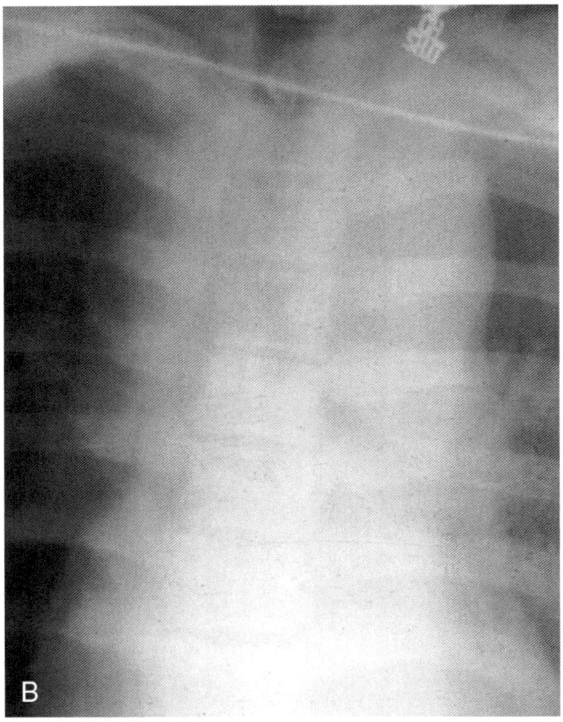

图 11.18 (B)Courtesy Dr. Sanford Rubin, University of Texas, Galveston, TX.

I 请列出在直立位胸片上可见的游离胸腔积液的 3 种类型。

(1)__________ 透明肺
(2)__________ 肋膈角变钝
(3)__________ 肺底积液
"新月"征
液体分层

I (1) 肋膈角变钝
(2) 肺底积液
(3) "新月"征

请列出直立位胸片上提示肺底积液的 3 条线索。

(1)__________ 胃泡征
(2)__________ "剪影"征
(3)__________ "横膈"抬高
膈顶点向内侧移动
膈顶向外侧移动

(1) 胃泡征
(2) "横膈"抬高
(3) 膈顶向外侧移动(形状改变)

II 为了诊断气胸,必须观察__________ 和 __________ 。

A. 气液平面　B. 脏胸膜边缘或边界
C. 壁胸膜边缘或边界　D. 外周透亮度增高
E. 横膈受压

II B. 脏胸膜边缘或边界
D. 外周透亮度增高

III 图 11.18A 是一例发生车祸的年轻女性的仰卧位 X 线片。

左肺放射密度__________。

A. 增高　B. 减低

III A. 增高

这最有可能是由于__________。

A. 血液分层　B. 液气胸
C. 气胸　D. 脓胸

A. 血液分层

纵隔__________。

A. 正常　B. 局部增宽
C. 普遍增宽

C. 普遍增宽

这最有可能是由于__________。

A. X 线放大效应　B. 纵隔出血
C 霍奇金病　D. 感染性纵隔炎

B. 纵隔出血

在右侧,__________如箭头所示。

A. 脏胸膜边界　B. 壁胸膜边界
C. 气液平面

A. 脏胸膜边界
气胸

心血管疾病　第12章

要想全面掌握心血管疾病，就必须对心脏、肺血管、肺和胸膜腔都有所了解。每个初学者应该能够准确识别心血管结构、心脏增大和左心衰竭。如果能做到这一点，你将远远领先于大多数同行。

两名医学生在树林里散步时发现了一只熊，学生 1 从背包里拿出运动鞋穿上。学生 2 说："你跑不过熊。"学生 1 说："我不需要跑过熊，我只需要跑赢你。"

1 图 12.1A 显示了心脏在胸腔中的位置。在图 12.1B 中可以看到心脏和大血管。在心脏的左侧缘有 4 个隆起，分别是：

1. ________	上腔静脉
2. ________	左心房
3. 左心耳	左心室
4. ________	降主动脉
	主动脉弓
	主肺动脉

注意：正常左心耳呈平面或向内凹陷，而不是向外凸起。

1
1. 主动脉弓
2. 主肺动脉
4. 左心室

2 右心房(5)构成右心缘。在胸部正位图像上，右心室通常不构成外侧缘。

5. 右心房	升主动脉
6. ________	主动脉弓
7. ________	胸腺
	上腔静脉
	甲状腺

2
6. 升主动脉
7. 上腔静脉

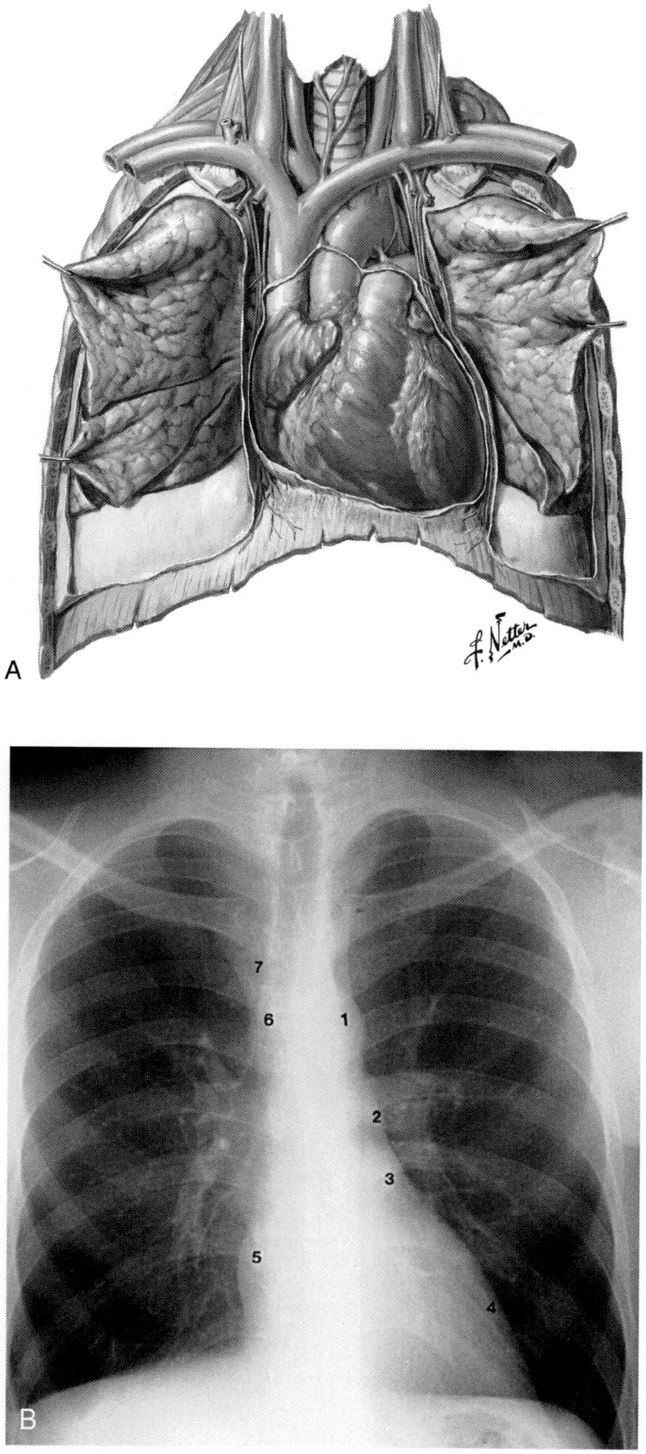

图 12.1　(A)Netter illustration from www.netterimages.com. (待续)

3 在侧位 X 线片上，右心在前，左心在后。对侧位 X 线片上的心血管结构进行匹配(图 12.1C)。

1. ________	左心房
3. ________	左心室
4. ________	右心房
6. ________	右心室
8. ________	升主动脉
9. ________	主动脉弓
	降主动脉(近端)
	上腔静脉

阅片时，忘记“右心/左心”，想一想“前心/后心”。实际上，右心在前，左心在后，而不是左侧和右侧。

3 1. 主动脉弓
3. 左心房
4. 左心室
6. 升主动脉
8. 右心室
9. 降主动脉(近端)

4 左心位于右心的________。

A. 前方　　B. 后方

在胸部正位 X 线片上，正常的右心缘仅由 ________ 构成。

A. 右心房　　B. 右心室
C. A 和 B　　D. 升主动脉

在胸部正位 X 线片上，左心耳通常________并且________。

A. 凹陷　　B. 凸起
C. 在肺动脉上方　　D. 在肺动脉下方

4 B. 后方

A. 右心房

A. 凹陷
D. 在肺动脉下方

5 请根据图 12.1D 进行自我测试，对以下结构进行匹配。

a. ________	升主动脉
b. ________	降主动脉
c. ________	右心房
d. ________	左心房
e. ________	右心室
f. ________	左心室
← ________	心包
	肺静脉

注意：右心房如何形成右心缘，以及右心如何位于前方。

5 a. 右心室
b. 右心房
c. 左心室
d. 左心房
e. 肺静脉
f. 降主动脉
← 心包

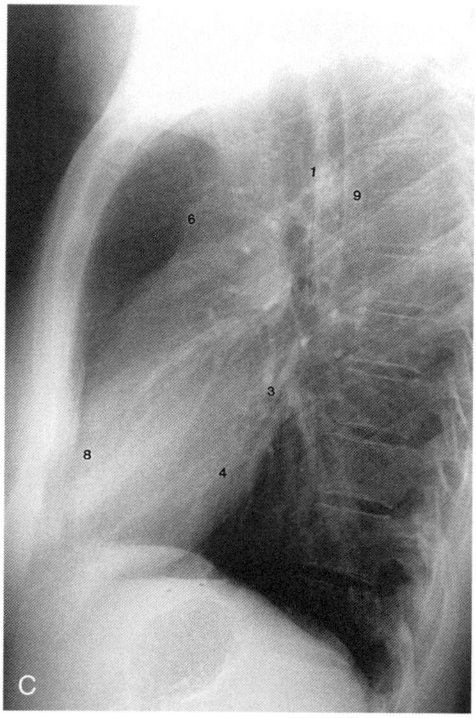

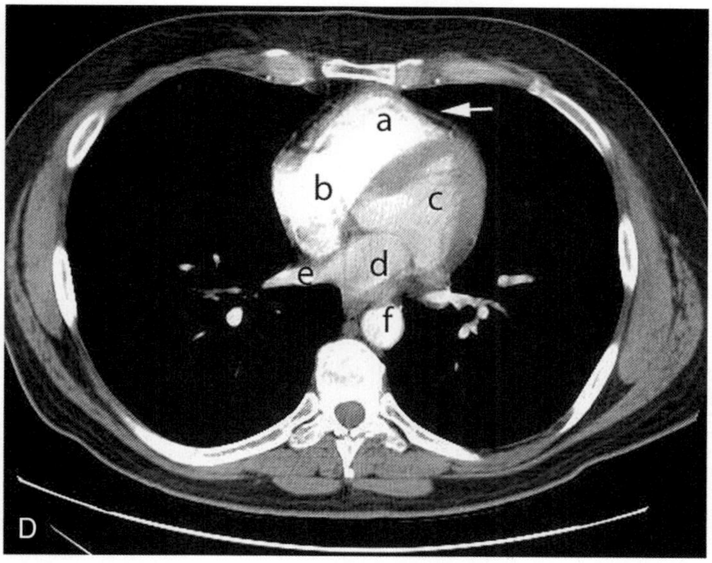

图 12.1(续)

判断心脏增大很容易。通过测量心脏最大横径并除以胸廓最大横径。正常的心胸比率<0.5。这种方法简单实用。

6 如图 12.2 所示，心胸比率为 0.43(12/28 = 0.43)。
正常值上限为 ________。

A. 42%　　B. 45%
C. 50%　　D. 55%

这些测量值在胸部前后位图像上并不可靠，因为 ________。

A. 心脏放大　　B. 边缘不清晰
C. 心脏更靠近胶片　　D. 网格效应

6 C. 50%

A. 心脏放大

临床要点：心胸比率是以人口标准为基础的，对于一例特定患者来说，心脏横径比前次胸片增加超过 1cm 是比心胸比率更可靠的心脏增大指数。一般来说，虽然放射科医生用尺子测量很麻烦，但这些测量方法在站立位、吸气后后前位胸片上相当有效。

"心脏"增大可能因为心脏内部疾病，也可能因为周围的心包积液而显得增大。因此，许多人更喜欢用术语"心影"来代替"心脏大小"。

7 如果左心房扩大，其会突出于________和________。

A. 外侧　　B. 内侧
C. 前方　　D. 后方
E. 下方

从正位片上看，其边缘________。

A. 凹陷　　B. 凸起

7 A. 外侧
D. 后方

B. 凸起

图 12.3 显示了左心房增大，左心上缘向外侧(图 12.3A，箭头所示)和后方(图 12.3B，箭头所示)隆起。与图 12.1A 和图 12.1B 进行比较。

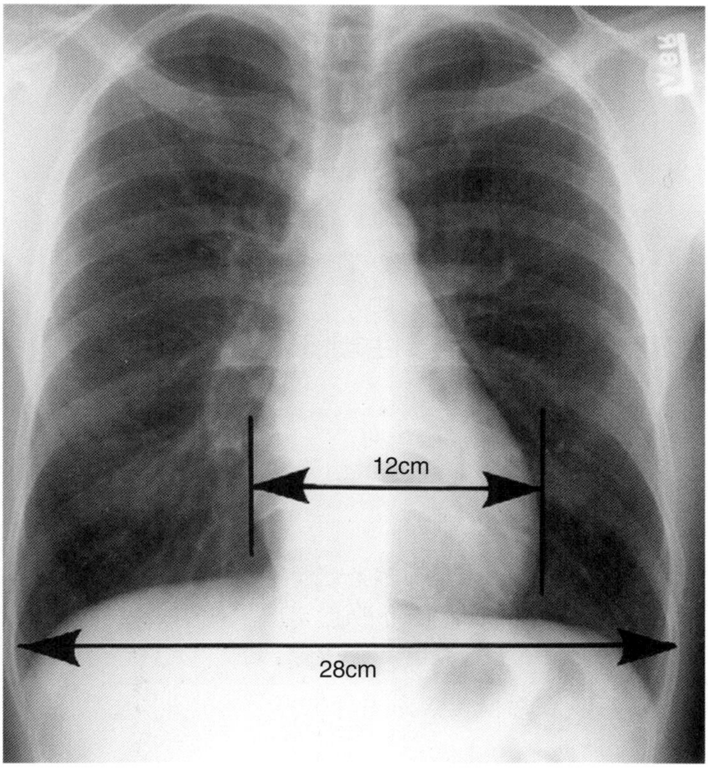

图 12.2

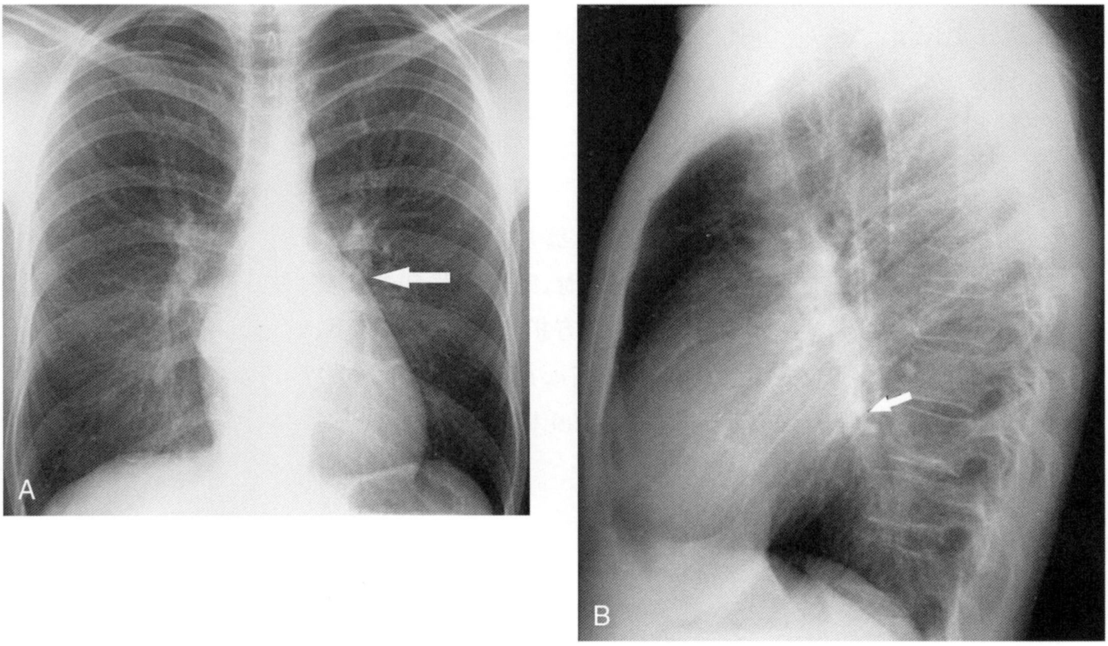

图 12.3

8 如图 12.4 所示，对以下结构进行匹配。

1.白色箭头	左心房
2.黑色三角箭头	左心室
3.白色三角箭头	升主动脉
	降主动脉
	右心房
	上腔静脉

主动脉迂回曲折，以至于在侧面能看到主动脉弓。

8 1. 左心室
2. 降主动脉
3. 升主动脉

9 如图 12.4 所示，左心室增大会使左心缘向________和________移位。

A. 前方　　B. 后方
C. 上方　　D. 右侧
E. 内侧　　F. 左侧

9 B. 后方
F. 左侧

10 复习：左心房增大隆起，在后前位 X 线片上位于__________，在侧位 X 线片上位于__________。

A. 前方　　B. 后方
C. 外侧　　D. 内侧
E. 下方　　F. 上方

10 C. 外侧
B. 后方

左心室增大隆起，在后前位 X 线片上位于__________，在侧位 X 线片上位于__________。

A. 前方　　B. 后方
C. 外侧　　D. 内侧
E. 下方　　F. 上方

C. 外侧
B. 后方

检测右心扩大比较困难。在胸部正位 X 线片上，正常情况下，右心略突出于脊柱右侧，而当右心增大时，则进一步向右侧突出。在侧位 X 线片上，右心向前方和上方扩大。正常情况下，右心与胸骨的下 1/3 接触，而增大的右心则与胸骨的下 1/2 接触。将图 12.5 中增大的右心与图 12.4 中增大的左心进行比较。

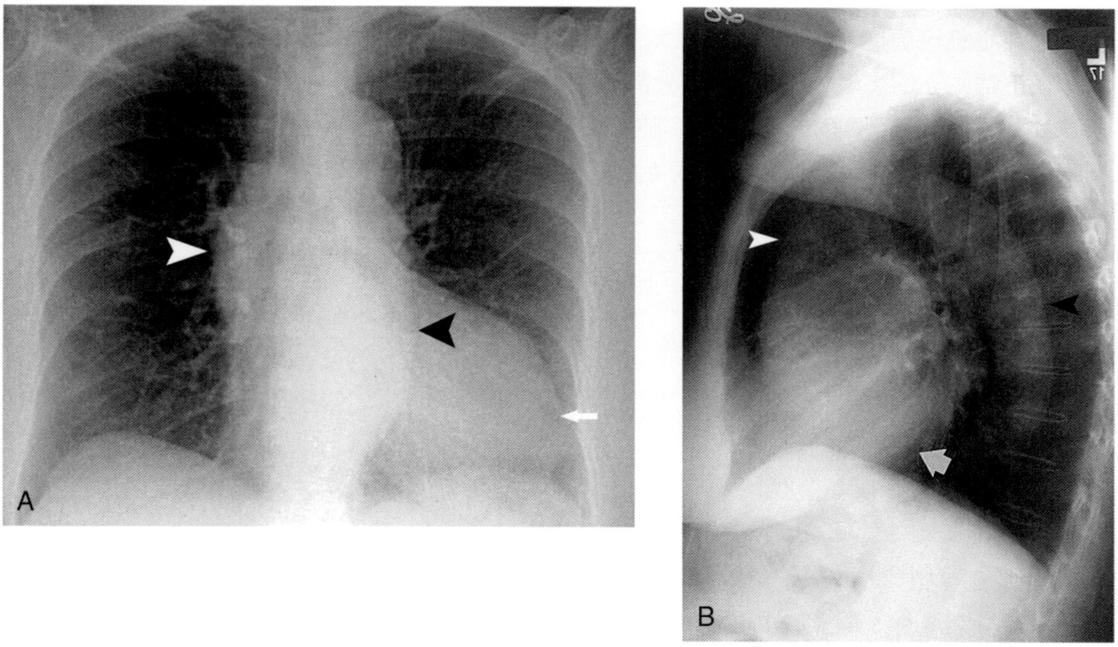

图 12.4

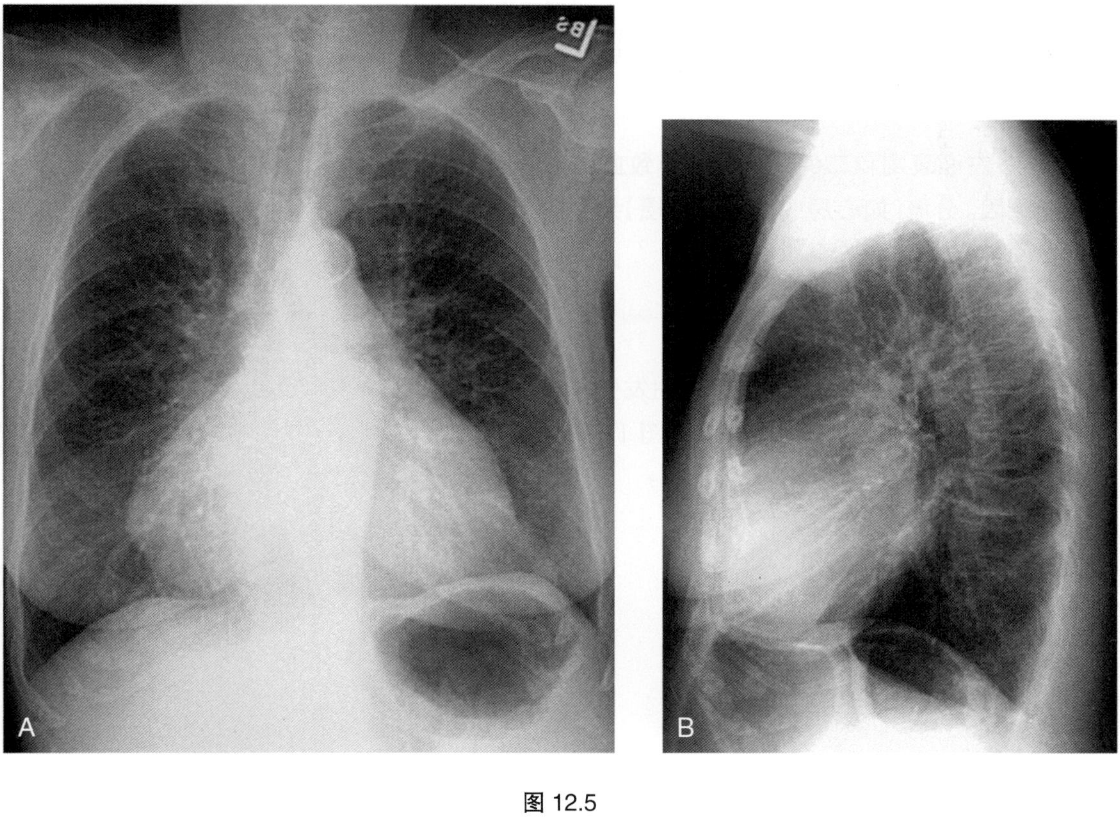

图 12.5

11 许多心脏疾病也会改变肺血管。

在正常站立的患者中，重力会使大部分血液流向 ________。

A. 肺尖　　B. 肺基底部

C. 前肺　　D. 后肺

在仰卧位患者中，血流分布 ________。

A. 均衡　　B. 上叶大于下叶

C. 与直立位相似

11

B. 肺基底部

A. 均衡

后部血流量更多。

12 比较图 12.6A 和 图 12.6B 中的胸部后前位图像。________中，上叶血管更细。

A. 图 12.6A　　B. 图 12.6B

________中，上叶血管更锐利，边界更清晰。

A. 图 12.6A　　B. 图 12.6B

图 12.6A 是正常的胸片。在图 12.6B 中，两肺上叶血管增粗。这是头向集中或血流再分布。诊断左心压力升高的关键是血流头向集中，而不是心脏大小。轻度间质水肿导致肺血管边缘不清晰。比较图 12.6A 和图 12.6B，直到肺血管头向集中和远端边缘完全清晰。

12 A. 图 12.6A

A. 图 12.6A

临床要点：左心衰竭和二尖瓣狭窄是导致血流再分布或头向集中最常见的原因。分流（如心房或室间隔缺损）会导致所有血管因长期高血流量而扩张。

13 观察图 12.7A 和图 12.7B。

________中患者因房间隔缺损而发生肺上叶血管扩张。

A. 图 12.7A　　B. 图 12.7B

13

A. 图 12.7A

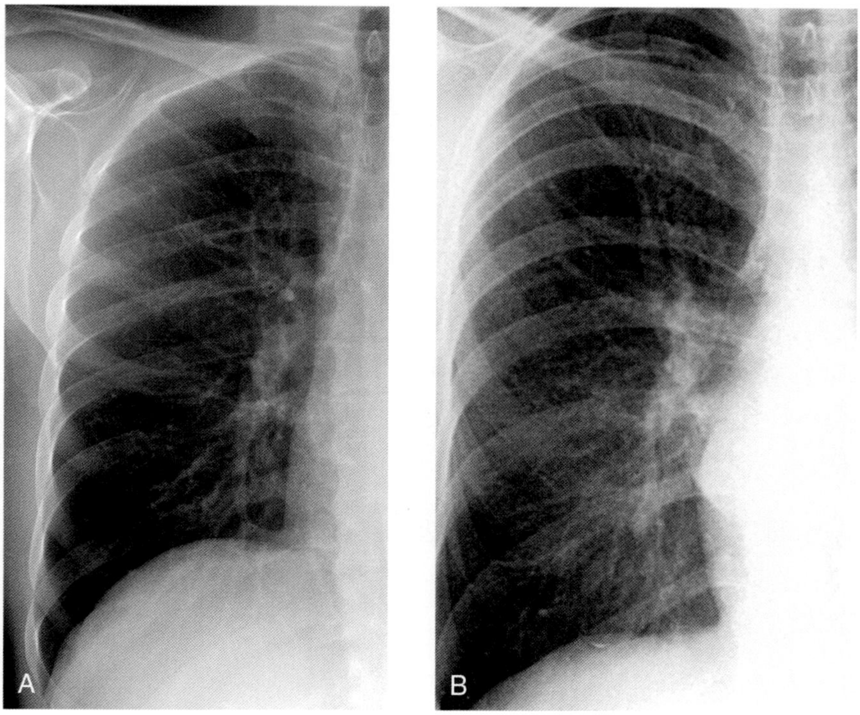

图 12.6

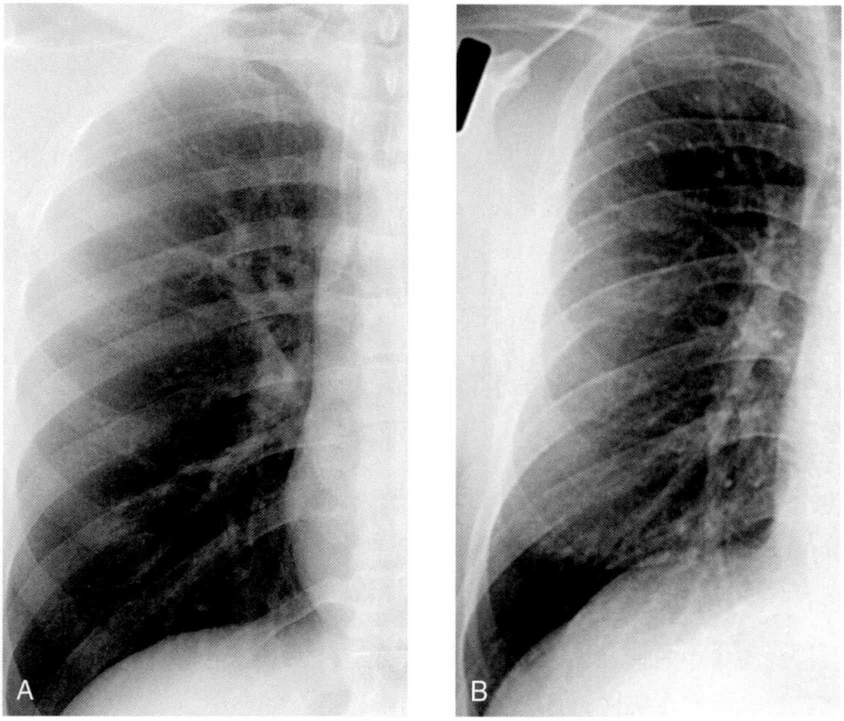

图 12.7

14 随着左心房压力升高,会出现间质性肺水肿。

间质性肺水肿会导致血管边缘变得 __________。

A. 更锐利　　B. 不那么锐利

外周肺纹理会变得__________显著。

A. 更加　　B. 更不

14

B. 不那么锐利

A. 更加

15 左心衰竭时,心影通常会扩大。

轻度衰竭时,血管 __________,但没有水肿。

A. 头向集中　　B. 普遍增大

C. 无变化　　D. 缩小

中度衰竭时,因__________ 水肿导致血管边缘模糊不清。

A. 肺泡　　B. 间质

C. 纹理放大

严重衰竭会导致 __________ 水肿和胸腔积液。

A. 肺泡　　B. 间质

C. 两者都是　　D. 两者都不是

15

A. 头向集中

上肺血管扩张。

B. 间质

C. 两者都是

间质水肿被肺泡水肿掩盖。

16 图 12.8 显示了左心衰竭的 4 个阶段。请将图片与描述进行匹配。

1. 图 12.8A__________　　肺泡水肿
2. 图 12.8B__________　　间质水肿
3. 图 12.8C__________　　血管充血
4. 图 12.8D__________　　正常

16

1. 正常
2. 肺泡水肿
3. 间质水肿
4. 血管充血(头向集中)

水肿往往是双侧性的,并偏向于中肺和下肺。

临床要点:在平片上可能很难区分心源性水肿(左心衰竭)与渗透性水肿(如成人呼吸窘迫综合征)。

当液体进入间质时会导致水肿,其通常会使小叶间隔清晰可见,这些被称为 Kerley 线。在胸部 X 线片上(图 12.9A),其是垂直于胸膜的短线(箭头所示)。在 CT 图像中很容易看到(箭头所示,图 12.9B)。

临床要点:仅在血管头向集中的情况下,肺部听诊通常正常。间质水肿时,可听到细捻发音。肺泡水肿时,可听到湿啰音。

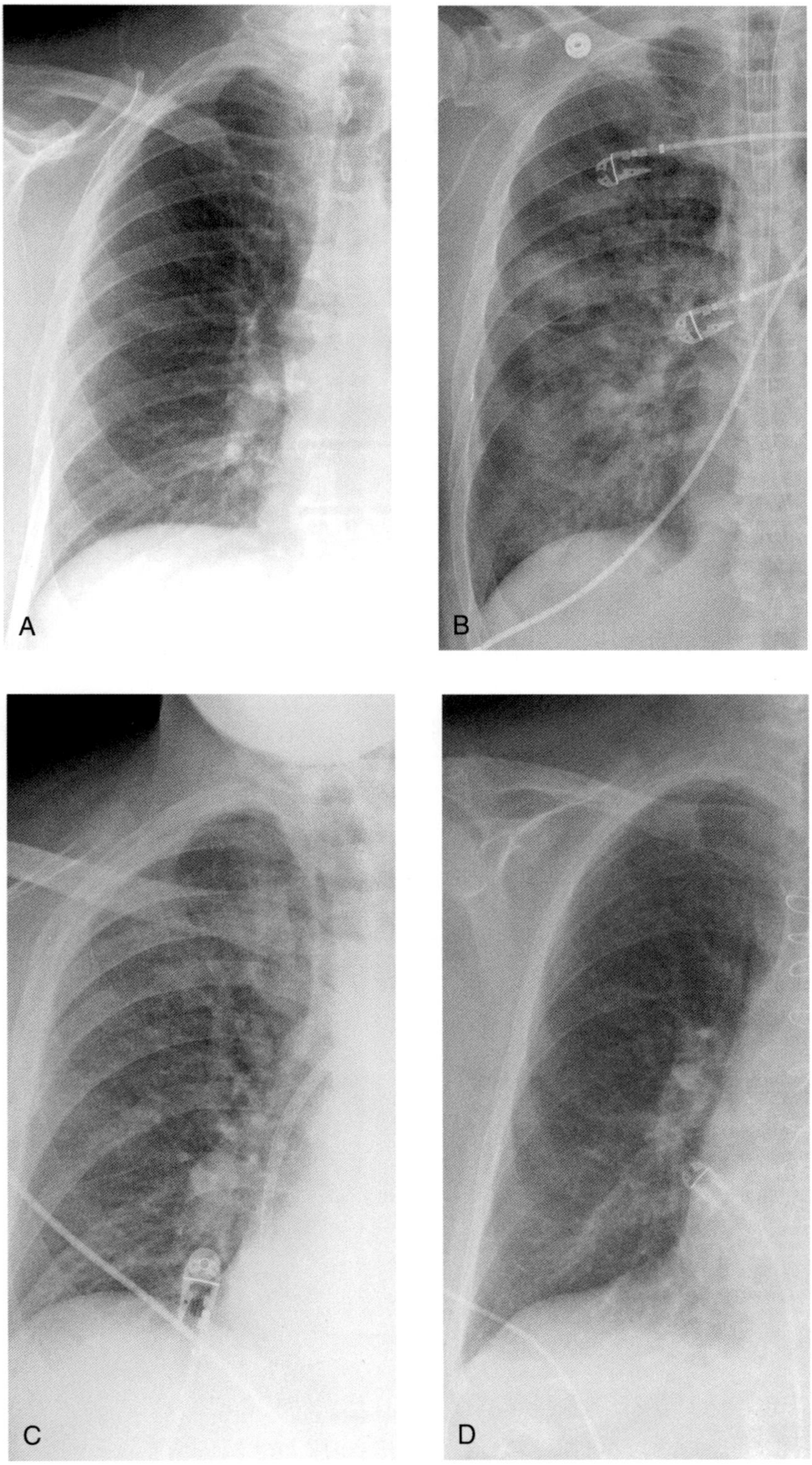

图 12.8

17 图 12.10 是一张便携式 X 线片。

其拍摄于 ________。

A. 仰卧位 B. 站立位

心胸比率为 ________。

A. >50% B. <50%

C. 无效

肺上叶血管表现 ________。

A. 明显 B. 正常

C. 无效

患者是否有心力衰竭? ________

A. 是 B. 否

C. 不确定

17

A. 仰卧位

箭头指向下方。

C. 无效

放大效应

C. 无效

正常仰卧位患者的血管通常很明显。

C. 不确定

在仰卧位胸片上确定心脏增大和头向集中并不可靠。

18 请说出哪位生理学家的定律描述了水肿、静水压和胶体渗透压之间的关系。________

图 12.11 是________。

18 Starling

Starling 电阻机制

19 图 12.12A 是一张胸部后前位 X 线片。

心胸比率为 ________。

A. <50% B. 50%

C. >50%

肺血管是否头向集中?

A. 是 B. 否

是否有肺水肿?

A. 是 B. 否

是否有胸腔积液?

A. 是 B. 否

当存在心包积液时,心脏通常呈球状或对称性增大(图 12.12A)。将左心增大(图 12.4A)与右心增大进行比较(图 12.5A)。

如图 12.12B 所示,超声心动图显示有大量心包积液(p)。

19

C. >50%

B. 否

B. 否

B. 否

图 12.13 为另一例患者的胸部 CT 图像,显示有心包积液(p),但心脏没有增大。双侧胸腔积液伴左肺下叶实变(肺不张)。虽然超声心动图、CT 和 MRI 均可准确显示心包积液,但超声心动图的性价比最高。

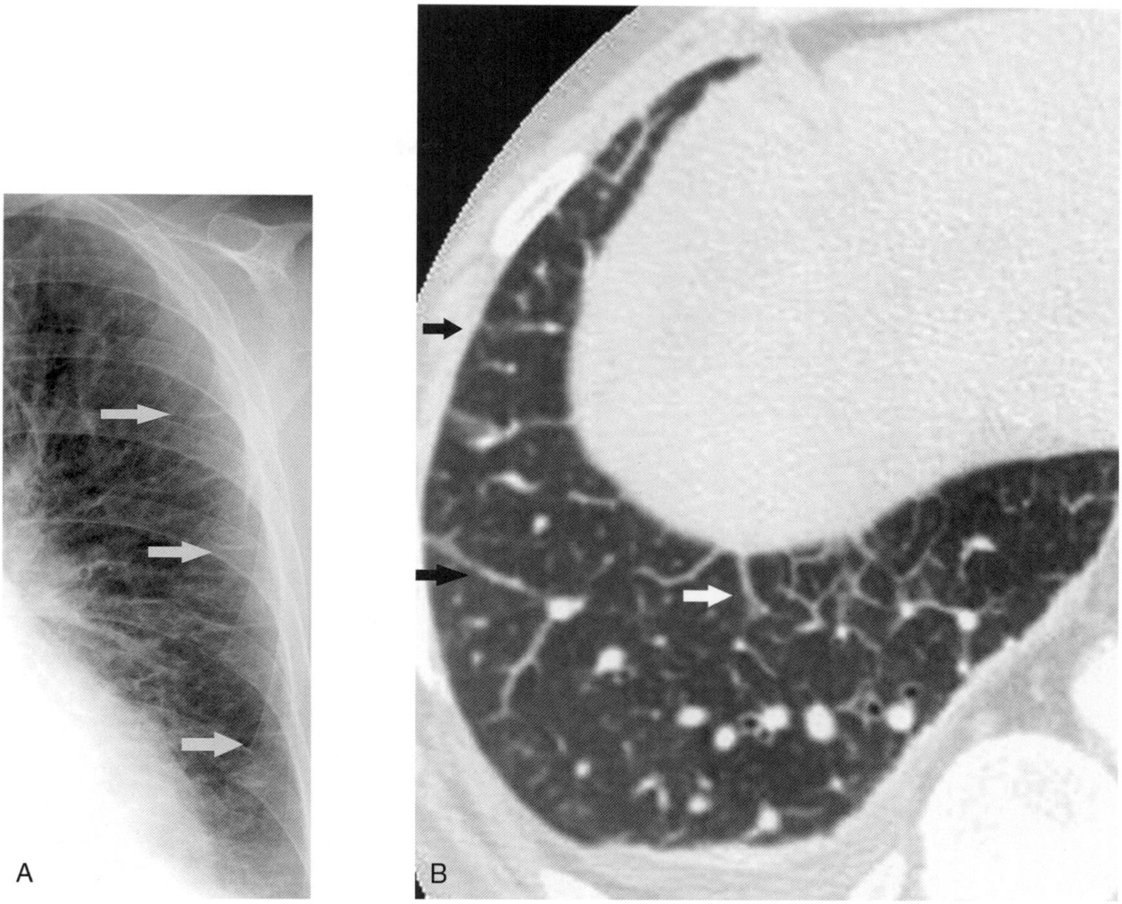

图 12.9

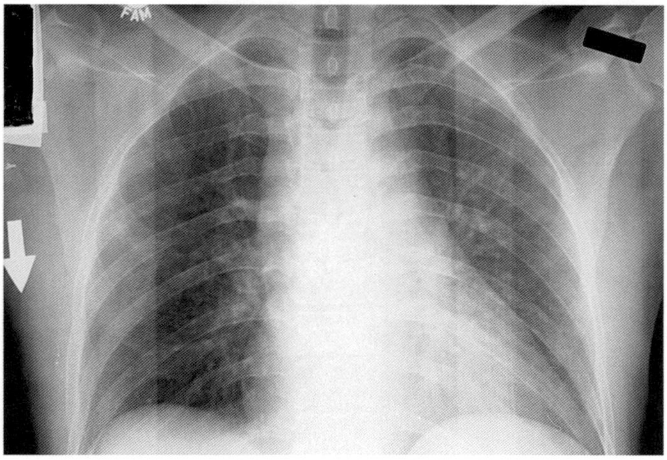

图 12.10

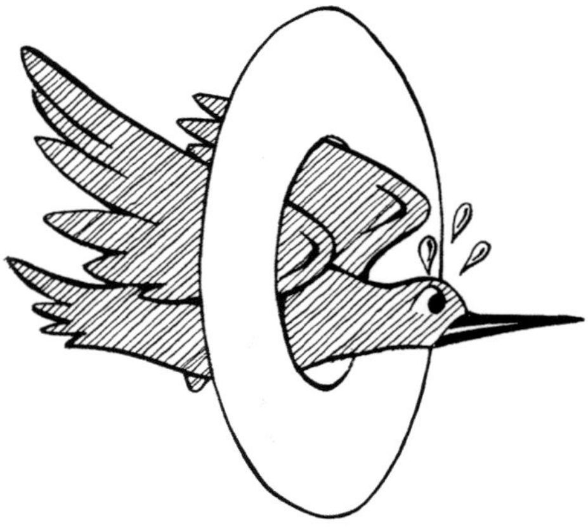

图 12.11　Courtesy the late Dr. Wylie Dodds, Medical College of Wisconsin, Milwaukee, WI.

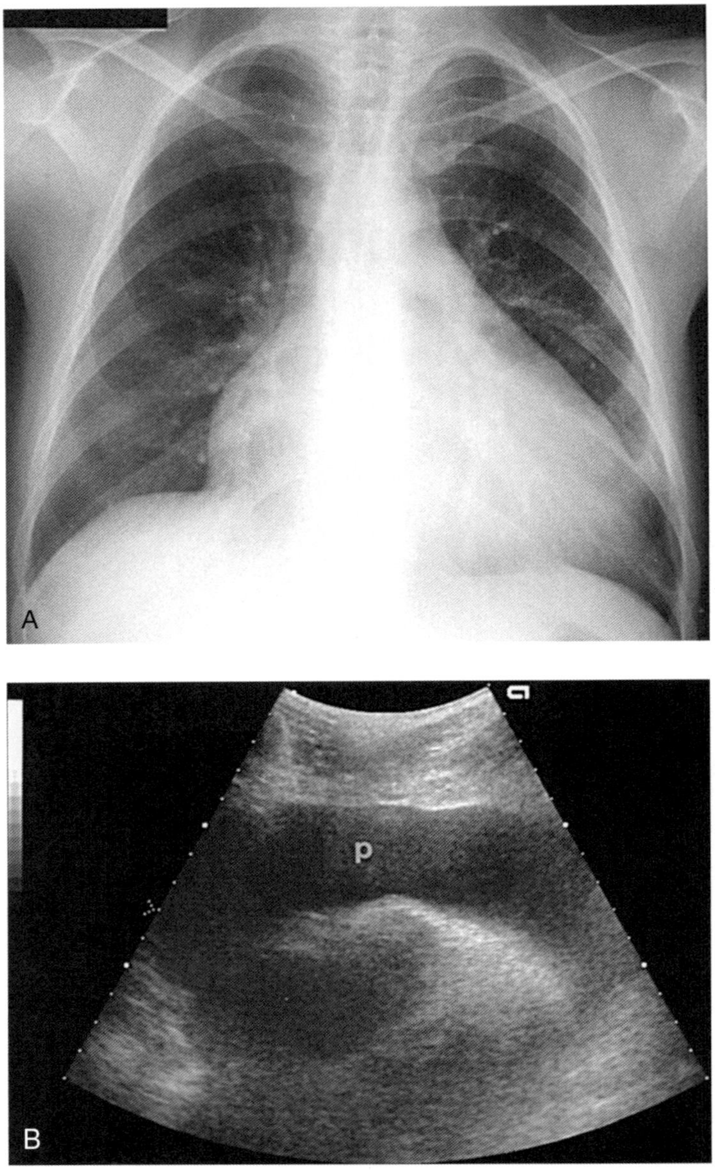

图 12.12

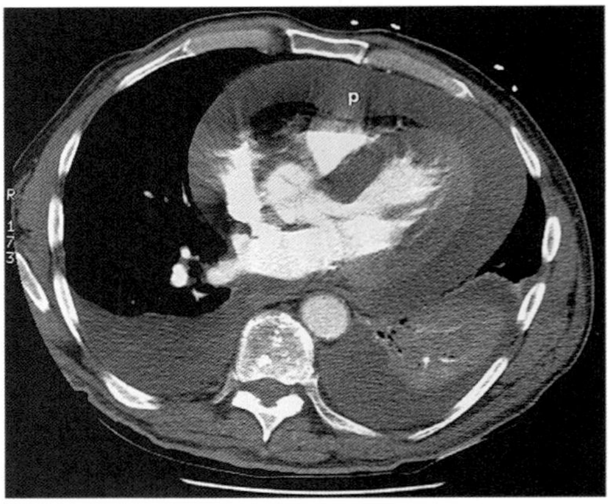

图 12.13

临床要点：心影明显增大，但没有或仅有轻微的左心衰竭症状，最有可能由心包积液所致。心肌病和多瓣膜性心脏病可能有类似的影像学表现。

附加部分

心脏疾病或肺部疾病患者在重症监护室里往往要放置许多生命支持管道和导管，所以在进行标准化检查之前，应该在每次 X 线检查中评估这些设备。

20 如图 12.14 所示，这些设备被正确放置。× = 皮肤上的心电图导联、∧ = 气管内导管尖端、↑ = 气管隆嵴，← = 中心静脉压力导管，→ = 鼻胃管。

气管插管的尖端位于 ________。

A. 气管隆嵴　　B. 气管中部

C. 颈部气管内

中心静脉导管位于 ________。

A. 锁骨下静脉　　B. 上腔静脉

C. 右心房　　D. 主动脉

鼻胃管在胃内，侧面端口用星号标示。

20

B. 气管中部

B. 上腔静脉

21 图 12.15 是一例名安装了三导联起搏器的患者。请对以下结构进行匹配。

A. ↓ ________　　右心房

B. ← ________　　右心室

C. < ________　　左心房

　　左心室

　　冠状窦

导联应位于右心房和右心室。两个导联都应指向侧前方。有时会将一根细导联线置入冠状窦(<)。其在侧后方与左心室接触。

21

A. 右心房

B. 左心室

C. 冠状窦

祝贺！ 你的任务完成了。

本章没有复习测验。休息一下吧！

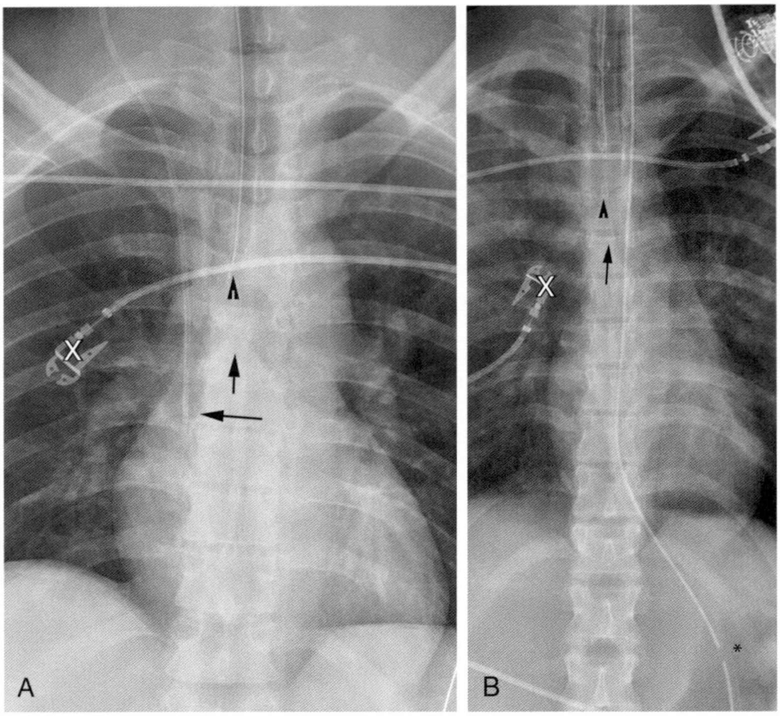

图 12.14

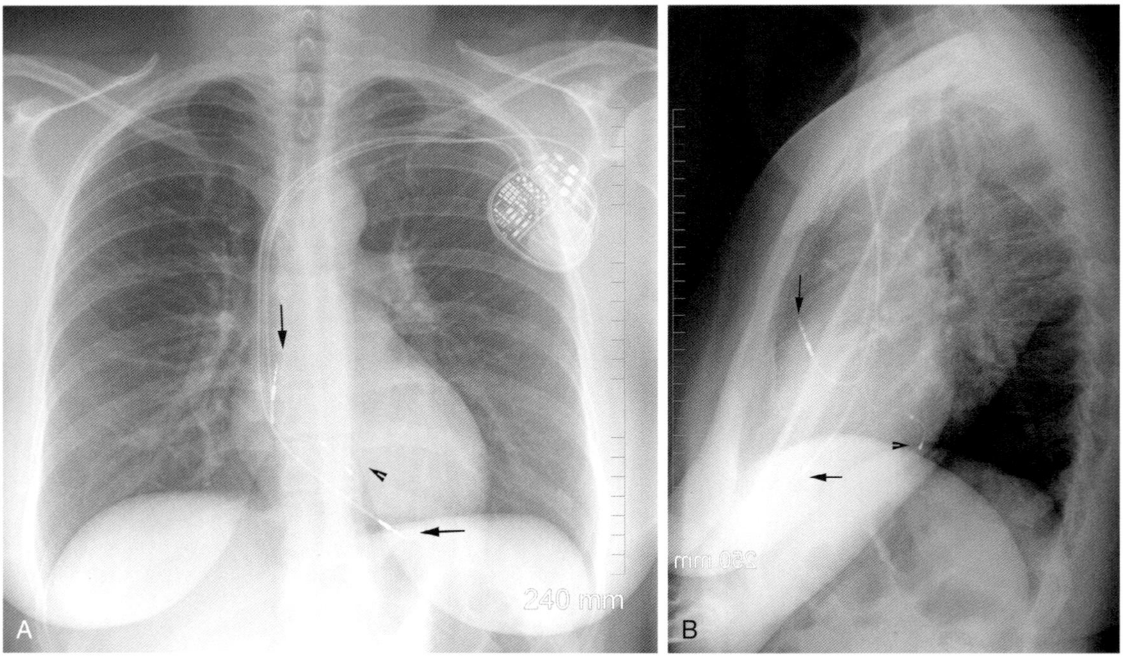

图 12.15

分段解剖

附录 1

每个肺都分为肺叶，每个肺叶又分为肺段。每个肺段都有各自的支气管，即肺段支气管。下面，我们一起学习气管-支气管树和肺段的解剖结构。

1 学习图 S1.1。你应该已经熟悉了这个解剖结构。气管在隆嵴处分为左、右主支气管。右侧有__________个肺叶支气管，左侧有__________个肺叶支气管。

A. 1　　B. 2

C. 3　　D. 4

1 C. 3

B. 2

2 让我们从右肺上叶支气管（RUL）开始。在图 S1.2 中，右肺上叶支气管大约在隆嵴水平分叉。其分为__________段支气管。

A. 1　　B. 2

C. 3　　D. 4

2 C. 3

多年来，已使用了多种编号系统来描述支气管分段。这些系统很难记住，也很少使用。而解剖学名称既符合逻辑，又便于记忆。理解比记忆更持久。请记住这一点！

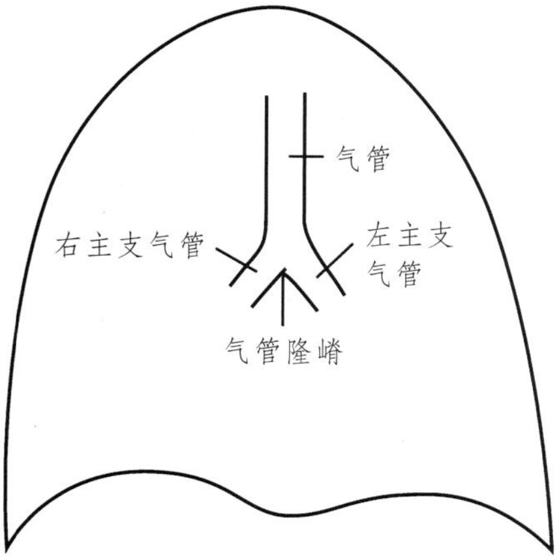

图 S1.1

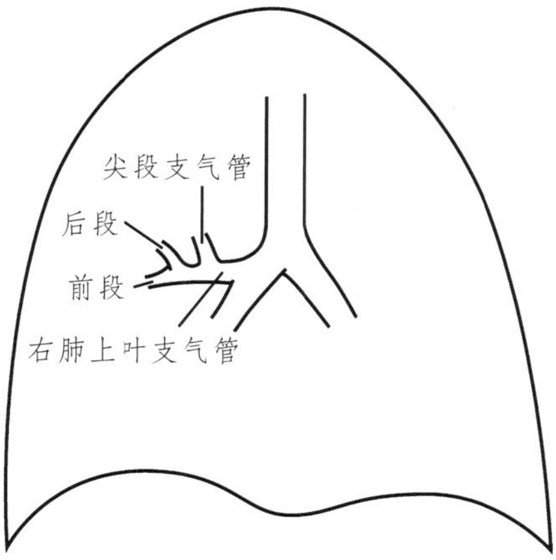

图 S1.2

图 S1.2 显示了按位置描述的右肺上叶支气管的 3 个分支:尖段支气管(S1)、前段支气管(S2)和后段支气管(S3)。这些数字属于 Boyden 命名法,供喜欢用数字而非名称的人使用。

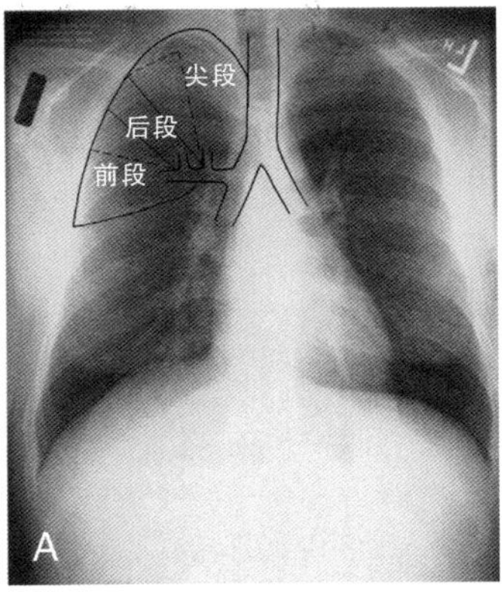

图 S1.3A

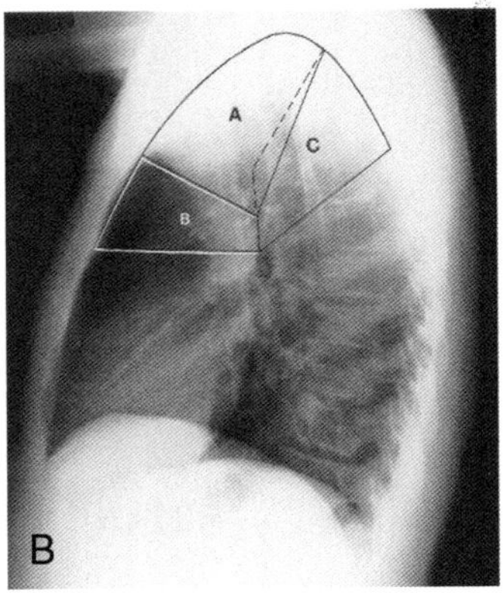

图 S1.3B

3 图 S1.3A 显示了正位 X 线片上 3 个节段的重叠。使用图 S1.2 和图 S1.3A 对侧位 X 线片(图 S1.3B)上的结构进行匹配。

A. ________ 尖段支气管
B. ________ 前段支气管
C. ________ 外侧段支气管
后段支气管

3 A. 尖段支气管
B. 前段支气管
C. 后段支气管

临床要点:继发性(原发性)肺结核(TB)通常位于上叶的尖段(S1)或后段(S3)。肺癌没有叶段偏好,但上叶比肺部其他部位更常见。

4 如图 S1.4 所示,中间支气管是右________支气管在右肺上叶支气管开口后的延续。实际上,右主支气管分叉为右肺上叶支气管和中间支气管。

A. 前段 B. 后段
C. 尖段 D. 主干

4 D. 主干

5 如图 S1.4 所示,右中叶支气管(RML)来自中间支气管。其向前方延伸,分为两段支气管:外侧段支气管(S4)和________段支气管(S5)。

A. 后 B. 前
C. 内侧

5 C. 内侧

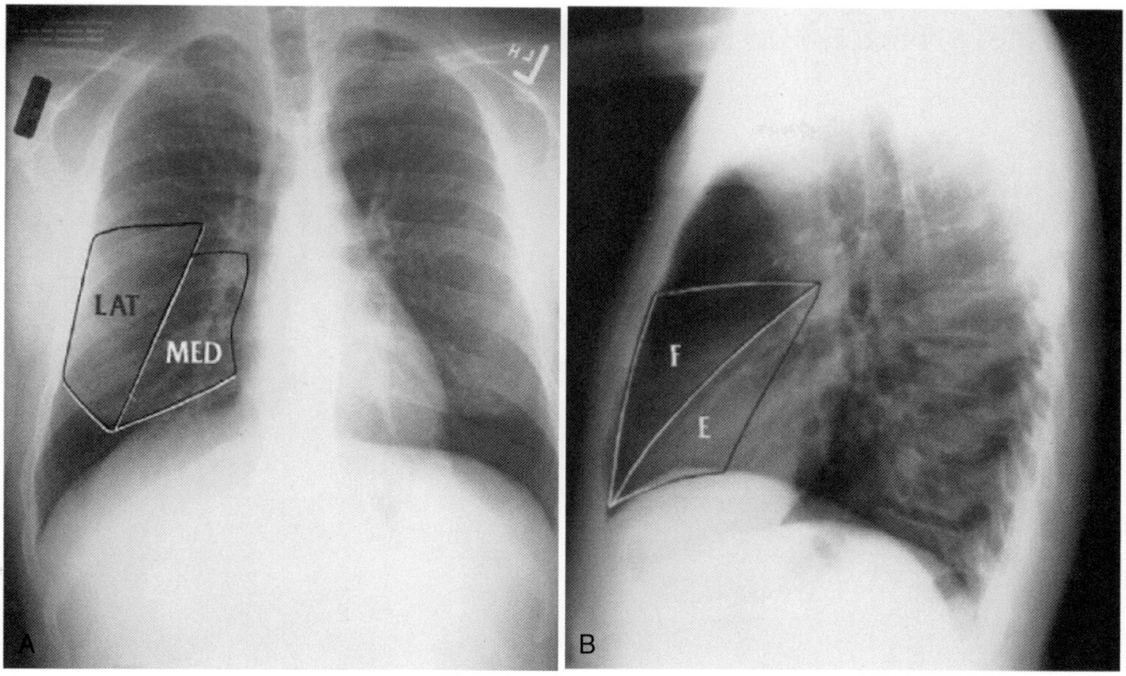

图 S1.5

6 图 S1.5A 显示了重叠的右肺中叶。使用图 S1.4 和图 S1.5A 对侧位 X 线片(图 S1.5B)中的肺段进行匹配。

E. ____________　　F. ____________

前段　　内侧段

外侧段　　尖段

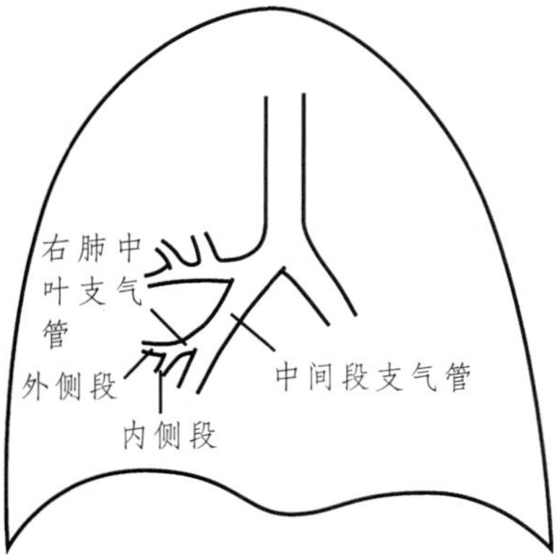

图 S1.4

6 E. 内侧段
F. 外侧段

7 如图 S1.5 所示，在后前位及侧位 X 线片上，外侧段(S4)的上界是________。________段(S5)内侧与右心缘相邻，后部与________相邻。

A. 水平裂　　B. 斜裂

C. 奇裂　　D. 内侧

E. 外侧

7 A. 水平裂

D. 内侧

B. 斜裂

图 S1.6A 和图 S1.6B 显示了右肺中叶的节段性肺炎。清晰的上缘是水平裂。右心缘模糊不清。图 S1.6C 是冠状位 CT 图像。

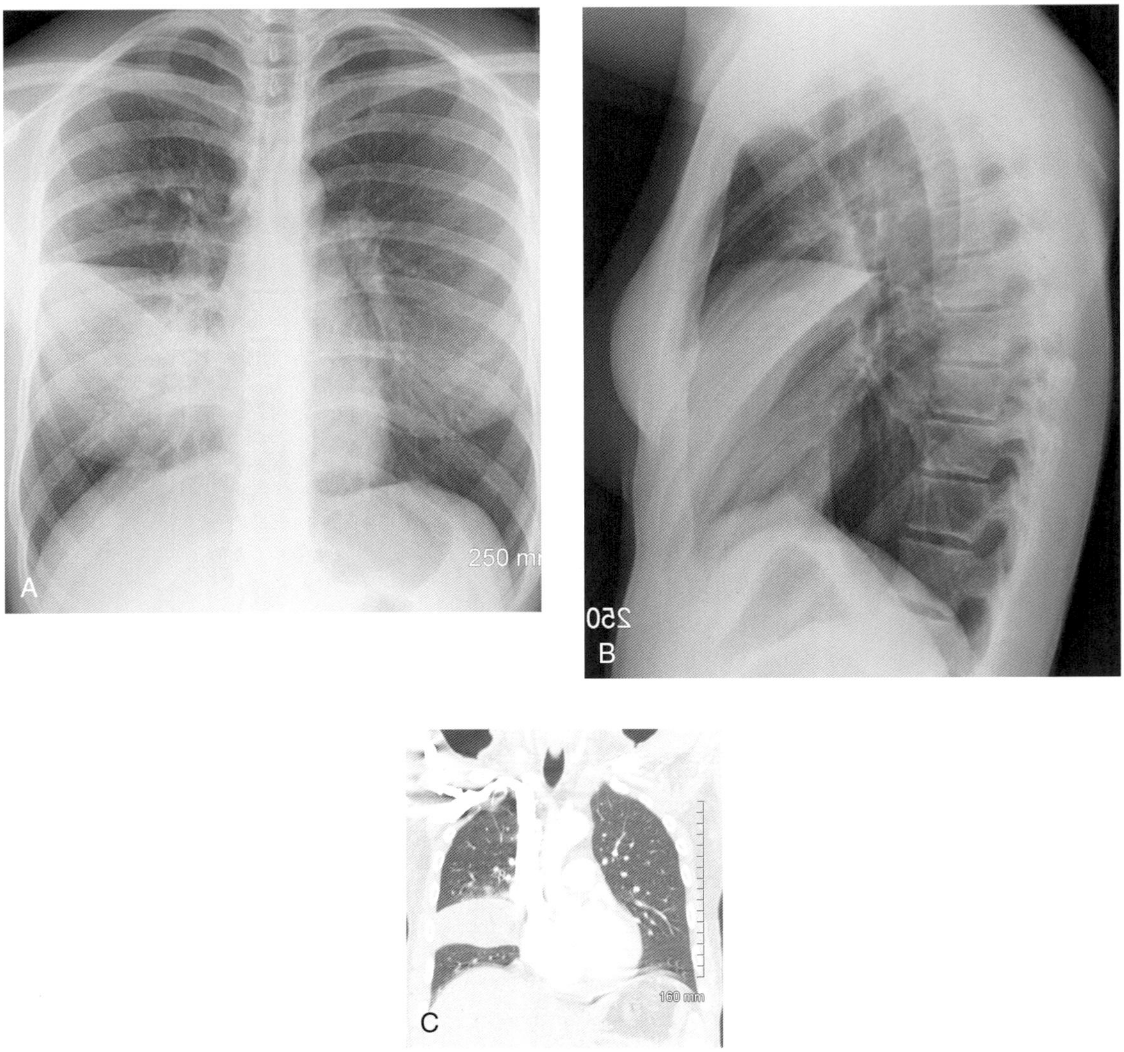

图 S1.6

8 右下叶支气管(RLL)是中间段支气管(BI)在__________支气管开口后的直接延续(图 S1.7)。

A. 右肺中叶　　B. 右肺上叶

C. 内侧段　　D. 外侧段

8 A. 右肺中叶

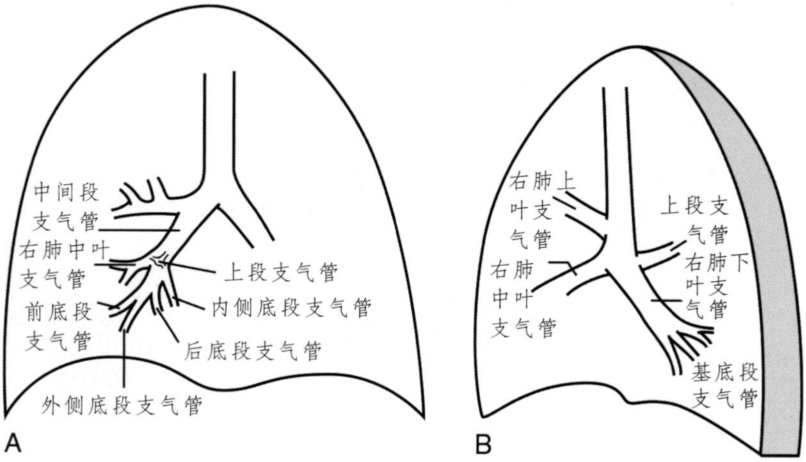

图 S1.7

9 如图 S1.7B 所示,侧位 X 线片显示右肺下叶的第一段支气管从后部发出,正好与__________支气管相对。其向后延伸供应右肺下叶上段(S6)。

A. 右肺上叶　　B. 右肺中叶

C. 右肺下叶

9 B. 右肺中叶

10 图 S1.8 显示了右肺下叶上段的解剖位置。在正位 X 线片上(图 S1.8A),右肺下叶上段与__________叶重叠。

A. 右肺中叶　　B. 右肺下叶

C. 两者都有　　D. 两者都不

在侧位 X 线片上(图 S1.8B),对以下结构进行匹配。

E. __________　　F. __________

G. __________

右肺下叶上段　　右肺中叶下段

右肺中叶内侧段　　右肺中叶外侧段

10 C. 两者都有

E. 右肺中叶内侧段

F. 右肺中叶外侧段

G. 右肺下叶上段

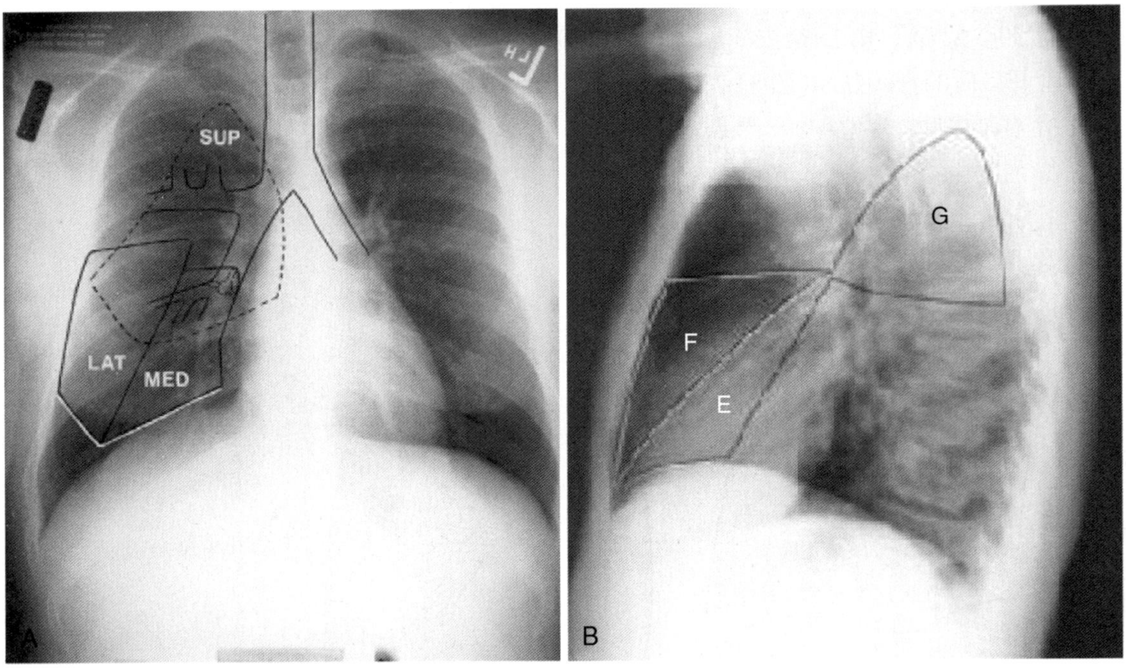

图 S1.8

11 其余 4 个节段支气管供应右肺下叶的 4 个基底段。其因位于肺底部而得名(图 S1.7A)。两个基底段位于腹侧(前方),即内侧段(S7)和前段(S8)。两个基底段位于背侧(后方),即________(S9)和________(S10)。

A. 后底段　　B. 上段
C. 外侧底段　　D. 下底段

11 A. 后底段
C. 外侧底段

12 与斜裂相邻的两个基底段位于________。

A. 前方　　B. 后方

其是________和________。

A. 前底段　　B. 下底段
C. 外侧底段　　D. 后底段
E. 内侧底段

与后胸壁相邻的两部分是________和________。

A. 前底段　　B. 下底段
C. 外侧底段　　D. 后底段
E. 内侧底段

12 A. 前方

A. 前底段
E. 内侧底段

C. 外侧底段
D. 后底段

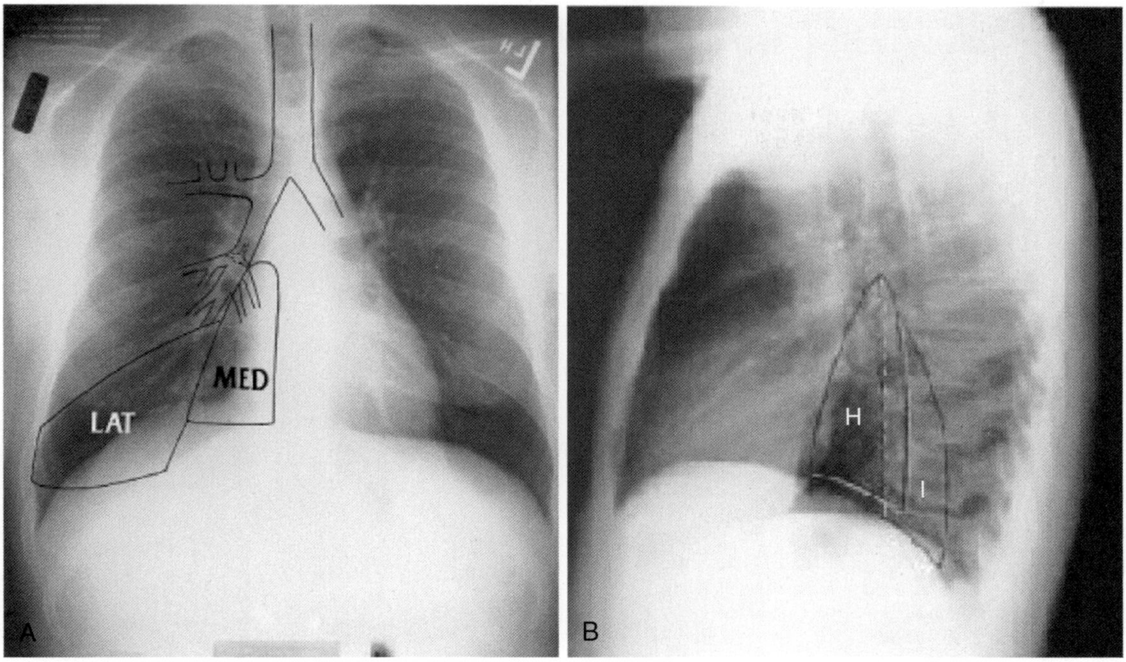

图 S1.9

13 图 S1.9 显示了内侧底段(S7)和外侧底段(S9)的位置。在侧位图(图 S1.9B)中,通过识别 H 和 I 来完成自测。

内侧底段	后底段
前底段	外侧底段
上底段	

13 H. 内侧底段
I. 外侧底段

14 图 S1.10 显示了其余的基底段:前基底段(S8)和后基底段(S10)。在侧位图(图 S1.10B)中,通过识别 J 和 K 来完成自测。

后底段	前底段
上底段	下底段

14 J. 后底段
K. 前底段

15 在右肺下叶,__________、__________和__________与斜裂相邻。同时与水平裂也不相邻。

A. 内侧底段	B. 外侧底段
C. 后底段	D. 前底段
E. 所有	F. 上段

15 A. 内侧底段
见图 S1.9B
D. 前底段
见图 S1.10B
F. 上段
见图 S1.8B

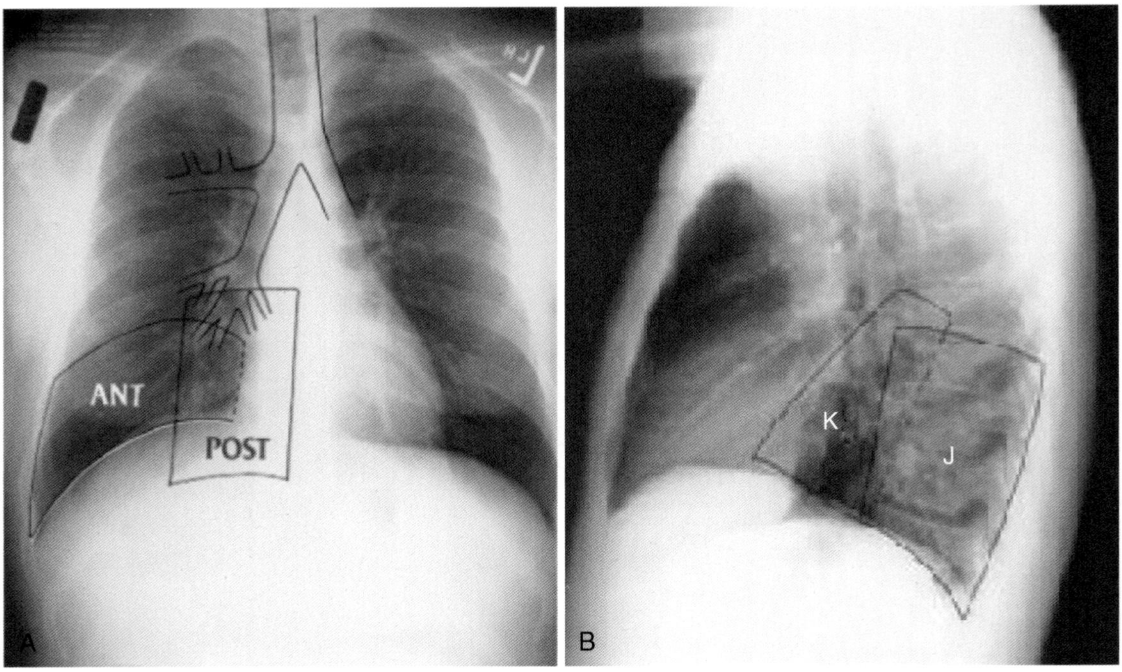

图 S1.10

16 图 S1.11 显示了__________的__________实变。

A. 后段　　B. 上段
C. 尖段　　D. 内侧底段
E. 右肺上叶　　F. 右肺中叶
G. 右肺下叶

16 B. 上段
G. 右肺下叶

临床要点：上叶后段（S3）、下叶上段（S6）和后底段（S10）是仰卧位患者最依赖重力的肺段。吸入性肺炎、异物吸入和脓肿常发生在这些部位。如图 S1.11A 和图 S1.11B 所示，吸入性脓肿导致气液平面。图 S1.11C 是脓肿层面的矢状位 CT 图像。（注意：数天后的 CT 图像显示，脓腔中没有残留液体）。

如果你已经了解了右肺段，学习左肺段就很容易了。两侧肺之间的差异很小，所以不要灰心。

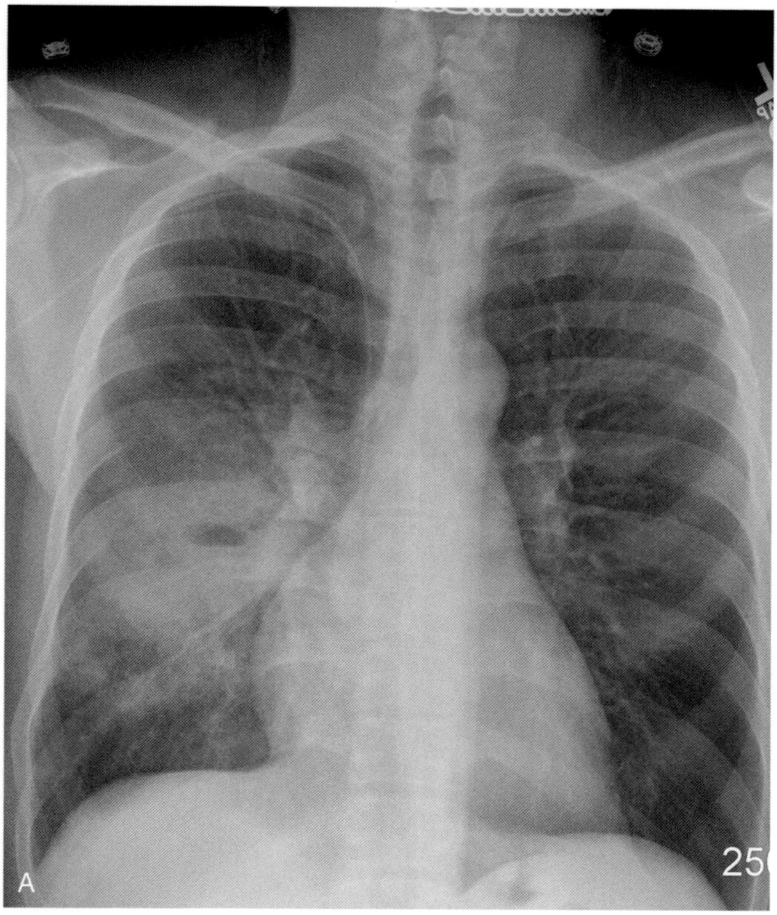

图 S1.11 （待续）

17 首先，左肺只有两个叶，即__________和__________。__________相当于舌叶。

A. 左肺上叶(LUL) B. 左肺下叶(LLL)
C. 左肺中叶(LML) D. 舌段
E. 右肺中叶(RML)

17 A. 左肺上叶(LUL)
B. 左肺下叶(LLL)
E. 右肺中叶(RML)

18 如图 S1.12 所示，从左主支气管发出的第一个叶支气管是__________支气管。其分为上支和下支，称为__________。

A. 左肺上叶 B. 左肺下叶
C. 舌段

18 A. 左肺上叶
C. 舌段

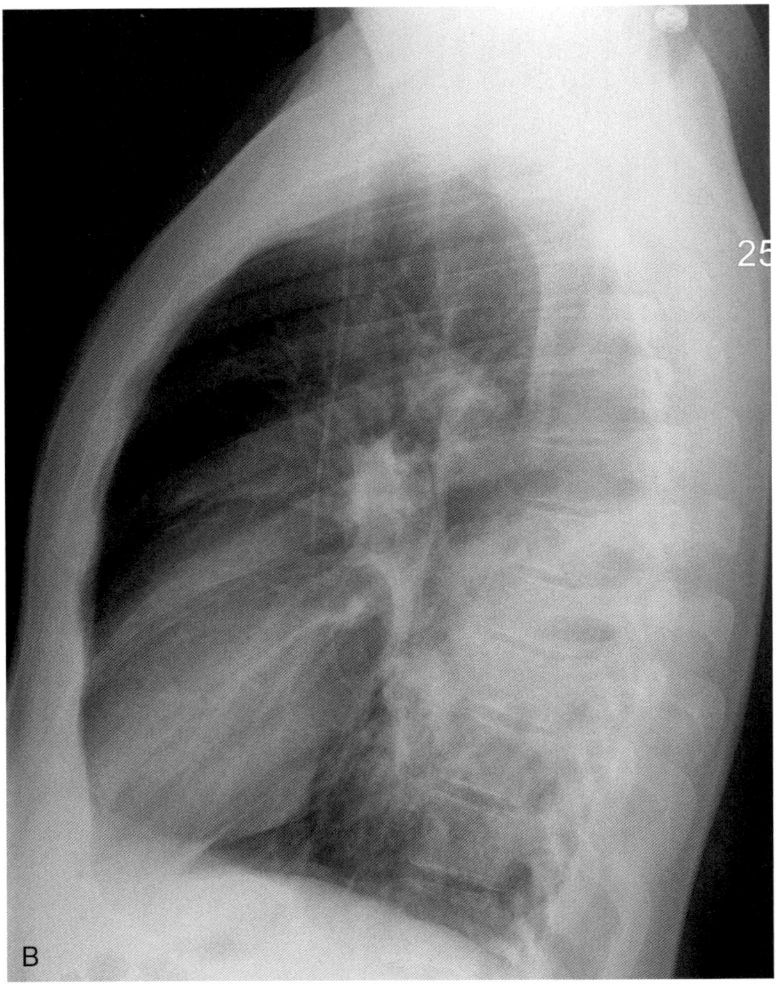

图 S1.11(续)（待续）

19 如图 S1.12 所示，上段支气管仅分为两段，分别为合并的________和________。左肺上叶的尖-后段相当于右肺上叶的尖段和后段。

A. 尖段　　B. 后段
C. 尖后段　　D. 外侧段
E. 前段　　F. 尖前段

19 C. 尖后段
E. 前段

如图 S1.13 所示，在上部区域，左肺上叶与右肺上叶的肺段非常相似(见图 S1.3)。

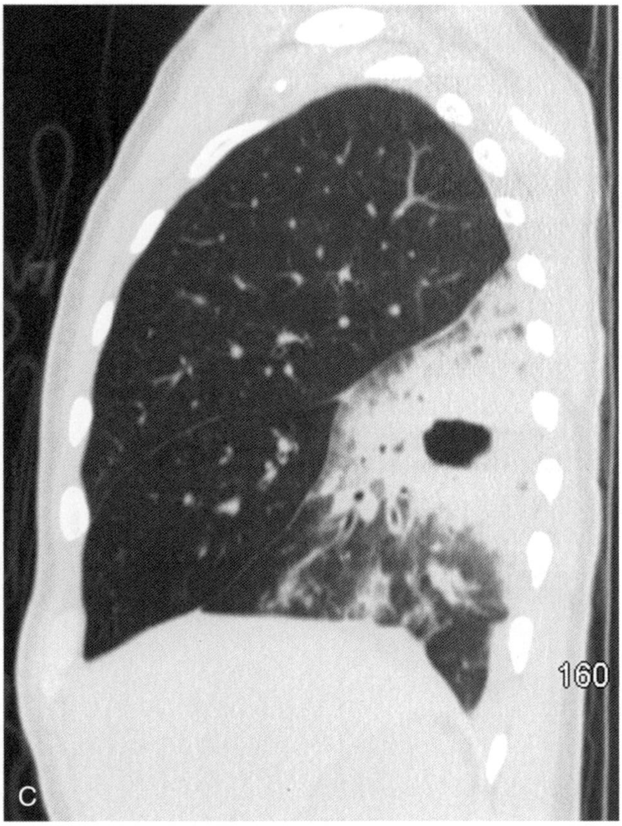

图 S1.11(续)

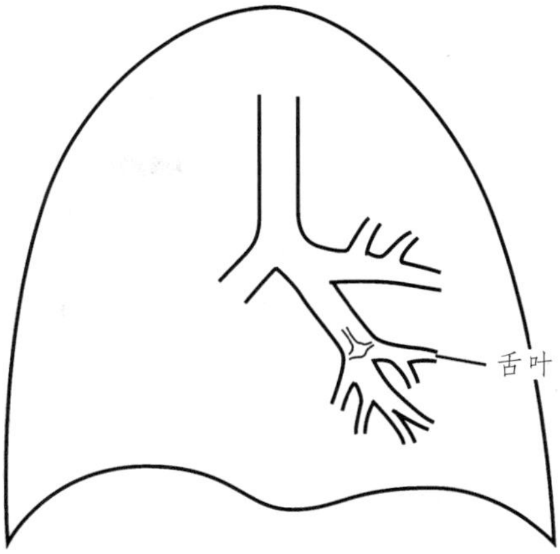

图 S1.12

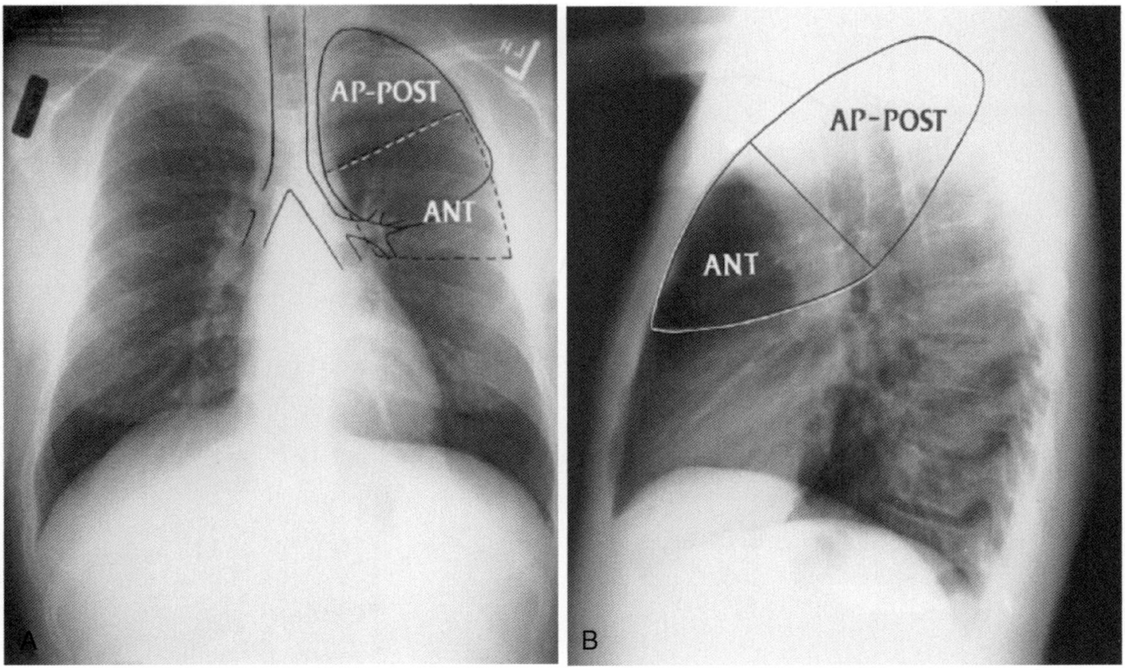

图 S1.13

20 右肺中叶支气管起源于＿＿＿＿＿。左侧没有类似的支气管。舌段支气管是＿＿＿＿＿支气管的延续，正好位于上叶支气管的远端。

A. 右主支气管　　B. 中间段支气管
C. 右肺下叶　　D. 左主支气管
E. 左肺上叶　　F. 左肺中叶
G. 左肺下叶

大多数人称左肺上叶上部为“左上叶”，下部为“舌叶”。

20 B. 中间段支气管
E. 左肺上叶

21 如图 S1.14 所示，左肺上叶的下部或舌部细分为两段：上段(S4)和下段(S5)。其位置与右肺中叶的外侧和内侧段相似。

图 S1.15 显示了舌段。舌段＿＿＿＿＿(S5)和右肺中叶的＿＿＿＿＿(S5)与心脏内侧缘相邻。

A. 上段　　B. 下段
C. 外侧段　　D. 内侧段

下段与斜裂相邻。

21 B. 下段
D. 内侧段

图 S1.16 显示右肺中叶外侧段与水平裂下方相邻。如果存在左侧水平裂，上舌段与左侧水平裂相邻(注：<8%的患者确实存在这种情况)。

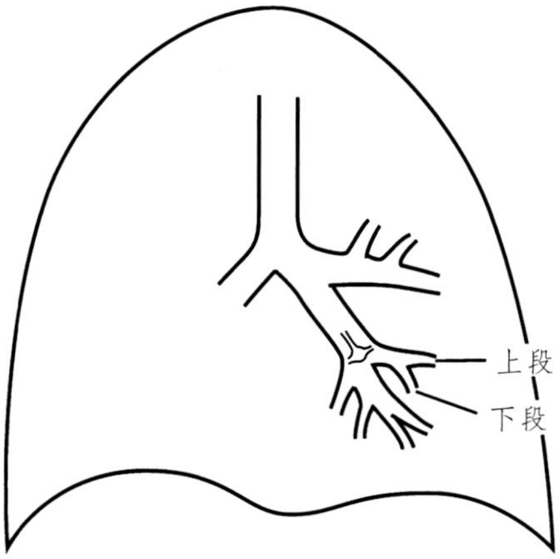

图 S1.14

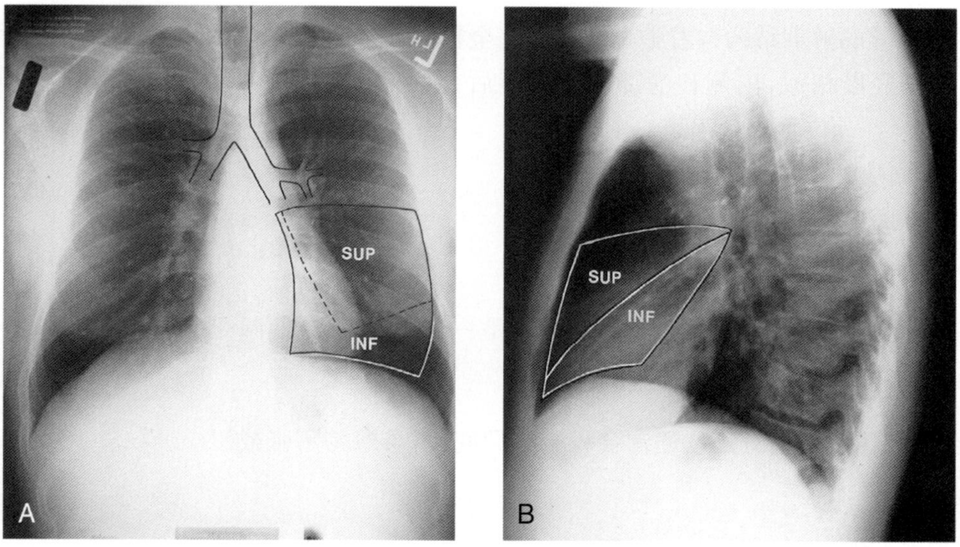

图 S1.15

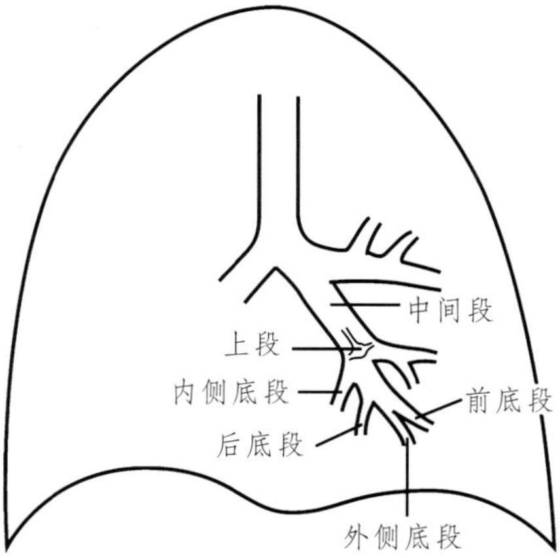

图 S1.16

22 左肺下叶的解剖结构与右肺下叶几乎完全相同。塔尖是上段。4 个基底段相似，内侧和前部位于斜裂后方，__________和__________位于肋骨背侧。

A. 腹侧基底段　　B. 后底段
C. 外侧底段　　D. 下底段
E. 尖基底段　　F. 后底段

一些权威人士认为，前底段和内侧底段是一个整体，但我们坚持采用简单的对称方法。

临床要点：卧床患者的分泌物通常会积聚在后底段，导致肺不张或感染。

图中所展示的支气管和节段解剖是“理想化”的。支气管的起源和节段大小存在许多微小的差异。然而，基本模式一般都是可以识别的。

22 B. 后底段
C. 外侧底段

复 习

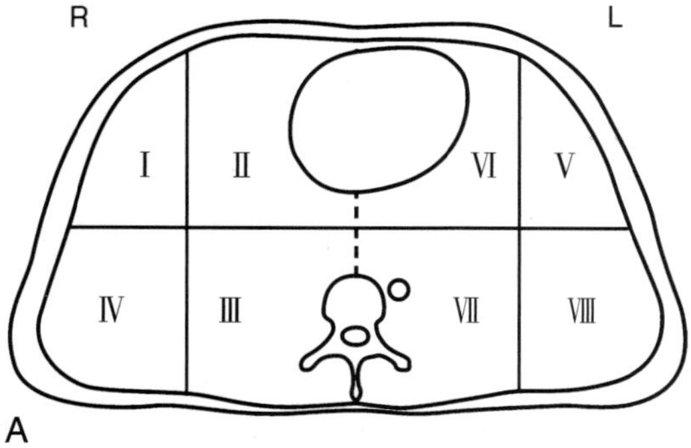

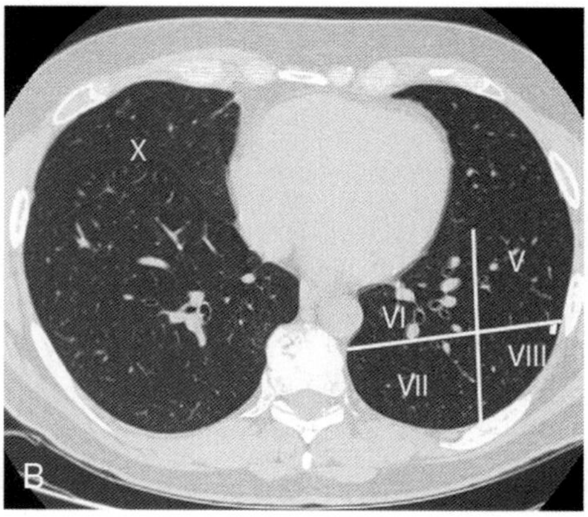

图 S1.17

Ⅰ 图 S1.17A 为基底段水平面的轴位解剖图，对以下节段进行匹配。

Ⅰ. ________ Ⅱ. ________

Ⅲ. ________ Ⅳ. ________

前底段 上底段

下底段 外侧底段

后底段 内侧底段

然后，对图 S1.17B 中的节段进行匹配。

Ⅴ. ________ Ⅵ. ________

Ⅶ. ________ Ⅷ. ________

前底段 上底段

下底段 外侧底段

后底段 内侧底段

在图 S1.17B 中，"X"表示右侧斜裂。注意左侧斜裂。

Ⅰ

Ⅰ. 前底段

Ⅱ. 内侧底段

Ⅲ. 后底段

Ⅳ. 外侧底段

Ⅴ. 前底段

Ⅵ. 内侧底段

Ⅶ. 后底段

Ⅷ. 外侧底段

Ⅱ 通过回忆本章内容，对以下肺段进行匹配。

位于水平裂的下方：________

位于水平裂的上方：________

A. 右肺中叶-内侧段 B. 右肺中叶-外侧段

C. 右肺中叶-上段 D. 右肺上叶-前段

E. 右肺上叶-后段

Ⅱ

B. 右肺中叶-外侧段

D. 右肺上叶-前段

Ⅲ 如图 S1.18 所示,患者的肺炎位于__________的__________。

A. 上段　　B. 后基底段
C. 尖基底段　　D. 尖段
E. 左肺上叶　　F. 舌段
G. 左肺下叶

Ⅲ G. 左肺下叶
A. 上段

Ⅳ 如图 S1.19 所示,患者的肺炎位于__________的__________。

A. 上段　　B. 下段
C. 内侧段　　D. 尖后段
E. 左肺上叶　　F. 舌段
G. 左肺下叶

Ⅳ E. 左肺上叶
D. 尖后段

比较图 S1.18 和图 S1.19 的侧位 X 线片。两例患者的肺炎均与斜裂相邻,一个从上方,一个从下方。

Ⅴ 如图 S1.20 所示,左肺下叶的__________底段和__________底段出现了肿瘤。

A. 前　　B. 后
C. 内侧　　D. 下
E. 外侧

Ⅴ B. 后
C. 内侧

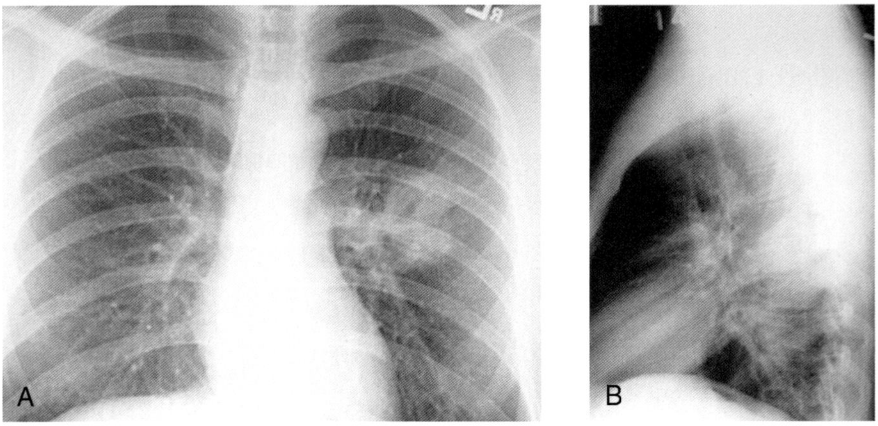

图 S1.18

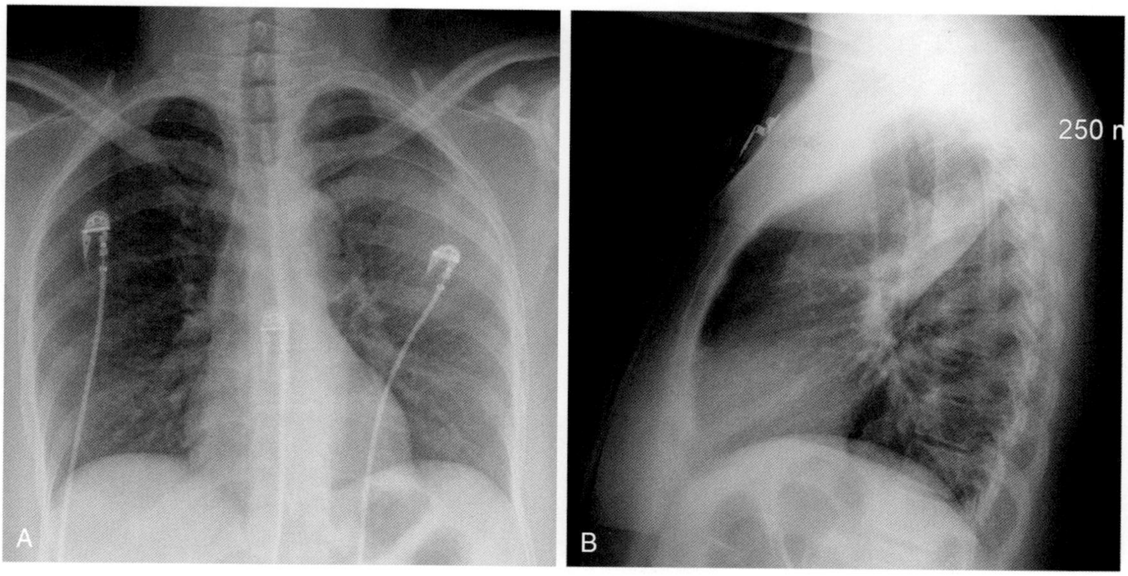

图 S1.19

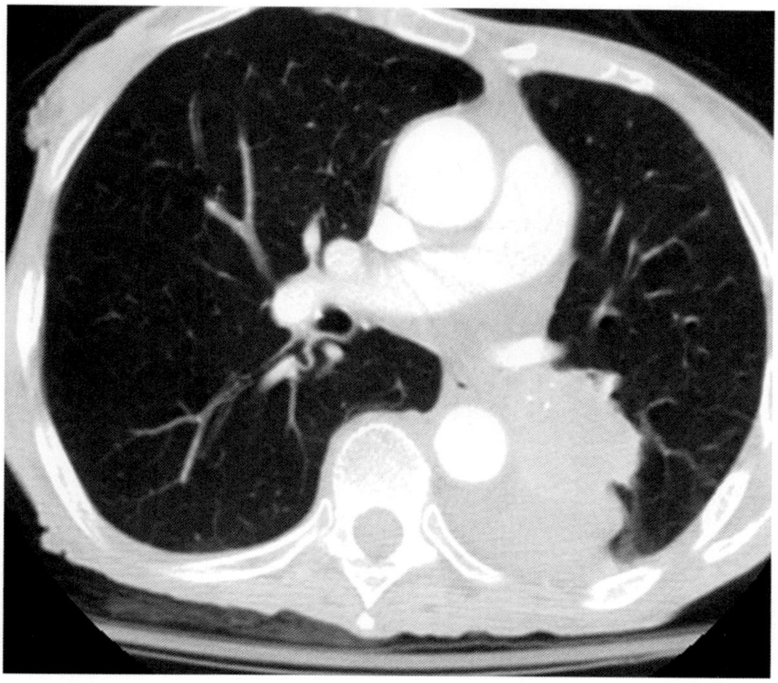

图 S1.20

VI 如图 S1.21 所示，右侧肺门(O)的肿瘤导致__________的__________段塌陷。

A. 尖　　B. 前
C. 后　　D. 外侧
E. 右肺上叶　　F. 右肺中叶
G. 右肺下叶

VI E. 右肺上叶
B. 前

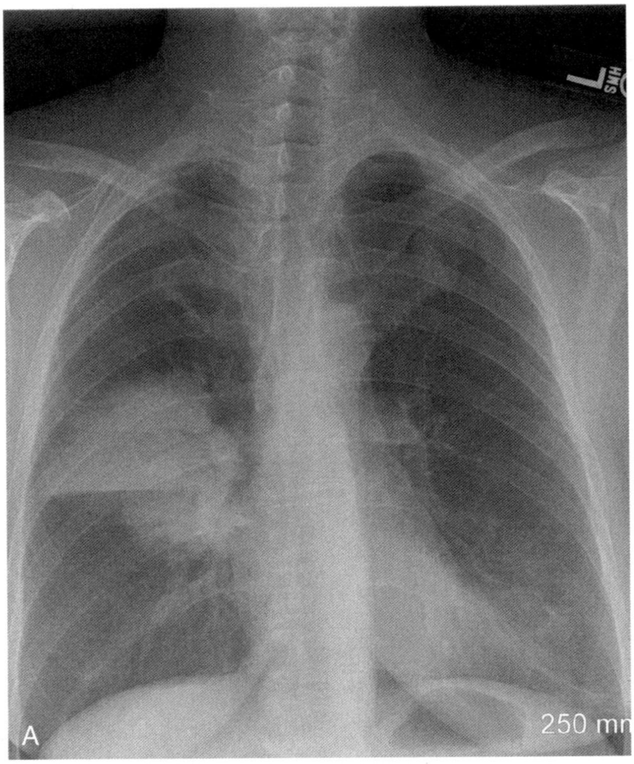

图 S1.21 （待续）

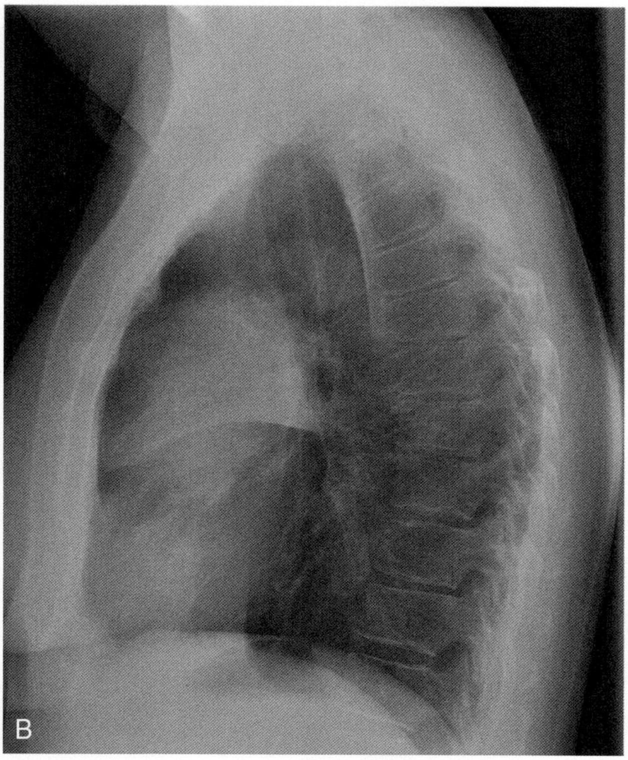

图 S1.21(续)

肺间质性疾病

附录 2

附录 2 是对前几章内容的补充。肺间质性疾病对放射科医生和临床医生来说都是一项艰巨的挑战。

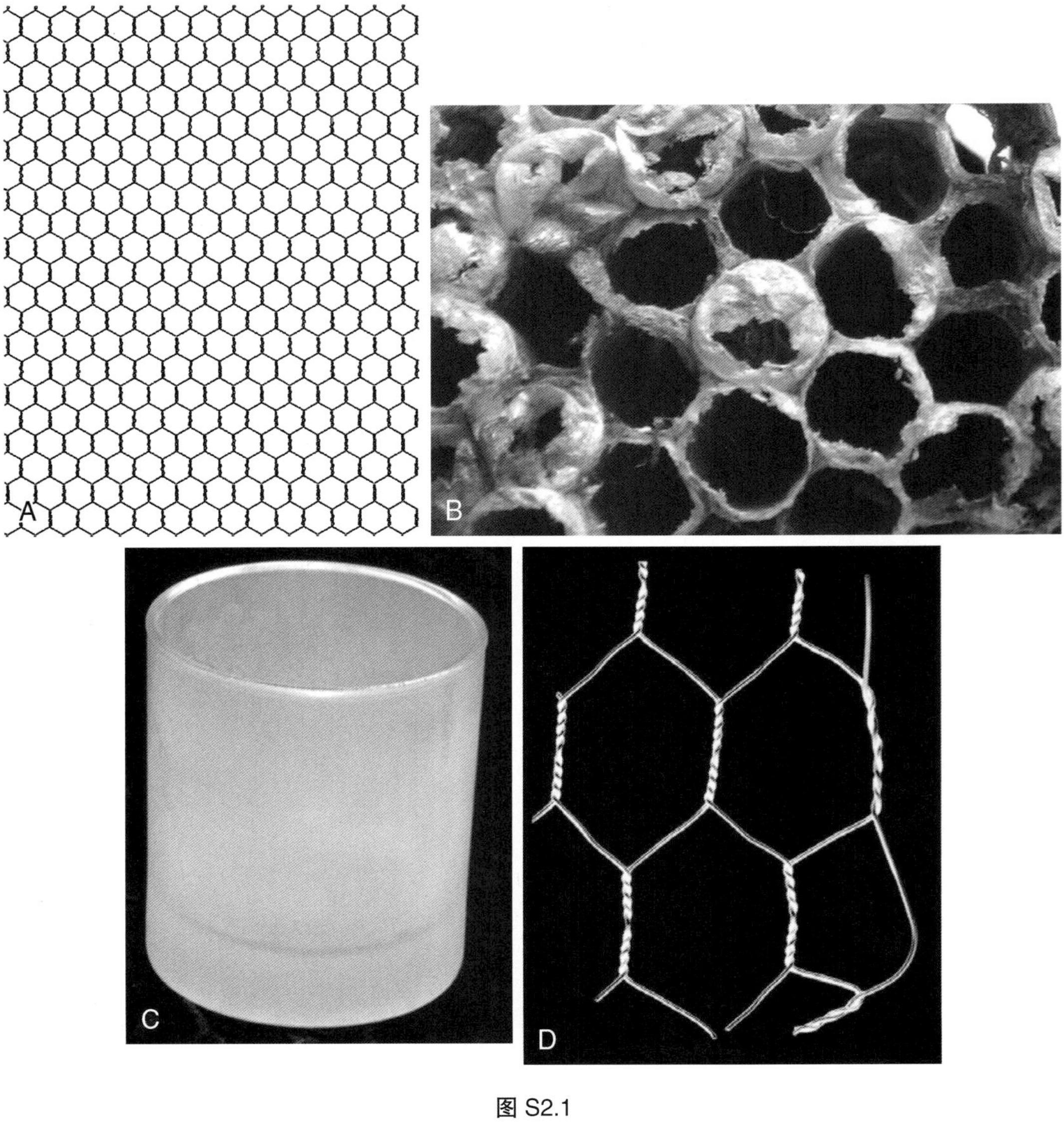

图 S2.1

正常

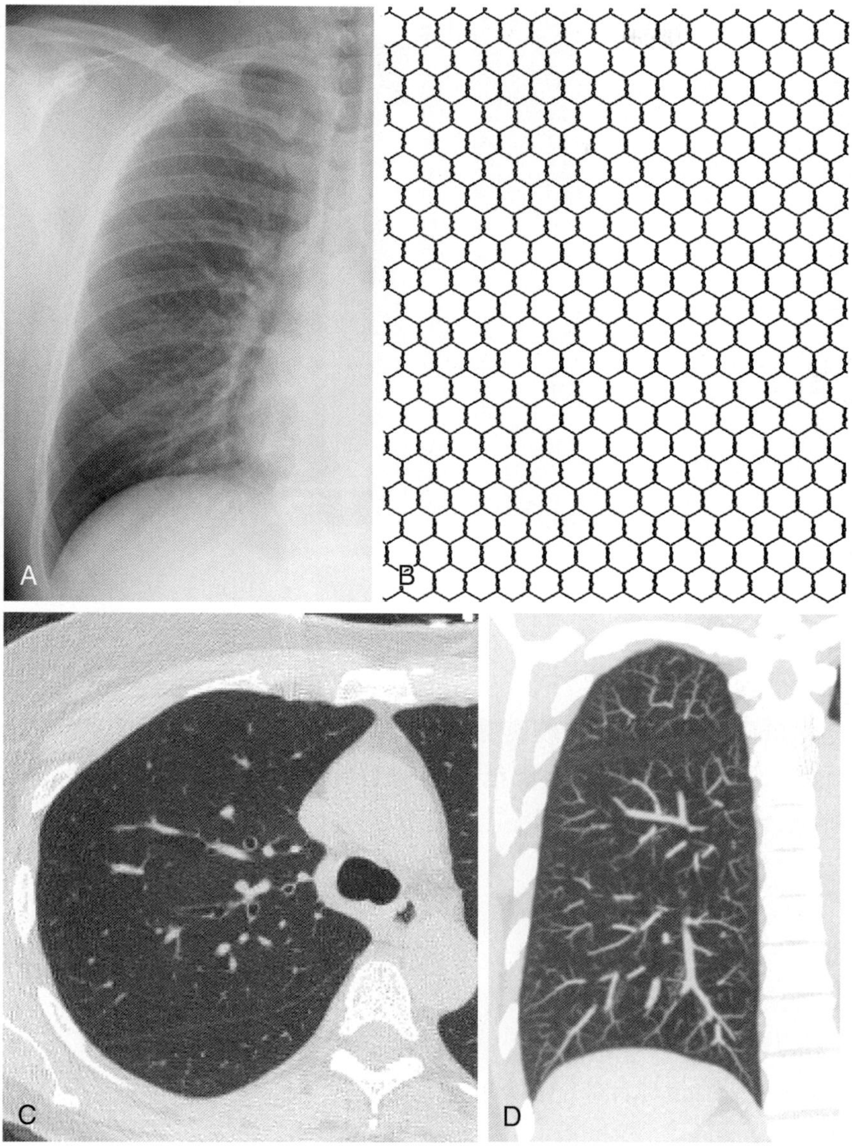

图 S2.2

注释

注意：在充满空气的肺中，肺血管是唯一可见的结构。其逐渐分叉、变细，到达胸膜时几乎不可见。超过肺内一半的部分几乎看不到分支。

磨玻璃影(同义词:模糊、朦胧和半透明)

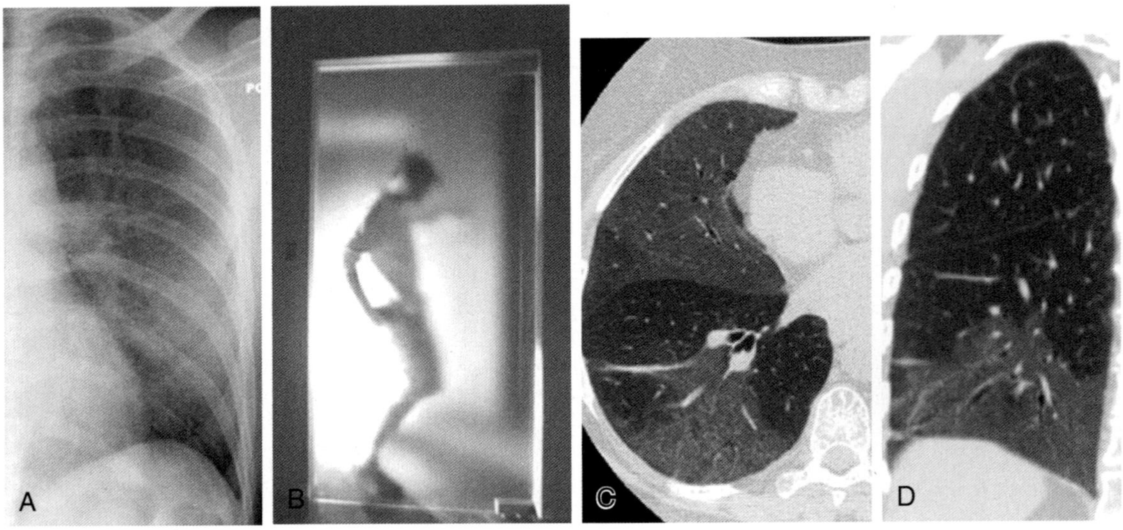

图 S2.3

注释

这就像透过磨砂淋浴门或磨砂玻璃观察解剖结构一样。肺部呈中度灰色,但在灰色区域内仍可见肺血管。通气减弱的原因可能包括:①部分肺泡充盈导致肺泡内空气减少;②肺泡间质增厚侵犯肺泡,导致肺泡内空气减少;③通气不足和肺不张导致肺泡内空气减少。

病因

- 肺不张。
- 吸入性肺炎。
- 感染,如肺囊虫。
- 水肿、急性呼吸窘迫综合征(ARDS)。
- 肺出血。
- 特发性(如脱屑性间质性肺炎、慢性机化性肺炎)。

网格状(同义词:线状和不规则)

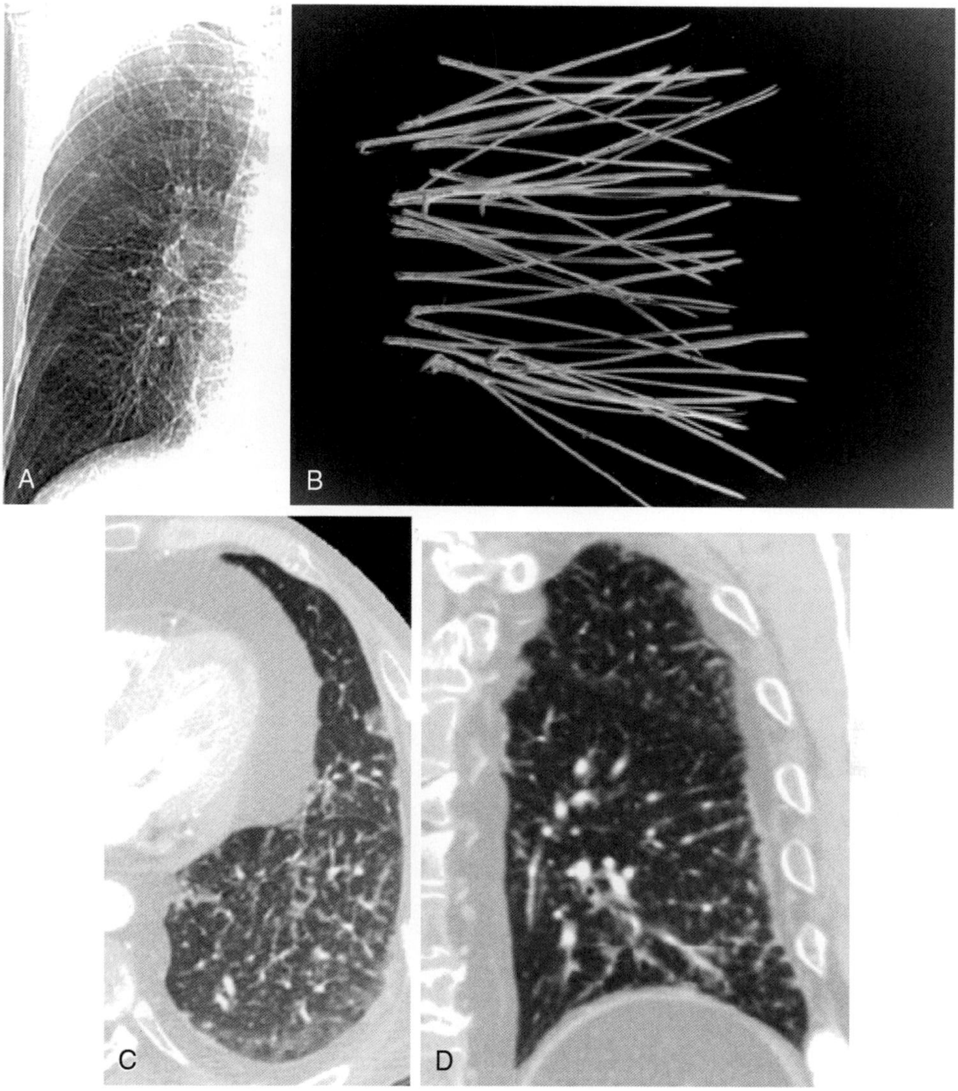

图 S2.4

注释

小叶间隔或支气管血管束的急性或慢性增厚可呈线状或花边状增厚,边缘光滑或不规则。

病因

- 水肿(Kerley 线)。
- 淋巴管瘤。
- 结节病。
- 朗格汉斯细胞组织细胞增生症(嗜酸性肉芽肿)。
- 纤维化(任何原因)。

微小结节（同义词：粟粒样结节）

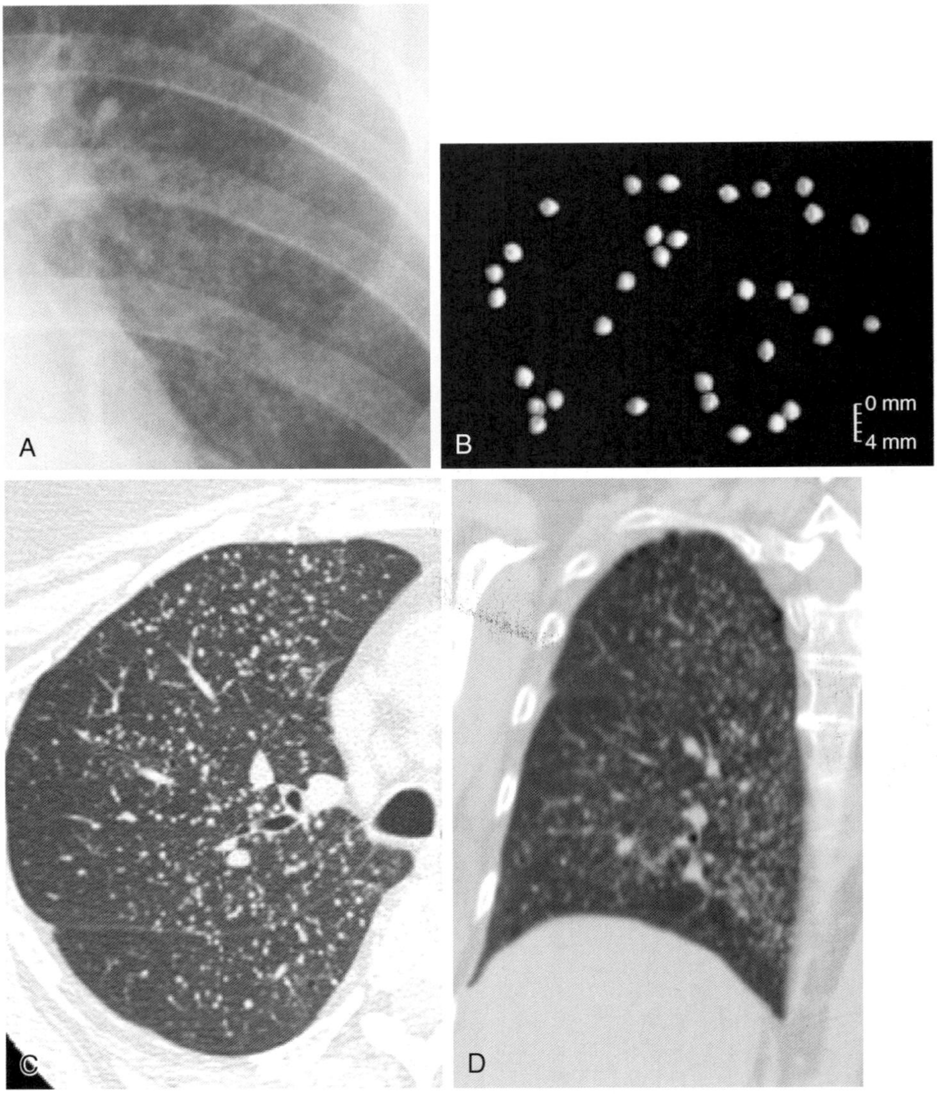

图 S2.5

注释

微小、边缘锐利、分散的结节（<3mm）遍布整个肺。其通常只有粟粒（小米种子）大小。在胸部 X 线片上通常很难发现单个结节，但在 CT 图像上却可以。

病因

- 粟粒性疾病、肉芽肿感染的血行播散（结核或真菌）。
- 转移瘤。
- 硅沉着病。
- 结节病。

大结节(同义词:小结节)

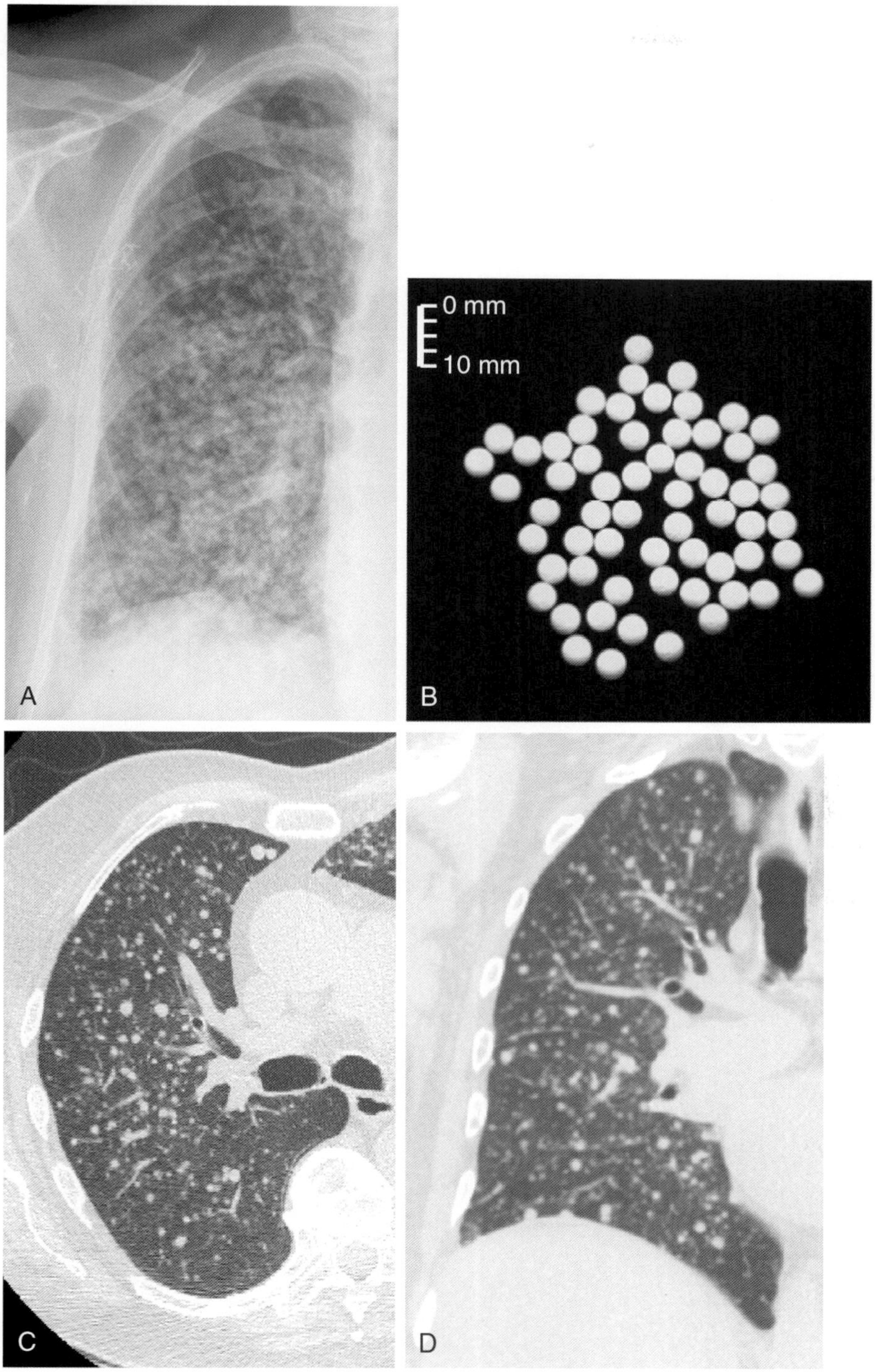

图 S2.6

注释

直径<1cm 的小结节在胸部 X 线片上叠加后可能会显现出来。直径<1cm 的结节单独可见。两者在胸部 X 线片上都能看到，但在 CT 图像上显示得更清楚。其边缘清晰或模糊，内部也可见空洞。

病因

- 转移瘤。
- 脓毒性栓子。
- 弥漫性肉芽肿感染(分枝杆菌、真菌)。
- 朗格汉斯细胞组织细胞增生症(嗜酸性肉芽肿)。
- 血管炎。
- 结节病。
- 硅沉着病。

囊肿(同义词:大疱、水泡和孔)

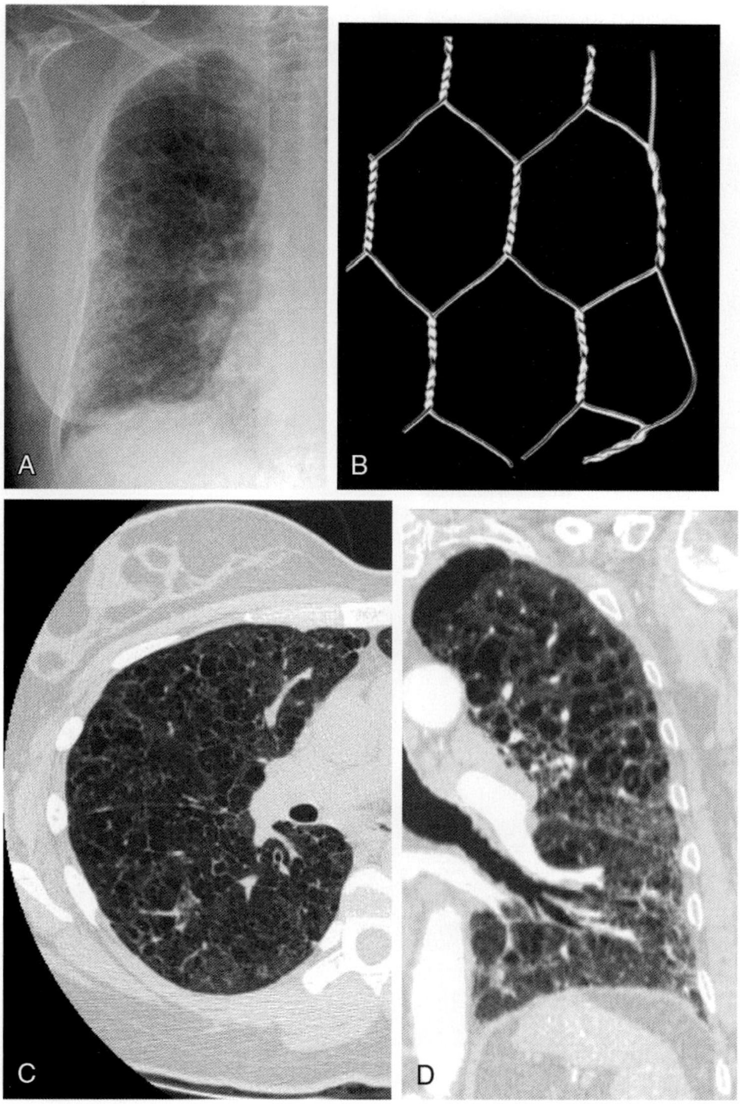

图 S2.7

注释

肉眼可见的囊腔可能由以下情况引起:①肺组织过度充气和破坏,导致形成壁非常薄的腔隙(肺气肿);②炎症、肺组织被破坏和周围残余组织增厚。微囊腔被称为蜂窝状(见后文)。

病因

- 肺气肿、慢性阻塞性肺疾病。
- α-1 抗胰蛋白酶缺乏症。
- 朗格汉斯细胞组织细胞增生症(嗜酸性肉芽肿)。
- 淋巴管肌瘤病。

蜂窝状(同义词:堆积囊泡和微囊泡)

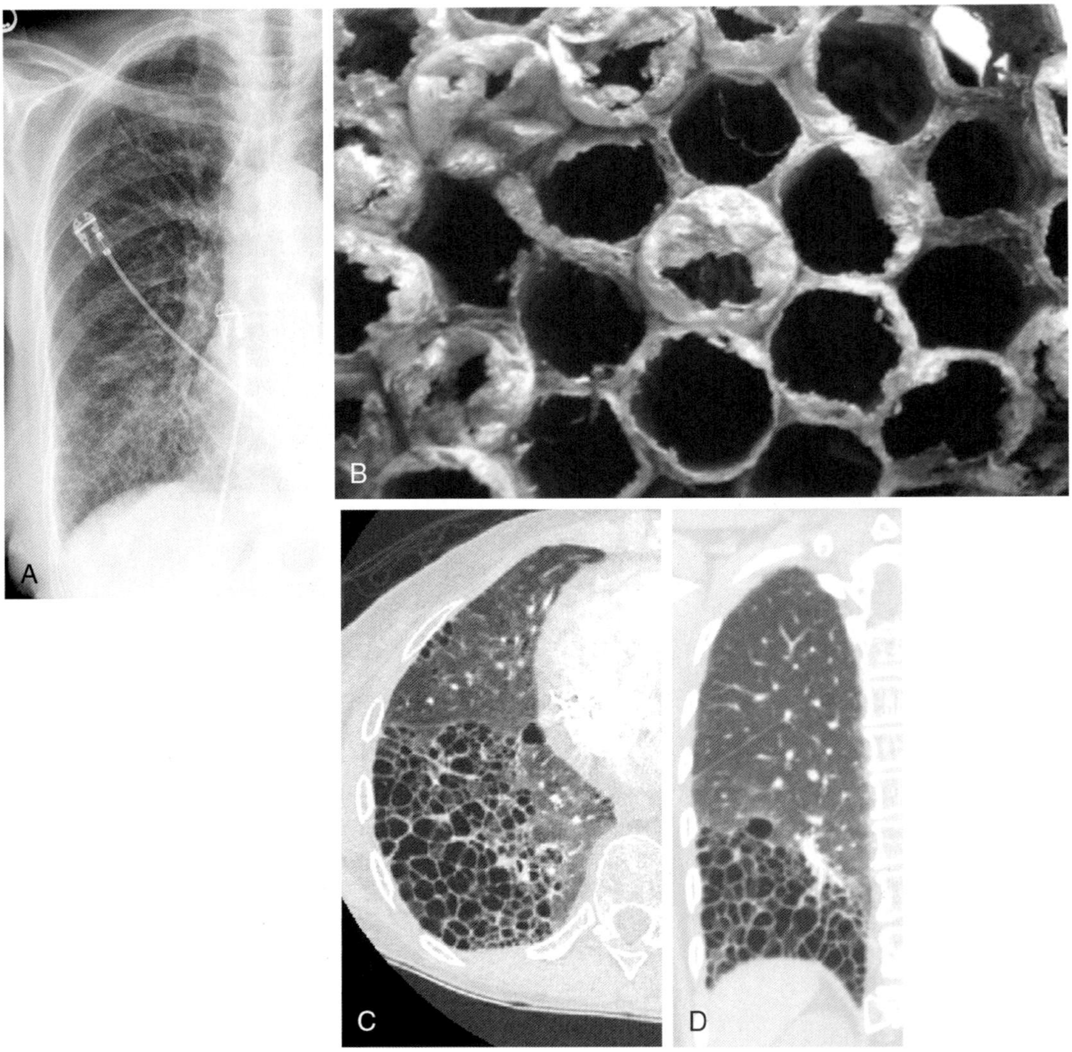

图 S2.8

注释

这是肺纤维化的一种类型,会导致多个轮廓清晰的小囊肿,好发于肺底部的外围。这属于终末期肺病的一种类型,会导致严重的生理功能障碍。

病因

- 普通型间质性肺炎(特发性肺纤维化、隐源性纤维化肺泡炎)。
- 石棉沉着病。
- 胶原血管病。
- 过敏性肺炎(慢性)。

纤维化(同义:瘢痕)

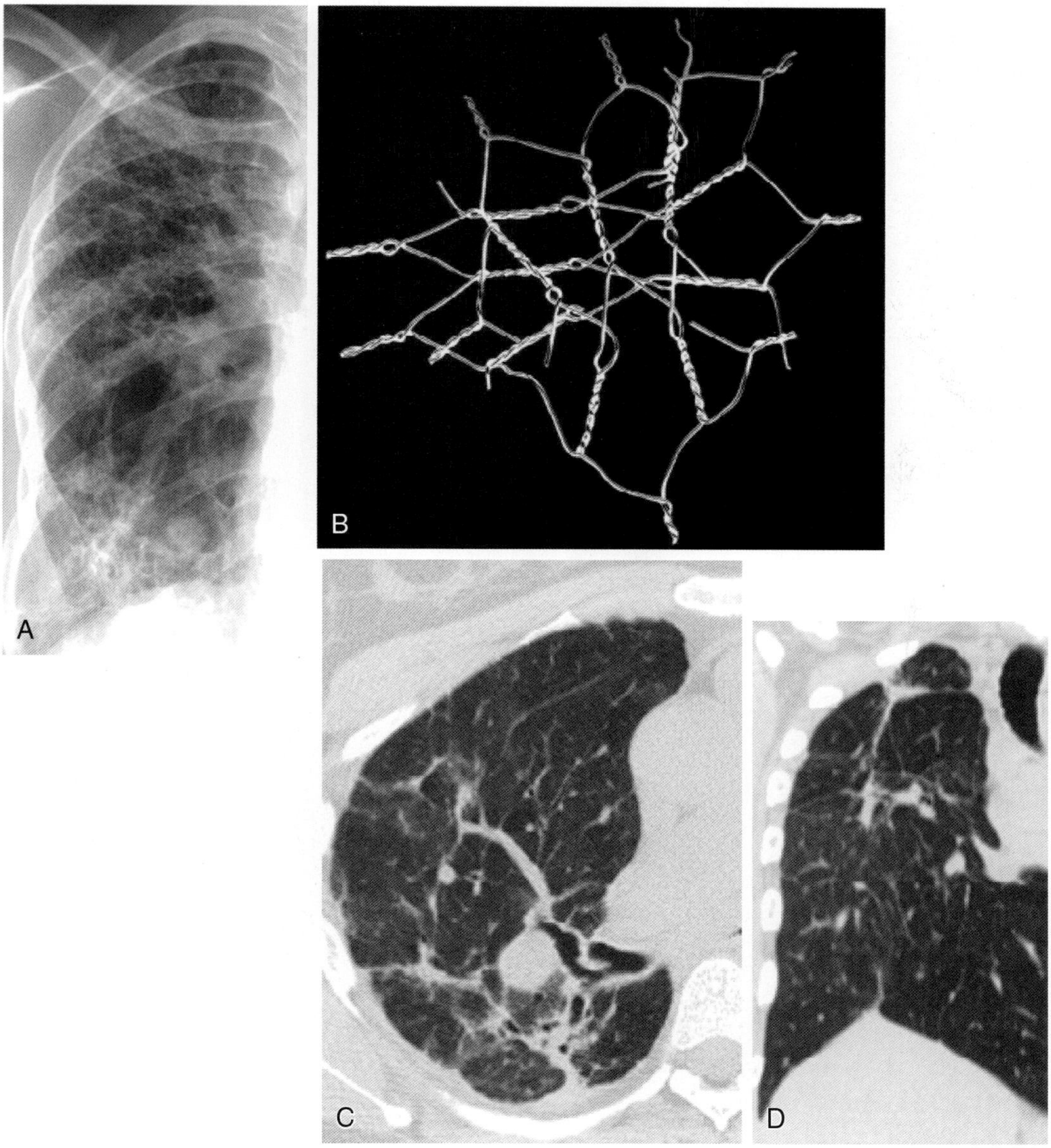

图 S2.9

注释

肺内见增厚、扭曲的线状影。条带状影通常沿着非解剖方向延伸。在纤维化的同时,常伴有肺体积缩小。

病因

任何原因引起的瘢痕——常见原因包括肺炎、结节病、结核病、硅沉着病、放射性肺炎或晚期 ARDS。

测验

I

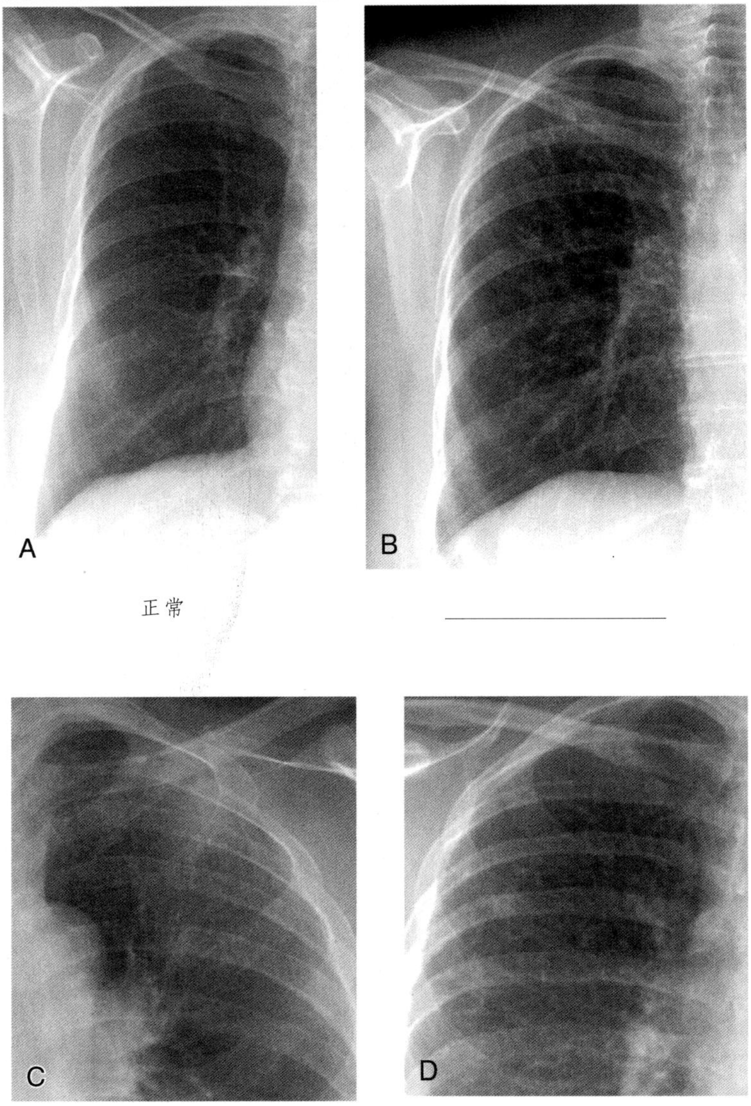

正常

图 S2.10

从下列选项中选择正确的描述进行填空：

磨玻璃影	纤维化	蜂窝状
粟粒状	马赛克征	网格状
囊肿		

I B. 纤维化

C. 磨玻璃影

D. 网格状

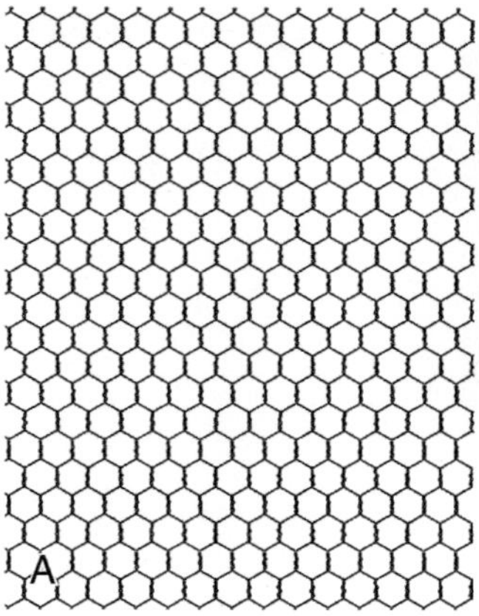

正常

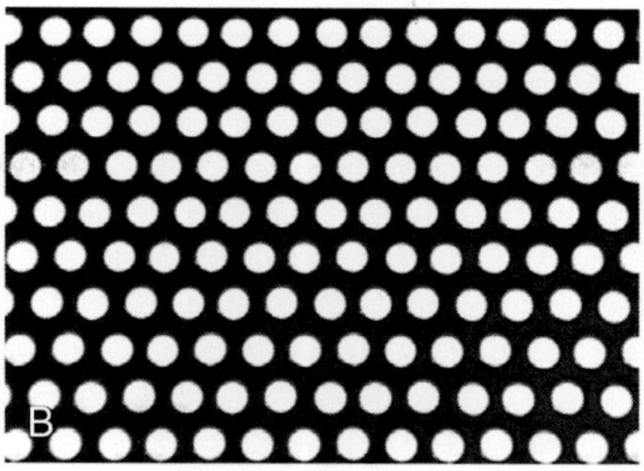

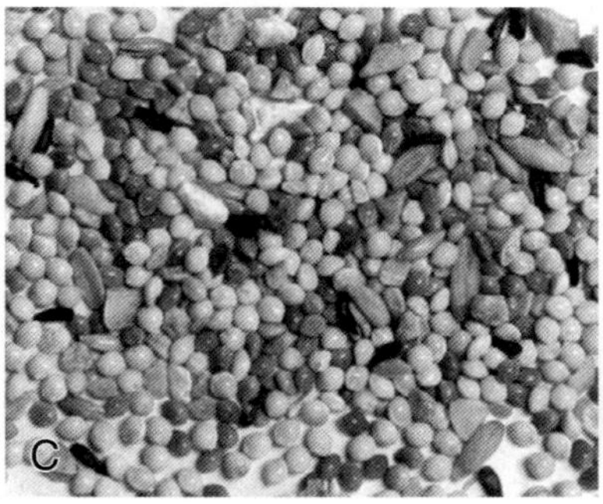

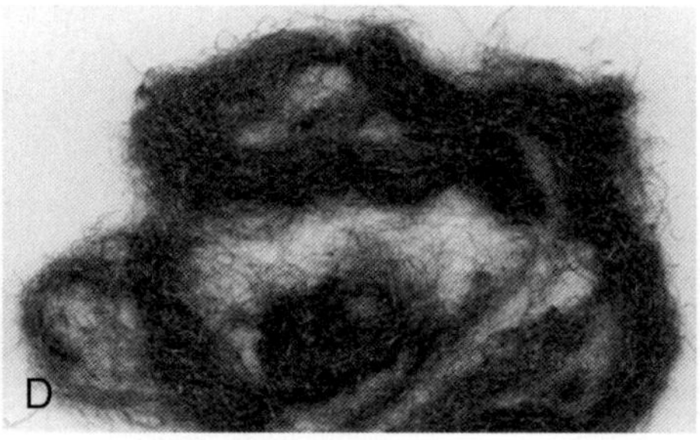

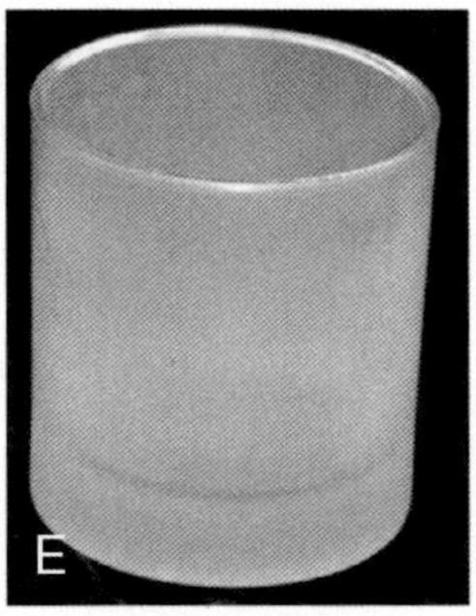

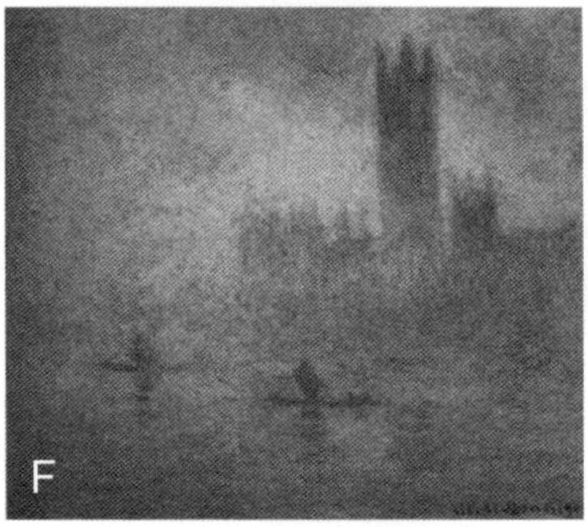

图 S2.11

从下列选项中选择正确的描述进行填空：

磨玻璃影	纤维化	蜂窝状
粟粒状	马赛克征	网格状
囊肿		

B. 蜂窝状
C. 粟粒状
D. 纤维化
E. 磨玻璃影
F. 磨玻璃影

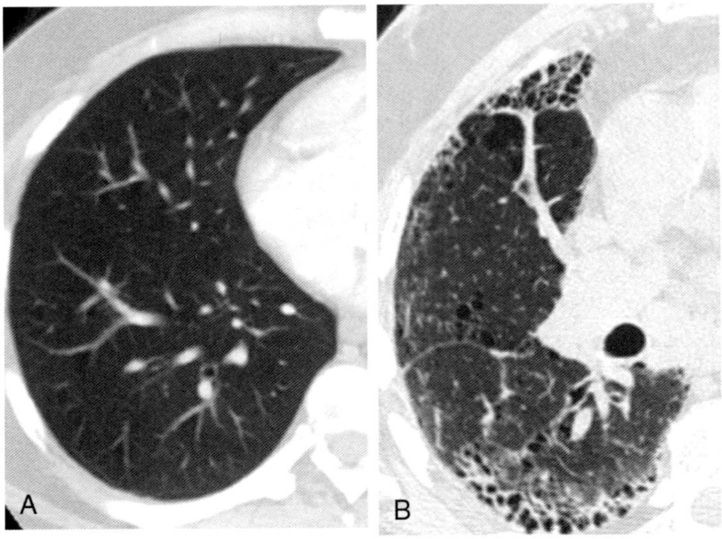

正常　　　　　　　　　　＿＿＿＿＿＿

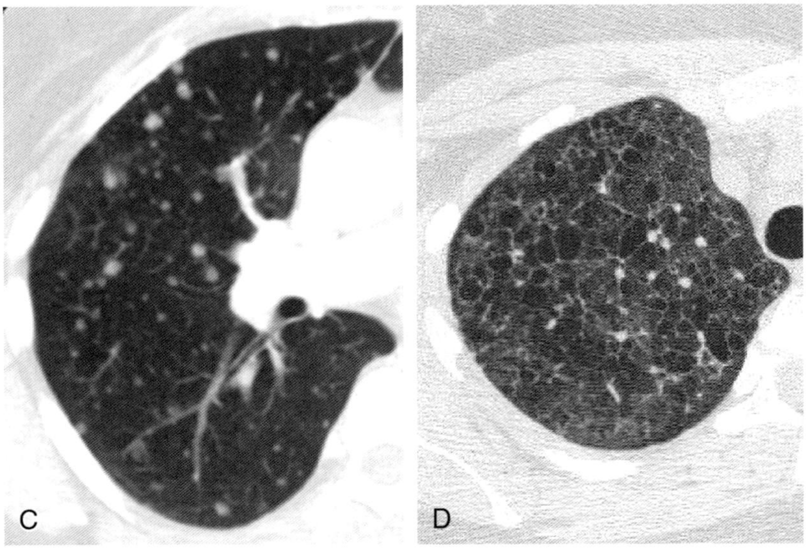

＿＿＿＿＿＿　　　　　　＿＿＿＿＿＿

图 S2.12

从下列选项中选择正确的描述进行填空：

磨玻璃影　　纤维化　　蜂窝状

粟粒状　　马赛克征　　网格状

囊肿

B. 蜂窝状

C. 马赛克征

D. 囊肿

Ⅳ

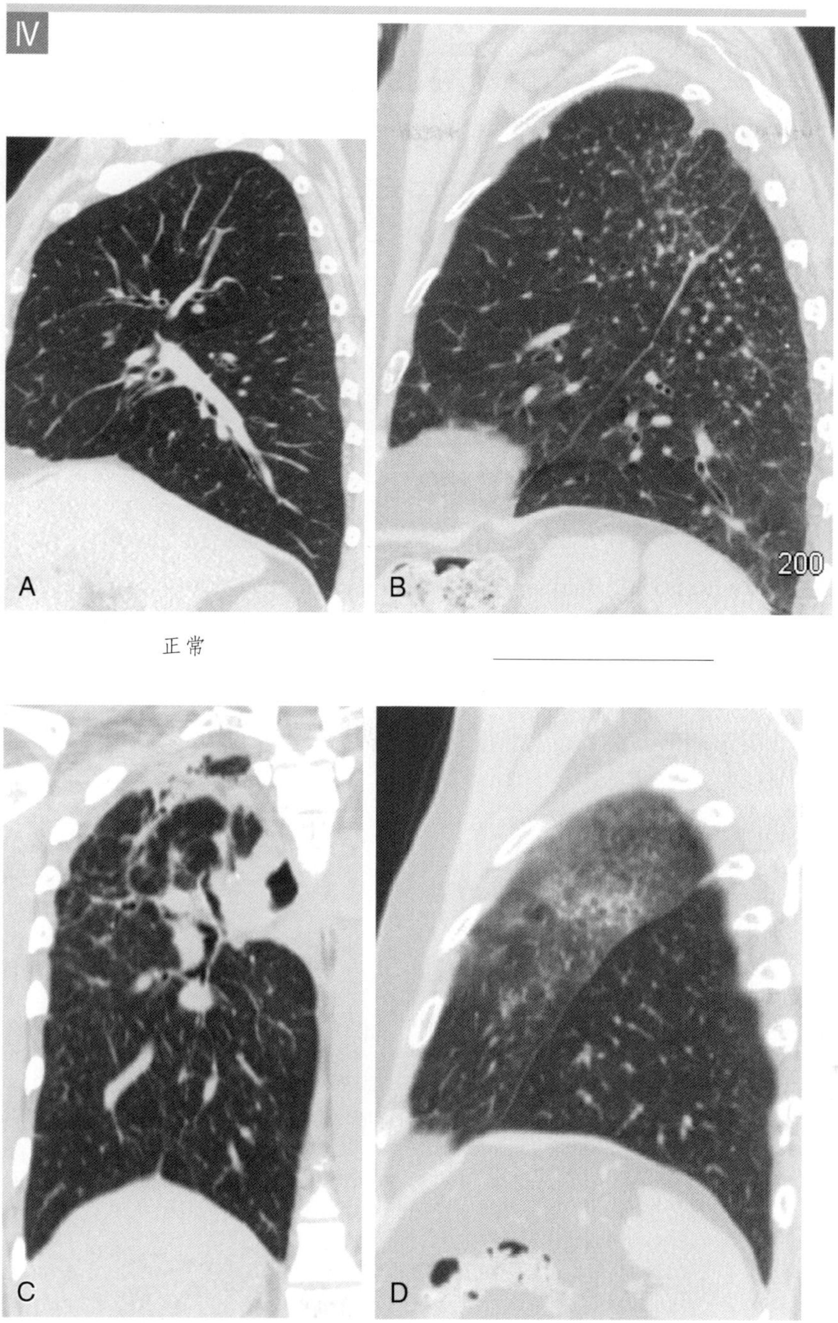

A：正常　B：＿＿＿＿＿＿

C：＿＿＿＿＿＿　D：＿＿＿＿＿＿

图 S2.13

从下列选项中选择正确的描述进行填空：

磨玻璃影	纤维化	蜂窝状
粟粒状	马赛克征	网格状
囊肿		

Ⅳ B. 粟粒状
C. 纤维化
D. 磨玻璃影

附录 3

Fleischner 协会：胸部影像术语表[1]

Fleischner 协会是一个由放射科医生、临床医生、病理学专家和基础学科专家组成的国际学会，致力于改善肺部疾病的诊断。

经许可后再次使用。引自 Hansell DM, Bankier AA, MacMahon H, et al. Fleischner Society: Glossary of terms for thoracic imaging. Radiology. 2008 Mar; 246(3):697–772. Epub 2008 Jan 14. © RSNA, 2008

David M. Hansell, MD, FRCP, FRCR

Alexander A. Bankier, MD

Heber MacMahon, MB, BCh, BAO

Theresa C. McLoud, MD

Nestor L. Müller, MD, PhD

Jacques Remy, MD

Fleischner 协会的成员汇编了胸部成像术语表，取代了 1984 年和 1996 年出版的胸部放射学和 CT 术语表。之所以需要更新以前的版本，是因为不断出现新术语，而有的术语已经过时，有些术语的含义也发生了变化。其中包括一些疾病的简要说明，并为大多数术语提供了图片示例(胸部 X 线和 CT 图像)。

出版前在线出版 10.1148/radiol.2462070712

Radiology 22008;246:697–722.

作者声明在财务方面并无利益冲突。

[1] 皇家布朗普顿医院放射科，英国伦敦 SW3 6NP 悉尼街(D.M.H.)；贝斯以色列女执事医疗中心放射科，美国马萨诸塞州波士顿(A.A.B.)；芝加哥大学医院放射科，美国伊利诺伊州芝加哥(H.M.)；麻省总医院放射科，美国马萨诸塞州波士顿(T.C.M.)；温哥华总医院放射科，加拿大不列颠哥伦比亚省温哥华市(N.L.M.)；卡尔梅特医院里尔 CHRU 放射科，法国里尔(J.R.)。2007 年 4 月 21 日接收；5 月 29 日要求修订；6 月 6 日收到修订稿；8 月 7 日接受；9 月 19 日接受最终版本。通讯地址：D.M.H. (e-mail: d.hansell@rbht.nhs.uk).

本术语表是 Fleischner 协会成员编写的第三份术语表,其取代了胸部放射学术语表[1]和 CT 术语表[2]。之所以要合并和更新以前的版本,是因为我们认识到,随着影像学的不断发展,新术语不断出现,其他一些术语已经过时,而且一些术语的含义也发生了变化。最新版本术语表的目的并不是要详尽无遗,而是要将重点放在那些含义可能存在争议的术语上。其中不包括非胸部成像专用术语和技术。

本术语表有两个新特点,一是对特发性间质性肺炎(IIP)进行了简要描述,二是为大多数术语提供了图片示例(胸片和 CT 图像)。之所以决定纳入特发性间质性肺炎(而非其他病理病例)示例图,是因为我们认为,尽管最近进行了审查和重新分类,但特发性间质性肺炎仍然是一组令人困惑的疾病。我们相信,示例图会强化对定义的理解。但是,图解的重要性不及文字——其只是示例,不应被视为代表了所有可能出现的影像学表现(可在本术语表提供的参考文献或综合教科书中找到)。

我们希望这个术语表对读者能够有所帮助,其是本着 Edward J. Huth 的精神编写的,即"科学写作要求在命名事物和概念时,以及在呈现数据时都要精确"[3]。我们有必要重复 Fleischner 协会在上一版术语表结尾提出的要求:"术语本身就存在争议,我们很高兴邀请读者对我们的释义提出修改意见"[2]。

术语表

肺腺泡

解剖:肺腺泡是位于终末支气管远端的结构单位,由一级呼吸支气管供应;肺腺泡包含肺泡导管和肺泡。肺腺泡作为最大的气体交换单位,其所有构成部分均参与气体交换,其直径为 6~10mm。一个次级肺小叶包含 3~25 个肺腺泡[4]。

X 线片和 CT 表现 单个正常的肺腺泡不可见,但在薄层 CT 上肺腺泡动脉偶尔可以被识别。只有当肺腺泡内有病理性物质沉积后,在胸片和薄层 CT 图像上可以观察到边界不清的结节样异常密度影(参见肺结节)。

急性间质性肺炎或 AIP

病理学:急性间质性肺炎是指原因不明的弥漫性肺泡损伤。急性期的特征是水肿和透明膜形成。晚期以含气腔隙和(或)间质机化为特征[5]。病理上难以与急性呼吸窘迫综合征相鉴别。

X 线片和 CT 表现:急性期显示为双侧斑片状磨玻璃影[6],常伴有个别肺小叶不受累,呈地图状;在肺的背侧可见致密影(图 S3.1)。在机化期,可有结构扭曲、牵引性支气管扩张、囊肿和网格状影。

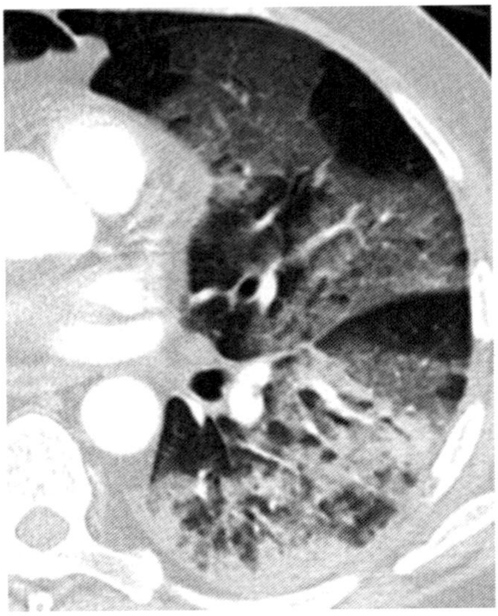

图 S3.1　一名急性间质性肺炎患者的 CT 图像。

空气支气管征

X 线片和 CT 表现：空气支气管征是指充盈气体的支气管（低密度）在不透亮的（高密度）、不含空气的肺组织背景衬托下形成的征象（图 S3.2）。空气支气管征意味着近段气道通畅；由肺泡内气体吸收导致的不张或肺泡内的气体被病理组织替代（如肺炎），或者两者结合。在极少数情况下，间质明显增厚，替代了含气腔隙（如淋巴瘤）[8]。

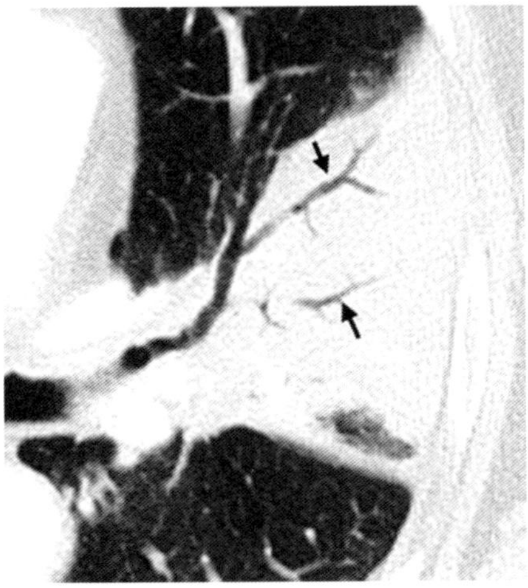

图 S3.2　轴位 CT 图像显示高密度肺背景下的充气支气管征（箭头所示）。

空气新月征

X 线片和 CT 表现：空气新月征是指空洞壁与内部团块之间的新月形气体积聚（图 S3.3）。空气新月征通常被认为是血管浸润性曲霉菌病中曲霉菌定植到已有的空腔内或梗死肺收缩的结果[9,10]。然而，空气新月征也见于其他疾病中，包括肺结核、韦格纳肉芽肿病、空腔内出血和肺癌（参见足菌肿）。

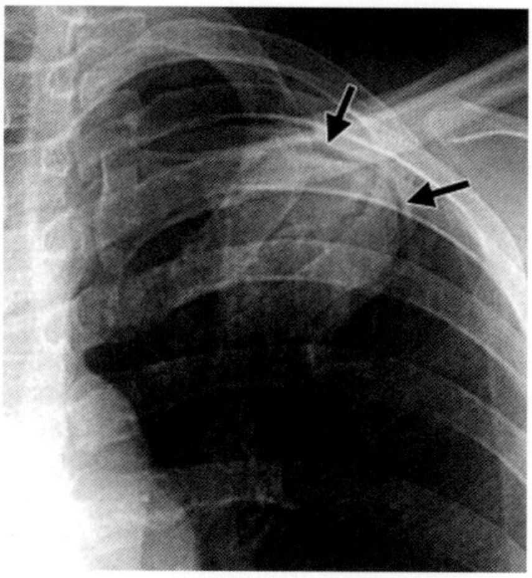

图 S3.3　放大的胸部 X 线片显示真菌瘤旁的空气新月征。

空气潴留

病理学:空气潴留是指空气滞留在梗阻远端(通常为部分阻塞)的末梢肺组织内。

CT 表现:空气潴留见于呼气相末 CT 图像上,表现为受累的肺组织密度增高程度小于正常肺,且肺体积不缩小。当空气潴留轻微或呈弥漫性时,比较吸气相和呼气相 CT 是有帮助的[11,12](图 S3.4)。其通常较难与阻塞性血管疾病(如慢性肺血栓栓塞)低灌注引起的密度减低区域进行鉴别[13],但通常会出现与血管疾病相关的气道病变(参见马赛克密度改变)。

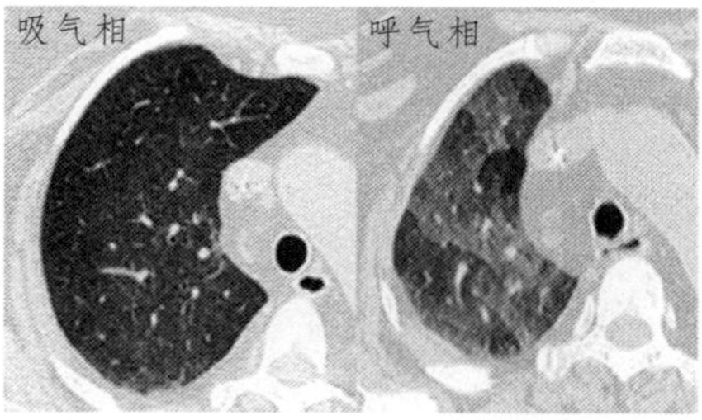

图 S3.4　轴位 CT 图像在吸气相和呼气相显示空气潴留。

气腔

解剖:气腔是肺内含气的部分,包括呼吸性支气管,但不包括单纯的传导性气道,如终末支气管。

X 线片和 CT 表现:该术语与实变、致密影和结节有关,以描述由病变引起的气腔充盈[14]。

主肺动脉窗

解剖:主肺动脉窗是指纵隔区域,前部以升主动脉为界,后部以降主动脉为界,顶部以主动脉弓为界,下部以左肺动脉为界,内侧以动脉韧带为界,外侧以胸膜和左肺为界[15,16]。

X 线片和 CT 表现:主动脉下方和左肺动脉上方的左纵隔边缘有局限性凹陷(图 S3.5)。其外观可因主动脉迂曲而改变。主动脉肺窗是各种炎症和肿瘤性疾病常见的淋巴结病变部位。

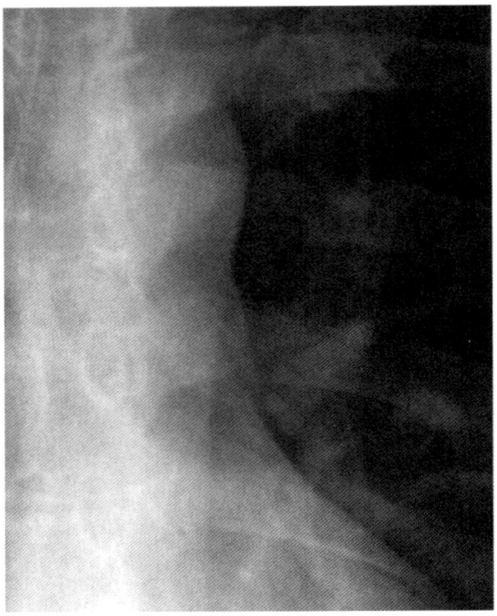

图 S3.5 放大的胸部 X 线片显示主肺动脉窗。

肺尖帽

病理学：肺尖帽为肺尖部的帽状病变，通常由肺和胸膜纤维化向下牵拉胸膜外脂肪所致[17]，也可能是慢性缺血导致的脏胸膜透明斑形成的结果[18]。发病率随年龄增大而升高。也可见于主动脉破裂导致的血肿或其他位于壁胸膜外或胸膜腔内的并发感染或肿瘤积液[19]。

X 线片和 CT 表现：常呈密度均匀的软组织影，覆盖于肺尖上（一侧或两侧），下缘锐利（图S3.6）或不规则，厚度不一，厚者可达 30mm[17]。在轴位 CT 图像上，肺尖帽偶可被误认为肺尖部实变。

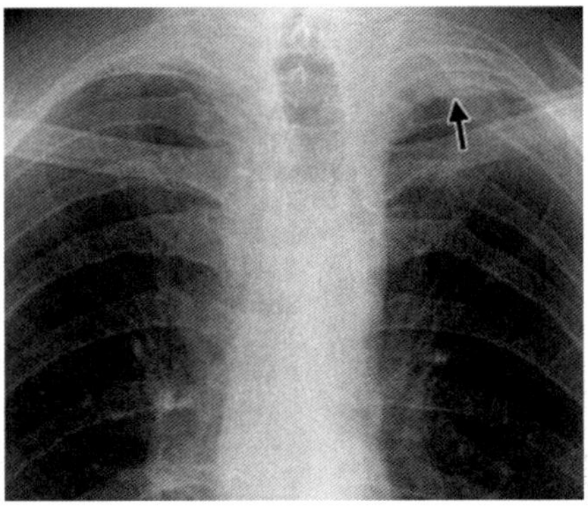

图 S3.6 放大的胸部 X 线片显示肺尖帽（箭头所示）。

结构扭曲

病理学：结构扭曲的特征是由弥漫性或局限性肺部疾病，特别是间质性纤维化引起的支气管、血管、叶间裂或小叶间隔的异常移位。

CT 表现：肺解剖结构扭曲，常伴有肺纤维化（图 S3.7），并伴有体积缩小。

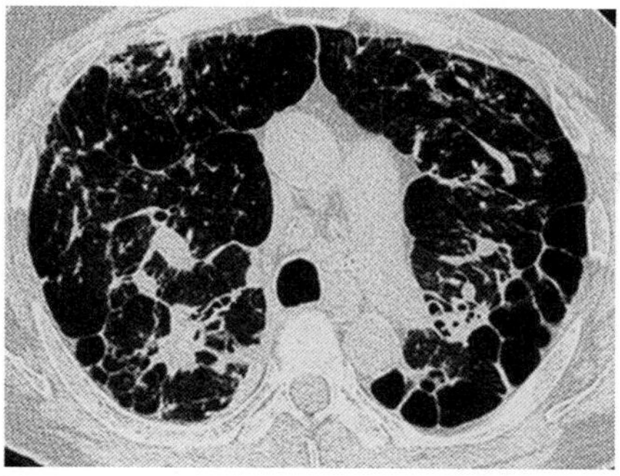

图 S3.7 轴位 CT 图像显示肺纤维化引起的结构扭曲。

肺不张

病理学:肺不张是指部分或全部肺充气减少。最常见的机制之一为气道阻塞远端空气吸收(如支气管内肿瘤)。同义词"肺塌陷"可与"肺不张"互换使用,尤其在严重或伴有明显的肺透亮度减低时。

X 线片和 CT 表现:受累的肺叶出现肺体积减小,伴有透亮度减低(X 线片)或密度增高(CT 图像)(图 S3.8)。肺不张常伴有叶间裂、支气管、血管、膈肌、心脏或纵隔的异常移位[22],可以呈叶、段或亚段分布。常用线状、盘状或板状来定量描述肺不张(参见线状肺不张、圆形肺不张)。

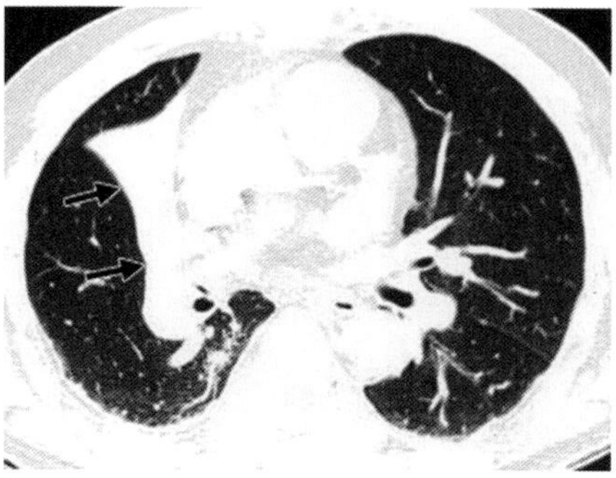

图 S3.8 轴位 CT 图像显示右肺中叶肺不张,密度增高(箭头所示),邻近右心缘。

奇静脉食管隐窝

解剖:奇静脉食管隐窝是后纵隔右侧的一个隐窝,右肺下叶的边缘延伸入其中。上界是奇静脉弓,后界是奇静脉和脊柱前方的胸膜,内侧是食管和邻近结构。

X 线片和 CT 表现:在 X 线片上,右肺下叶与相邻纵隔(纵隔的内侧界)垂直交界,交界面呈光滑的弧形,向左侧凸出。在正位 X 线片上,奇静脉隐窝表现为右肺下叶与相邻纵隔(隐窝的内侧界限)的垂直交界面。隐窝上方界面呈向左侧凸起的平滑弧形。部分界面消失或变形提示疾病(如隆突下淋巴结肿大)。在 CT 图像上,应高度关注奇静脉隐窝,因为位于隐窝处(图 S3.9)的小病灶通常在 X 线片上不可见[23]。

奇裂:见叶间裂。

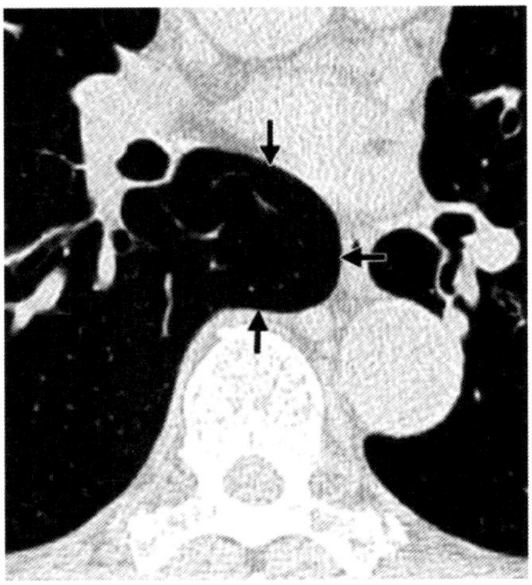

图 S3.9 轴位 CT 图像显示奇静脉食管隐窝(箭头所示)。

串珠样间隔征

CT 表现:该征象由小叶间隔不规则结节状增厚所致,形似一串珠子(图 S3.10),常见于癌症的淋巴管扩散,较少见于结节病[24]。

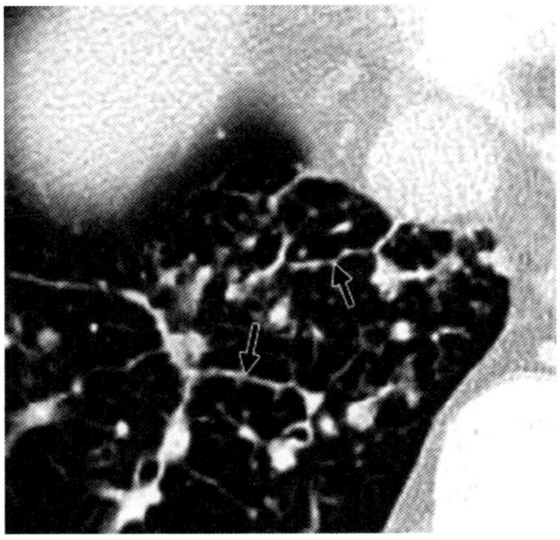

图 S3.10 轴位 CT 图像显示串珠样间隔征(箭头所示)。

疱

解剖:疱是脏胸膜内或胸膜下肺内的一个小的含气腔隙,直径<1cm[25]。

CT 表现:疱表现为与胸膜相连的薄壁囊状腔隙,一般通过大小来区分疱与大疱,临床意义不大,所以不建议放射科医生使用"大疱"这一术语。

支气管扩张

病理学:为不可逆的局限性或弥漫性支气管性扩张,通常由慢性感染、近端呼吸道阻塞或先天性支气管炎引起(参见牵引支气管扩张。)

X 线片和 CT 表现:薄层 CT 上的形态学标准包括与其伴行的肺动脉较支气管扩大(印戒征);支气管未见变细,胸膜面下 1cm 内可见支气管[27](图 S3.11)。根据支气管的外观,支气管扩张可分为柱状、静脉曲张状和囊状。常伴有支气管壁增厚、黏液嵌塞和小气道异常[27-29](参见印戒征)。

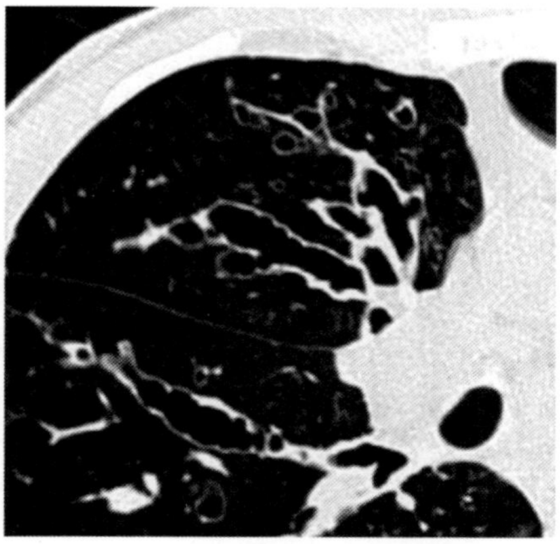

图 S3.11 轴位 CT 图像显示静脉曲张状支气管扩张。

细支气管

解剖:细支气管是不含软骨的气道。终末细支气管是最远端的单纯传导性气道;其发出呼吸性细支气管,肺泡由呼吸支气管发出进行气体交换。呼吸性细支气管分支成多个肺泡管[30]。

X 线片和 CT 表现:由于细支气管壁太薄,健康个体的细支气管不可见[4]。然而,在小气道炎性病变中,管壁增厚或管腔内嵌塞的细支气管在胸片上可表现为结节状,在 CT 上可表现为"树芽"征。

细支气管扩张

病理学:细支气管扩张的定义为细支气管扩大,由感染性气道疾病(有潜在的可逆性)或更常见的肺纤维化所致。

CT 表现:当扩张的细支气管充满渗出物且管壁增厚时,表现为树芽征或小叶中心结节[31,32]。在牵引性细支气管扩张中,扩张的细支气管表现为细小的囊状、管状气腔,并伴有纤维化的 CT 表现(图 S3.12)(参见牵引性支气管扩张和牵引性细支气管扩张,"树芽"征)。

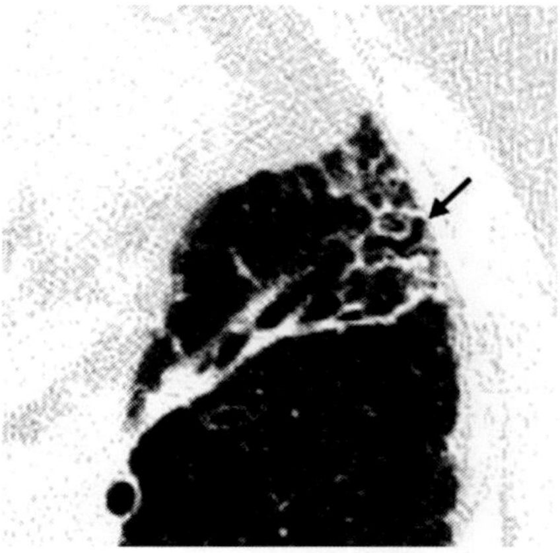

图 S3.12 轴位 CT 图像显示纤维化肺内细支气管扩张(箭头所示)。

细支气管炎

病理学:细支气管炎是由各种原因引起的细支气管炎症[33]。

CT 表现:细支气管炎症(即感染性)在 CT 上的直接征象通常表现为树芽征、小叶中心结节和细支气管壁增厚(参见小气道疾病、“树芽”征)。

支气管囊肿

病理学:支气管内因先天性疾病(如支气管闭锁)或获得性疾病(如阻塞性癌症)造成近端支气管阻塞,分泌物潴留(黏液嵌塞)引起支气管扩张[34]。

X 线片和 CT 表现:支气管囊肿是一种管状、Y 形或 V 形分支状结构,类似于指套(图 S3.13)。黏液的 CT 密度通常与软组织的 CT 密度相同,但可能因其成分不同而有所改变(如过敏性支气管肺曲霉病中的高密度物质)。在支气管闭锁病例中,由于通气和灌注减少,周围的肺组织密度减低。

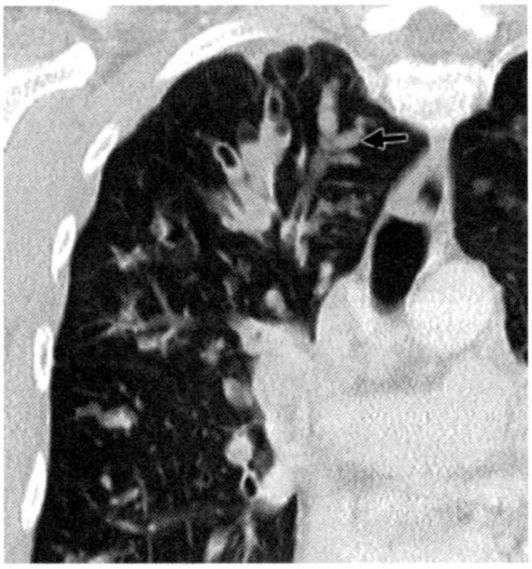

图 S3.13 轴位 CT 图像显示支气管囊肿(箭头所示)。

支气管中心性

CT 表现:该术语用于描述以肉眼可见的支气管血管束为中心的疾病(图 S3.14)。以支气管为中心分布的疾病包括结节病[35]、卡波西肉瘤和机化性肺炎[37]。

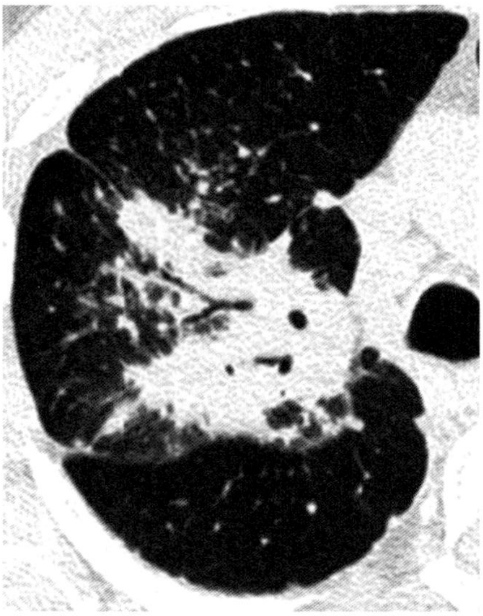

图 S3.14 轴位 CT 图像显示支气管中心分布实变。

支气管结石

病理学:支气管结石是指钙化的支气管周淋巴结节侵犯邻近的支气管,常发生在组织胞浆或结核感染后。

X 线片和 CT 表现:影像学表现为气道内或气道旁可见的小钙化灶(图 S3.15),最常见于右肺中叶支气管。支气管结石在 CT 上容易确诊[38]。气道远端阻塞性改变可能包括肺不张、黏液嵌塞和支气管扩张。

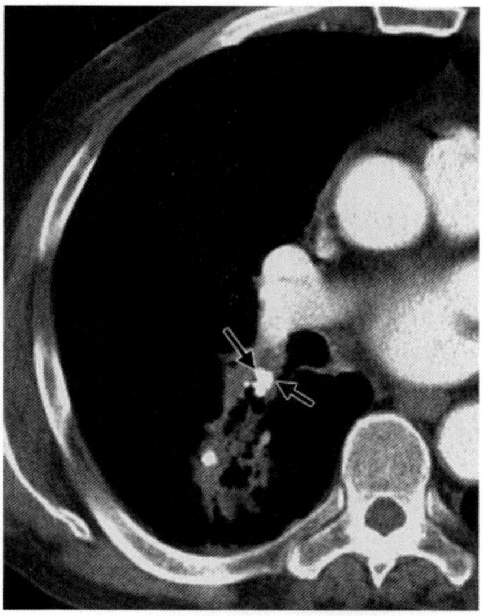

图 S3.15　轴位 CT 图像显示支气管结石(箭头所示)。

肺大疱

病理学:直径>1cm(通常为数厘米)的气腔,边界清晰,壁薄(壁厚度<1mm)。肺大疱通常伴有邻近肺气肿改变。

X 线片和 CT 表现:肺大疱表现为圆形局灶性透亮区或密度减低区,直径≥1cm,壁薄(图 S3.16)。多发性肺大疱常伴发肺气肿的其他征象(小叶中心型和间隔旁型)。

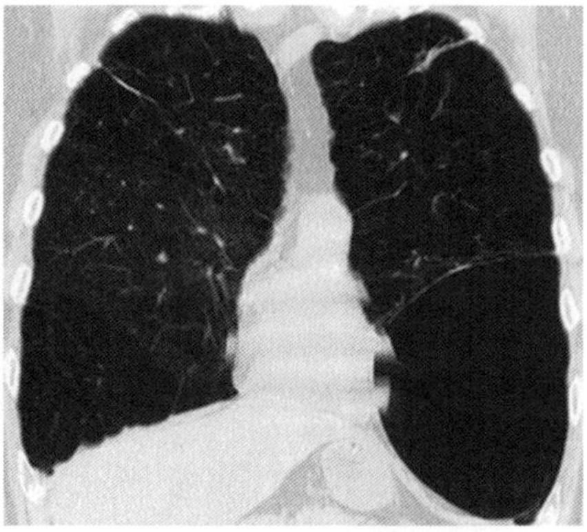

图 S3.16　冠状位 CT 图像显示左肺下叶肺大疱。

大泡性肺气肿

病理学:大泡性肺气肿是指肺实质的大泡性破坏,通常以间隔旁或全小叶型肺气肿为背景(参见肺气肿、肺大疱)。

空洞

X 线片和 CT 表现:空洞指肺实变、肿块或结节内的一个充满气体的空腔,表现为透亮区或低密度区(图 S3.17)。在空洞性实变病例中,最初的实变被溶解吸收,残留一个薄壁。空洞通常是在病变坏死部分经支气管树排出或引流后形成的。有时空洞内有液体平面。空洞不是脓肿的同义词。

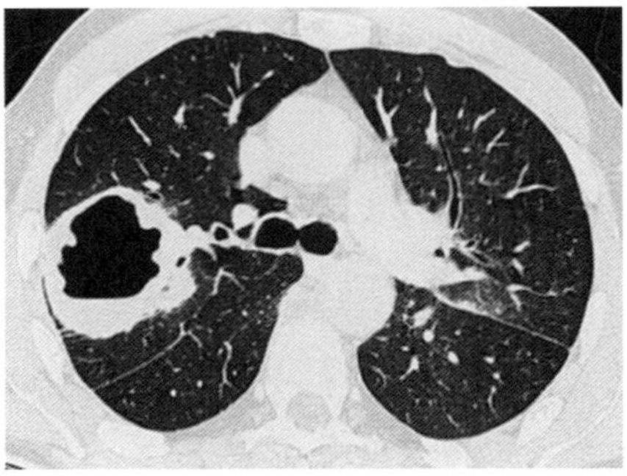

图 S3.17 轴位 CT 图像显示右肺上叶肿块内的空洞。

小叶中心性

病理学:小叶中心是指次级肺小叶的细支气管血管核心区域[4,39,40]。病理学家也使用该术语来描述位于终末细支气管以远、以呼吸性支气管甚至肺泡管为中心的病变。

CT 表现:正常次级肺小叶中心的小点状或线状致密影,在胸膜面下 1cm 处最明显,代表小叶内动脉(直径约 1mm)[41]。小叶中心性异常包括结节;"树芽"征,提示小气道疾病;由于邻近小叶增厚或浸润,小叶中心结构可见度增加;小叶中心型肺气肿引起的低密度异常区[4](参见小叶核心结构)。

小叶中心型肺气肿

病理学:小叶中心型肺气肿以小叶中心肺泡壁被破坏、呼吸性细支气管和肺泡扩大为特征[42,43]。小叶中心型肺气肿是吸烟者最常见的肺气肿类型。

CT 表现:CT 表现为小叶中心区密度减低,通常无可见的壁,分布不均匀,主要位于上叶[44](图 S3.18)。其同义词是腺泡中心型肺气肿(参见肺气肿)。

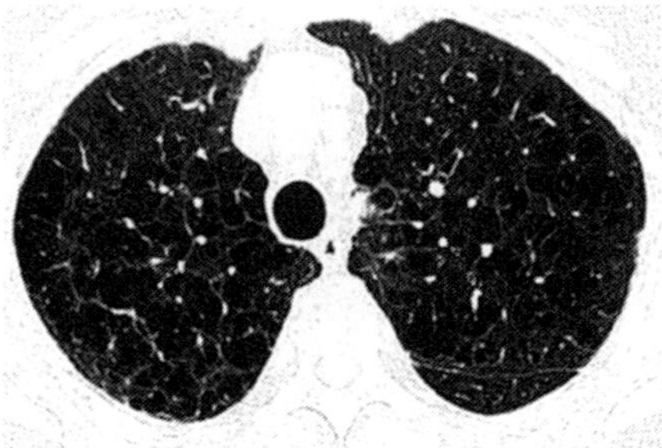

图 S3.18 轴位 CT 图像显示小叶中心型肺气肿。

塌陷：见肺不张。

实变

病理学：实变是指病变渗出物或其他产物取代肺泡空气，引起肺变实（如感染性肺炎）。

X 线片和 CT 表现：实变表现为肺实质密度均匀增高，肺血管和气道壁边缘模糊[45]（图 S3.19）。可出现空气支气管征。实变肺的密度特征对鉴别诊断没有帮助（例如，类脂性肺炎中的密度减低[46]，胺碘酮中毒时密度增高[47]）。

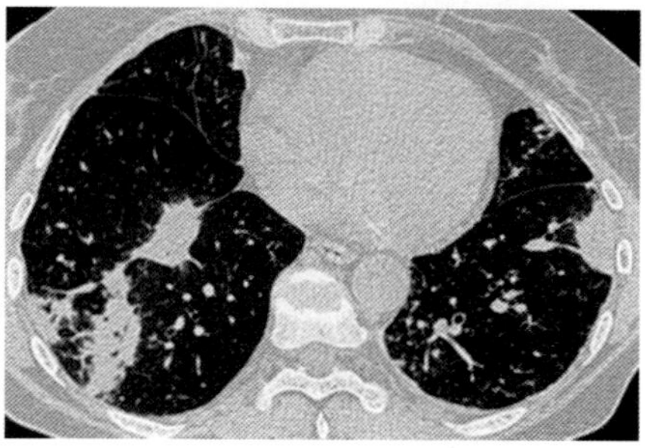

图 S3.19　轴位 CT 图像显示发肺实变影。

“铺路石”征

CT 表现：“铺路石”征表现为磨玻璃影背景上堆积增厚的小叶间隔和小叶内线（图 S3.20），类似于形状不规则的铺路石。铺路石征通常与正常肺有明显界限，呈地图状轮廓。该征象最先报道于肺泡蛋白沉积症患者[48]，也可见于同时累及间质和气腔的弥漫性肺疾病[49]，如类脂性肺炎[50]。

隐源性机化肺炎（COP）：参见机化性肺炎。

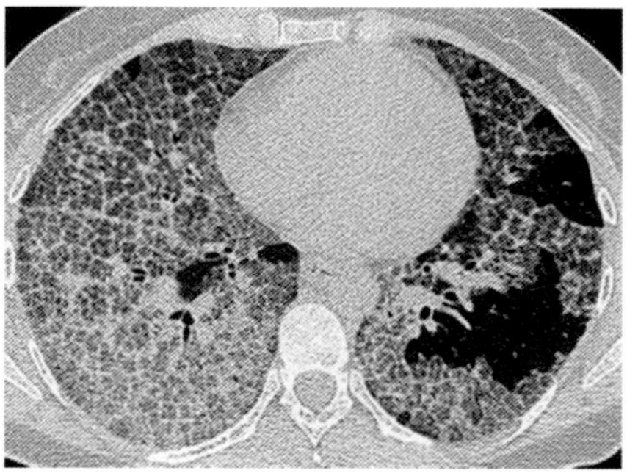

图 S3.20　轴位 CT 图像显示“铺路石”征。

囊肿

病理学：囊肿是指由厚度不等的上皮或纤维壁包绕的任何圆形的空腔[51]。

X 线片和 CT 表现：囊肿表现为肺实质内圆形透亮区或低密度区，与正常肺边界清晰，囊壁厚度不一，常为薄壁（<2mm），发生时不伴有肺气肿（图 S3.21）。肺内囊肿常含有空气，但偶尔含有液体或固体物质。该术语常用于描述淋巴管平滑肌瘤病[52]或朗格汉斯细胞组织细胞增生症[53]患者扩大的薄壁气腔，在终末期纤维化患者中可见厚壁蜂窝状囊肿[54]（参见疱、肺大疱、蜂窝肺、肺气肿）。

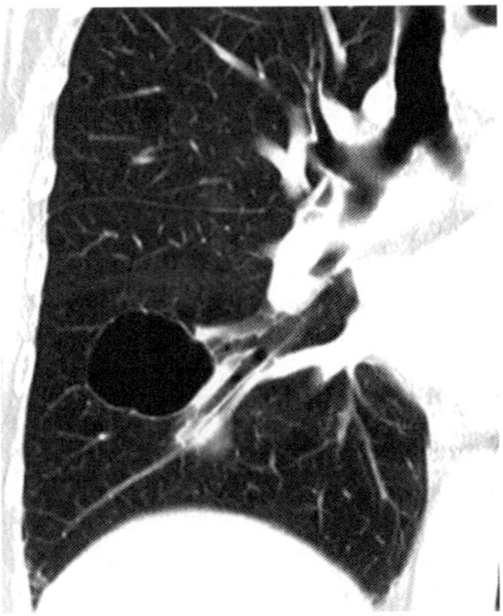

图 S3.21 冠状位 CT 图像显示囊肿。

脱屑性间质性肺炎(DIP)

病理学:在组织学上,脱屑性间质性肺炎的特点是弥漫性远端气腔内巨噬细胞过多积聚。脱屑性间质性肺炎巨噬细胞分布均匀,间质很少受累,与细支气管炎和间质性肺疾病明显的细支气管中心性不同。大多数脱屑性间质性肺炎与吸烟有关,但也有少部分与特发性或遗传性代谢异常有关[5]。

X 线片和 CT 表现:磨玻璃影是主要异常表现,沿基底部和外周带分布(图 S3.22)。部分病例的磨玻璃影内可见微囊或蜂窝样改变[55]。

弥漫性肺泡损伤(DAD):同急性间质性肺炎。

肺气肿

病理学:肺气肿的特征是终末细支气管远端的气腔永久性扩大并伴有肺泡壁破坏[42,43]。无"明显纤维化"被认为是一个附加标准[42],但该标准的准确性受到质疑,因为吸烟继发性肺气肿可存在一些间质纤维化[56,57]。通常根据主要受累的腺泡部分对肺气肿进行分类:近端(腺泡中心型肺气肿,更常用的术语是小叶中心肺气肿)、远端(隔旁肺气肿),或全腺泡(全腺泡型肺气肿、全小叶型肺气肿)。

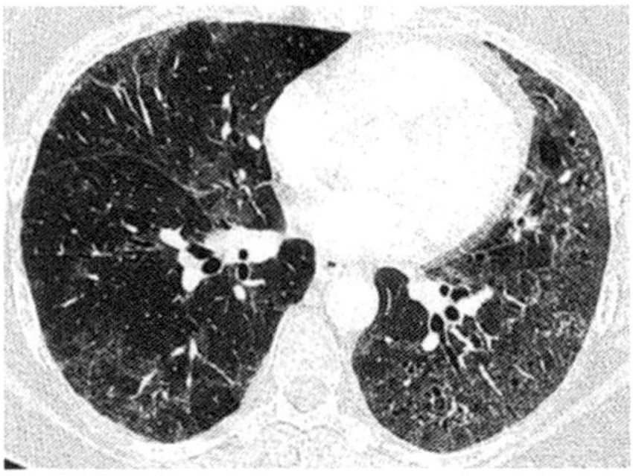

图 S3.22 脱屑性间质性肺炎患者的轴位 CT 图像。

CT 表现:肺气肿的 CT 表现包括局部低密度区,通常没有可见的壁[58]。在全腺泡性肺气肿病例中,密度减低更具弥漫性(参见大疱性肺气肿、小叶中心型肺气肿、全腺泡型肺气肿、间隔旁肺气肿)。

肺裂

解剖:肺裂是脏胸膜的反折,将一个肺叶或部分肺叶与邻近肺叶分开,因此,叶间裂由两层脏胸膜构成。副裂通常分开肺段而不是肺叶。奇裂与其他裂不同,由脏胸膜和壁胸膜两层构成。所有肺裂(奇裂除外)都是不完整的。

X 线片和 CT 表现:肺裂表现为线状致密影,厚度通常≤1mm,其位置和范围与肺叶或肺段解剖学上的肺裂相对应。肺裂包括小裂、大裂、水平裂、斜裂、副裂、异常裂、奇裂和下副裂。

折叠肺:参见圆形肺不张。

真菌球:参见足菌肿。

空气潴留:参见空气潴留。

磨玻璃结节:参见结节。

磨玻璃影

X 线片和 CT 表现:在 X 线片上,磨玻璃影表现为模糊的密度增高影,通常范围广泛,其中肺血管边界不清。在 CT 图像上,表现为肺部模糊的高密度影,但支气管和血管边界清晰(图 S3.23)。病因是气腔部分充盈,间质增厚[由于液体、细胞和(或)纤维化]、肺泡部分塌陷、毛细血管血容量增加或上述因素的综合作用,常见因素是部分气体被替代[59,60]。磨玻璃影较实变轻,实变支气管血管边缘模糊(参见实变)。

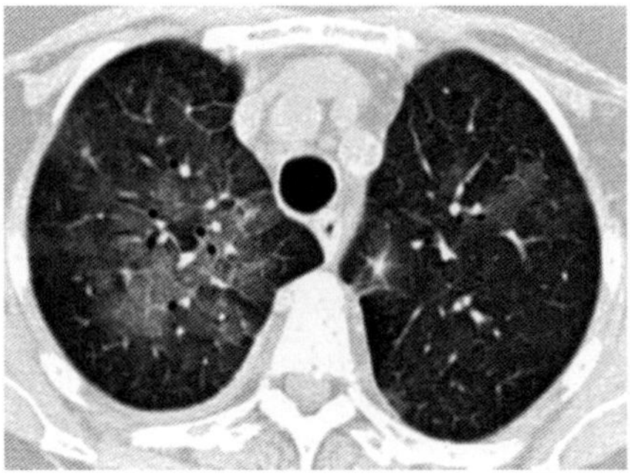

图 S3.23 轴位 CT 图像显示磨玻璃影。

晕征

CT 表现:晕征是结节或肿块周围磨玻璃影的一种 CT 表现(图 S3.24)。其最初被描述为侵袭性曲霉菌病病灶周围出血的征象[61]。晕征无特异性,也可见于其他类型结节所致出血[62]或肿瘤(如腺癌)局部肺浸润(参见反向晕轮征)。

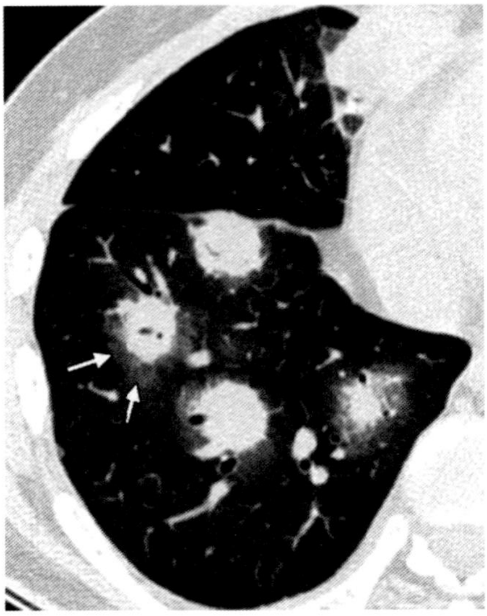

图 S3.24 轴位 CT 图像显示多发性结节伴晕征（箭头所示）。

肺门

解剖：肺门是一个通用术语，描述了器官表面的凹陷，有血管和神经与器官相连。其位于肺内侧，有血管和支气管进出肺。

X 线片和 CT 表现：肺门是由支气管、动脉、静脉、淋巴结、神经和其他组织在肺根部形成的致密影。

蜂窝征

病理学：蜂窝征表现为肺组织的破坏和纤维化，其中含有大量的囊状气腔，囊壁较厚，是各种肺部疾病的晚期表现，腺泡结构完全丧失。囊腔直径从数毫米到数厘米不等，囊壁厚度不均，其内覆盖化生的细支气管上皮[51]。

X 线片和 CT 表现：在 X 线片上，蜂窝征表现为邻近的环状阴影，直径通常为 3~10mm，壁厚为 1~3mm，形似蜂窝，这一发现意味着肺部疾病的终末期。在 CT 图像上表现为成簇的囊状气腔，直径一般为 3~10mm，有时可达 2.5cm（图 S3.25）。蜂窝征通常见于胸膜下，且管壁清晰[54]。蜂窝征是肺纤维化的 CT 特征[5]。因为蜂窝征常被认为是肺纤维化的特异性表现，是普通型间质性肺炎的重要诊断依据[63]。应谨慎使用该术语，因为其可能直接影响患者的治疗。

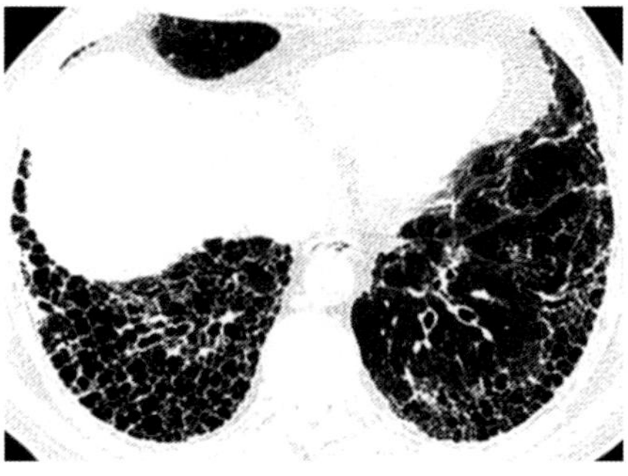

图 S3.25 轴位 CT 图像显示蜂窝征。

特发性肺纤维化

病理学:特发性肺纤维化是一种病因不明的慢性纤维化间质性肺炎的特殊类型,其组织学特征为普通型间质性肺炎[5,64]。

X 线片和 CT 表现:典型的影像学表现为网状影和蜂窝样改变,主要分布于外周和基底部(图 S3.26)。如有磨玻璃影,其范围不如网状影和蜂窝样改变广泛。典型的 X 线表现[65,66]也见于继发于特殊原因的普通间质性肺炎,如石棉引起的肺纤维化(石棉沉着病),诊断通常采用排除法(参见普通型间质性肺炎)。

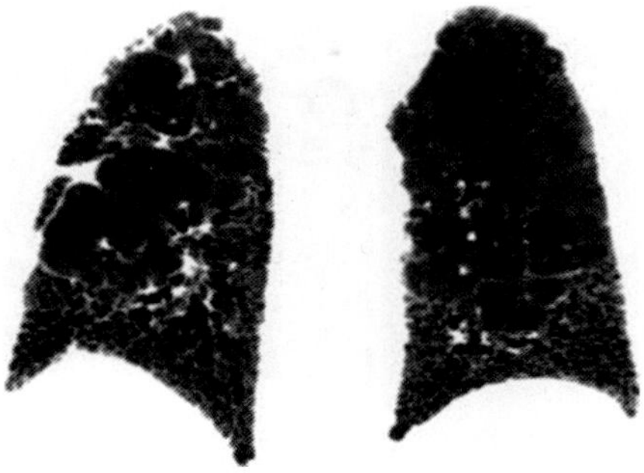

图 S3.26 冠状位 CT 图像显示网状影和蜂窝征,是特发性肺纤维化的典型表现。

梗死

病理学:梗死是一种可能导致缺血性坏死的过程,通常由血管损伤导致,如供血肺动脉被血栓栓塞(静脉梗死罕见,但要考虑)。坏死相对少见,因为组织活力是由支气管动脉血供维持的。肺梗死可继发于血管炎(如韦格纳肉芽肿病)。

X 线片和 CT 表现:典型的肺梗死呈三角形或圆顶状,基底部与胸膜相邻,尖端指向肺门(图 S3.27)。致密影提示局部出血伴或不伴中央组织坏死[67,68]。

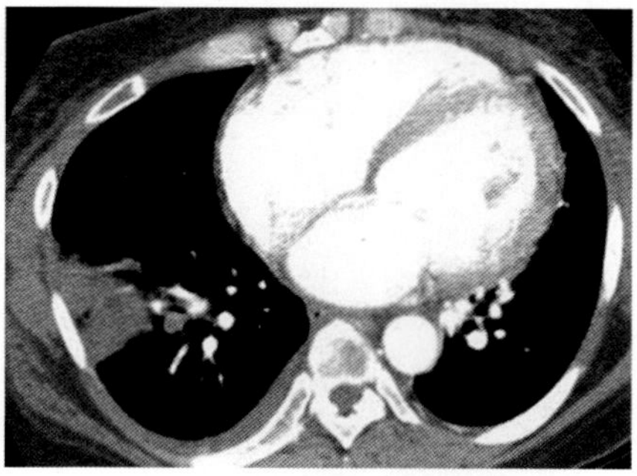

图 S3.27 轴位 CT 图像显示肺梗死。

浸润

X 线片和 CT 表现:以前“浸润”被用于描述在 X 线片和 CT 图像上由气腔或间质性疾病引起的肺致密影。但“浸润”一词仍然存在争议,因为其对不同患者的提示意义也不同[69]。该术语不再被推荐使用,并已在很大程度上被其他术语所取代。建议使用更贴切的术语“致密影”。

小叶间隔增厚

X 线片和 CT 表现：在 X 线片上，表现为近肺基底部与侧胸膜面成直角相连的细线影（Kerley B 线）；最常见于癌症的淋巴管扩散或肺水肿。Kerley A 线主要位于肺上叶，长 2~6cm，表现为放射状朝向肺门的细线。近年来，在解剖学上，描述性术语间隔线和间隔增厚比 Kerley 线使用得更多。在 CT 图像上，如疾病累及间隔的某一部分（参见小叶间隔）可使间隔增厚，从而使间隔变得可见。在薄层 CT 图像上，间隔增厚可表现为光滑的或结节状[70]（图 S3.28），有助于鉴别诊断（参见小叶间隔和串珠样间隔）。

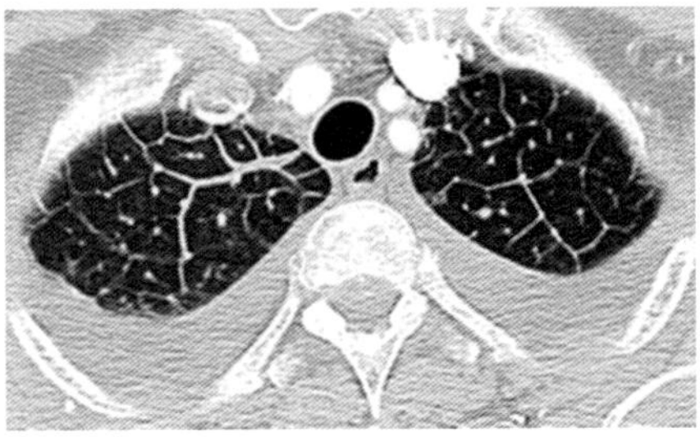

图 S3.28 轴位 CT 图像显示小叶间隔增厚及胸腔积液。

小叶间隔

解剖：小叶间隔为条带状结构，长 10~20mm，形成小叶的边界，其边缘与胸膜大致垂直。小叶间隔由结缔组织组成，其内含有淋巴管和肺小静脉。

X 线片和 CT 表现：小叶间隔表现为小叶之间的线状致密影（图 S3.29），与小叶中心结构不同，正常人不可见小叶间隔（正常间隔厚度约为 0.1mm），但增厚时（如肺水肿）可清晰显示（参见小叶间隔增厚、小叶）。

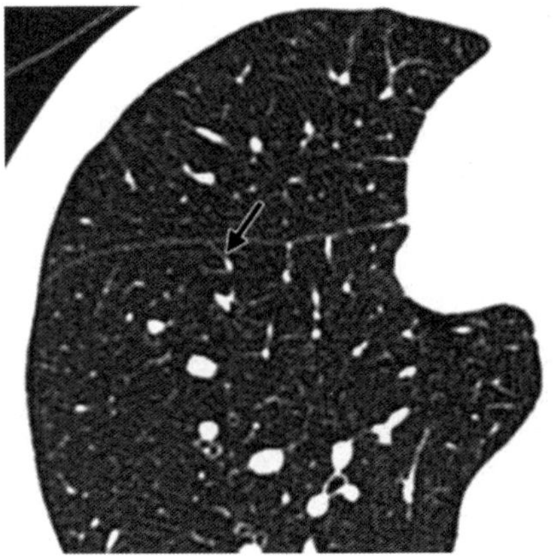

图 S3.29 轴位 CT 图像显示健康个体的小叶间隔（箭头所示）。

间质性肺气肿

病理学：间质性肺气肿的特征是空气位于肺间质之间，尤其是支气管血管周围鞘、小叶间隔和脏胸膜，最常见于接受机械通气的新生儿。

X 线片和 CT 表现：成人间质性肺气肿在胸片上很少见，在 CT 图像上也不常见（图 S3.30）。表现为血管周围透亮区或低密度晕征和小囊肿[71,72]。

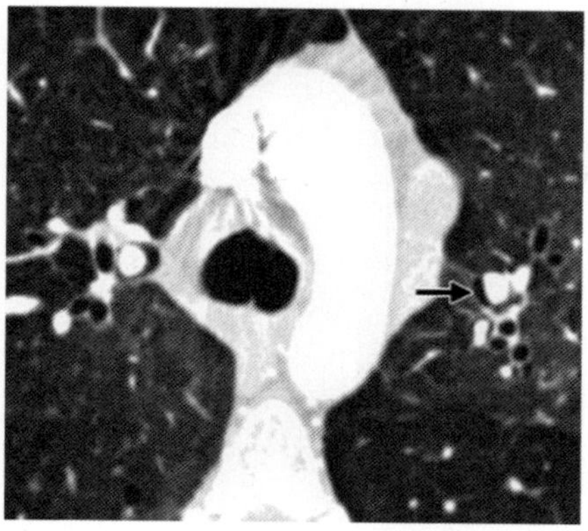

图 S3.30 轴位 CT 图像显示间质性肺气肿(箭头所示)。

间质

解剖:间质由贯穿整个肺的连续结缔组织组成,包括 3 个部分,即①支气管血管(轴向)间质,包绕并支撑支气管、动脉和静脉,从肺门到呼吸性细支气管水平;②实质(腺泡)间质,位于肺泡和毛细血管基底膜之间;③与小叶间隔相连的胸膜下结缔组织[73]。

小叶内线

CT 表现:当小叶内间质组织异常增厚时,可见小叶内线状影(图 S3.31)。当数量较多时,可呈细网状。小叶内线可见于各种情况,如间质纤维化和肺泡蛋白沉着症[41]。

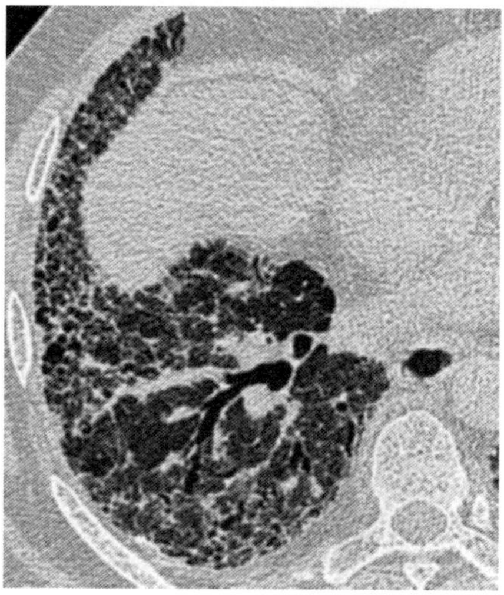

图 S3.31 轴位 CT 图像显示小叶内线。

膈上尖峰征

X 线片和 CT 表现:膈上尖峰是位于一侧膈顶的三角形小致密影,与任何原因(如放疗后纤维化或肺切除术后)导致的膈上肺体积缩小有关[74]。在胸片上最容易观察到(图 S3.32)。尖峰由向上牵拉的下副裂[75]或与肺韧带相连的肺内间隔所致[76]。

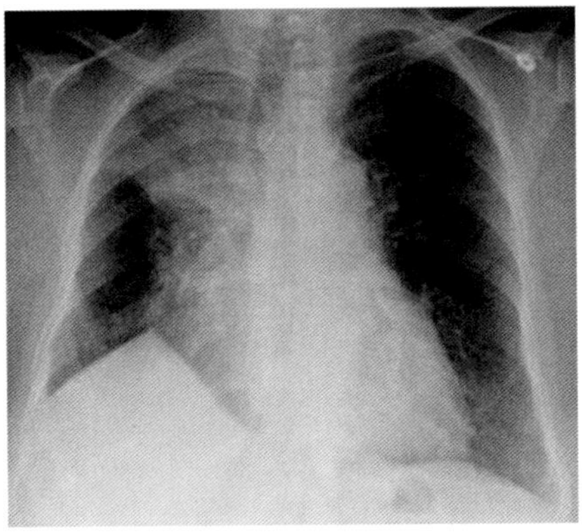

图 S3.32　胸部 X 线片显示右侧膈上尖峰征。

线样肺不张

X 线片和 CT 表现：线状肺不张是局部亚段肺不张，呈线状结构，几乎延伸到胸膜[74]；常呈水平方向，但有时可呈斜向或垂直方向。肺不张的厚度可以从数毫米到>1cm 不等（图 S3.33）。线状肺不张也被称为盘状或层状肺不张（参见肺不张）。

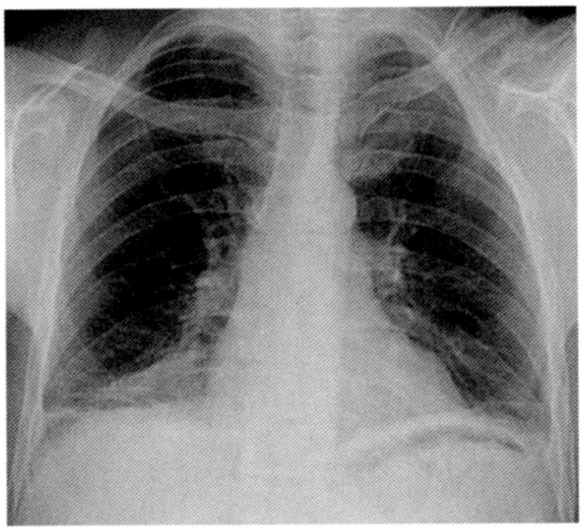

图 S3.33　胸部 X 线片显示线样肺不张。

肺叶

解剖：肺叶是肺的主要部分（正常情况下，右肺有三叶，左肺有两叶）。除了肺根（肺门）和叶间裂不完整时，每个肺叶都被脏胸膜包裹。

小叶中心结构

解剖：小叶中心结构是次级肺小叶的中心结构，由小叶中心动脉和细支气管组成[40]。

CT 表现：在薄层 CT 图像上，次级肺小叶中心可见肺动脉及其直接分支，特别是增厚情况下（如肺水肿）（图 S3.34）。这些动脉的直径为 0.5~1.0mm。然而，在薄层 CT 图像上无法看到次级肺小叶中心的正常细支气管，因为其壁很薄（约为 0.15mm）[4,41]（参见小叶中心、小叶）。

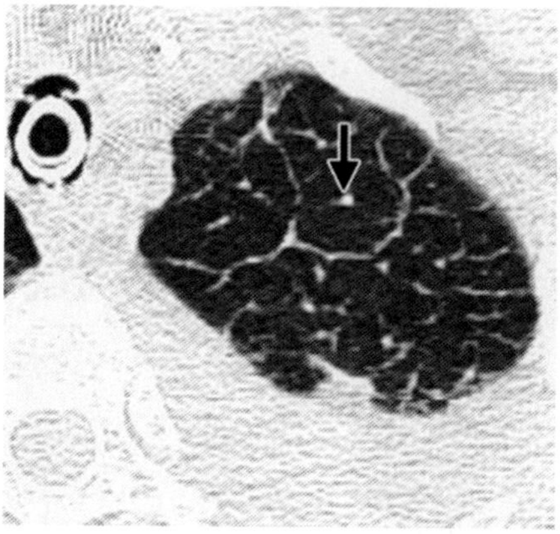

图 S3.34 轴位 CT 图像显示小叶中心结构(箭头所示)。

小叶

解剖:小叶是由结缔组织间隔包绕的最小的肺单位,由 Miller[78]和 Heitzman 等[40]所定义。小叶也被称为次级肺小叶,其含有数量不等的腺泡,形状不规则,大小不等,直径为 1.0~2.5cm。小叶中心结构或核心结构包括细支气管及其伴随的肺小动脉和淋巴管。包绕肺小叶的结缔组织间隔即小叶间隔,其中包含静脉和淋巴管,在肺上叶和中叶的前部、外侧和不近纵隔区周围发育最好。

CT 表现:在薄层 CT 图像上,可以识别出小叶的 3 个基本组成部分,特别是在伴有病变时:小叶间隔和间隔结构、小叶中央区(小叶中心结构)和小叶实质。外周小叶比中央小叶更均匀,呈锥形[4](图 S3.35)(参见小叶间隔、小叶中心结构)。

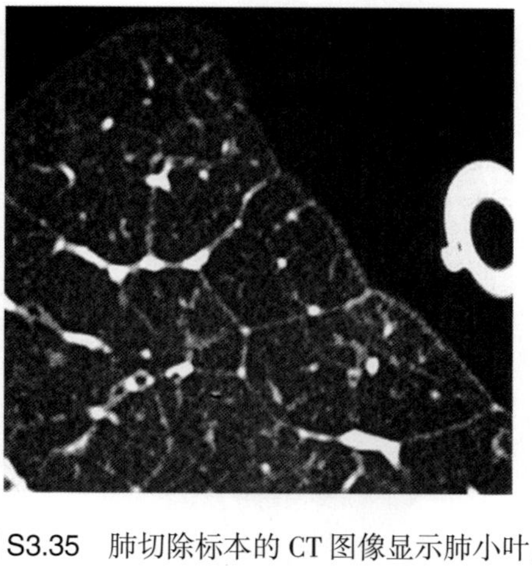

图 S3.35 肺切除标本的 CT 图像显示肺小叶。

淋巴结病

病理学:"淋巴结病"通常指任何原因引起的淋巴结增大。同义词包括淋巴结增大(首选)和淋巴结肿大。

CT 表现:正常淋巴结的大小范围很广。纵隔和肺门淋巴结的大小从亚 CT 分辨率到 12mm 不等。有报道称,纵隔淋巴结短径的正常上限为 1cm[79],大多数肺门淋巴结为 3mm[80],但该标准不能可靠地区分健康与病变淋巴结(图 S3.36)。

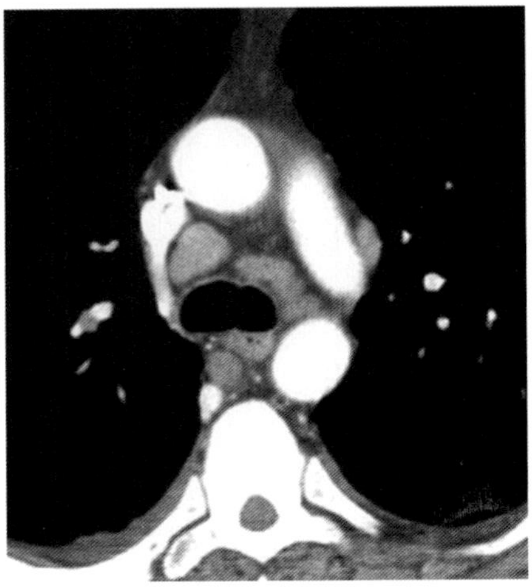

图 S3.36 轴位 CT 图像显示淋巴结病(纵隔淋巴结肿大)。

淋巴间质性肺炎(LIP)

病理学:LIP 是一种罕见疾病,其特征是弥漫性肺淋巴样增生,主要累及间质。其属于间质性肺炎,与肺部弥漫性淋巴瘤不同。其特征包括气管相关的淋巴组织弥漫性增生和弥漫性多克隆淋巴细胞浸润周围气道并向间质内扩散。LIP 通常与自身免疫性疾病或人类免疫缺陷病毒感染有关[5,81]。

CT 表现:磨玻璃影是主要的异常表现,可见血管周围的薄壁囊肿(图 S3.37);也可见肺结节、网状影、小叶间隔和支气管血管增厚,以及弥漫性肺实变[82,83]。

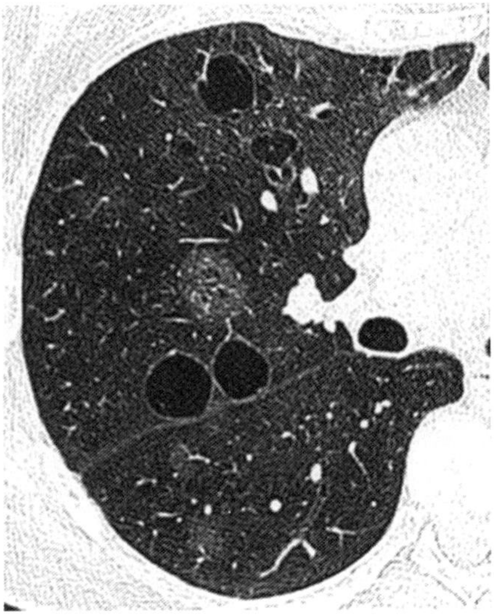

图 S3.37 轴位 CT 图像显示淋巴间质性肺炎患者的磨玻璃影和血管周围囊肿。

肿块

X 线片和 CT 表现:肿块是指任何肺部、胸膜或纵隔病变在胸片上表现为直径>3cm 的致密影(不考虑轮廓、边界或密度特征)。肿块通常意味着实性或部分实性致密影。CT 可以更准确地评估肿块的大小、位置、密度和其他特征(参见结节)。

纵隔分区

解剖:纵隔的正常解剖分区包括前、中、后和上区。前纵隔的前界为胸骨,后界为心包前表面、升主动脉和头臂血管。中纵隔以前纵隔后缘和后纵隔前缘为界。后纵隔的前界为心包后缘和大血管后缘,后界为胸椎椎体。在四分区方案中,上纵隔为胸骨角至T4~5椎间盘平面上方的腔室,或者更简单地认为是主动脉弓上方[84,85]。各纵隔之间不存在确切的解剖边界,也没有屏障(除了心包)来防止疾病在各纵隔之间传播。也存在其他分类,但三分区和四分区方案最常用。

微小结节

CT表现:微小结节是一种散在的、小的、圆形局灶性致密影。过去曾使用多种直径来定义微小结节,如直径<7mm[86]。该术语的使用通常局限于直径<5mm[87]或<3mm[88]的结节。建议将该术语用于描述直径<3mm的致密影(参见结节、粟粒样)。

粟粒样

X线片和CT表现:在胸片上,粟粒样改变包括大量细小、散在的圆形肺部致密影(直径<3mm),大小均匀,弥漫性分布于整个肺(图S3.38),是结核和转移性疾病血行播散的特征。薄层CT图像上显示为广泛、随机分布的微小结节。

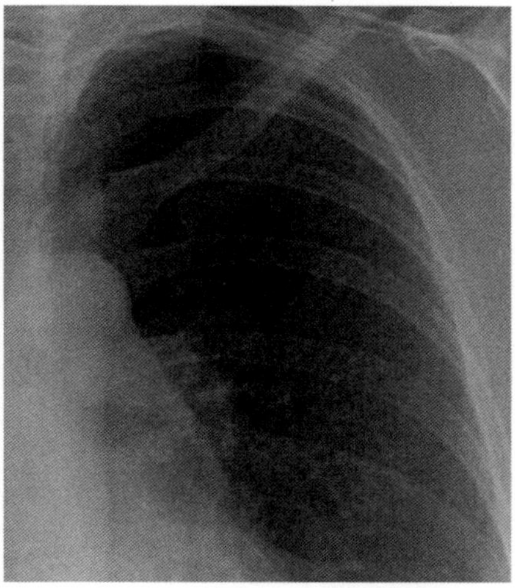

图 S3.38 放大的胸部X线片显示粟粒样改变。

"马赛克"征

CT表现:本征象表现为不同密度区拼凑而成,可见于间质性病变、闭塞性小气道疾病(图S3.39)及闭塞性血管疾病[89]。相比此前的术语"马赛克血量减少和灌注","马赛克"征的使用范围更广泛[90]。继发于支气管或细支气管阻塞的空气潴留可产生局部低密度区,这种表现在呼气相CT图像上更加明显[91,92]。"马赛克"征也可见于以磨玻璃影为特征的间质性肺疾病。此时,较高密度区代表间质病变,而低密度区代表正常肺。

马赛克血量减少和灌注:参见"马赛克"征。

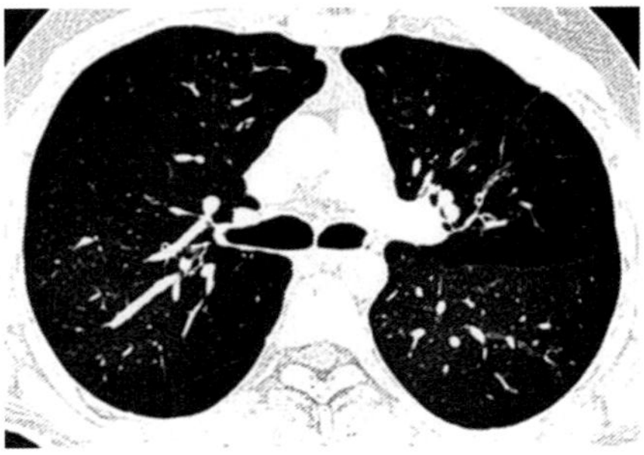

图 S3.39 轴位 CT 图像显示闭塞性小气道疾病所致“马赛克”征。

足菌肿

病理学：足菌肿是一种由相互交织的菌丝组成的肿物，通常由曲霉菌属菌丝构成，由黏液、纤维蛋白和细胞碎片聚集在一起，定植在一个腔内，通常来自先前的纤维空洞（如结核病或结节病）。

X 线片和 CT 表现：当患者改变体位时，足菌肿可能会移动到下垂部位，并可能会出现空气新月征（图 S3.40）。CT 图像可显示足菌肿中的海绵状改变和钙化灶[93]。其同义词是真菌球（参见空气新月征）。

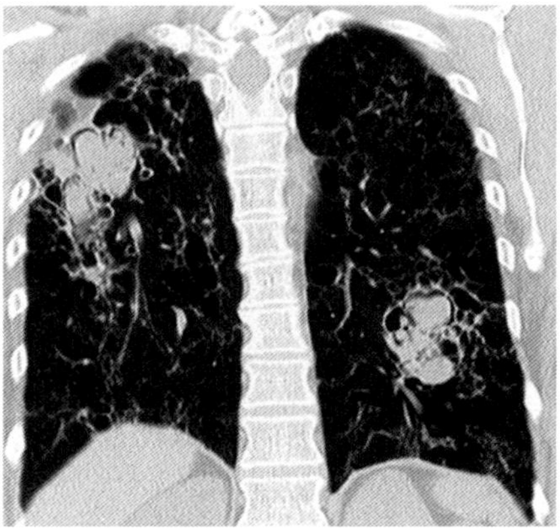

图 S3.40 冠状位 CT 图像显示双肺均有足菌肿定植。

结节型

X 线片和 CT 表现：在 X 线片上，结节型的特征是存在无数个散在的圆形致密影，直径为 2~10mm（图 S3.41），分布广泛但不均匀。在 CT 图像上，结节型按照其解剖分布可分为 3 种：小叶中心型、淋巴管型或随机型（参见结节）。

结节

X 线片和 CT 表现：结节的胸部 X 线片表现为圆形致密影，边界清晰或不清晰，直径可达 3cm。①腺泡结节是圆形或卵圆形边界不清的肺部致密影，直径为 5~8mm，推测为因实变而变得不透明的解剖学腺泡。这种分类仅用于存在大量此类结节的情况。②类似于肺结节的假结节，如肋骨骨折、皮肤损伤、患者体表装置、解剖变异或透亮度减低的重叠区[94]。

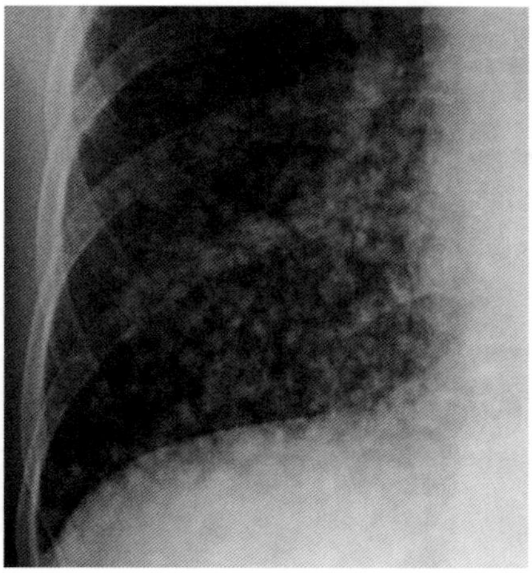

图 S3.41 放大的胸片显示结节样分布的病灶。

在 CT 图像上，结节表现为圆形或不规则的阴影，边界清晰或不清晰，直径可达 3cm（图 S3.42）。①小叶中心结节，见于离胸膜面、肺裂、小叶间隔数毫米处，可为软组织或磨玻璃影，大小为数毫米至 1cm 不等[4]。②微结节直径<3mm（参见微结节）。③磨玻璃影（同义词为非实性结节）表现为肺部模糊的密度增高，但不破坏支气管和血管边缘。④实性结节为均匀的软组织密度。⑤部分实性结节（同义词为半实性结节）由磨玻璃样和实性软组织密度组成（参见肿块）。

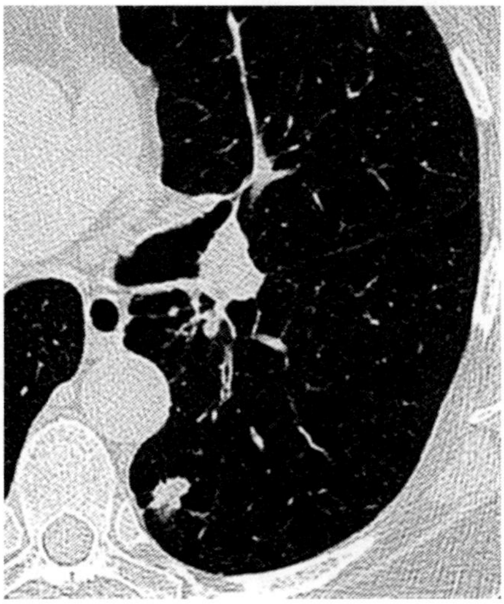

图 S3.42 轴位 CT 图像显示左肺下叶不规则结节。

非特异性间质性肺炎（NSIP）

病理学：NSIP 的特点是组织学特征为不同程度的慢性炎症或纤维化均匀地累及间质。NSIP 可为特发性或见于其他疾病，包括胶原血管病、过敏性肺炎、药物引起的肺病、感染、免疫缺陷（包括人类免疫缺陷病毒感染）[5]。

CT 表现：NSIP 的薄层 CT 表现多样：最常见的是磨玻璃影伴网状影、牵拉性支气管扩张或细支气管扩张，很少或无蜂窝样改变（图 S3.43）。通常分布于基底和胸膜下[95]。

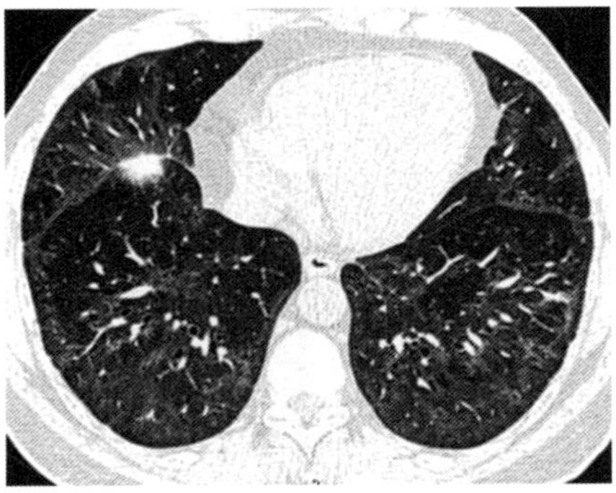

图 S3.43 轴位 CT 图像显示非特异性间质性肺炎。

血量减少

病理学:血量减少指肺血容量减少,这种减少通常是局部性的,但偶尔也会比较广泛。局部性血量减少通常与血量减少区的血流量减少有关。

X 线片和 CT 表现:血量减少表现为区域性或广泛性肺血管的大小和数量减少(图 S3.44),这表明血流量低于正常(参见“马赛克”征、肺血流再分布)。

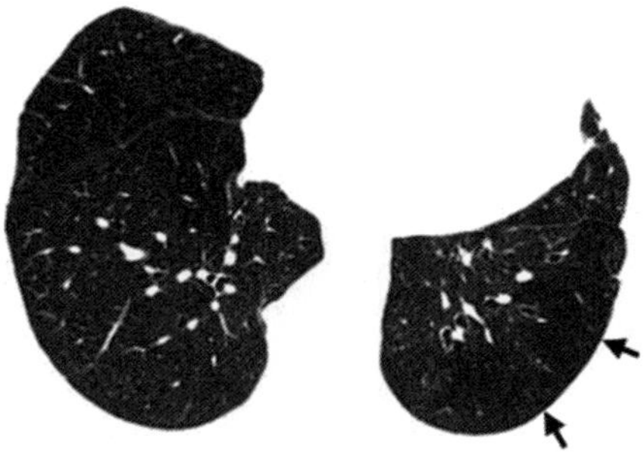

图 S3.44 轴位 CT 图像显示左肺血量减少(箭头所示)。

致密影

X 线片和 CT 表现:致密影指任何一处对 X 线衰减更严重的区域,因此,较周围区域更致密。这是一个非特异性术语,不能表明异常的大小或病理性质(参见肺实质改变、磨玻璃影)。

机化性肺炎

病理学:机化性肺炎的组织学特征表现为肺含气腔和终末气道内有松软的结缔组织栓,轻度或无间质性炎症和纤维化。隐源性机化性肺炎(COP)是特发性间质性肺炎中特殊的类型[5],但在许多情况下,可见机化性肺炎的组织学特征,包括肺部感染、过敏性肺炎和胶原血管病。

X 线片和 CT 表现:在 X 线片和 CT 图像上,肺泡实变是机化性肺炎的主要特征。在 COP 中,其典型分布于胸膜下和基底部(图 S3.45),有时分布于支气管中心。机化性肺炎的其他表现包括磨玻璃影、“树芽”征和结节影[37]。

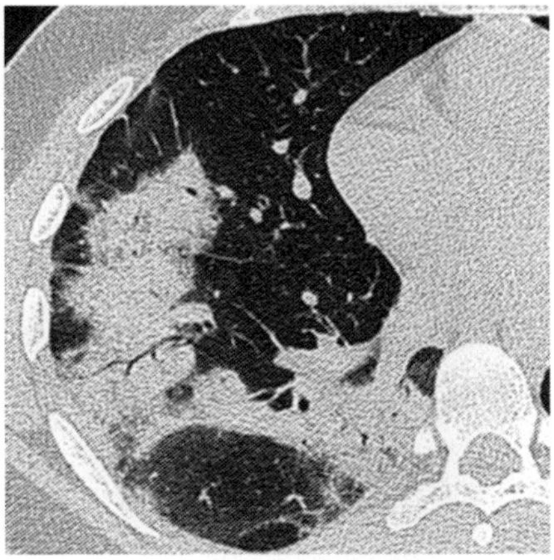

图 S3.45 轴位 CT 图像显示胸膜下和基底部分布的隐源性机化性肺炎。

全腺泡型肺气肿

病理学:全腺泡性肺气肿可能均匀地累及腺泡和次级肺小叶的所有部分[42]。其主要发生在肺下叶,该类型肺气肿与 α1-抗胰蛋白酶缺乏相关。

CT 表现:全腺泡性肺气肿表现为肺实质广泛性减少,受累及的肺血管直径减小[97,98](图 S3.46)。严重的全腺泡性肺气肿可与严重的小叶中心性肺气肿共存或合并,其表现为无特征的密度减低影,与严重的缩窄性闭塞性细支气管炎难以区分(参见肺气肿)。

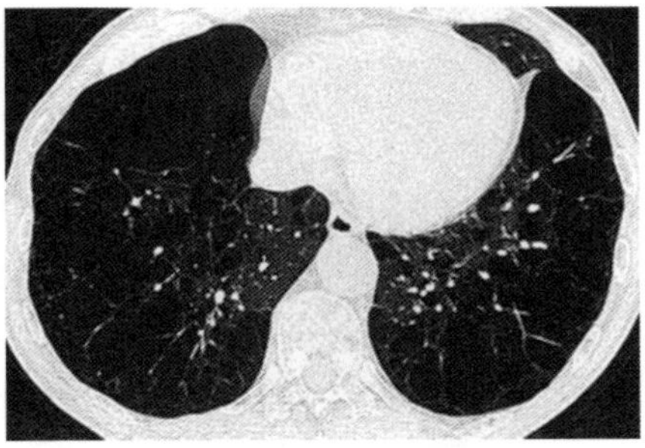

图 S3.46 轴位 CT 图像显示全腺泡型肺气肿。

间隔旁型肺气肿

病理学:间隔旁肺气肿的特征是主要累及远端肺泡及相关肺泡管和肺泡囊,其特征性地以任何胸膜面与小叶间隔为界[42,43]。

CT 表现:该类型肺气肿的特征是胸膜下和支气管血管旁的低密度区被小叶间隔分开(图 S3.47),有时伴有肺大疱。其同义词是远端性腺泡肺气肿。

实质

解剖:实质是指肺的气体交换部分,由肺泡及其毛细血管组成。

X 线片和 CT 表现:不包括可见的肺血管和呼吸道的部分肺。

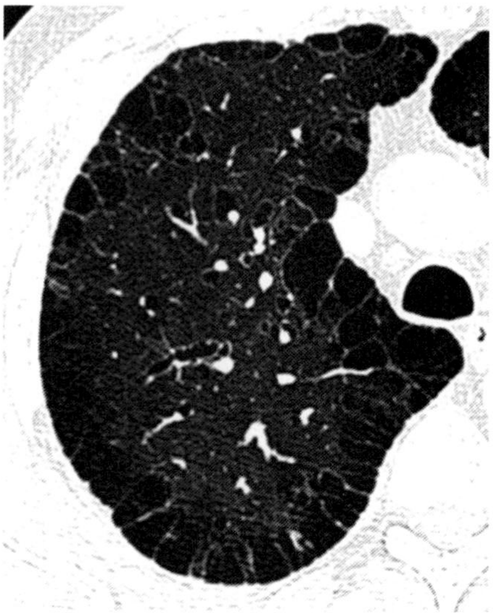

图 S3.47 轴位 CT 图像显示间隔旁型肺气肿。

纤维索条影

X 线片和 CT 表现：纤维索条影为线状致密影，通常厚 1~3mm，长度可达 5cm，通常延伸至脏胸膜（在连接处常有增厚和收缩）（图 S3.48）。这反映了胸膜实质纤维化，通常与肺结构扭曲有关。纤维索条最常见于接触石棉的患者[100,101]。

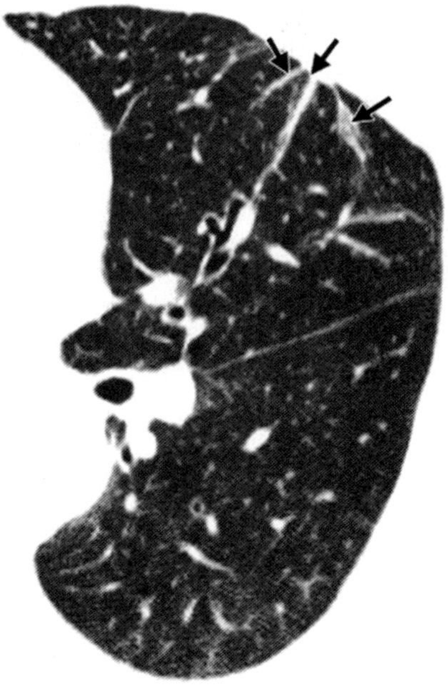

图 S3.48 轴位 CT 图像显示纤维索条影（箭头所示）。

肺实质致密影

X 线片和 CT 表现:肺实质致密影可以掩盖或不掩盖致密区内血管和气道的边缘[45]。实变代表致密影中这些结构的边缘消失(除了空气支气管造影)。而磨玻璃影表明密度轻度增加,其内部结构尚清晰[59]。肺实变和磨玻璃影的使用范围更加广泛(参见实变、磨玻璃影)。

支气管血管旁间质

解剖:支气管血管旁间质是指包绕支气管、肺动脉和淋巴管的结缔组织鞘,从肺门延伸到肺外周。

小叶周围性分布

解剖:小叶周围区包括次级肺小叶周围的结构。

CT 表现:该征象的特征是病变沿着肺小叶边界呈结构性分布(即小叶间隔、脏胸膜和血管)[102]。该术语最常用于病变主要位于次级肺小叶内表面周围的疾病 (如小叶周围机化性肺炎)[103](图 S3.49)。该征象类似小叶间隔模糊、增厚。

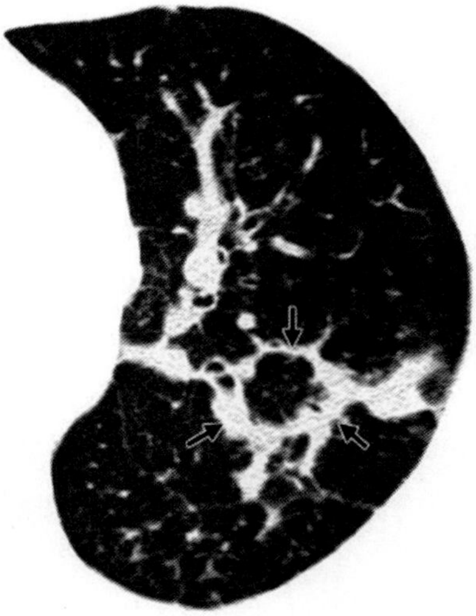

图 S3.49 轴位 CT 图像显示小叶周围分布的机化性肺炎(箭头所示)。

淋巴管周围分布

解剖:该征象的特征是沿着肺或邻近的淋巴管分布。淋巴管沿着支气管血管束、小叶间隔、较大的肺静脉周围和胸膜分布。肺泡没有淋巴管。

CT 表现:沿肺内淋巴管路径的病变,即在肺门、支气管周围、小叶中央间质,以及小叶间隔和胸膜下的病变,具有淋巴管周围分布的特点。典型的淋巴周围分布见于结节病(图 S3.50)和癌症的淋巴管播散。

盘状肺不张:参见线形肺不张。

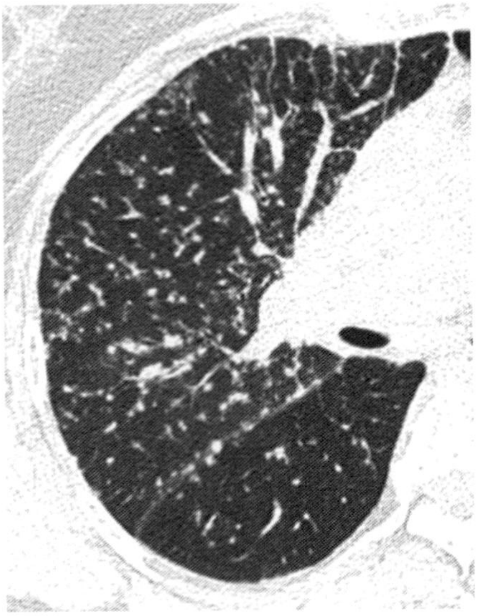

图 S3.50 轴位 CT 图像显示沿淋巴管周围分布的结节病。

胸膜斑

病理学：胸膜斑是一种纤维透明的、相对无细胞的病变，主要发生在壁胸膜表面，特别是在膈上和肋骨下方[105]。胸膜斑几乎均源于长时间（至少 15 年）的石棉接触史。

X 线片和 CT 表现：胸膜斑是边界清晰的局部胸膜增厚，表现为扁平或结节状隆起，其内常见钙化（图 S3.51）。斑的厚度不等，直径从<1cm 到约 5cm 不等，其在 CT 图像上较 X 线片上更容易识别[106]。在 X 线片上，胸膜斑可类似肺内结节（参见假胸膜斑）。

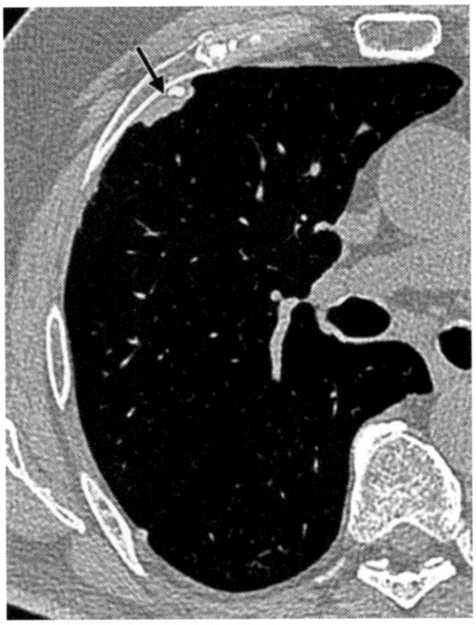

图 S3.51 轴位 CT 图像显示右侧胸腔前方有胸膜斑块（箭头所示）。

肺膨出

病理学:肺膨出是肺内薄壁的充满气体的空腔。最常见的原因是急性肺炎、创伤或吸入碳氢化合物液体,通常是暂时性的。其机制被认为是实质坏死和活瓣性气道阻塞的综合作用[107]。

X 线片和 CT 表现:肺膨出表现为肺内一个近似圆形的薄壁气腔(图 S3.52)。

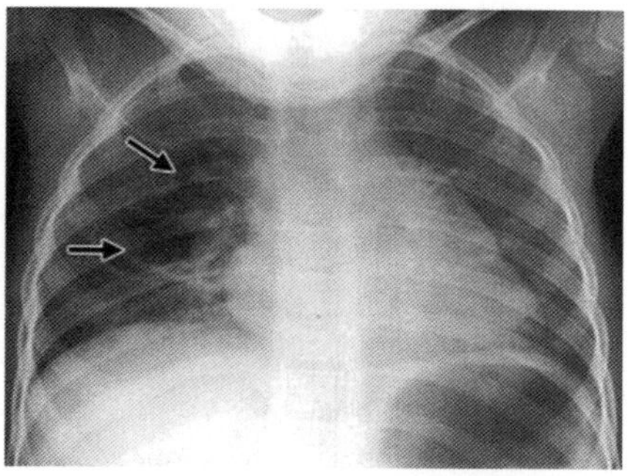

图 S3.52 胸部 X 线片显示肺膨出。

纵隔气肿

病理学:纵隔气肿是指在食管和气管支气管树外的纵隔组织中存在气体。其可能是由自发性肺泡破裂引起的,随后空气沿着支气管血管间质进入纵隔。纵隔气肿与哮喘、剧烈咳嗽或机械通气密切相关。

X 线片和 CT 表现:纵隔气肿在 X 线片上显示为带状透亮影,多呈垂直方向(图 S3.53)。部分带状影可能勾勒出血管和主支气管(参见心包积气)。

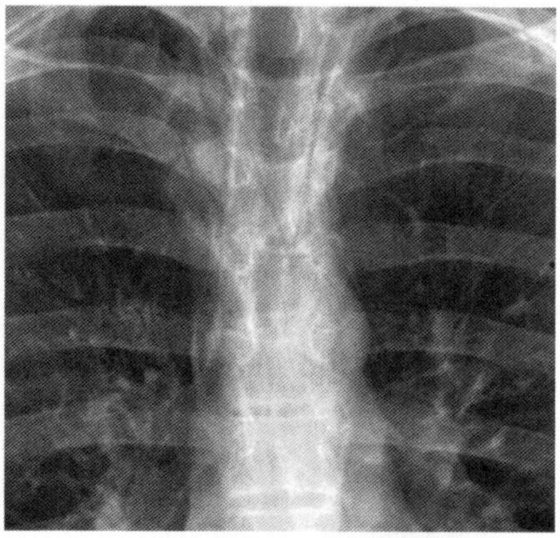

图 S3.53 放大的胸部 X 线片显示纵隔气肿。

肺炎

病理学:肺炎是指气腔和(或)间质的炎症(如感染、细菌性肺炎)。感染性肺炎的特征是渗出物导致实变。该术语也可用于描述以不同程度的炎症和纤维化为特征的肺实质的多种非感染性疾病(如特发性间质性肺炎)[5]。

心包积气

病理学：心包积气是指心包腔内存在气体，通常是医源性的，在成人中，常由外科手术所致。

X 线片和 CT 表现：由空气所致的透亮度（低密度）不会延伸到心包囊外（图 S3.54），因此，可与纵隔气肿相鉴别（参见纵隔气肿）。

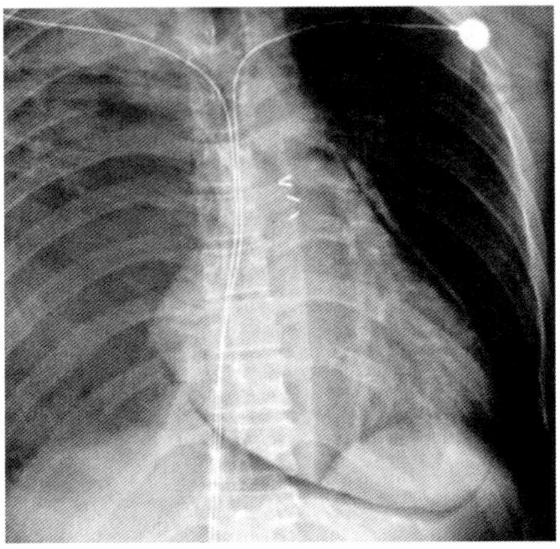

图 S3.54 胸部 X 线片显示心包积气。

气胸和张力性气胸

病理学：气胸是指胸膜腔中存在气体，分为自发性、创伤性、诊断性和张力性。张力性气胸指胸膜内气体在压力下积聚。在这种情况下，同侧正常的肺完全塌陷。然而，顺应性差的肺可能保持部分膨胀。

X 线片和 CT 表现：除非气胸量很少或 X 线与胸膜缘不呈切线时，在 X 线片上可见脏胸膜移位（图 S3.55）。张力性气胸可伴有纵隔显著移位和（或）膈肌移位。在非张力性气胸情况下，纵隔也会发生一些移位，因为气胸时胸膜腔内压变为大气压，而对侧胸腔的胸膜腔内压仍为负压。

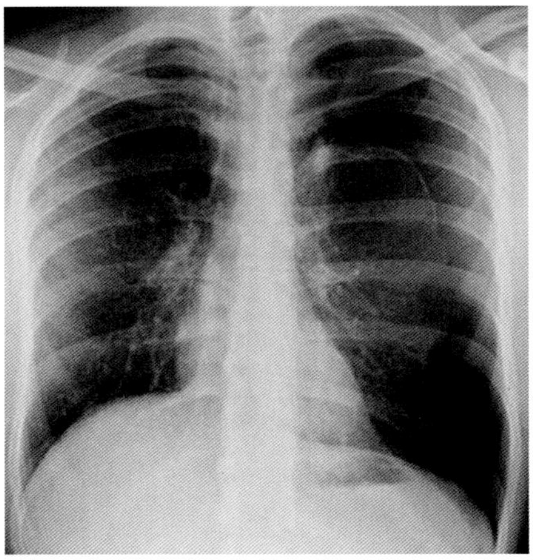

图 S3.55 胸部 X 线片显示气胸。

进展性大范围纤维化

病理学：这种病症由大量接触无机粉尘的个体（主要是煤炭工人）体内的粉尘颗粒和胶原蛋白沉积缓慢聚集引起[108]。

X 线片和 CT 表现：进展性大范围纤维化表现为肿块样病变，通常位于双侧肺上叶（图 S3.56）。背景上结节影反映其伴有尘肺，伴有或不伴大范围纤维化且邻近的气肿性破坏[109]。与进展性大范围纤维化相似的病变也可见于其他情况，如结节病和滑石症。

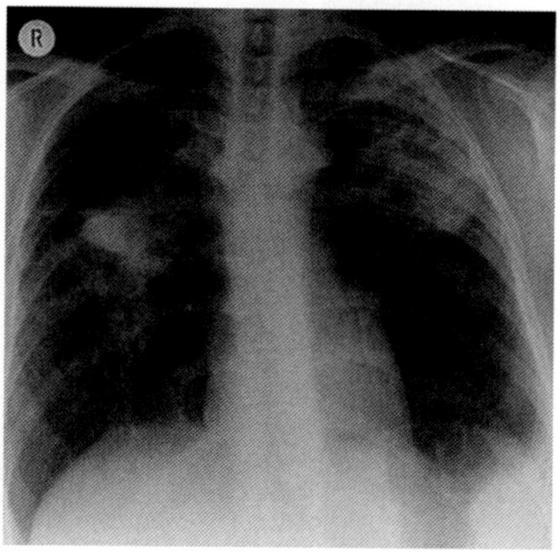

图 S3.56　胸部 X 线片显示双肺进展性大范围纤维化。

假空洞

CT 表现：假空洞表现为肺结节、肿块或实变区的椭圆形或圆形低密度区域，代表了残存的正常实质，或扩张的支气管，或局部肺气肿，而不是空洞。这些假空洞的直径通常<1cm；可见于腺癌（图 S3.57）、细支气管肺泡癌[111]和良性疾病，如感染性肺炎。

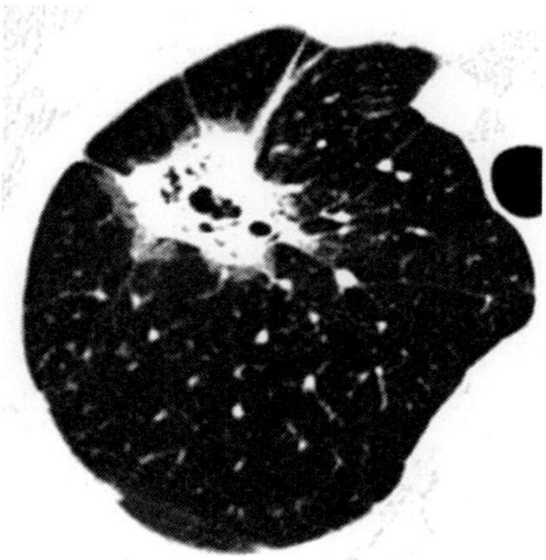

图 S3.57　轴位 CT 图像显示腺癌内的假空洞。

假胸膜斑

CT 表现：假胸膜斑是肺内与脏胸膜相连的小结节，与胸膜斑块相似，最常见于结节病（图 S3.58）、硅沉着病和煤工尘肺[86]。

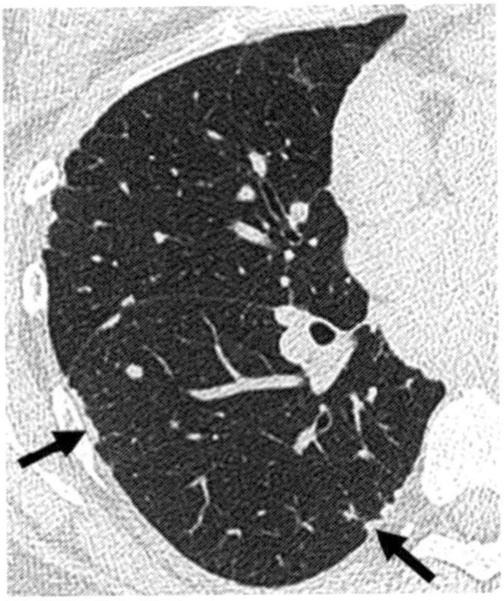

图 S3.58 轴位 CT 图像显示结节病患者的假胸膜斑。

肺血流再分布

病理学:肺血流再分布是指由肺血管床中其他部位的肺血管阻力增加引起的肺血流正常分布改变。

X 线片和 CT 表现:肺血流再分布提示一个或多个肺区域的肺血管大小和(或)数量减少(图 S3.59),而其他区域的肺血管数量和(或)大小相应增加。二尖瓣疾病患者的肺上叶血液分流是肺血流再分布的典型例子[112,113]。

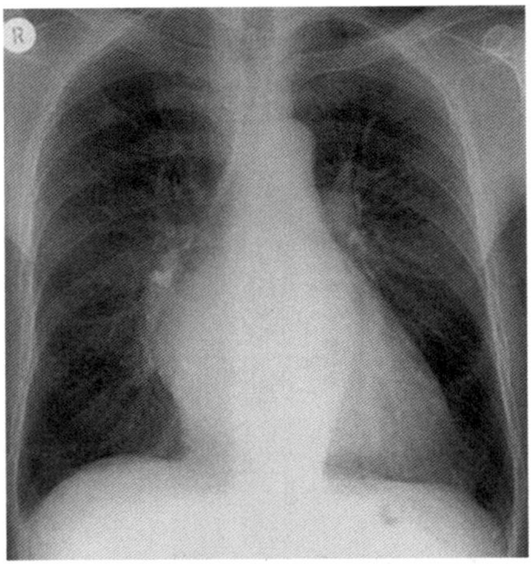

图 S3.59 胸部 X 线片显示血液流向上肺区。

呼吸性细支气管炎 - 间质性肺疾病(RB-ILD)

病理学:RB-ILD 是一种吸烟相关疾病,其特征为呼吸性细支气管和细支气管周围肺泡的炎症(主要由巨噬细胞引起)[5],有时伴有非特异性和脱屑性间质性肺炎的成分或与之重叠[114]。

CT 表现:RB-ILD 通常表现为广泛的小叶中心微小结节和斑片状磨玻璃影，代表富含巨噬细胞的肺泡炎(图 S3.60),伴或不伴细纤维化[115,116],常伴有支气管壁增厚和轻度的小叶中心型肺气肿。空气潴留区域反映了细支气管部分病变。

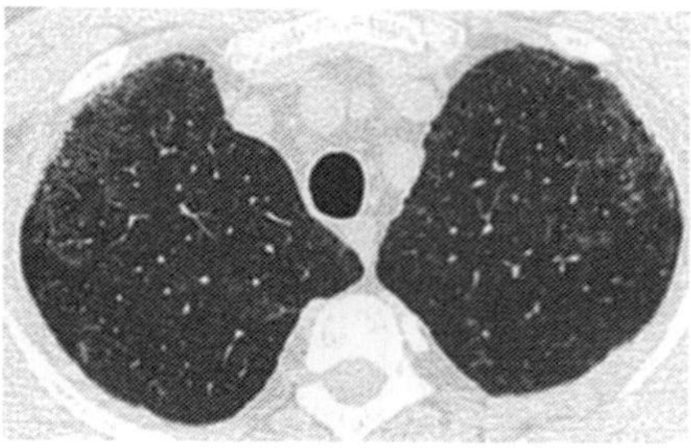

图 S3.60 轴位 CT 图像显示小叶中心结节和斑片状磨玻璃影,是呼吸性细支气管炎 - 间质性肺疾病的典型表现。

网格状改变

X 线片和 CT 表现:在 X 线片上,网格状改变由无数细线状影交织而成,其外观类似于网(同义词:网状)(图 S3.61)。该征象通常代表间质性肺疾病。CT 薄层图像能更清楚地显示网状结构的组成部分,无论是小叶间隔、小叶内线增厚或蜂窝状的囊壁(网格状改变和蜂窝状不是其同义词;参见蜂窝状)。

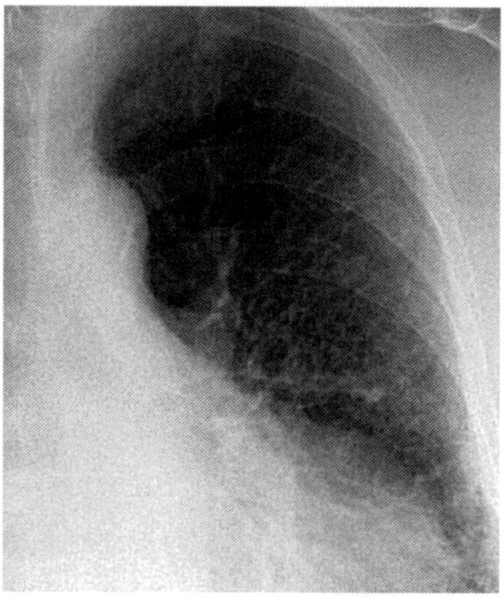

图 S3.61 胸部 X 线片显示网格状改变。

网状结节影

X 线片和 CT 表现:网状结节影指网状影和结节影重叠在一起。网状结节影通常是无数条线状影交叉形成的小结节影。结节的大小和数量取决于线状影的大小和数量(图 S3.62)。在 CT 图像上,其表现为同时出现网状影和小结节影。小结节可以位于网状影的中心(如小叶中心微结节)或重叠在线状阴影上(如间隔微结节)。

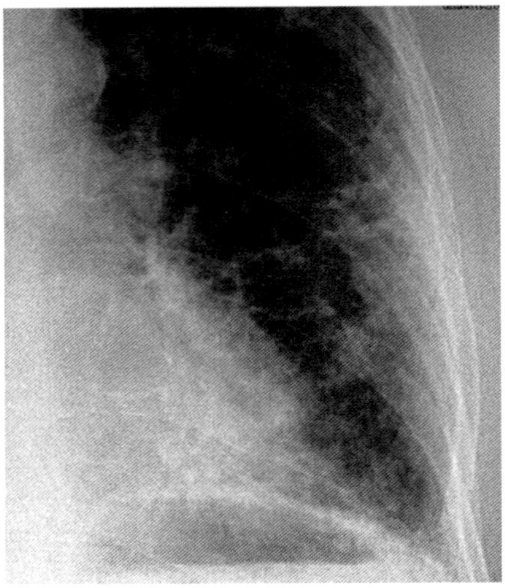

图 S3.62 胸部 X 线片显示网状结节影。

反晕征

CT 表现：反晕征表现为局限性圆形磨玻璃影，周围有一圈相对完整的环形实变影（图 S3.63）。该征象较为罕见，最初被认为是隐源性机化性肺炎的特异性征象[117,118]，但随后该征象也见于副球孢子菌病[119]。与晕征相似，该征象也见于其他多种疾病，可能不具有特异性（参见晕征）。

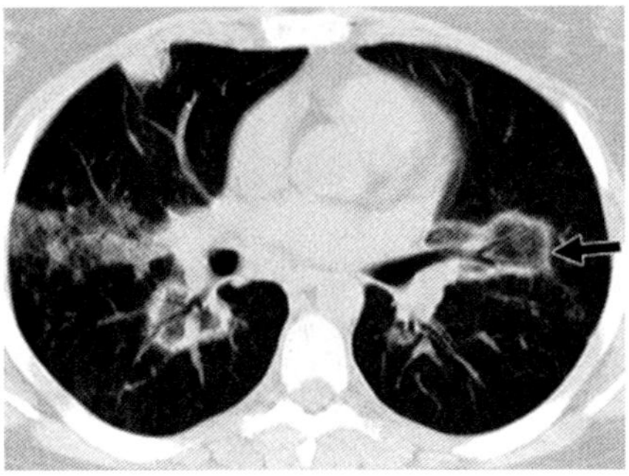

图 S3.63 轴位 CT 图像显示反晕征。

右侧气管旁带

解剖和 X 线片表现：右侧气管旁带表现为垂直的、线性的软组织影，宽度<4mm。其与右侧气管壁、相邻的纵隔组织及胸膜相对应（图 S3.64）。在 X 线片上，气管旁带高 3~4cm，从锁骨内侧端延伸至右气管支气管角[120]。其在 94%的成人中可见，在纵隔脂肪丰富的个体中可能增宽或消失。右侧气管旁带增宽、变形或消失的最常见原因是纵隔淋巴结肿大。

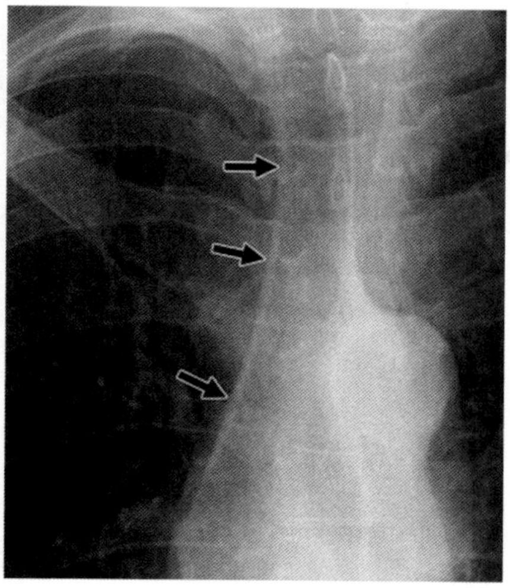

图 S3.64　放大的胸部 X 线片显示气管旁带(箭头所示)。

圆形肺不张

病理学:圆形肺不张是伴有纤维化胸膜反折和小叶间隔增厚的圆形肺组织塌陷。最常见于接触石棉引起的渗出性胸腔积液导致胸膜瘢痕形成之后[121],也可见于其他原因引起的胸膜纤维化。

X 线片和 CT 表现:在 X 线片上,圆形肺不张表现为肿块紧贴胸膜表面,通常位于下叶后部。扭曲的血管呈弧线形向肿块聚集("彗星尾"征)。肺叶回缩的程度取决于肺不张的体积。其几乎总是伴有其他胸膜纤维化的征象(如肋膈角模糊)。CT 在检出和显示圆形肺不张的特征方面更敏感[122,123](图 S3.65)。另一个征象是肺不张在增强 CT 图像上均匀强化。其同义词为折叠肺综合征、螺旋形肺不张、Blesovsky 综合征、胸膜假瘤和胸膜瘤。

次级肺小叶:参见小叶。

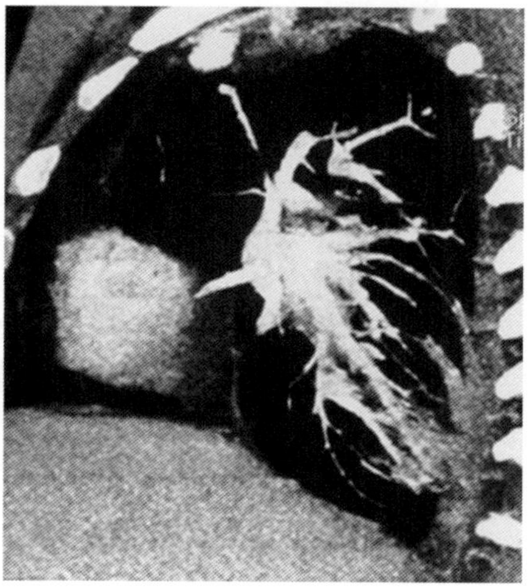

图 S3.65　矢状位 CT 图像显示左肺下叶圆形肺不张。

肺段

解剖：肺段是由段支气管通气、段肺动脉灌注、段间静脉引流的肺叶单位，每个肺叶有 2~5 个肺段。

X 线片和 CT 表现：在 X 线片和 CT 图像上不能清晰地描绘出单个节段，只能根据供血的节段支气管和动脉的位置进行辨别。偶尔出现的段间裂有助于识别肺段。

间隔线：参见小叶间隔。

间隔增厚：参见小叶间隔增厚。

"印戒"征

CT 表现：该征象由一环形致密影及与之相邻的较小致密影构成。环形致密影是横截面上扩张的支气管，相邻的较小致密影是肺动脉，其组合类似于一个印戒（或珍珠）[124]（图 S3.66）。这是支气管扩张的基本 CT 征象[27,125]。印戒征也可见于肺动脉血流异常减少的疾病（如肺动脉近端中断[126]或慢性血栓栓塞[127]）。有时与支气管相邻的小血管致密影是支气管动脉，而不是肺动脉。

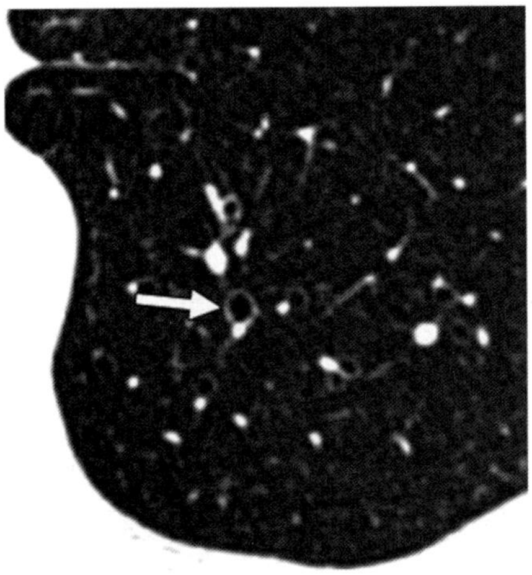

图 S3.66 轴位 CT 图像显示"印戒"征（箭头所示）。

轮廓征

X 线表现：轮廓征是指软组织解剖结构边缘缺失，由邻近肺实变和（或）肺不张（图 S3.67）、大肿块或相连的胸腔积液引起[128,129]。轮廓征是由邻近结构在 X 线片上具有相似的密度而导致的。因此，称之为无轮廓更确切。其并不总是提示存在病变（如不明原因的心脏右缘缺失与漏斗胸相关，有时也见于健康个体）。

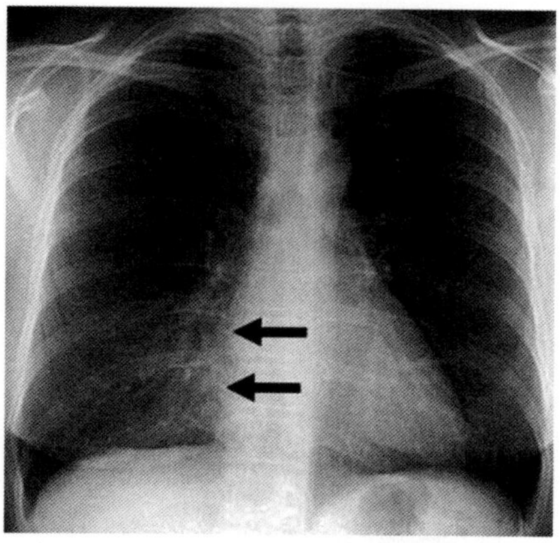

图 S3.67　胸部 X 线片显示轮廓征,心脏右缘模糊(箭头所示)。

小气道疾病

病理学:与病理学文献相比,该术语在薄层 CT 中使用得更频繁[130]。现在,小气道疾病一般指任何影响支气管的疾病,而支气管炎则更具体地描述支气管的炎症[131]。

CT 表现:小气道被认为是内径≤2mm 且壁厚<0.5mm 的气道[32]。小气道疾病在 CT 图像上表现为以下一种或多种征象:"马赛克"征、空气潴留、小叶中心结节、"树芽"征或细支气管扩张。

胸膜下曲线

CT 表现:该征象为薄的曲线状致密影,厚度为 1~3mm,距离胸膜表面<1cm 且与胸膜表面平行(图 S3.68)。如果在仰卧位患者下垂的肺后下部见到,而在俯卧位 CT 图像上,该征象消失,则表明为不张的正常肺,也可见于肺水肿、肺纤维化(通常有其他体征同时出现)。胸膜下曲线不是石棉沉着病的特有征象(参见石棉沉着病)。

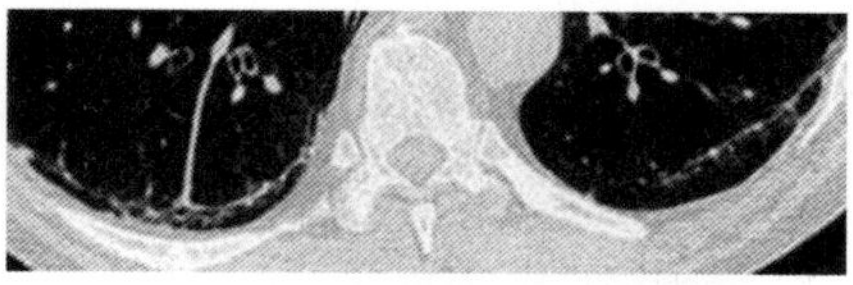

图 S3.68　轴位 CT 图像显示胸膜下曲线。

牵引性支气管扩张和牵引性细支气管扩张

CT 表现:牵引性支气管扩张和牵引性细支气管扩张指由周围肺纤维化引起的牵引性不规则支气管和细支气管扩张[133]。扩张的气道通常如图 S3.69 所示,但也可表现为囊肿(支气管)或微囊肿(肺周边的细支气管)。多发并列的囊状气道可能与"单纯"的纤维性蜂窝难以鉴别。

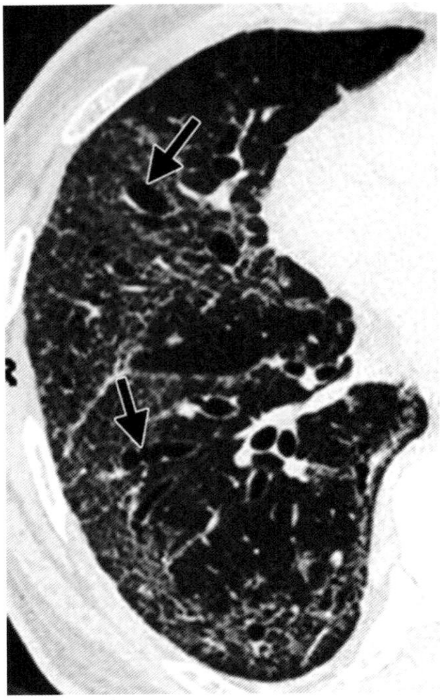

图 S3.69 轴位 CT 图像显示由肺纤维化导致的牵引性支气管扩张(箭头所示)。

"树芽"征

CT 表现:"树芽"征指类似发芽树枝的小叶中心分支结构。该征象反映了多种细支气管管腔内和细支气管周围疾病,包括黏液嵌塞、炎症和(或)纤维化[134,135](图 S3.70)。该征象在肺周围最为明显,常伴有大气道异常,尤其在弥漫性全细支气管炎[136]、支气管内播散的霉菌感染[137]和囊性纤维化中最为常见。罕见的相似表现可见于小动脉(微血管)疾病[138]。

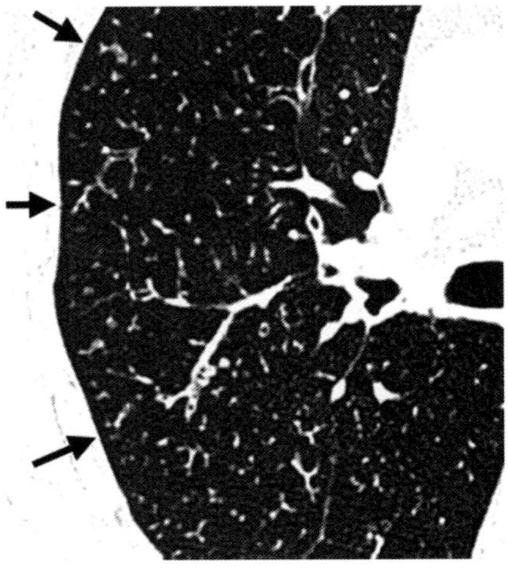

图 S3.70 轴位 CT 图像显示"树芽"征(箭头所示)。

普通型间质性肺炎(UIP)

病理学:UIP 是肺纤维化的一种组织学类型,其特点是时空异质性,正常肺中散布着肺纤维化和蜂窝状改变。成纤维细胞灶、肺结构的纤维化破坏和蜂窝状改变是主要的征象[5]。纤维化最先发生在肺部的周围。UIP 可见于特发性肺纤维化,也可见于已知病因的疾病(如某些慢性过敏性肺炎)。

X 线片和 CT 表现:基底和胸膜下分布的蜂窝样改变(图 S3.71)被认为是一种特异性病理改变[63,65],但并非所有经活检证实的 UIP 病例都有这种独特的 CT 表现。

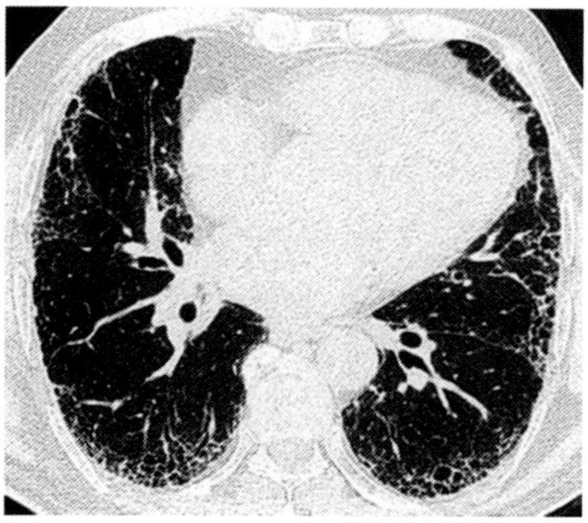

图 S3.71 轴位 CT 图像显示基底部和胸膜下蜂窝样改变,提示普通型间质性肺炎。

致谢

感谢 Peter Armstrong 博士、David A. Lynch 博士、Tom V. Colby 博士和 Tomas Franquet 博士的早期严格审阅,以及 Fleischner 协会成员,特别是 Eric Milne 博士和 Paul Friedman 博士的有益评论。Hannah Rouse 博士协助收集插图。感谢 Anthony V. Proto 对插图进行标注。

参考文献

1. Tuddenham WJ. Glossary of terms for thoracic radiology: recommendations of the Nomenclature Committee of the Fleischner Society. AJR Am J Roentgenol 1984;143:509–517.
2. Austin JH, Müller NL, Friedman PJ, et al. Glossary of terms for CT of the lungs: recommendations of the Nomenclature Committee of the Fleischner Society. Radiology 1996;200:327–331.
3. Huth EJ. Medical style and format: an international manual for authors, editors, and publishers. Philadelphia, PA: ISI, 1987;126. Cited by: Skryd PJ. Radiologic nomenclature and abbreviations. Radiology 2001;218(1):10–11.
4. Webb WR. Thin-section CT of the secondary pulmonary lobule: anatomy and the image—the 2004 Fleischner lecture. Radiology 2006;239(2):322–338.
5. American Thoracic Society/European Respiratory Society International Multidisciplinary Consensus Classification of the Idiopathic Interstitial Pneumonias. This joint statement of the American Thoracic Society (ATS), and the European Respiratory Society (ERS) was adopted by the ATS board of directors, June 2001 and by the ERS executive committee, June 2001. Am J Respir Crit Care Med 2002;165:277–304. [Published correction appears in Am J Respir Crit Care Med 2002;166(3):426.]
6. Johkoh T, Müller NL, Taniguchi H, et al. Acute interstitial pneumonia: thin-section CT findings in 36 patients. Radiology 1999;211:859–863.
7. Lynch DA, Travis WD, Müller NL, et al. Idiopathic interstitial pneumonias: CT features. Radiology 2005;236(1):10–21.
8. Reed JC, Madewell JE. The air bronchogram in interstitial disease of the lungs: a radiological-pathological correlation. Radiology 1975;116:1–9.
9. Buckingham SJ, Hansell DM. Aspergillus in the lung: diverse and coincident forms. Eur Radiol 2003;13:1786–1800.
10. Abramson S. The air crescent sign. Radiology 2001;218(1):230–232.
11. Arakawa H, Webb WR. Air trapping on expiratory high-resolution CT scans in the absence of inspiratory scan abnormalities:

correlation with pulmonary function tests and differential diagnosis. AJR Am J Roentgenol 1998;170:1349–1353.
12. Bankier AA, Van Muylem A, Scillia P, De Maertelaer V, Estenne M, Gevenois PA. Air trapping in heart-lung transplant recipients: variability of anatomic distribution and extent at sequential expiratory thin-section CT. Radiology 2003;229:737–742.
13. Arakawa H, Kurihara Y, Sasaka K, Nakajima Y, Webb WR. Air trapping on CT of patients with pulmonary embolism. AJR Am J Roentgenol 2002;178:1201–1207.
14. Murata K, Khan A, Herman PG. Pulmonary parenchymal disease: evaluation with high-resolution CT. Radiology 1989;170:629–635.
15. Heitzman ER. The infraaortic area. In: The mediastinum: radiologic correlations with anatomy and pathology. Berlin, Germany: Springer-Verlag, 1988;151–168.
16. Blank N, Castellino RA. Patterns of pleural reflections of the left superior mediastinum: normal anatomy and distortions produced by adenopathy. Radiology 1972;102:585–589.
17. Im JG, Webb WR, Han MC, Park JH. Apical opacity associated with pulmonary tuberculosis: high-resolution CT findings. Radiology 1991;178:727–731.
18. Yousem SA. Pulmonary apical cap: a distinctive but poorly recognized lesion in pulmonary surgical pathology. Am J Surg Pathol 2001;25:679–683.
19. Dail DH. Pulmonary apical cap. Am J Surg Pathol 2001;25:1344.
20. Woodring JH, Reed JC. Types and mechanisms of pulmonary atelectasis. J Thorac Imaging 1996;11:92–108.
21. Molina PL, Hiken JN, Glazer HS. Imaging evaluation of obstructive atelectasis. J Thorac Imaging 1996;11:176–186.
22. Woodring JH, Reed JC. Radiographic manifestations of lobar atelectasis. J Thorac Imaging 1996;11:109–144.
23. Heitzman ER. The azygoesophageal recess. In: The mediastinum: radiologic correlations with anatomy and pathology. Berlin, Germany: Springer-Verlag, 1988;276–286.
24. Ren H, Hruban RH, Kuhlman JE, et al. Computed tomography of inflation-fixed lungs: the beaded septum sign of pulmonary metastases. J Comput Assist Tomogr 1989;13:411–416.
25. Ryu JH, Swensen SJ. Cystic and cavitary lung diseases: focal and diffuse. Mayo Clin Proc 2003;78:744–752.
26. Kang EY, Miller RR, Müller NL. Bronchiectasis: comparison of preoperative thin-section CT and pathologic findings in resected specimens. Radiology 1995;195:649–654.
27. Naidich DP, McCauley DI, Khouri NF, Stitik FP, Siegelman SS. Computed tomography of bronchiectasis. J Comput Assist Tomogr 1982;6:437–444.
28. Grenier P, Maurice F, Musset D, Menu Y, Nahum H. Bronchiectasis: assessment by thin-section CT. Radiology 1986;161:95–99.
29. Dodd JD, Souza CA, Müller NL. Conventional high-resolution CT versus helical high-resolution MDCT in the detection of bronchiectasis. AJR Am J Roentgenol 2006;187:414–420.
30. Hansen JE, Ampaya PE, Bryant GH, Navin JJ. Branching pattern of airways and airspaces of single human terminal bronchiole. J Appl Physiol 1975;38:983–989.
31. Buckley CE, Tucker DH, Thorne NA, Sieker HO. Bronchiolectasis: the clinical syndrome and its relationship to chronic lung disease. Am J Med 1965;38:190–198.
32. Hansell DM. Small airways diseases: detection and insights with computed tomography. Eur Respir J 2001;17:1294–1313.
33. Myers JL, Colby TV. Pathologic manifestations of bronchiolitis, constrictive bronchiolitis, cryptogenic organizing pneumonia, and diffuse panbronchiolitis. Clin Chest Med 1993;14:611–622.
34. Woodring JH. Unusual radiographic manifestations of lung cancer. Radiol Clin North Am 1990;28:599–618.
35. Müller NL, Kullnig P, Miller RR. The CT findings of pulmonary sarcoidosis: analysis of 25 patients. AJR Am J Roentgenol 1989;152:1179–1182.
36. Huang L, Schnapp LM, Gruden JF, Hopewell PC, Stansell JD. Presentation of AIDS-related pulmonary Kaposi's sarcoma diagnosed by bronchoscopy. Am J Respir Crit Care Med 1996;153:1385–1390.
37. Oikonomou A, Hansell DM. Organizing pneumonia: the many morphological faces. Eur Radiol 2002;12:1486–1496.
38. Seo JB, Song KS, Lee JS, et al. Broncholithiasis: review of the causes with radiologic-pathologic correlation. Radiographics 2002;22(Spec Issue):S199–S213.
39. Murata K, Itoh H, Todo G, et al. Centrilobular lesions of the lung: demonstration by high-resolution CT and pathologic correlation. Radiology 1986;161:641–645.
40. Heitzman ER, Markarian B, Berger I, Dailey E. The secondary pulmonary lobule: a practical concept for interpretation of chest radiographs. I. Roentgen anatomy of the normal secondary pulmonary lobule. Radiology 1969;93:507–512.
41. Webb WR, Stein MG, Finkbeiner WE, Im JG, Lynch D, Gamsu G. Normal and diseased isolated lungs: high-resolution CT. Radiology 1988;166:81–87.
42. The definition of emphysema. Report of a National Heart, Lung, and Blood Institute, Division of Lung Diseases workshop. Am Rev Respir Dis 1985;132:182–185.
43. Thurlbeck WM, Müller NL. Emphysema: definition, imaging, and quantification. AJR Am J Roentgenol 1994;163:1017–1025.
44. Foster WL Jr, Pratt PC, Roggli VL, Godwin JD, Halvorsen RA Jr, Putman CE. Centrilobular emphysema: CT-pathologic correlation. Radiology 1986;159:27–32.
45. Leung AN, Miller RR, Müller NL. Parenchymal opacification in chronic infiltrative lung diseases: CT-pathologic correlation. Radiology 1993;188:209–214.
46. Laurent F, Philippe JC, Vergier B, et al. Exogenous lipoid pneumonia: HRCT, MR, and pathologic findings. Eur Radiol 1999;9:1190–1196.
47. Kuhlman JE, Scatarige JC, Fishman EK, Zerhouni EA, Siegelman SS. CT demonstration of high attenuation pleural-parenchymal lesions due to amiodarone therapy. J Comput Assist Tomogr 1987;11:160–162.
48. Murch CR, Carr DH. Computed tomography appearances of pulmonary alveolar proteinosis. Clin Radiol 1989;40:240–243.
49. Rossi SE, Erasmus JJ, Volpacchio M, Franquet T, Castiglioni T, McAdams HP. "Crazy-paving" pattern at thin-section CT of the lungs: radiologic-pathologic overview. Radiographics 2003;23:1509–1519.
50. Franquet T, Gimenez A, Bordes R, Rodriguez-Arias JM, Castella J. The crazy-paving pattern in exogenous lipoid pneumonia: CT-pathologic correlation. AJR Am J Roentgenol 1998;170:315–317.
51. Genereux GP. The end-stage lung: pathogenesis, pathology, and radiology. Radiology 1975;116:279–289.

52. Aberle DR, Hansell DM, Brown K, Tashkin DP. Lymphangiomyomatosis: CT, chest radiographic, and functional correlations. Radiology 1990;176:381–387.
53. Moore AD, Godwin JD, Müller NL, et al. Pulmonary histiocytosis X: comparison of radiographic and CT findings. Radiology 1989;172:249–254.
54. Primack SL, Hartman TE, Hansell DM, Müller NL. End-stage lung disease: CT findings in 61 patients. Radiology 1993;189:681–686.
55. Hartman TE, Primack SL, Swensen SJ, Hansell D, McGuinness G, Müller NL. Desquamative interstitial pneumonia: thin-section CT findings in 22 patients. Radiology 1993;187:787–790.
56. Lang MR, Fiaux GW, Gillooly M, Stewart JA, Hulmes DJ, Lamb D. Collagen content of alveolar wall tissue in emphysematous and non-emphysematous lungs. Thorax 1994;49:319–326.
57. Cardoso WV, Sekhon HS, Hyde DM, Thurlbeck WM. Collagen and elastin in human pulmonary emphysema. Am Rev Respir Dis 1993;147:975–981.
58. Foster WL Jr, Gimenez EI, Roubidoux MA, et al. The emphysemas: radiologic-pathologic correlations. Radiographics 1993;13:311–328.
59. Remy-Jardin M, Remy J, Giraud F, Wattinne L, Gosselin B. Computed tomography (CT) assessment of ground-glass opacity: semiology and significance. J Thorac Imaging 1993;8:249–264.
60. Remy-Jardin M, Giraud F, Remy J, Copin MC, Gosselin B, Duhamel A. Importance of ground-glass attenuation in chronic diffuse infiltrative lung disease: pathologic-CT correlation. Radiology 1993;189:693–698.
61. Kuhlman JE, Fishman EK, Siegelman SS. Invasive pulmonary aspergillosis in acute leukemia: characteristic findings on CT, the CT halo sign, and the role of CT in early diagnosis. Radiology 1985;157:611–614.
62. Primack SL, Hartman TE, Lee KS, Müller NL. Pulmonary nodules and the CT halo sign. Radiology 1994;190:513–515.
63. Lynch DA, David GJ, Safrin S, et al. High-resolution computed tomography in idiopathic pulmonary fibrosis: diagnosis and prognosis. Am J Respir Crit Care Med 2005;172:488–493.
64. American Thoracic Society. Idiopathic pulmonary fibrosis: diagnosis and treatment: international consensus statement—American Thoracic Society (ATS), and the European Respiratory Society (ERS). Am J Respir Crit Care Med 2000;161(2 pt 1): 646–664.
65. Hunninghake GW, Lynch DA, Galvin JR, et al. Radiologic findings are strongly associated with a pathologic diagnosis of usual interstitial pneumonia. Chest 2003;124:1215–1223.
66. Misumi S, Lynch DA. Idiopathic pulmonary fibrosis/usual interstitial pneumonia: imaging diagnosis, spectrum of abnormalities, and temporal progression. Proc Am Thorac Soc 2006;3:307–314.
67. Dalen JE, Haffajee CI, Alpert JS 3rd, Howe JP, Ockene IS, Paraskos JA. Pulmonary embolism, pulmonary hemorrhage and pulmonary infarction. N Engl J Med 1977;296:1431–1435.
68. Ren H, Kuhlman JE, Hruban RH, Fishman EK, Wheeler PS, Hutchins GM. CT of inflation-fixed lungs: wedge-shaped density and vascular sign in the diagnosis of infarction. J Comput Assist Tomogr 1990;14:82–86.
69. Patterson HS, Sponaugle DN. Is infiltrate a useful term in the interpretation of chest radiographs? Physician survey results. Radiology 2005;235(1):5–8.
70. Kang EY, Grenier P, Laurent F, Müller NL. Interlobular septal thickening: patterns at high-resolution computed tomography. J Thorac Imaging 1996;11:260–264.
71. Kemper AC, Steinberg KP, Stern EJ. Pulmonary interstitial emphysema: CT findings. AJR Am J Roentgenol 1999;172:1642.
72. Donnelly LF, Lucaya J, Ozelame V, et al. CT findings and temporal course of persistent pulmonary interstitial emphysema in neonates: a multiinstitutional study. AJR Am J Roentgenol 2003;180:1129–1133.
73. Weibel ER. Looking into the lung: what can it tell us? AJR Am J Roentgenol 1979;133:1021–1031.
74. Kattan KR, Eyler WR, Felson B. The juxtaphrenic peak in upper lobe collapse. Radiology 1980;134:763–765.
75. Cameron DC. The juxtaphrenic peak (Katten's sign) is produced by rotation of an inferior accessory fissure. Australas Radiol 1993;37:332–335.
76. Davis SD, Yankelevitz DF, Wand A, Chiarella DA. Juxtaphrenic peak in upper and middle lobe volume loss: assessment with CT. Radiology 1996;198:143–149.
77. Westcott JL, Cole S. Plate atelectasis. Radiology 1985;155:1–9.
78. Miller WS. The lung. 2nd ed. Springfield, IL: Thomas, 1947;203–205.
79. Glazer GM, Gross BH, Quint LE, Francis IR, Bookstein FL, Orringer MB. Normal mediastinal lymph nodes: number and size according to American Thoracic Society mapping. AJR Am J Roentgenol 1985;144:261–265.
80. Remy-Jardin M, Duyck P, Remy J, et al. Hilar lymph nodes: identification with spiral CT and histologic correlation. Radiology 1995;196:387–394.
81. Swigris JJ, Berry GJ, Raffin TA, Kuschner WG. Lymphoid interstitial pneumonia: a narrative review. Chest 2002;122:2150–2164.
82. Johkoh T, Müller NL, Pickford HA, et al. Lymphocytic interstitial pneumonia: thin-section CT findings in 22 patients. Radiology 1999;212:567–572.
83. Ichikawa Y, Kinoshita M, Koga T, Oizumi K, Fujimoto K, Hayabuchi N. Lung cyst formation in lymphocytic interstitial pneumonia: CT features. J Comput Assist Tomogr 1994;18:745–748.
84. Heitzman ER. The mediastinum: radiologic correlations with anatomy and pathology. Berlin, Germany: Springer-Verlag, 1988; 7–309.
85. Fraser RS, Müller NL, Colman N, Paré PD. The mediastinum: diagnosis of diseases of the chest. 4th ed. Philadelphia, PA: Saunders, 1999;205–211.
86. Remy-Jardin M, Beuscart R, Sault MC, Marquette CH, Remy J. Subpleural micronodules in diffuse infiltrative lung diseases: evaluation with thin-section CT scans. Radiology 1990;177:133–139.
87. Remy-Jardin M, Remy J, Wallaert B, Müller NL. Subacute and chronic bird breeder hypersensitivity pneumonitis: sequential evaluation with CT and correlation with lung function tests and bronchoalveolar lavage. Radiology 1993;189:111–118.
88. Brauner MW, Lenoir S, Grenier P, Cluzel P, Battesti JP, Valeyre D. Pulmonary sarcoidosis: CT assessment of lesion reversibility. Radiology 1992;182:349–354.
89. Worthy SA, Müller NL, Hartman TE, Swensen SJ, Padley SP, Hansell DM. Mosaic attenuation pattern on thin-section CT scans of the lung: differentiation among infiltrative lung, airway, and vascular diseases as a cause. Radiology 1997;205:465–470.
90. Martin KW, Sagel SS, Siegel BA. Mosaic oligemia simulating pulmonary infiltrates on CT. AJR Am J Roentgenol

1986;147:670–673.
91. Arakawa H, Webb WR, McCowin M, Katsou G, Lee KN, Seitz RF. Inhomogeneous lung attenuation at thin-section CT: diagnostic value of expiratory scans. Radiology 1998;206:89–94.
92. Hansell DM, Wells AU, Rubens MB, Cole PJ. Bronchiectasis: functional significance of areas of decreased attenuation at expiratory CT. Radiology 1994;193:369–374.
93. Roberts CM, Citron KM, Strickland B. Intrathoracic aspergilloma: role of CT in diagnosis and treatment. Radiology 1987;165:123–128.
94. Erasmus JJ, Connolly JE, McAdams HP, Roggli VL. Solitary pulmonary nodules. I. Morphologic evaluation for differentiation of benign and malignant lesions. Radiographics 2000;20:43–58.
95. MacDonald SL, Rubens MB, Hansell DM, et al. Nonspecific interstitial pneumonia and usual interstitial pneumonia: comparative appearances at and diagnostic accuracy of thin-section CT. Radiology 2001;221:600–605.
96. Lee KS, Kullnig P, Hartman TE, Müller NL. Cryptogenic organizing pneumonia: CT findings in 43 patients. AJR Am J Roentgenol 1994;162:543–546.
97. Guest PJ, Hansell DM. High resolution computed tomography in emphysema associated with alpha-1-antitrypsin deficiency. Clin Radiol 1992;45:260–266.
98. Spouge D, Mayo JR, Cardoso W, Müller NL. Panacinar emphysema: CT and pathologic findings. J Comput Assist Tomogr 1993;17:710–713.
99. Copley SJ, Wells AU, Müller NL, et al. Thin-section CT in obstructive pulmonary disease: discriminatory value. Radiology 2002;223:812–819.
100. Akira M, Yamamoto S, Yokoyama K, et al. Asbestosis: high-resolution CT—pathologic correlation. Radiology 1990;176:389–394.
101. Akira M, Yamamoto S, Inoue Y, Sakatani M. High-resolution CT of asbestosis and idiopathic pulmonary fibrosis. AJR Am J Roentgenol 2003;181:163–169.
102. Johkoh T, Müller NL, Ichikado K, Nakamura H, Itoh H, Nagareda T. Perilobular pulmonary opacities: high-resolution CT findings and pathologic correlation. J Thorac Imaging 1999;14:172–177.
103. Ujita M, Renzoni EA, Veeraraghavan S, Wells AU, Hansell DM. Organizing pneumonia: perilobular pattern at thin-section CT. Radiology 2004;232:757–761.
104. Colby TV, Swensen SJ. Anatomic distribution and histopathologic patterns in diffuse lung disease: correlation with HRCT. J Thorac Imaging 1996;11:1–26.
105. Roberts GH. The pathology of parietal pleural plaques. J Clin Pathol 1971;24:348–353.
106. Lynch DA, Gamsu G, Aberle DR. Conventional and high-resolution computed tomography in the diagnosis of asbestos-related diseases. Radiographics 1989;9:523–551.
107. Quigley MJ, Fraser RS. Pulmonary pneumatocele: pathology and pathogenesis. AJR Am J Roentgenol 1988;150:1275–1277.
108. Wagner JC, Wusteman FS, Edwards JH, Hill RJ. The composition of massive lesions in coal miners. Thorax 1975;30:382–388.
109. Chong S, Lee KS, Chung MJ, Han J, Kwon OJ, Kim TS. Pneumoconiosis: comparison of imaging and pathologic findings. Radiographics 2006;26:59–77.
110. Ward S, Heyneman LE, Reittner P, Kazerooni EA, Godwin JD, Müller NL. Talcosis associated with IV abuse of oral medications: CT findings. AJR Am J Roentgenol 2000;174:789–793.
111. Weisbrod GL, Chamberlain D, Herman SJ. Cystic change (pseudocavitation) associated with bronchioloalveolar carcinoma: a report of four patients. J Thorac Imaging 1995;10:106–111.
112. Simon M. The pulmonary veins in mitral stenosis. J Fac Radiol 1958;9:25–32.
113. Milne EN. Physiological interpretation of the plain radiograph in mitral stenosis, including a review of criteria for the radiological estimation of pulmonary arterial and venous pressures. Br J Radiol 1963;36:902–913.
114. Fraig M, Shreesha U, Savici D, Katzenstein AL. Respiratory bronchiolitis: a clinicopathologic study in current smokers, ex-smokers, and never-smokers. Am J Surg Pathol 2002;26:647–653.
115. Heyneman LE, Ward S, Lynch DA, Remy-Jardin M, Johkoh T, Müller NL. Respiratory bronchiolitis, respiratory bronchiolitis-associated interstitial lung disease, and desquamative interstitial pneumonia: different entities or part of the spectrum of the same disease process? AJR Am J Roentgenol 1999;173:1617–1622.
116. Hansell DM, Nicholson AG. Smoking-related diffuse parenchymal lung disease: HRCT-pathologic correlation. Semin Respir Crit Care Med 2003;24:377–392.
117. Zompatori M, Poletti V, Battista G, Diegoli M. Bronchiolitis obliterans with organizing pneumonia (BOOP), presenting as a ring-shaped opacity at HRCT (the atoll sign): a case report. Radiol Med (Torino) 1999;97:308–310.
118. Kim SJ, Lee KS, Ryu YH, et al. Reversed halo sign on high-resolution CT of cryptogenic organizing pneumonia: diagnostic implications. AJR Am J Roentgenol 2003;180:1251–1254.
119. Gasparetto EL, Escuissato DL, Davaus T, et al. Reversed halo sign in pulmonary paracoccidioidomycosis. AJR Am J Roentgenol 2005;184:1932–1934.
120. Savoca CJ, Austin JH, Goldberg HI. The right paratracheal stripe. Radiology 1977;122:295–301.
121. Cohen AM, Crass JR, Chung-Park M, Tomashefski JF Jr. Rounded atelectasis and fibrotic pleural disease: the pathologic continuum. J Thorac Imaging 1993;8:309–312.
122. Lynch DA, Gamsu G, Ray CS, Aberle DR. Asbestos-related focal lung masses: manifestations on conventional and high-resolution CT scans. Radiology 1988;169:603–607.
123. O'Donovan PB, Schenk M, Lim K, Obuchowski N, Stoller JK. Evaluation of the reliability of computed tomographic criteria used in the diagnosis of round atelectasis. J Thorac Imaging 1997;12:54–58.
124. Ouellette H. The signet ring sign. Radiology 1999;212:67–68.
125. McGuinness G, Naidich DP, Leitman BS, McCauley DI. Bronchiectasis: CT evaluation. AJR Am J Roentgenol 1993;160:253–259.
126. Ryu DS, Spirn PW, Trotman-Dickenson B, et al. HRCT findings of proximal interruption of the right pulmonary artery. J Thorac Imaging 2004;19:171–175.
127. Remy-Jardin M, Remy J, Louvegny S, Artaud D, Deschildre F, Duhamel A. Airway changes in chronic pulmonary embolism: CT findings in 33 patients. Radiology 1997;203:355–360.
128. Felson B, Felson H. Localisation of intrathoracic lesions by means of the postero-anterior roentgenogram: the silhouette sign. Radiology 1950;55:363–374.
129. Marshall GB, Farnquist BA, MacGregor JH, Burrowes PW. Signs in thoracic imaging. J Thorac Imaging 2006;21:76–90.

130. Hogg JC, Macklem PT, Thurlbeck WM. Site and nature of airway obstruction in chronic obstructive lung disease. N Engl J Med 1968;278:1355–1360.
131. Müller NL, Miller RR. Diseases of the bronchioles: CT and histopathologic findings. Radiology 1995;196:3–12.
132. Arai K, Takashima T, Matsui O, Kadoya M, Kamimura R. Transient subpleural curvilinear shadow caused by pulmonary congestion. J Comput Assist Tomogr 1990;14:87–88.
133. Desai SR, Wells AU, Rubens MB, Du Bois RM, Hansell DM. Traction bronchiectasis in cryptogenic fibrosing alveolitis: associated computed tomographic features and physiological significance. Eur Radiol 2003; 13:1801–1808.
134. Aquino SL, Gamsu G, Webb WR, Kee ST. Tree-in-bud pattern: frequency and significance on thin section CT. J Comput Assist Tomogr 1996;20:594–599.
135. Eisenhuber E. The tree-in-bud sign. Radiology 2002;222:771–772.
136. Akira M, Kitatani F, Yong-Sik L, et al. Diffuse panbronchiolitis: evaluation with high-resolution CT. Radiology 1988;168:433–438.
137. Im JG, Itoh H, Shim YS, et al. Pulmonary tuberculosis: CT findings—early active disease and sequential change with antituberculous therapy. Radiology 1993;186:653–660.
138. Franquet T, Gimenez A, Prats R, Rodriguez-Arias JM, Rodriguez C. Thrombotic microangiopathy of pulmonary tumors: a vascular cause of tree-in-bud pattern on CT. AJR Am J Roentgenol 2002;179:897–899.

附加测试 1

更多未知病例：更多精彩病例

附加测试 1 包括 12 个未知病例。其呈现方式与前文的小测验类似，并通过提问来引导你。在查看选项之前，请仔细观察图片。当出现 X 线片和 CT 图像时，先观察 X 线片，然后再观察 CT 图像。

1

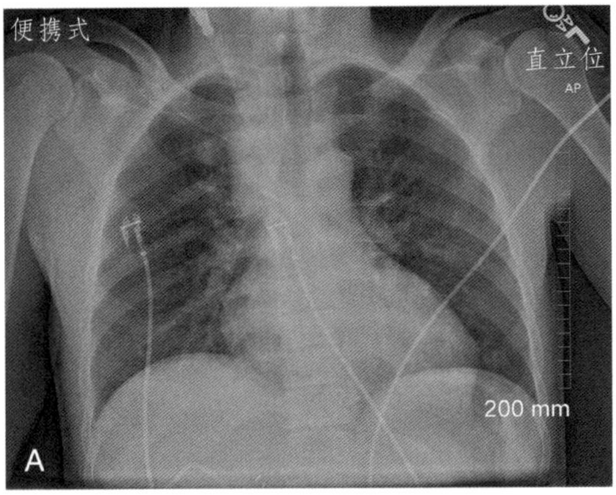

(A)颈静脉置管术后 X 线片(床旁胸部前后位)。

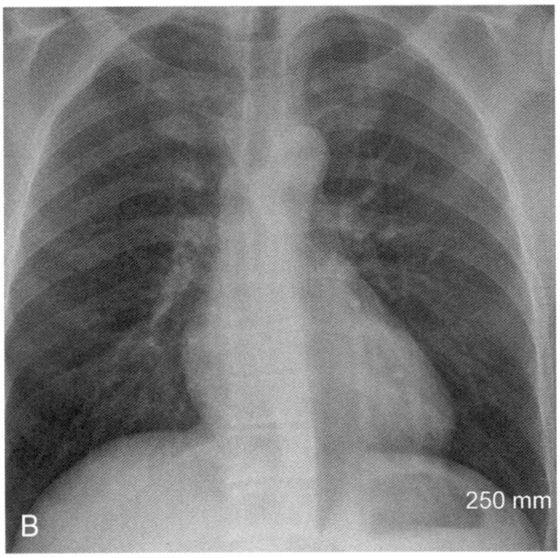

(B)入院时 X 线片(后前位)。

1

1. 两次检查之间有什么变化？____________

a. 气胸　　　　　　　　b. 心脏增大

c. 气管旁带增宽　　　　d. 心后塌陷

2. 原因是什么？

c. 气管旁带增宽

心脏看起来更大，但这是正位 X 线片。

导管插入纵隔引起出血和纵隔增宽（参见图 C，D）。

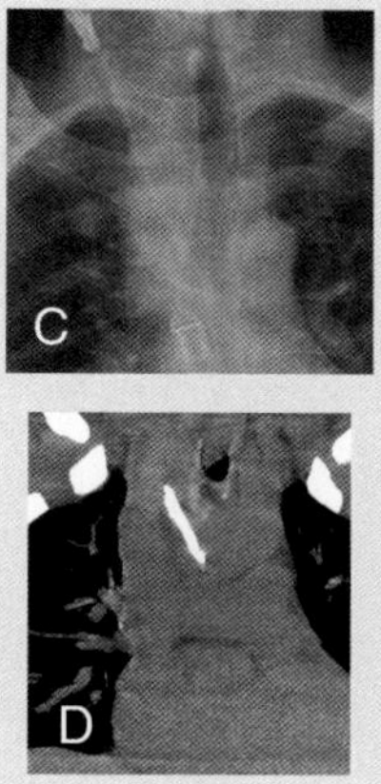

2　患者，女性，56 岁，咯血。

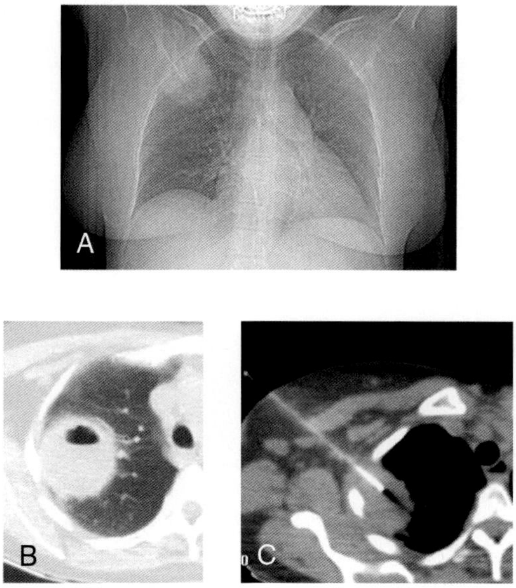

1. 图 A 是 CT 定位像。患者呈____________。

a. 仰卧位　　　　　　　b. 直立位

c. 卧位

2

a. 仰卧位（CT 检查，乳房向外侧移动）

2.主要的发现是一个 __________ 位于 __________ 。

a. 渗出　　b. 肿块

c. 结节　　d. 右肺上叶

e. 右肺中叶　　f. 右肺下叶

b. 肿块
d. 右肺上叶

3. 该肿块有什么不同之处？

中央空洞。

4. 图 B 为胸部 CT 肺窗图。CT 图像证实了肿块和空腔内的 __________。

气液平面

5. 在定位像上看不到气液平面，为什么？

在定位像上，X 线束不平行于液体平面。

6. 在 CT 图像上，与肺的界面是__________的。

a. 锐利　　b. 模糊

a. 锐利

这表明我们面对的是一个 __________。

a. 空洞性肺炎　　b. 胸腔积液

c. 肿瘤内空洞

c. 肿瘤内空洞

7. 图 C 是 10 分钟后拍摄的 CT 纵隔窗。你认为此时患者发生了什么？

经皮穿刺活检（组织学发现：肺癌）。

3 这是一例中年男性患者的常规胸部 X 线片。图中有两处异常，在密度标尺的两端各有一处。

3

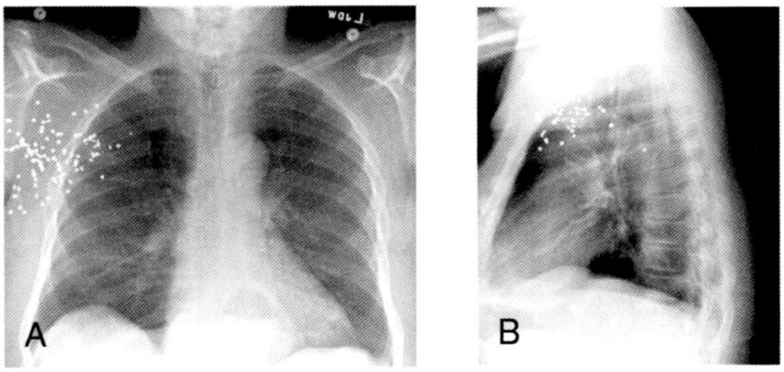

1. 右侧异常高密度__________。
   a. 只在腋窝　　　　　　b. 只在肺部
   c. 两者都有

   这些金属密度是由__________造成的。

2. X 线片上还有另一个明显的异常低密度，其是__________。

c. 两者都有
在正位和侧位 X 线片上，可见颗粒状影位于胸腔内。

子弹

2. 心后食管裂孔疝（如星号所示，疝中有空气）（图 C，D）。

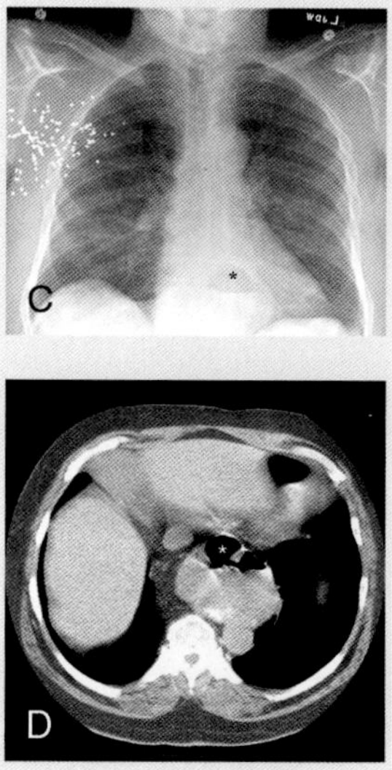

4 患者，女性，70 岁，呼吸急促。

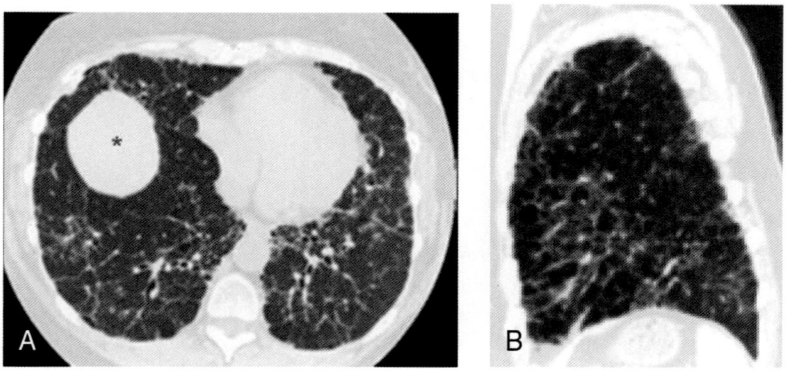

4

1. 图 A 是__________X 线片。
   a. 轴位　　b. 矢状位
   c. 冠状位　　d. 斜位

2. 图 B 是__________平面。
   CT 图像显示__________窗。
   a. 肺　　b. 纵隔
   c. 骨

3. 右肺中部(*)的明显肿块是__________。

4. 肺部形态是 __________。
   a. 小叶间隔增厚　　b. 肺泡实变
   c. 支气管扩张

5. 小叶间隔__________。
   a. 锐利　　b. 模糊
   而且__________。
   a. 规则　　b. 不规则

6. 这个过程似乎是__________的。
   a. 急性　　b. 慢性

a. 轴位

矢状位
a. 肺

膈肌(肝脏)

a. 小叶间隔增厚

a. 锐利

a. 规则

b. 慢性(石棉沉着病导致肺纤维化)

5 图示为心脏门诊收治的一例老年男性患者，主诉呼吸困难数天，突然出现剧烈胸痛和发热。

5

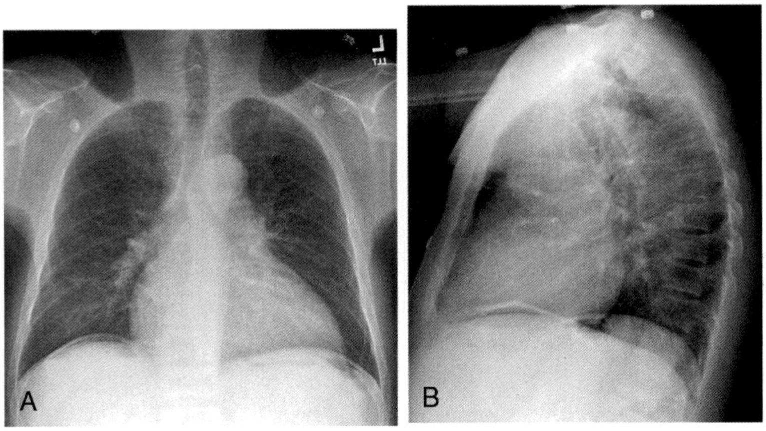

1. 心脏形态__________.

增大

2. 肺血管__________.

增粗(头向集中)和轻微模糊

3. 患者最有可能的心脏疾病诊断是__________。

轻度左心衰竭可解释患者持续数天的呼吸困难。

4. 如何解释患者的急性症状？__________

穿孔的溃疡 (膈下的游离气体)与突然的胸痛和发热相关。腹痛可能与胸痛类似。

6　患者,男性,26 岁,有胸部压迫症状。

6

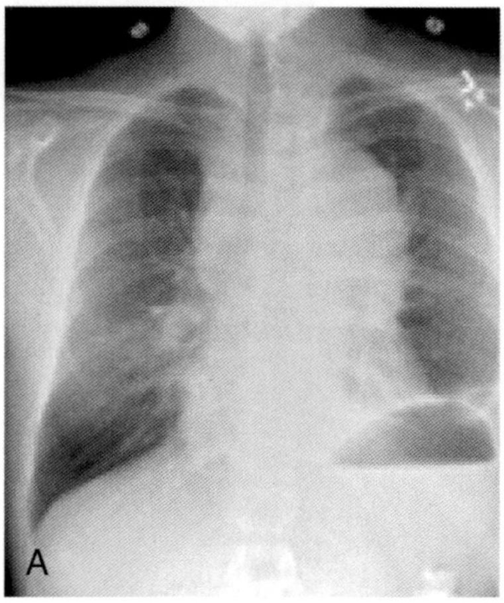

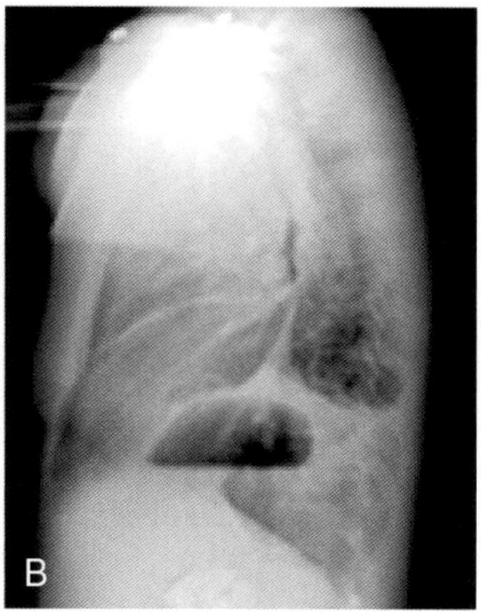

1. 图 A 显示了__________。
   主动脉结__________。
   a. 增大　　b. 变小
   c. 显示欠清
   右肺 __________右侧气管壁。
   a. 紧邻　　b. 不紧邻

纵隔增宽
c. 显示欠清

b. 不紧邻

2. 左侧膈肌__________。

抬高

3. 图 B 中，__________肋膈角变钝表明存在 __________。左侧的肺裂也增厚。

左侧；胸腔积液

4. 在胸部后前位 X 线片上看到的肿块也可以在侧位 X 线片上看到(图 B)，其位于__________。

a. 胸骨后间隙　　b. 心脏上方

c. 脊柱

a. 胸骨后间隙

5. 该肿块一定在__________纵隔。

a. 前　　b. 中

c. 后　　d. 前/中

e. 中/后　　f. 前/后

d. 前/中

图 C,D 显示淋巴瘤引起的前纵隔肿块和中纵隔肿块。

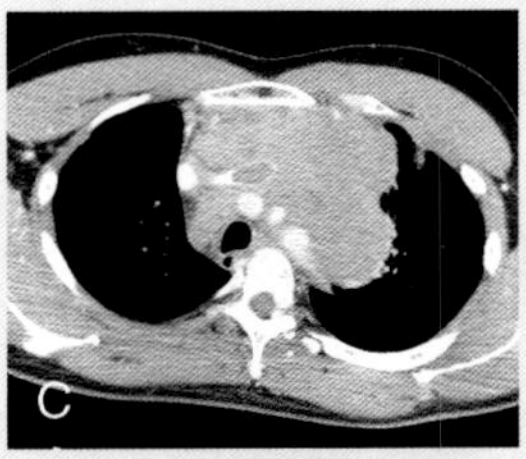

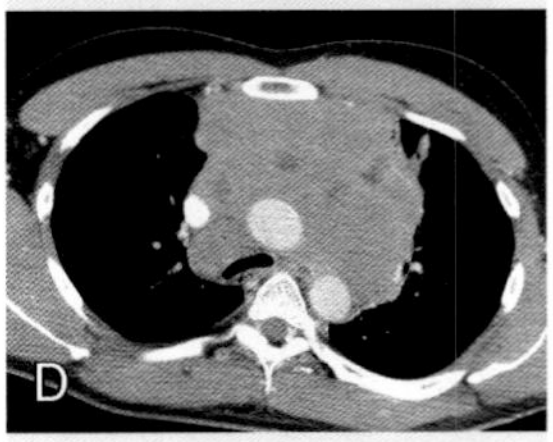

7 患者,中年女性,肩部疼痛 2 个月。

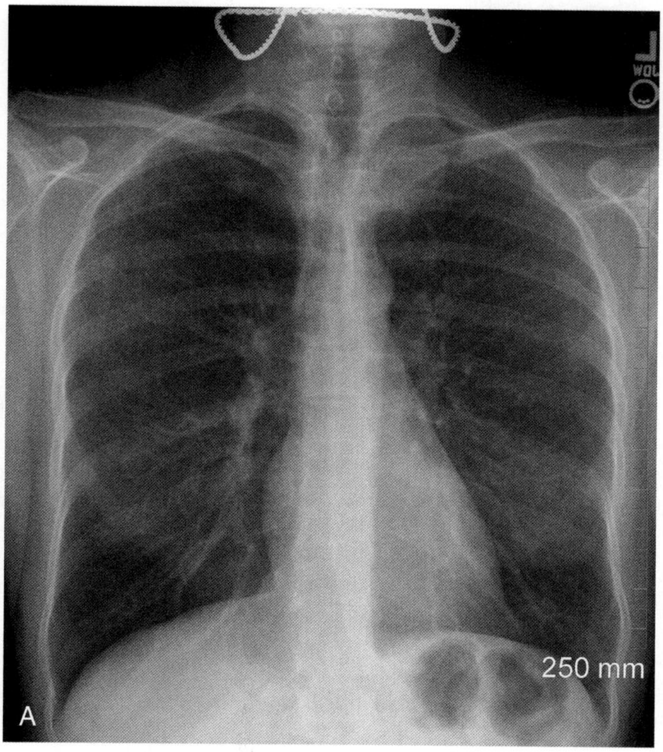

1. 图 A 为胸部后前位 X 线片,显示___________。
   a. 右锁骨骨折　　b. 左侧气胸
   c. 肩胛骨溶骨性病变　　d. 肺尖肿块

7

d. 肺尖肿块

CT 图像证实左肺尖肿块，如图 B,C 所示。

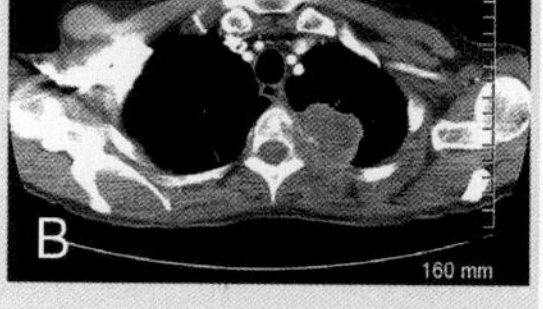

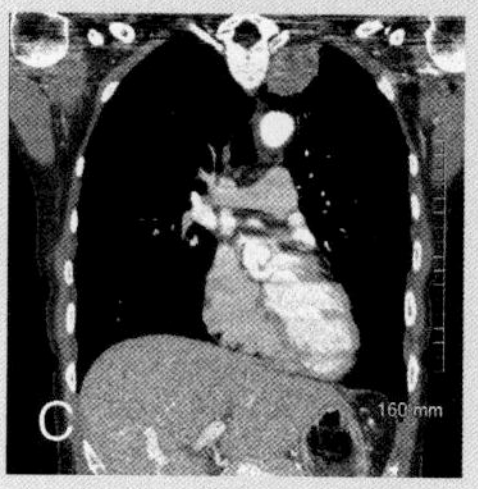

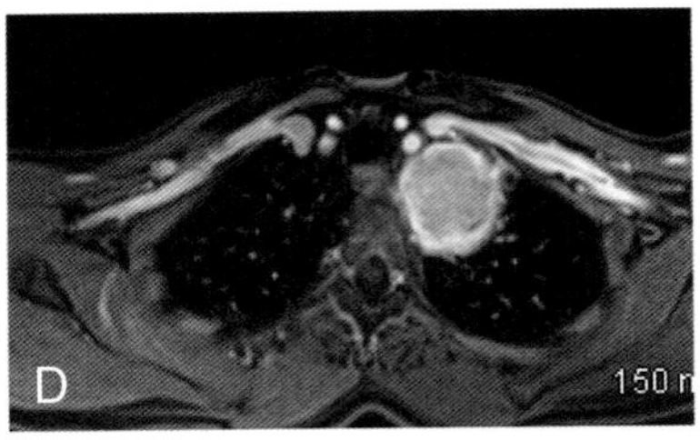

2. 图 D 为 PET 图像，显示__________。

同位素大量摄取

3. 这很可能是__________。

a. 肺上沟瘤　　b. 肝门部胆管癌

c. 肺结核　　d. 甲状腺肿

a. 肺上沟瘤

注意：图 B 显示后肋骨受侵犯，引起肩部疼痛。

4. 你还记得上沟肿瘤的典型三联征是什么吗？__________

上睑下垂、无汗、瞳孔缩小=霍纳综合征

8 患者，中年女性，咳嗽、发热 3 天。

8

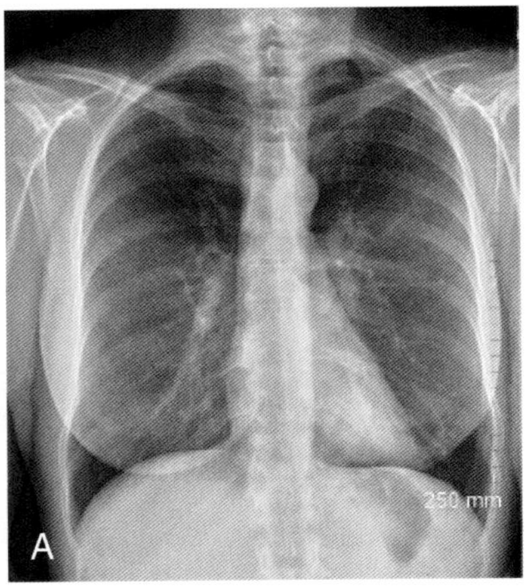

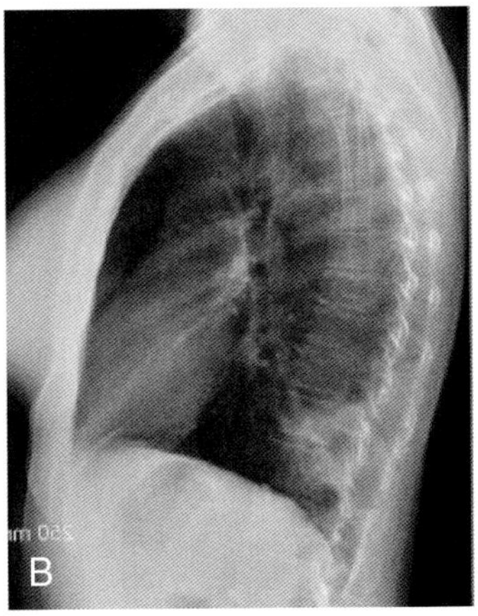

1. 如图所示，__________有 3cm 的实变。

左肺下叶

2. ＿＿＿＿＿肋膈角变钝。

a. 左侧　　b. 右侧

c. 两者都是　　d. 两者都不是

注意:钝化是针对小肋骨的(放大倍数较小),因此其在左侧。参见图 C,D。

a. 左侧

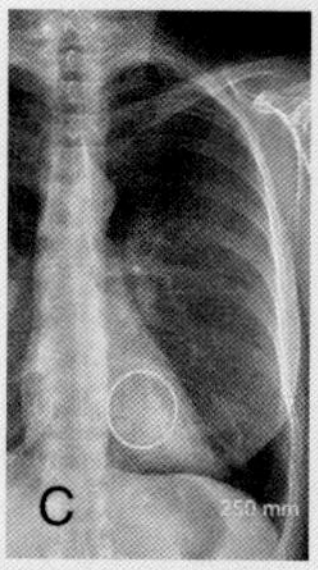

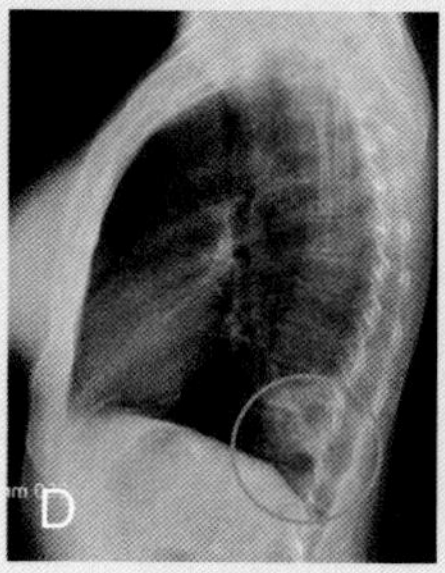

3. 病史和 X 线检查结果支持何种诊断?

3. 肺炎。X 线片也适用于癌症,但 3 天的病史表明情况并非如此。

9 患者,中年男性,呼吸急促。

1. CT 图像显示的是＿＿＿＿＿窗。

a. 骨　　b. 纵隔

c. 肺

2.＿＿＿＿＿增强扫描。

a. 有　　b. 没有

3. 纵隔窗可用于评估以下哪种情况?(不定项选择题)

a. 骨转移　　b. 支气管扩张

c. 淋巴结肿大　　d. 血管病变

e. 心脏病变　　f. 空洞

9

b. 纵隔

a. 有

c. 淋巴结肿大

d. 血管病变

e. 心脏病变

4. 观察图像并确定患者气短的原因。

双侧大面积肺动脉栓塞（栓塞如星号所示）。

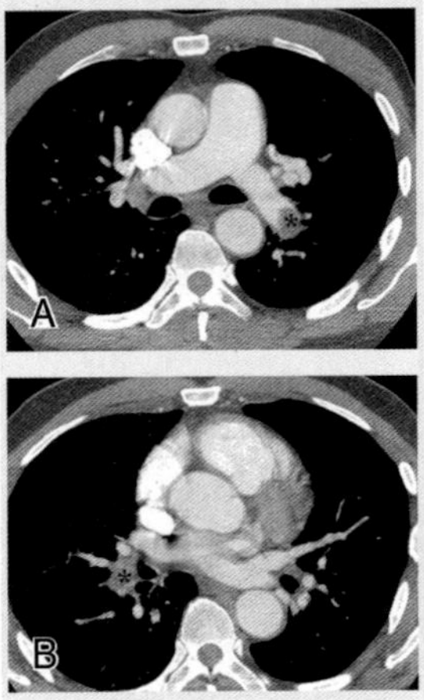

10 患者，男性，58 岁，出现咳嗽、体重减轻。

让我们换个思路！从 CT 图像开始进行观察，并在脑中重建胸部 X 线片。

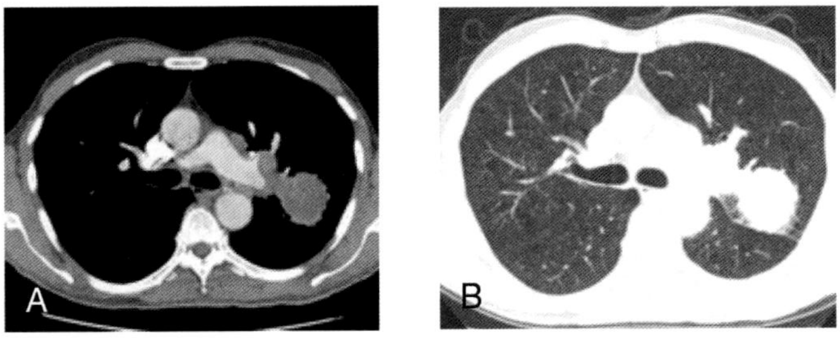

1. CT 图像是__________层面的横截面图像。
   - a. 主动脉弓
   - b. 气管分叉
   - c. 左心室

   主要异常是__________。
   - a. 结节
   - b. 肿块

10

b. 气管分叉

b. 肿块

2. 图 A 中肿块的内部密度均匀，可能代表__________。
   a. 纵隔肿块　　b. 肺动脉
   c. 肺门结节

3. 最可能的诊断是什么?

c. 肺门结节
左肺动脉周围的肺门淋巴结

这是一例患有左上叶癌且伴有肺门淋巴结肿大的吸烟者。

11 患者，年轻男性，轻微气短症状持续数个月。

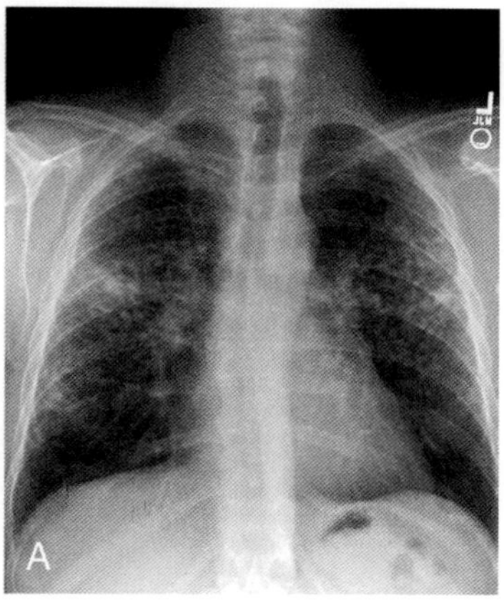

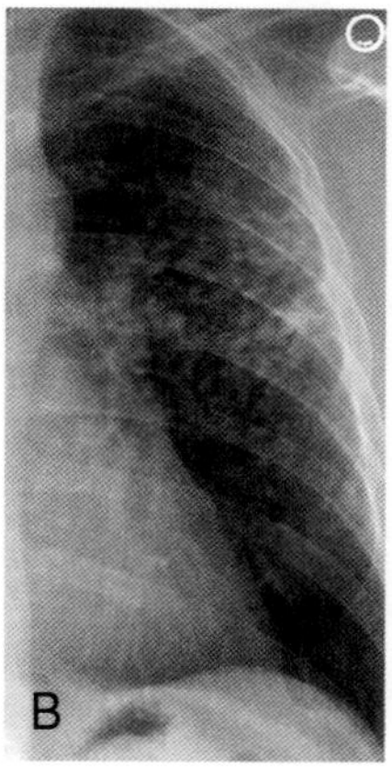

1. 在图 A 中，肺门__________。
   a. 增大　　b. 正常
   c. 变小
   年轻患者双侧肺门增大最常见的病因是__________。
   a. 肺动脉　　b. 淋巴结肿大
   c. 先天性

2. 在图 B 中，肺部显示__________。
   a. 囊肿　　b. 结节
   c. 纤维化、不规则

3. 最佳诊断是__________。
   a. 结节病　　b. 淋巴瘤
   c. 粟粒性肺结核

11

a. 增大

b. 淋巴结肿大

b. 结节

a. 结节病

12 患者，老年男性，右侧胸痛。

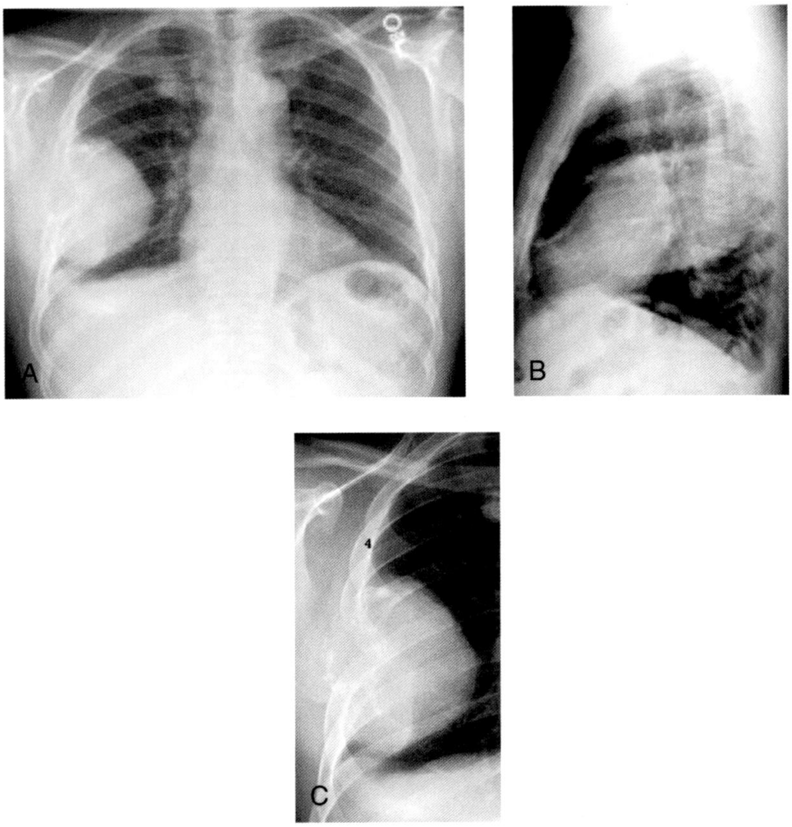

1. 图 A 和图 B 显示右侧有一个明显的肿块。其位于 ________。

   a. 右肺上叶　　b. 右肺中叶
   c. 右肺下叶　　d. 不能确定

2. 图 C 如何帮助确定病灶来源？ ________

3. 最佳诊断是________。

   a. 骨髓炎　　b. 肺梗死
   c. 骨折　　d. 多发性骨髓瘤

12

d. 不能确定
肿块跨越了解剖学界限。

第 5 和第 6 侧肋有溶骨性骨破坏。

d. 多发性骨髓瘤

附加测试 2

更多未知病例：独立探索

欢迎来到放射学的真实世界！A 部分包含 10 个病例，包括患者的年龄、性别和简要病史。B 部分包含 10 个病例，只提供患者的年龄和性别。希望在课程结束时，你能认识到良好的病史对于解读图像或问诊的价值。

仔细观察 X 线片。

然后总结你的放射学检查结果，并尝试将其与病史结合起来，得出合理的诊断或鉴别诊断。

A 部分

病例 1

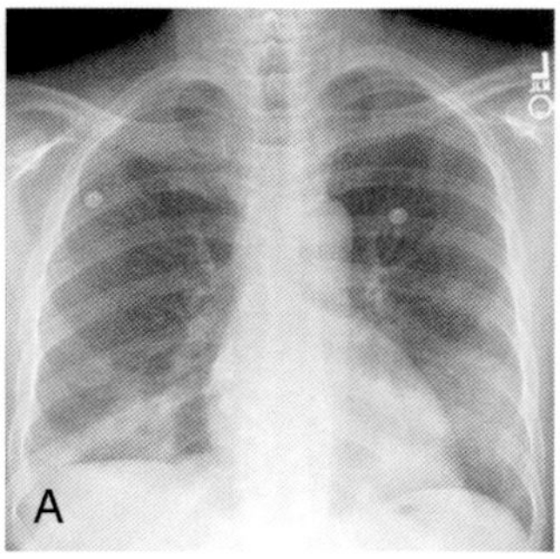

胸部后前位(PA)X 线片

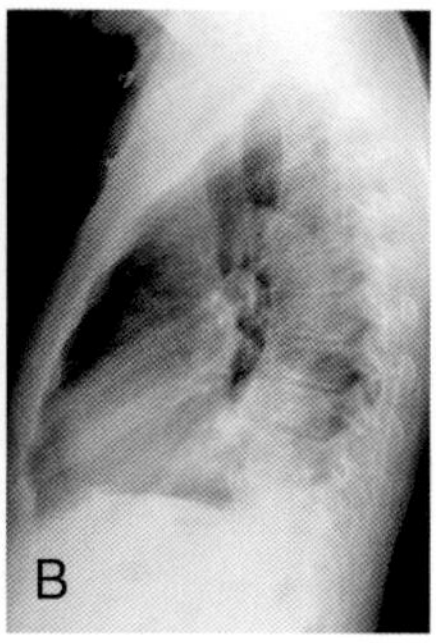

胸部侧位 X 线片

病史：患者，中年男性，咳嗽、发热 3 天。

答案：正侧位 X 线片显示两肺基底部肺实变。心脏边界清晰，除右侧肋膈角外，其余膈肌显示清晰。

心脏和血管未见明显异常。胸部侧位 X 线片显示实变与脊柱重叠，两侧膈肌向后突出，可能还有双侧胸腔少量积液。患者有发热和咳嗽病史，很可能是双侧下叶肺炎。

病例 2

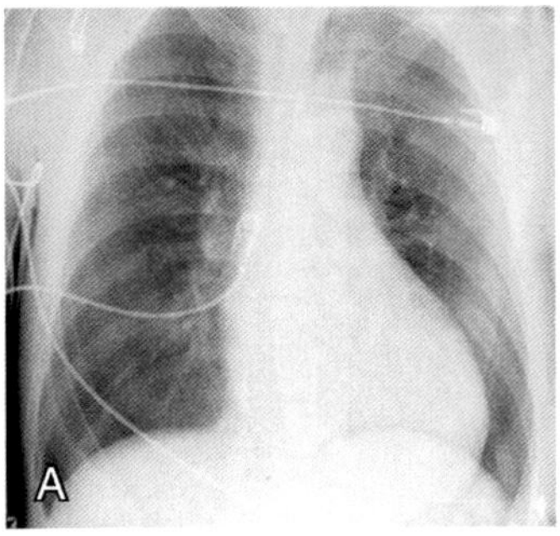

腹部术后 4 小时

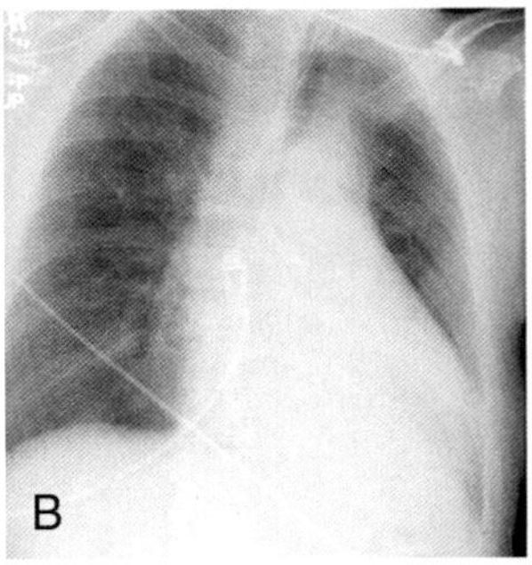

12 小时后

病史:老年患者,腹部手术后。

答案:图 A 显示心脏和肺体积增大,提示潜在的慢性阻塞性肺疾病。

在图 B 中,纵隔向左移位。左肺下叶实变,无支气管充气征,可见左侧膈肌轮廓,呈隆起状。

该患者存在左下叶肺不张,可能由术后通气不足和黏液堵塞所致。

病例 3

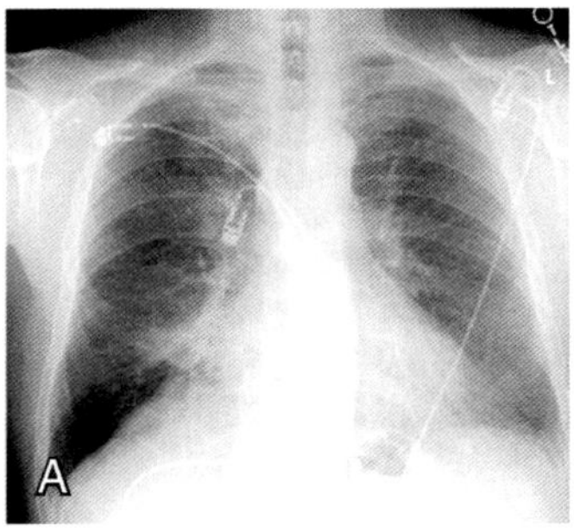

胸部后前位 X 线片

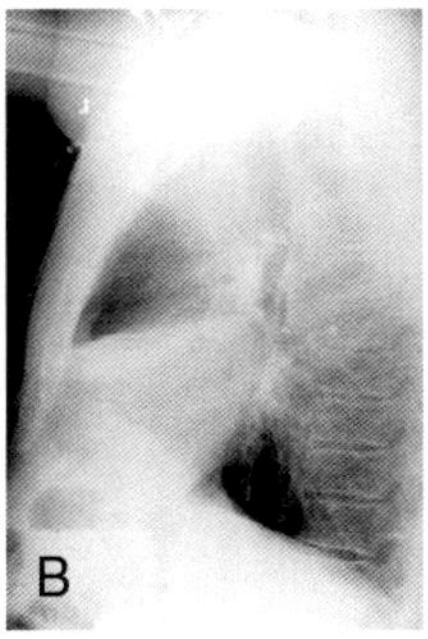

胸部侧位 X 线片

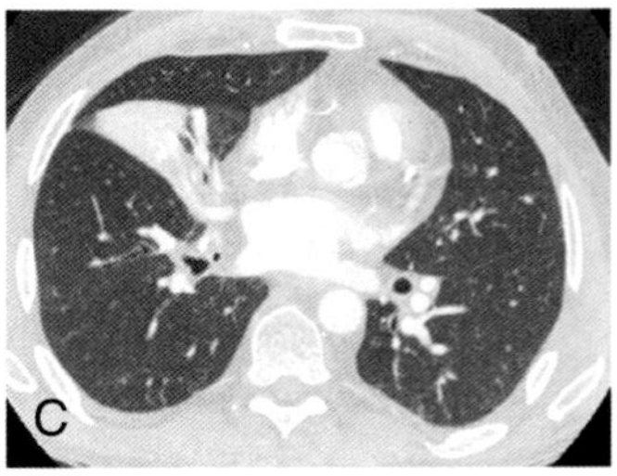

CT 图像

病史:老年患者,咳嗽 2 个月。

答案:右心缘附近有局灶性实变区。右心缘见轮廓征。侧位胸片显示心脏阴影上有一个三角形致密影。CT 图像(图 C)证实为右中叶位置的三角形致密影。请注意,右肺斜裂前移。

老年患者的肺叶塌陷,特别是在没有肺炎症状的情况下,通常是由支气管内癌引起的。本例患者为右支气管中叶鳞状癌。

病例 4

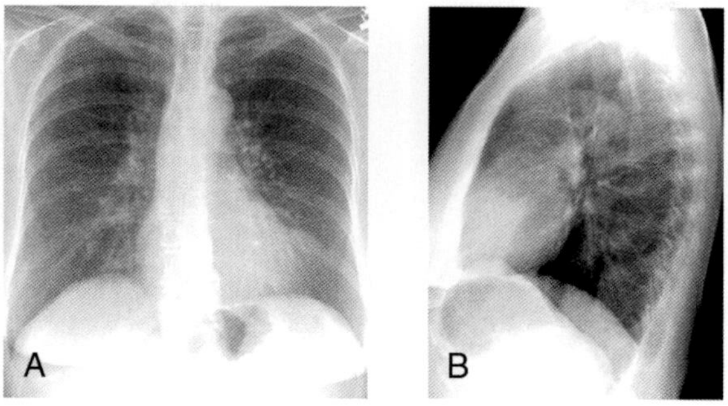

胸部后前位 X 线片　　　　胸部侧位 X 线片

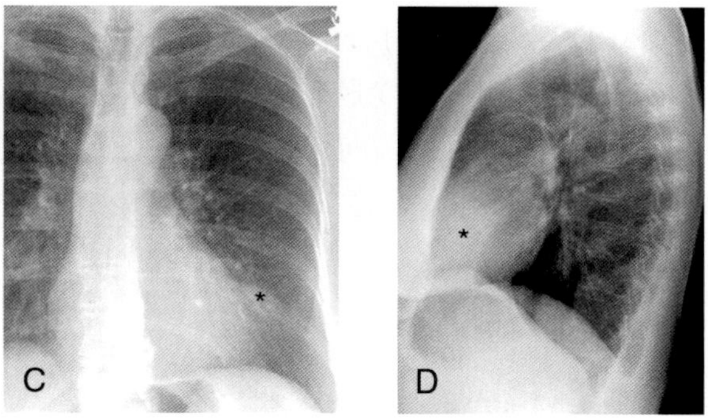

病史:患者,女性,44 岁,近期出现咳嗽、发热和咳痰。

答案:在正位胸片上,左心缘外侧可见一局限性实变区(图 C 中星号所示)。左心缘见轮廓征。

在侧位胸片(图 D)上,心脏轮廓上方有一个三角形的致密影。

根据患者的症状,很可能是社区获得性肺炎。注意:病例 4 和病例 5 的 X 线表现非常相似。通常结合 X 线表现、临床病史或体格检查,才能做出正确的诊断。

病例 5

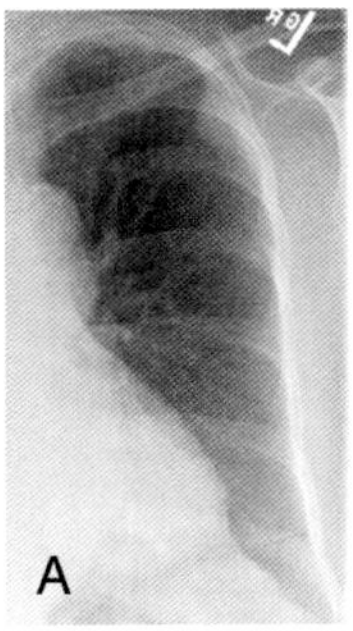

左侧胸部 X 线片

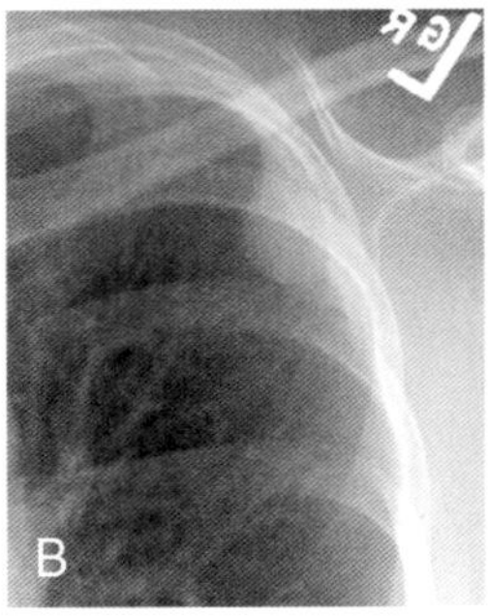

详细视图

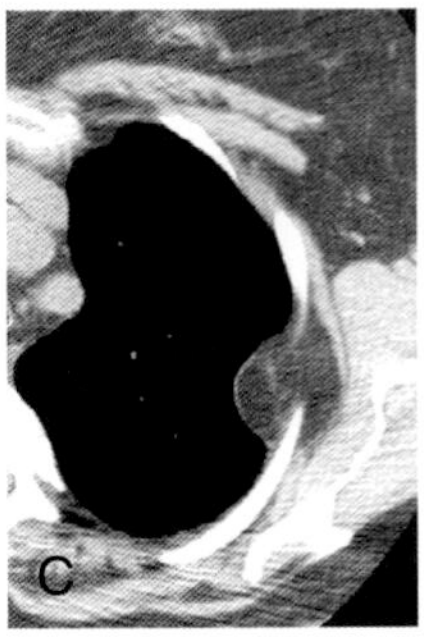

CT 图像

病史:患者,中年男性,无症状。根据 X 线表现进一步行 CT 检查。

答案:在胸部 X 线片上(图 A 和图 B),有一个软组织肿块,与胸壁成钝角,邻近胸膜增厚。注意:相邻的肋骨是正常的。这提示其是一个肺外病变,可能位于胸膜腔或胸壁,但不累及肋骨。在图 C 中,CT 图像显示了一个低密度区,向胸腔膨出,边缘圆钝。肿块似乎延伸到肋骨之间,相邻的肌肉受压、移位。肋骨是正常的。注意:肿块与胸壁脂肪密度相同。这是一个脂肪瘤。

病例 6

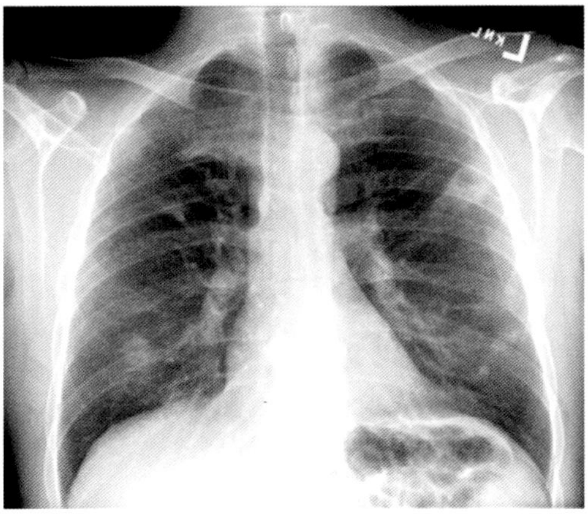

胸部后前位 X 线片

病史:患者,中年男性,发热。

答案:胸部 X 线片显示多个肺结节,怀疑其是空洞性的。CT 图像显示肺部多发空洞性结节。部分结节与肺部有清晰的界面,部分结节则更加模糊。

根据患者的发热症状,最有可能的诊断是化脓性栓塞或感染(如真菌感染)。空洞结节也可见于肉芽肿性多血管炎、结节病或转移等疾病。

病例 7

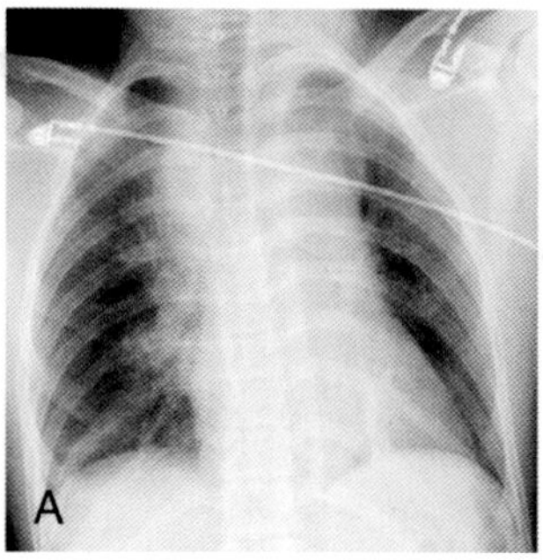

胸部后前位 X 线片

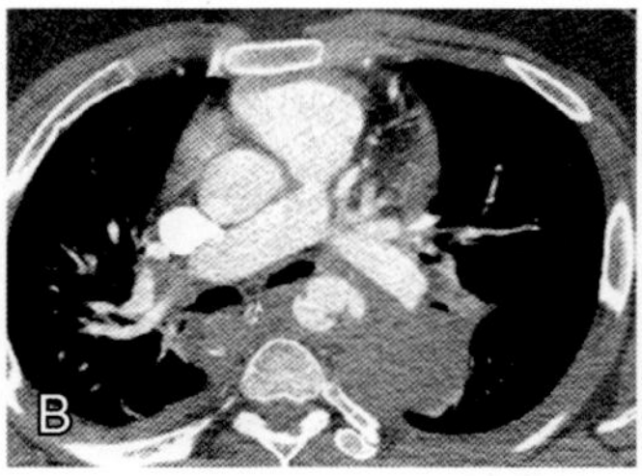

CT 图像

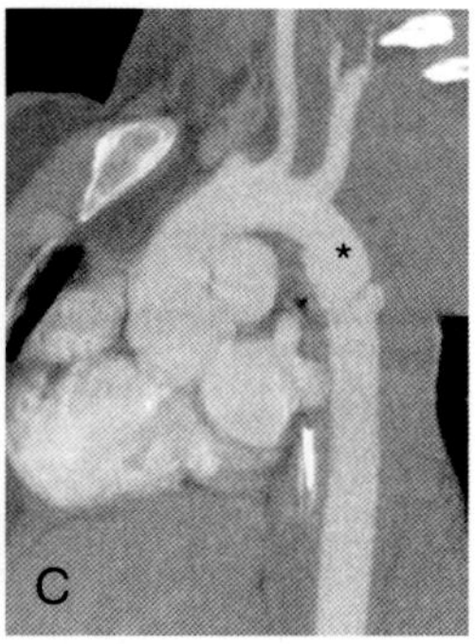

CT 图像

病史:年轻患者,遭遇车祸。

答案:图 A 是仰卧位 X 线片。尽管仰卧位可能会导致纵隔显得较宽,但这种增宽超出了放大倍数所能解释的范围。主动脉结不可见;右侧气管旁带增厚。未见骨折;未见气胸或实质性出血的征象。

轴位 CT 增强图像(图 B)显示纵隔内有血液,左主支气管后方的降主动脉形态明显不规则。这是主动脉撕裂所致的假性动脉瘤。多平面重建图像显示沿近端降主动脉内侧表面的假性动脉瘤(图 C 中星号所示)。

病例 8

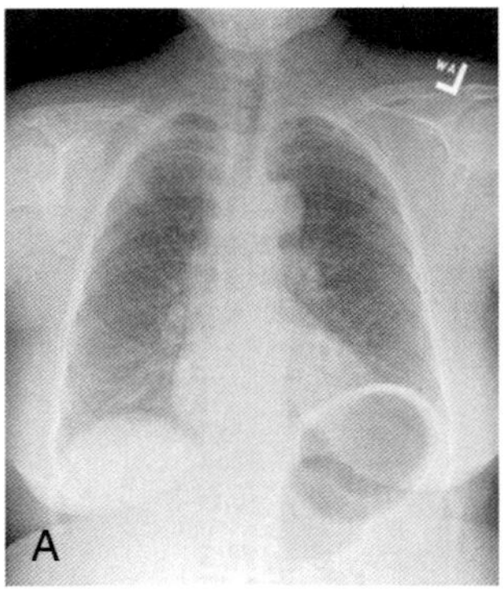

胸部后前位 X 线片

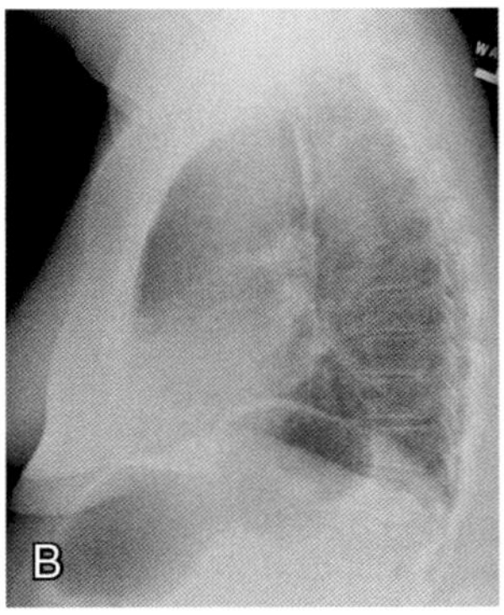

胸部侧位 X 线片

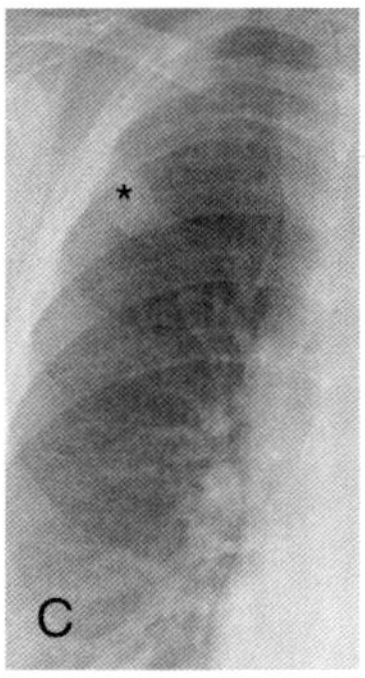

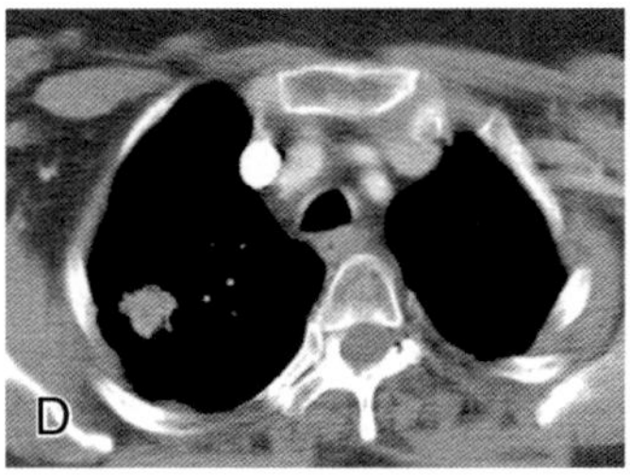

病史：患者，中年女性，无症状。

答案：右侧第 3 前肋上方有小致密影。在胸部侧位 X 线片上，其因与脊柱重叠，所以几乎看不见。

锥形视图显示病变（图 C 中星号所示）超过了肋骨，因此其可能位于肺部。此外，气体使胃膨胀。

CT 图像显示右肺上叶有一个结节（图 D），这是一个癌症病灶。

病例 9

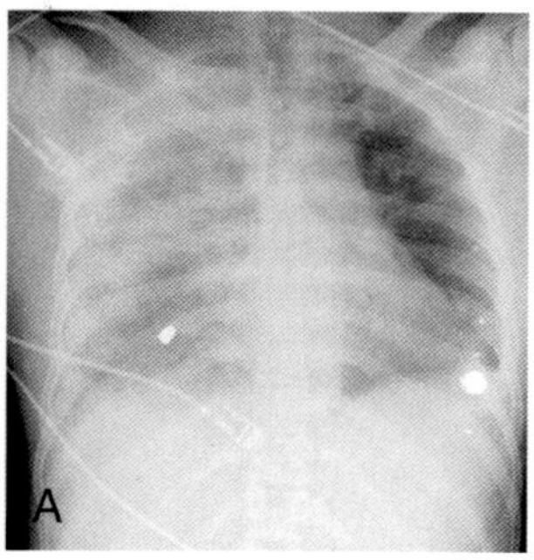

胸部后前位 X 线片

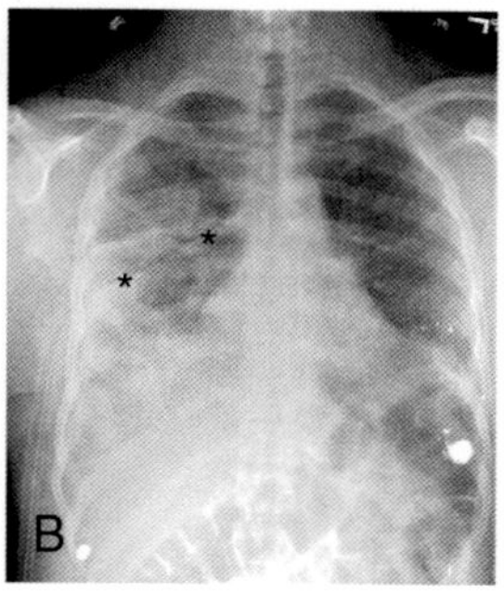

胸部后前位 X 线片(2 小时后)

病史：患者，中年男性，胸部 X 线片记录了患者的病史。

答案：右肺底部有一颗小口径子弹，左肺底部有一颗大口径子弹和碎片。整个右肺密度普遍增高，肺部和侧胸壁之间有积液。这是仰卧位患者血气胸的分层表现。左侧的子弹头此前就存在。图 B 显示，已放置引流管(星号所示)并排出大部分积液，可以看到出血造成的肺实变。注意：子弹的位置发生了变化，表明其在胸膜腔内游离。这再次强调了肋膈角的深度。

病例 10

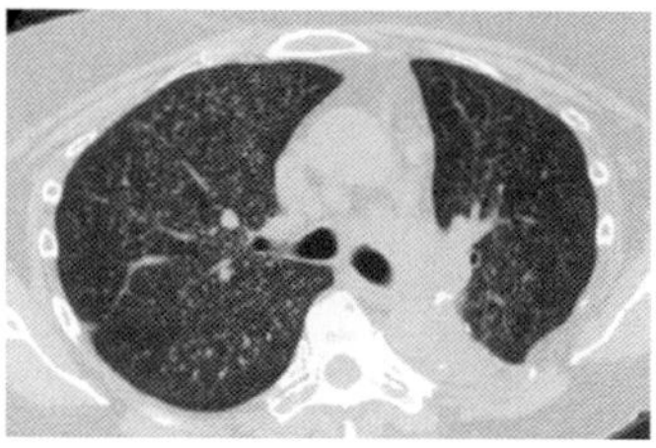

CT 图像

病史：患者，男性，60 岁，发热和身体不适持续数周。

答案：这是一幅肺窗气管分叉水平的 CT 图像。两侧有数不清的边缘锐利的微小结节。降主动脉旁有一些纤维索条。

这些微小的结节形成一种在播散性肉芽肿感染(结核、真菌)患者中可见的“粟粒样”表现。如果患者没有发热，硅沉着病或结节病将是合理的诊断。该患者有粟粒状组织胞浆菌病。

B 部分

病例 1

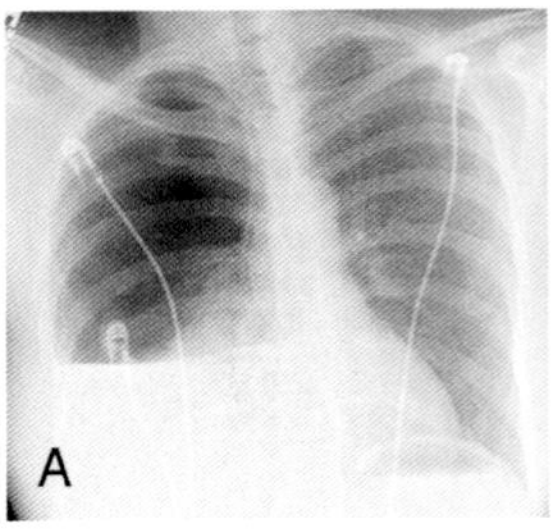

胸部后前位 X 线片

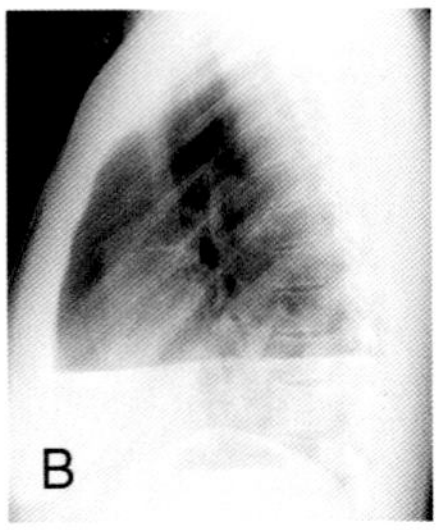

胸部侧位 X 线片

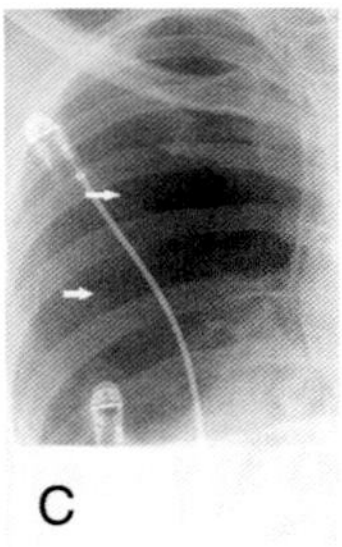

胸部后前位 X 线片详细视图

病史：患者，女性，36 岁。

答案：右侧胸腔有一个气液平面。在胸部后前位和侧位 X 线片上，其贯穿整个右侧胸腔，确定位于胸膜腔内。胸膜反折很难看到。这是液气胸。

图 C 中箭头指向部分受压肺的边缘，由于胸膜腔内的空气，可勾勒出肺的轮廓。气液平面证实了气胸的存在。

病例 2

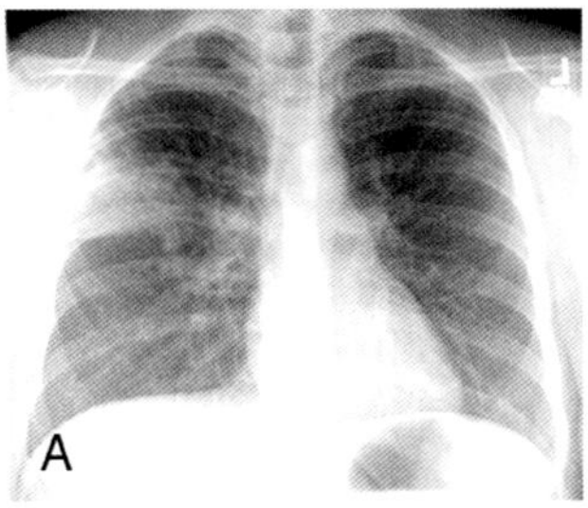

胸部后前位 X 线片

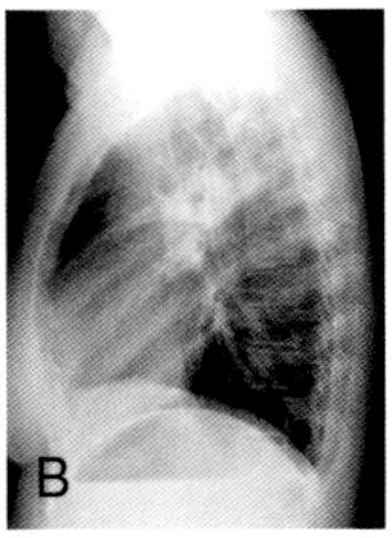

胸部侧位 X 线片

病史：患者，女性，38 岁。

答案：在胸部后前位 X 线片上可见一以水平裂为界的局限性肺实变区，在侧位 X 线片上以斜裂和水平裂为界。在右肺上叶的后段和前段，可见模糊的支气管征。

其更像是实变而不是肿块，为社区获得性大叶性肺炎，可能是由细菌引起的。

病例 3

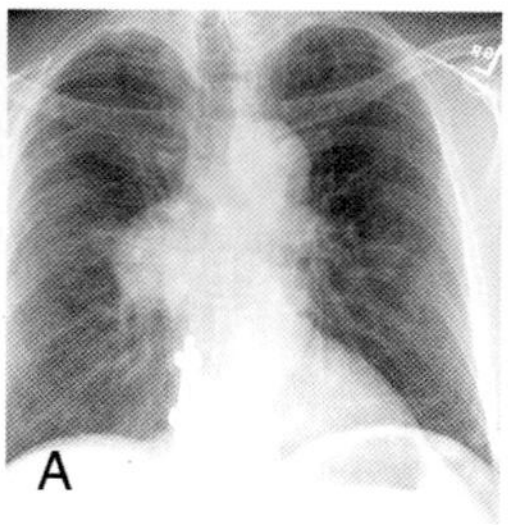

胸部后前位 X 线片

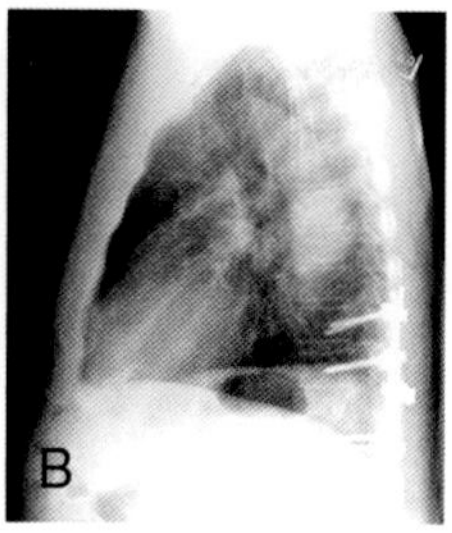

胸部侧位 X 线片

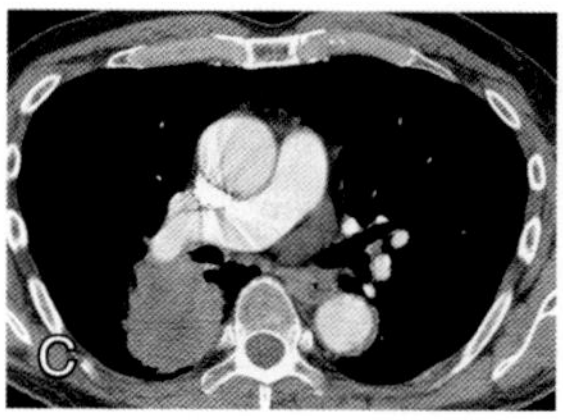

病史:患者,老年男性。

答案:肺部过度充气,上叶肺大疱。右侧肺门有一个巨大的肿块。然而,侧位 X 线片显示肿块与脊柱和降主动脉重叠。斜裂几乎看不见。其位于斜裂的后方;右下叶的背段。CT 图像(图 C)显示邻近肺动脉的大肿块。其阻塞右下叶上段的支气管壁。这是一例鳞癌患者。

病例 4

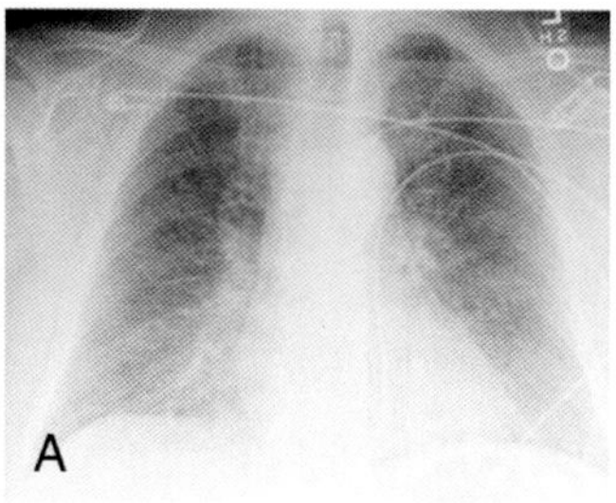

胸部后前位 X 线片

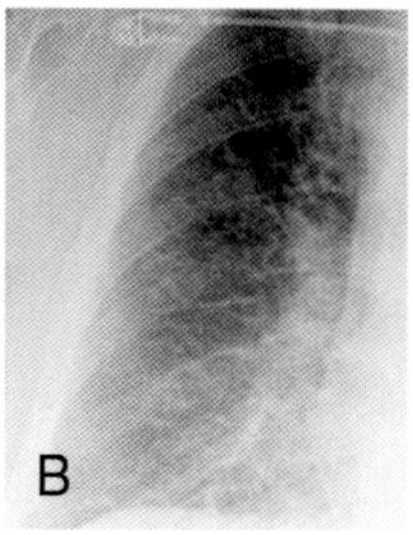

详细视图

病史:患者,女性,77 岁。

答案: 心脏轮廓扩大，肺血管模糊。锥形切面显示右肺底部可见间质增厚和多条 Kerley 线。弥漫的磨玻璃影从顶端到底部逐渐增多。这些都是中度左心衰竭的表现。

病例 5

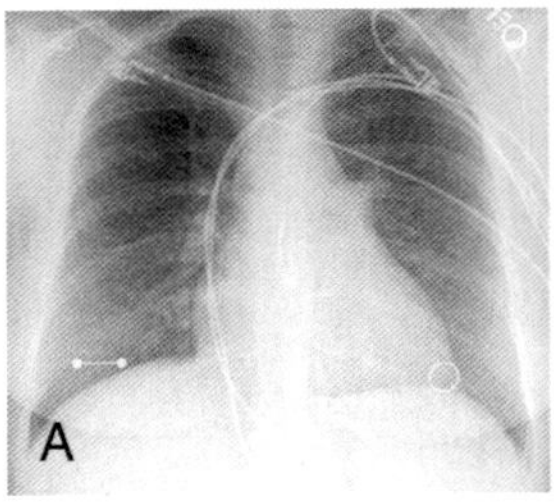

胸部后前位 X 线片

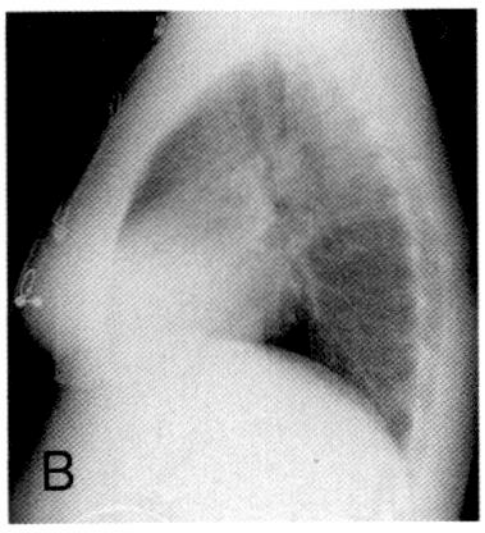

胸部侧位 X 线片

病史:患者,女性,19 岁。

答案:乳头环和乳头棒。

病例 6

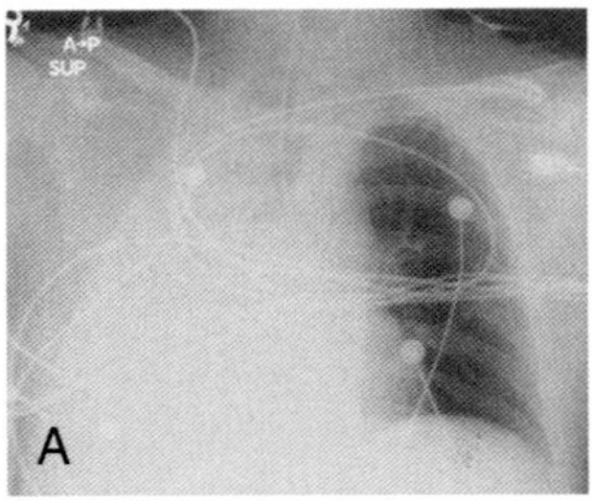

胸部前后位 X 线片(床旁)

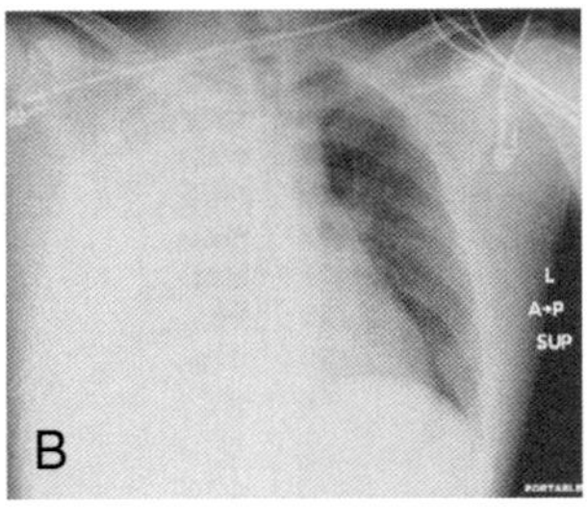

胸部前后位 X 线片(床旁)

病史:两例年轻男性患者。

答案:图 A 显示不透明的半胸并向同侧移位。右主干支气管突然中断。

图 B 显示对侧纵隔移位,右肺下叶部分通气。

患者 A 的右主干支气管处有一大块黏液栓,导致肺塌陷。

患者 B 右侧胸腔内有大量胸腔积液(血胸),纵隔向左侧移位。

病例 7

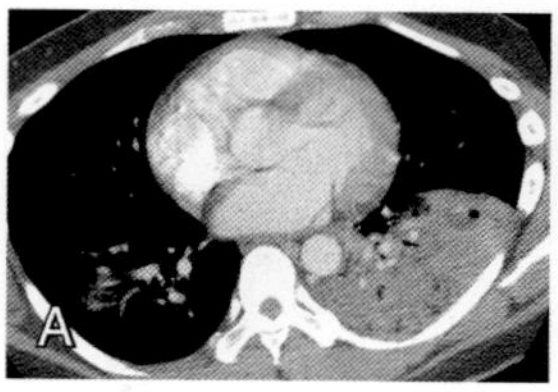

CT 图像

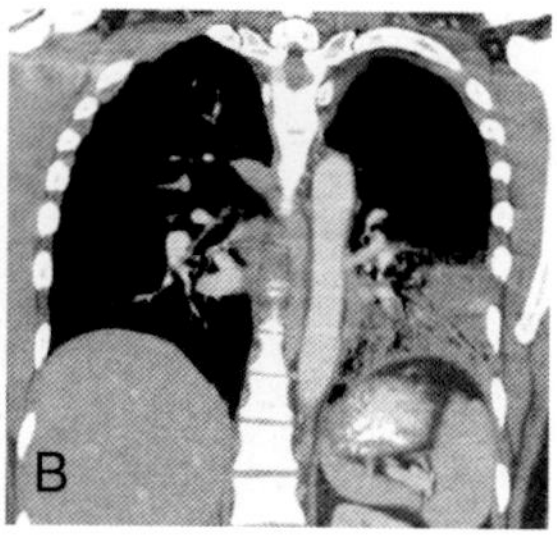

CT 图像

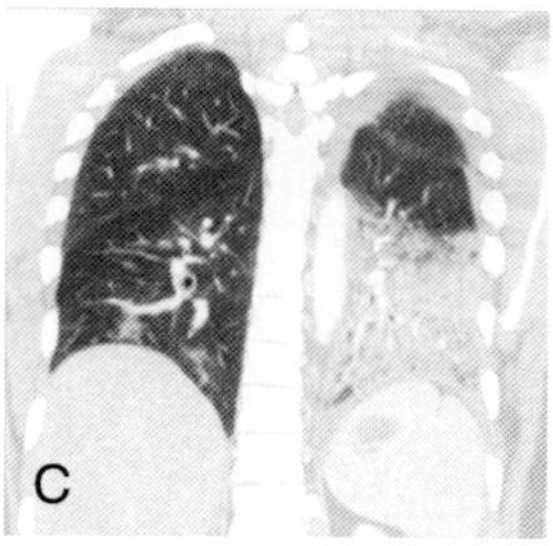

CT 图像

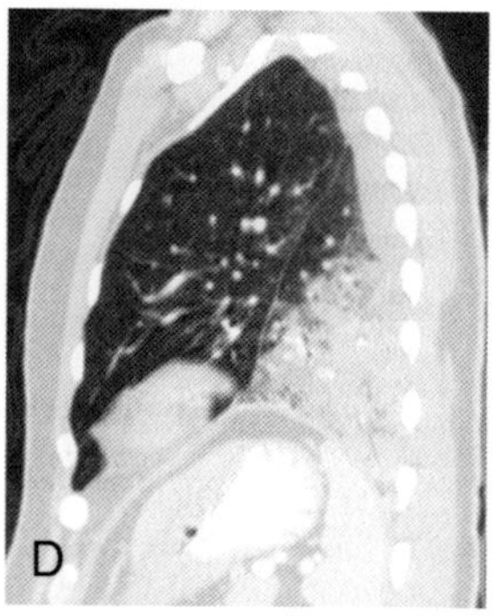

CT 图像

病史:27 岁门诊患者。

答案:左肺下叶可见明显的实变。注意:图 B 至图 D 显示了膈肌的轮廓,并且有空气支气管征。无胸腔积液。图 D 为矢状位重建图像,注意保留斜裂和左下叶背段。

鉴别诊断包括肺炎、肺挫伤和肺不张。在年轻的门诊患者中,没有外伤且明显的肺不张并不常见。该病例为社区获得性大叶肺炎,可能是细菌性肺炎。

病例 8

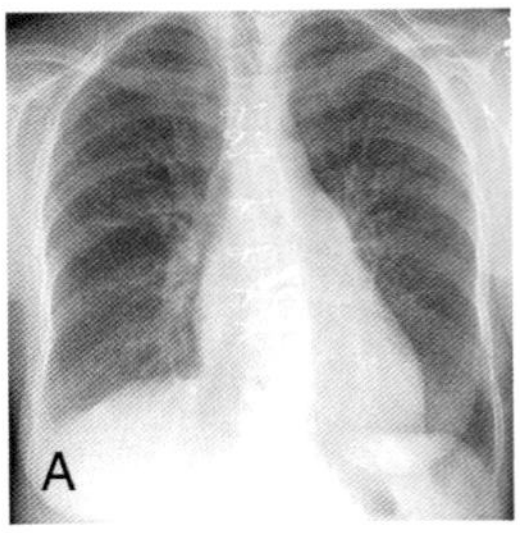

胸部后前位 X 线片

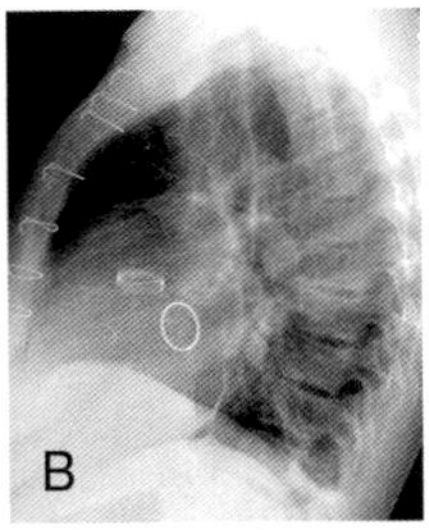

胸部侧位 X 线片

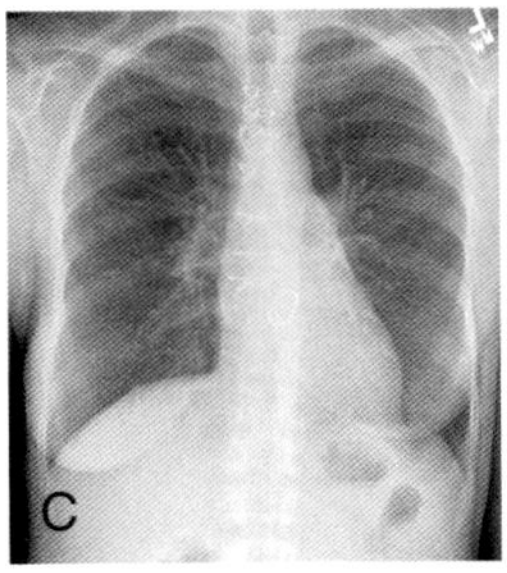

胸部后前位 X 线片(2 周后)

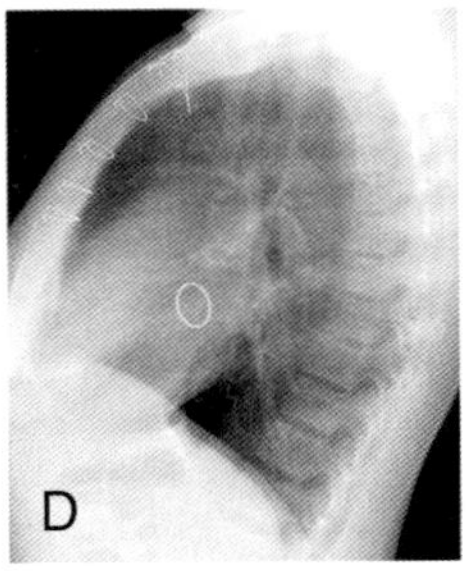

胸部侧位 X 线片(2 周后)

病史:患者,中年女性。

答案:图 A 显示右侧膈肌最外侧部分略模糊,肋膈角变钝。图 B 显示右膈高位的后肋膈角变钝,其是少量积液。患者接受了胸骨切开术,植入了两个人工瓣膜。前上部是主动脉瓣,后下部是二尖瓣。心脏边缘性增大(心胸比率为 50%)。肺血管和肺正常。

图 C 和图 D 显示胸腔积液已吸收。

病例 9

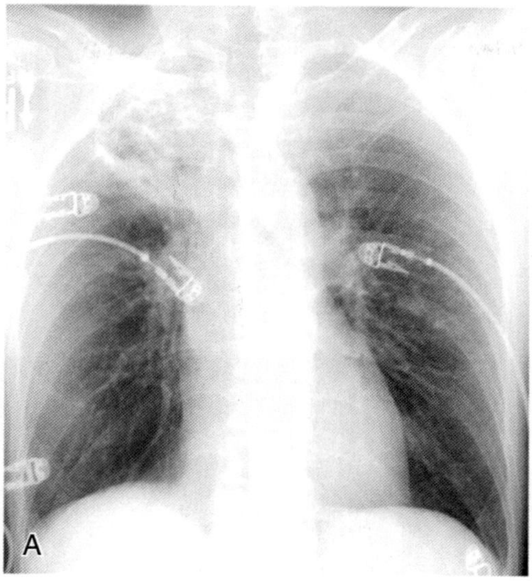

胸部前后位 X 线片(仰卧位)

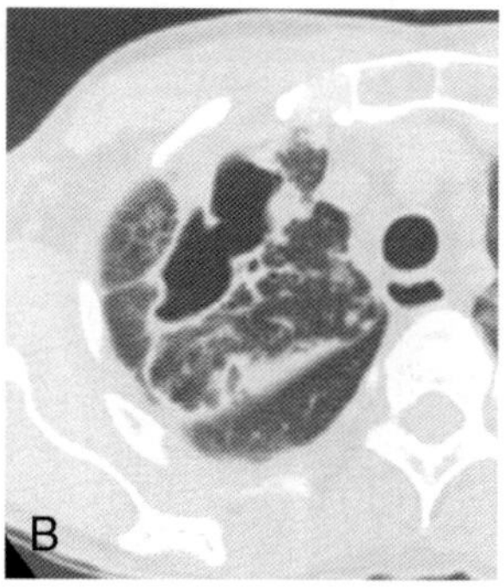

CT 图像

病史:患者,男性,55 岁。

答案:肺部过度充气,右肺上叶实变。在该实变内有一个空洞(很难看到)。在仰卧位 X 线片上无法看到气液平面。

图 B 显示右肺上叶实变和一个相对薄壁的空洞,无气液平面。薄壁表明该病例是亚急性的,而不是急性的,最有可能是真菌病或结核病感染。肿瘤空洞或炎症过程的可能性要小得多。该病例是结核病再感染。

病例 10

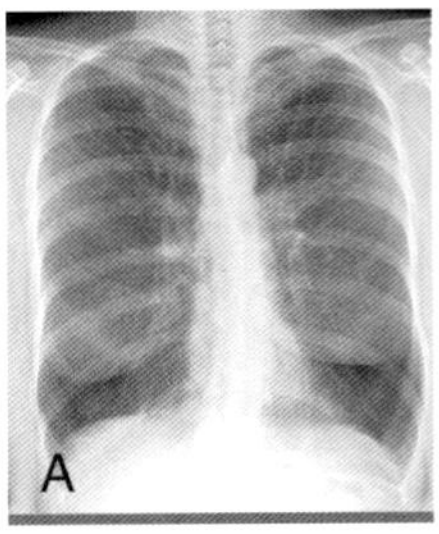

胸部后前位 X 线片

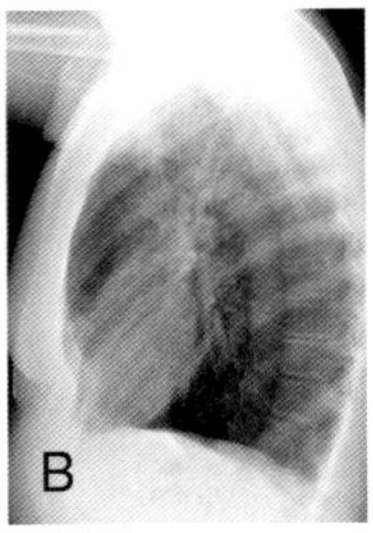

胸部侧位 X 线片

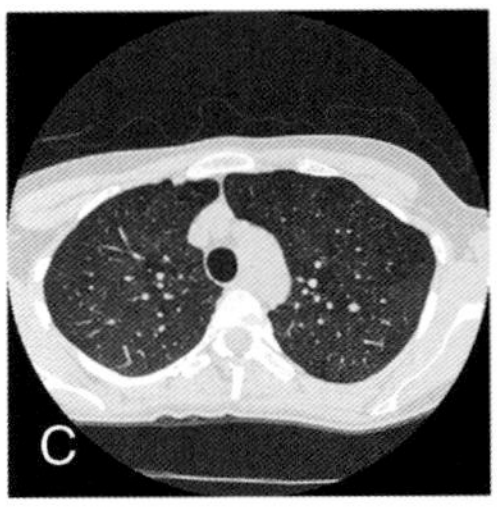

CT 图像

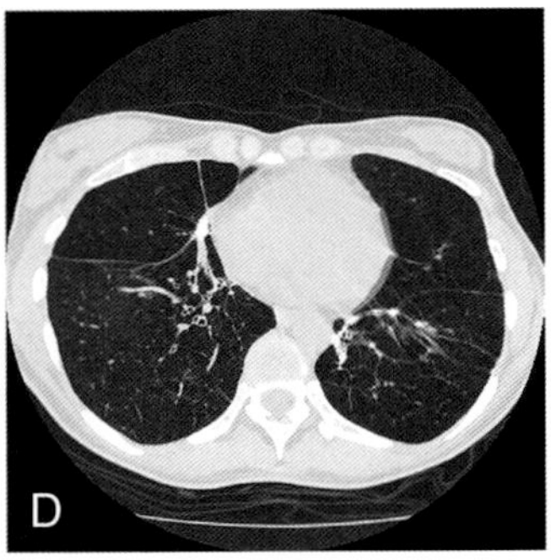

CT 图像

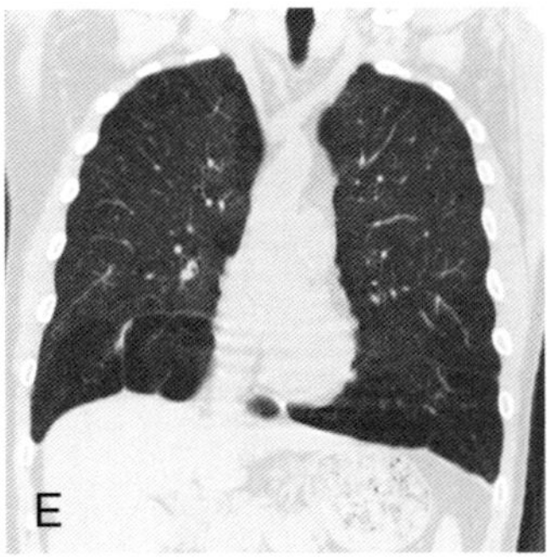

CT 图像

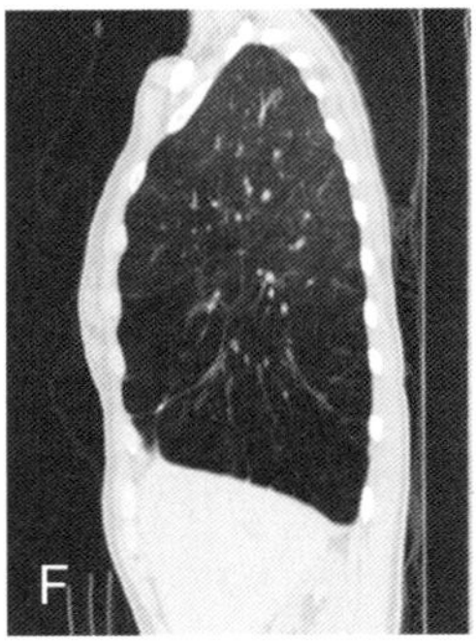

CT 图像

病史:患者,女性,41 岁。

答案:肺部明显过度充气,整个肺部的纹理稀疏,膈肌的侧面平坦。

图 C 至图 F 的 CT 图像显示肺纹理稀疏且密度减低。注意:肺气肿在底部更严重。

该患者有明显肺气肿。对于 40 岁的患者来说,这是非常严重的,主要表现在基底动脉,这是 α -1 抗胰蛋白酶缺乏的特征。

未知病例：终极挑战——放射科住院医师和挑战者的必修课

附加测试 3

附加测试 3 中病例的难度更大，对放射科住院医生来说是一个挑战。即使你不是放射科医生，也不妨试试看。

说明

附加测试 3 共有三个部分（A、B 和 C），完成每个部分大约需要 25 分钟。给自己计时，在 25 分钟内尽可能多地完成病例。

对于每个病例，你都会获得非常简短的病史和图像。如果有轴位 CT 图像，务必先仔细观察胸部 X 线片，然后再查看轴位 CT 图像。

记住，正确答案可能不止一个。你不需要把每一种情况都写对。准确、清晰的影像描述和鉴别诊断比“毫无依据地脱口而出正确答案”更重要。

A 部分

病例 A–1

病史：患者，男性，68 岁，建筑工人。

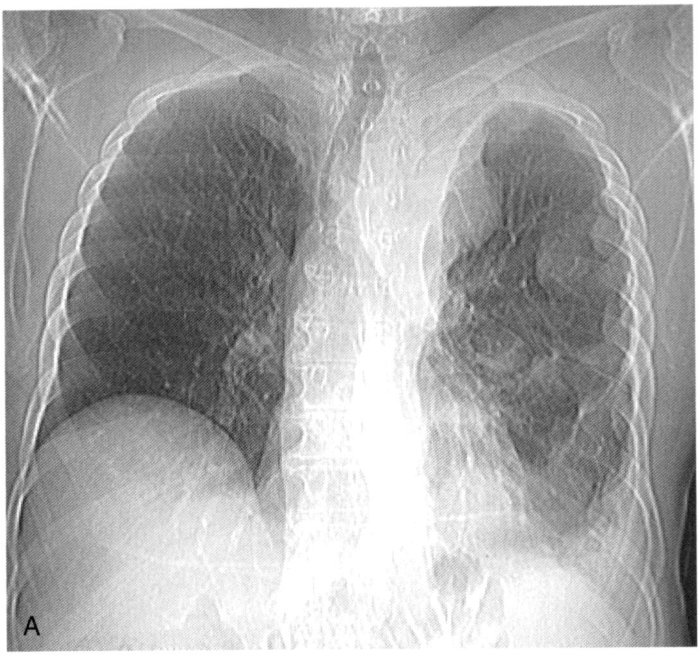

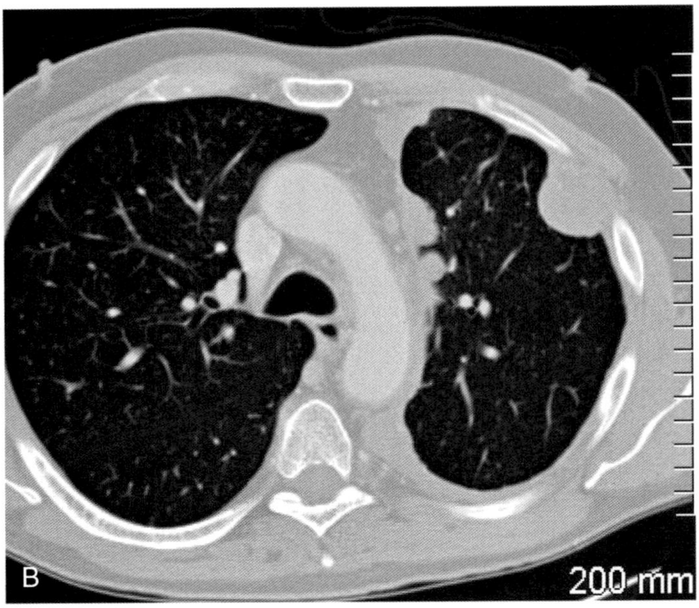

图像:胸部(前后位)定位像和 CT 图像。

检查结果:胸部前后位图像(图 A)显示,左胸壁和主动脉结旁多发结节状致密影。肋骨未见明显异常,左肋膈角变钝。

CT 图像(图 B)显示胸膜内侧和外侧均呈结节状增厚,其密度与肌肉相同,约为 40HU。

诊断:间皮瘤。该患者在造船厂工作了多年,接触过大量的石棉。

病例 A-2

病史:患者,老年女性,最近出现咳嗽和低热。

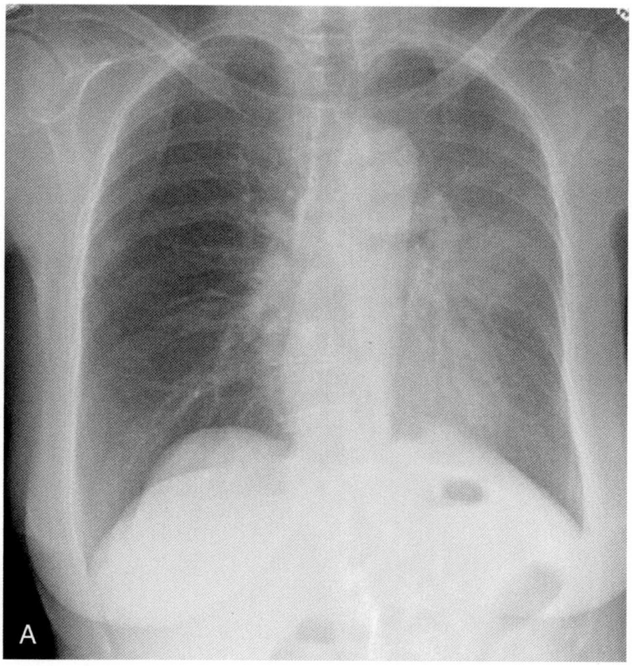

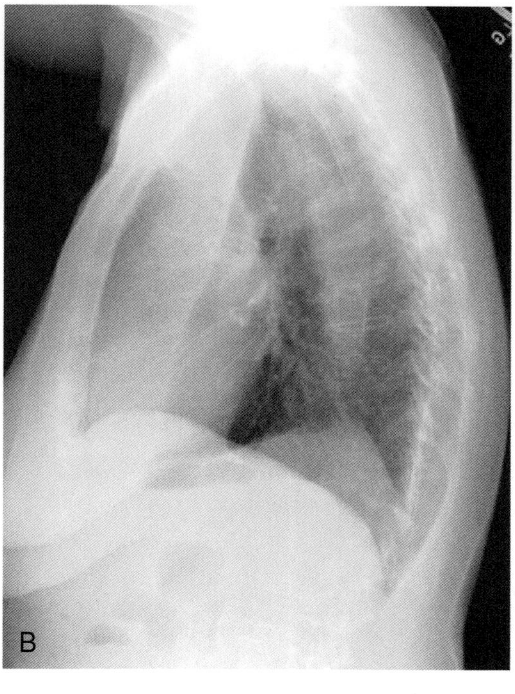

图像：胸部后前位和侧位 X 线片。

检查结果：肺体积增大。左肺门处见一巨大肿块影，左侧膈肌稍抬高，见膈上尖峰征（由膈上肺叶塌陷导致膈肌隆起）。左肺整体密度高于右肺，气管稍向左移位。侧位 X 线片上，左肺斜裂向前移动，勾勒出塌陷的左肺上叶和舌叶。

诊断：左肺门肿瘤，阻塞左肺上叶支气管，导致左肺上叶和舌叶塌陷。这是一种小细胞癌。

病例 A–3

病史：患者，年轻男性，两天前遭遇车祸，刚接受了肝脏裂伤修复手术。

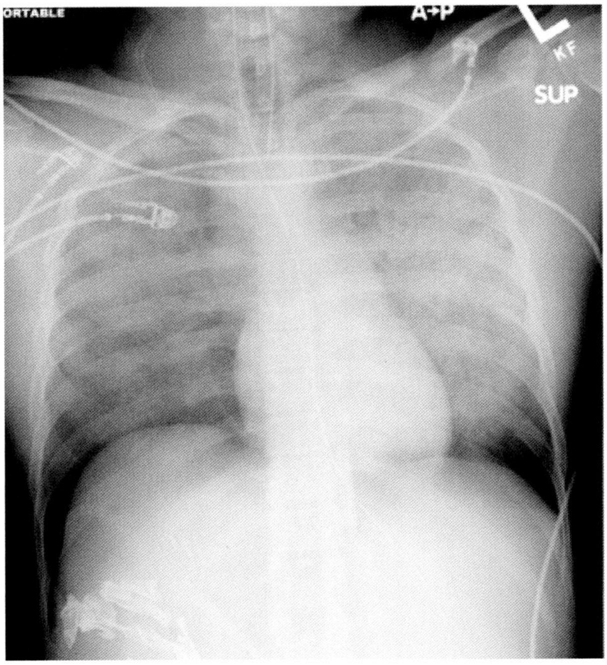

图像：胸部前后位 X 线片。

检查结果：右上腹可见手术纱布或引流管。肺部呈弥漫性均匀性肺实变。心影未见增大。纵隔处于正常范围内，可能是因为仰卧位拍摄。令人感到奇怪的是，双侧肋膈角的颜色都非常暗，而膈上是透明的。气管插管、颈导管和鼻胃管位置良好。

诊断：成人呼吸窘迫综合征由多重创伤和输血引起。考虑患者有双侧肺挫伤，但可能性较小。仰卧位 X 线片显示双侧气胸，这是双侧深沟征。

病例 A-4

病史：患者因硬膜下血肿清除术和肝撕裂行肝动脉结扎术，术后呼吸困难。

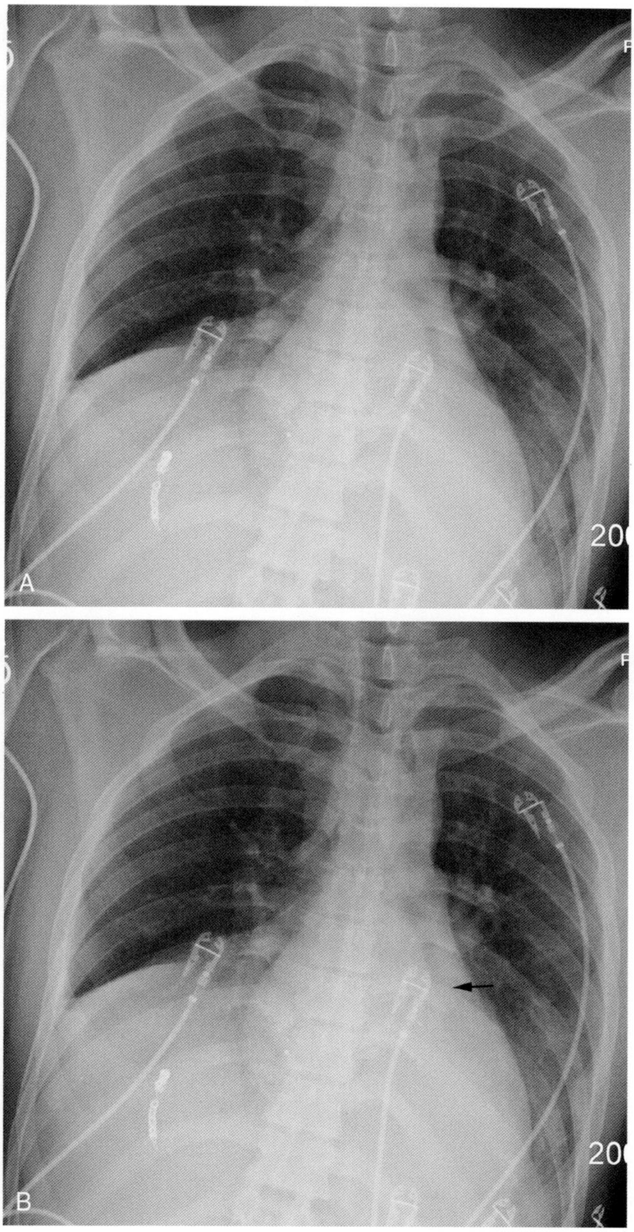

图像：床旁胸部前后位 X 线片（图 A）。

检查结果：右侧膈肌见轮廓征。右心边界清晰。右肺下叶塌陷。

左侧膈肌见轮廓征。心脏后缘未见降主动脉，心脏后缘区域密度均匀。可以看到近端左肺下叶支气管，但突然截断（图 B 中箭头所示）。

诊断：术后双肺下叶塌陷。右侧没有空气支气管征，表明黏液充满了整个支气管。左肺下叶支气管近端有一个不连续的黏液栓。

病例 A–5

病史:4 例心脏病患者。

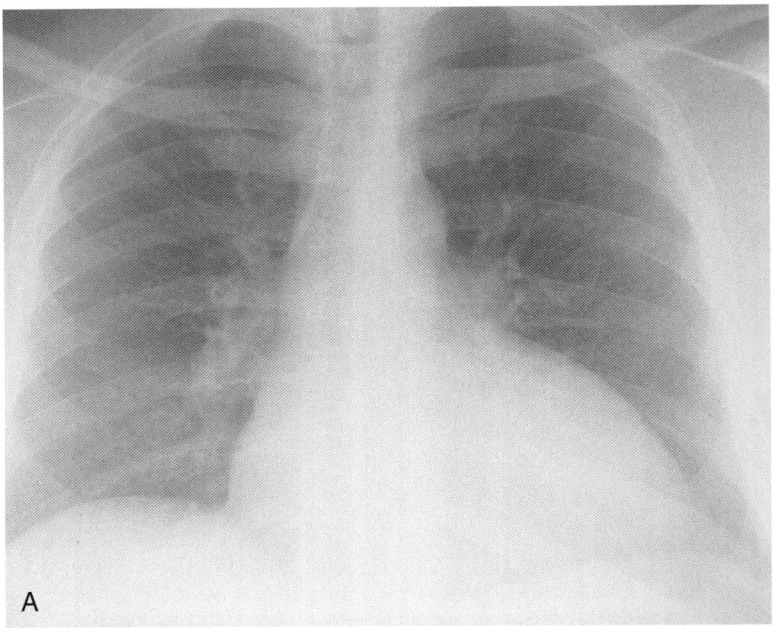

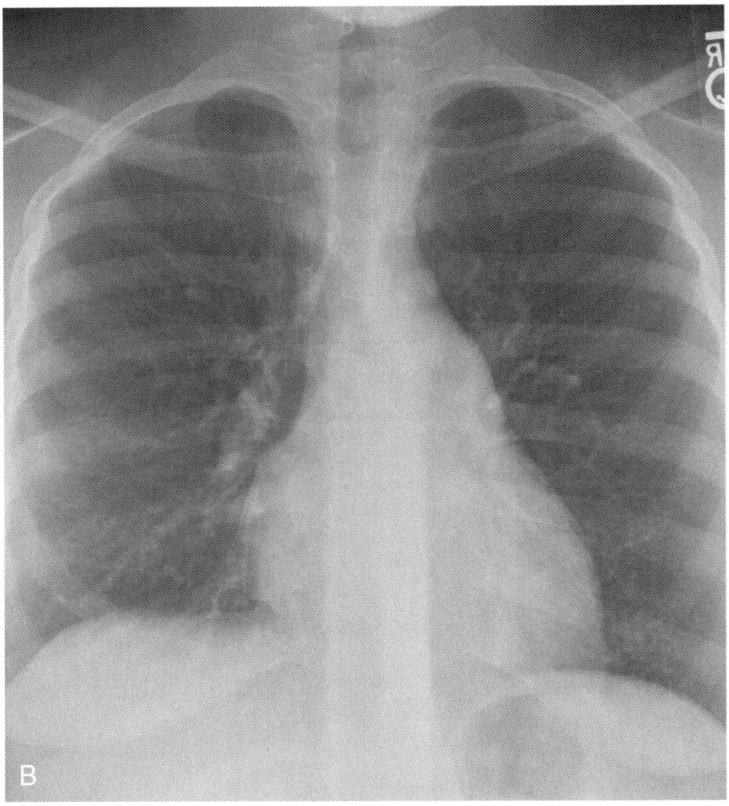

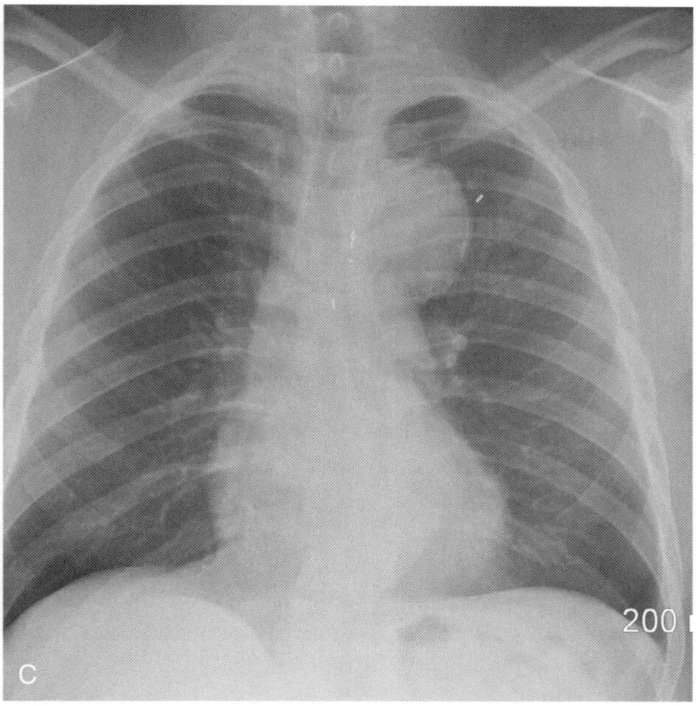
200
C

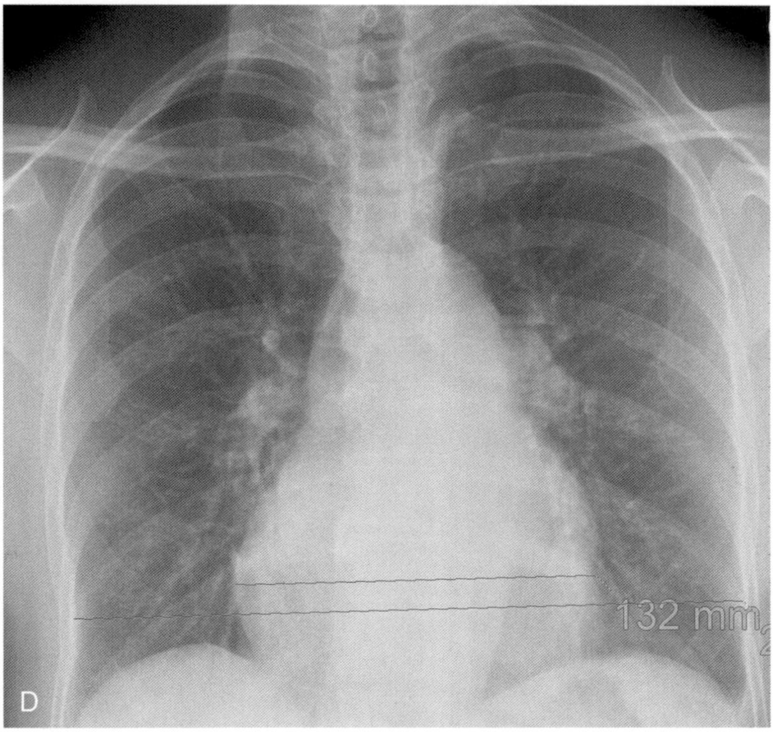
132 mm
D

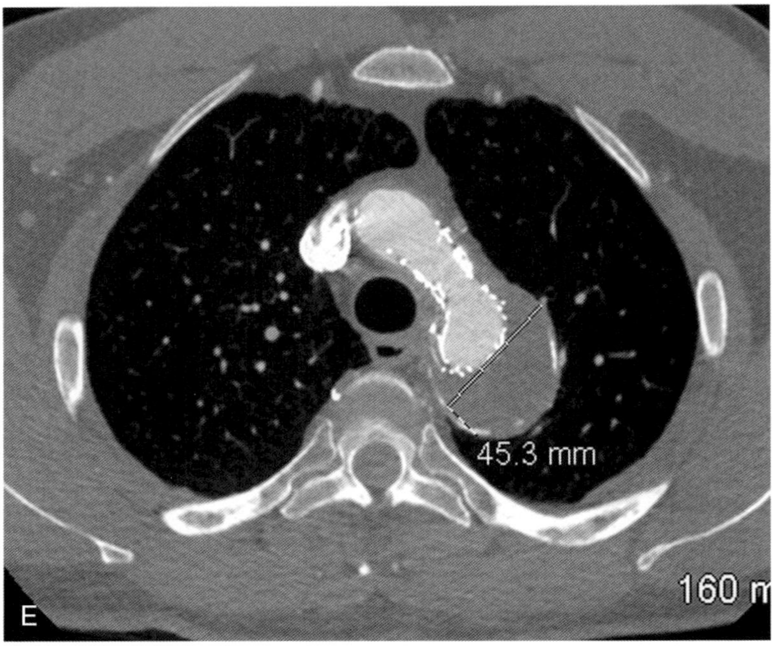

图像:4 幅胸部后前位 X 线片。

检查结果:

A. 左心室突出,心尖部位于侧下方。心胸比率>50%。左心房凹陷,未见肺动脉,主动脉弓正常。

B. 肺动脉向外突出。大动脉、左心房和左心室未见异常。

C. 主动脉弓水平有一局灶性肿块。这是一个囊状动脉瘤(图 E)。

D. 心脏向脊椎的右侧凸出。左心室未见增大。肺动脉可疑增粗,主动脉迂曲。

诊断:

A. 左心室增大。患者有心肌梗死病史。

B. 肺动脉高压患者的肺动脉。

C. 弯曲的主动脉影。患者有主动脉夹层。

D. 三尖瓣疾病导致右心增大。

病例 A-6

病史:右肺上叶切除术后患者,新发发热。

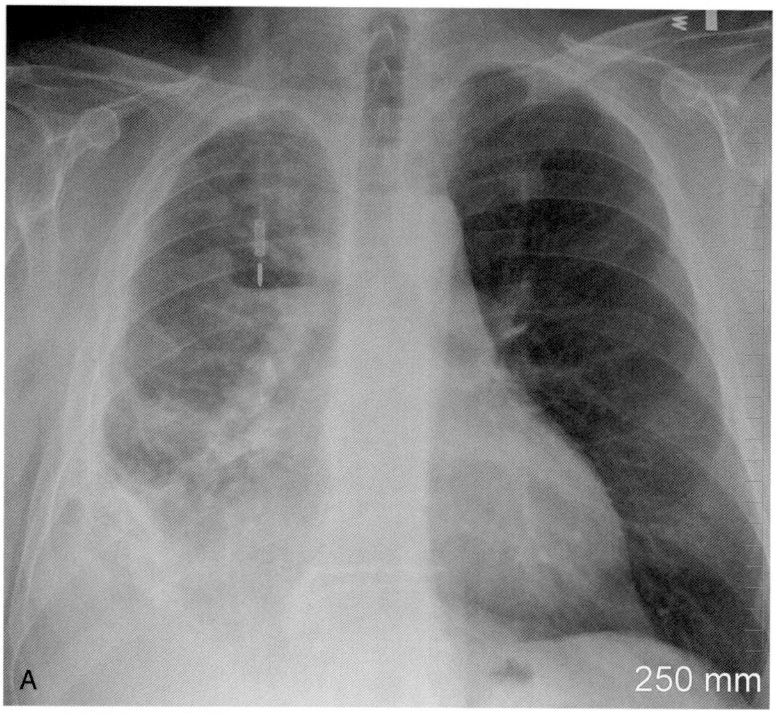

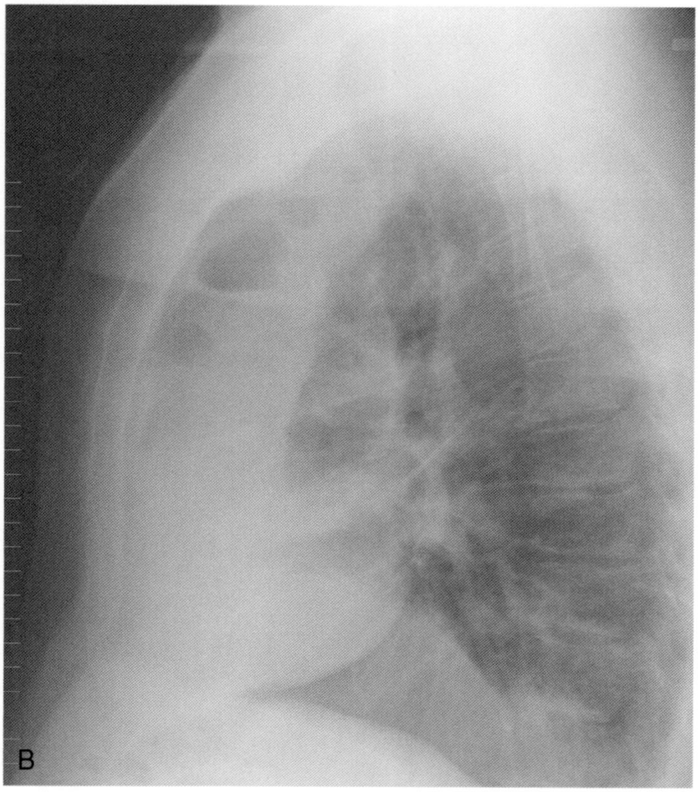

图像:胸部后前位和侧位 X 线片。

检查结果:右肋膈角变钝。右侧胸部广泛性密度增高。侧位 X 线片显示,(右肺上叶已被切除)胸膜腔中的密度与胸骨平行。你注意到气液平面了吗?患者口袋里的笔直接指向胸部后前位图像中的气液平面。在侧位 X 线片上,胸骨后也能看到气液平面。

诊断:右上肺叶切除术后支气管胸膜瘘引起的脓胸。

病例 A–7

病史:70 岁吸烟者。

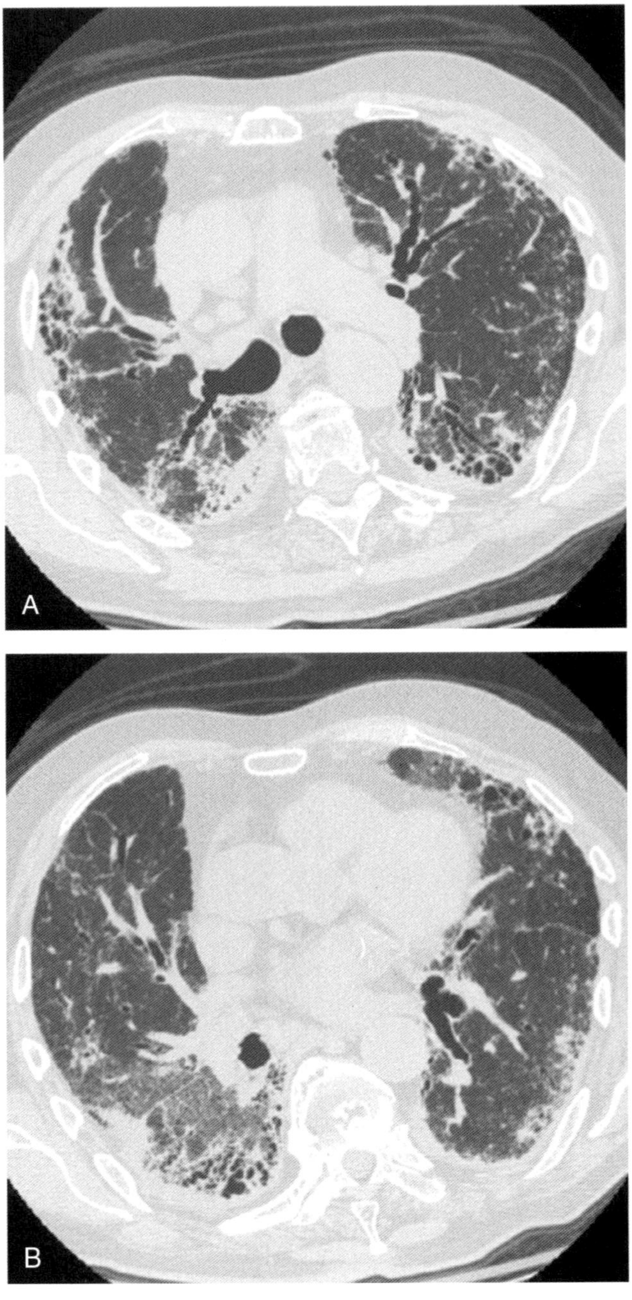

图像：两幅高分辨 CT 图像。

检查结果：外周基底部呈蜂窝样改变、磨玻璃影和牵引性支气管扩张。

诊断：普通型间质性肺炎（UIP）。

病例 A-8

病史：患者，男性，22 岁，咯血。

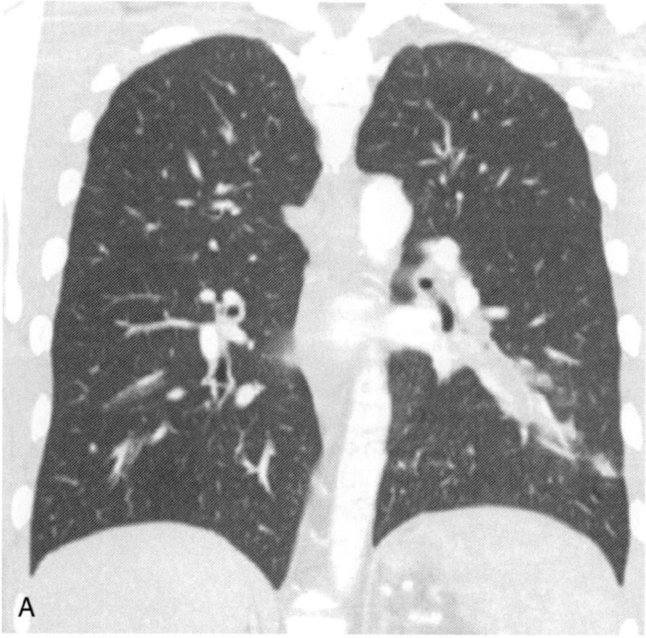

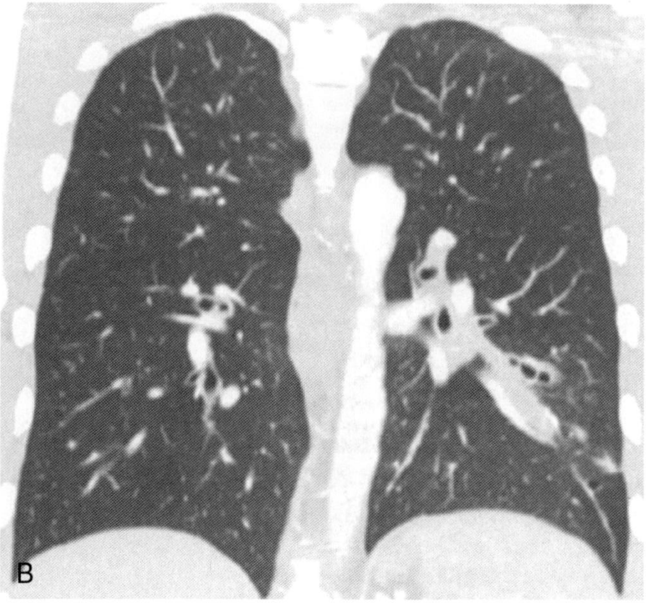

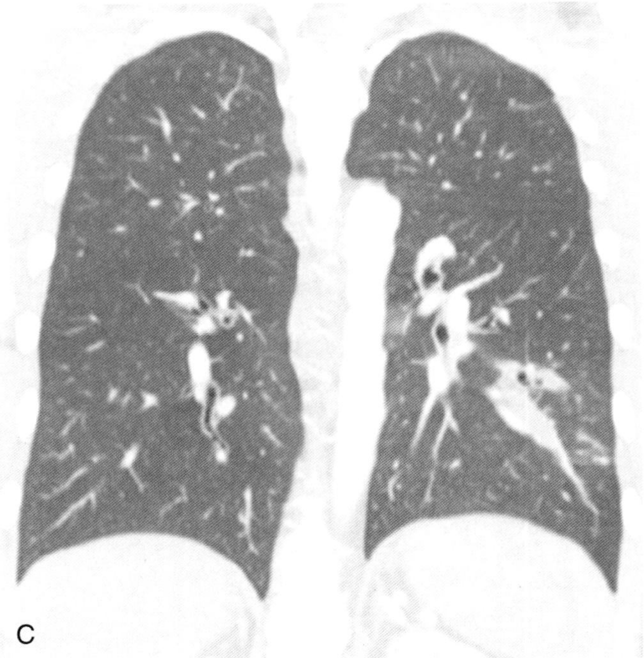

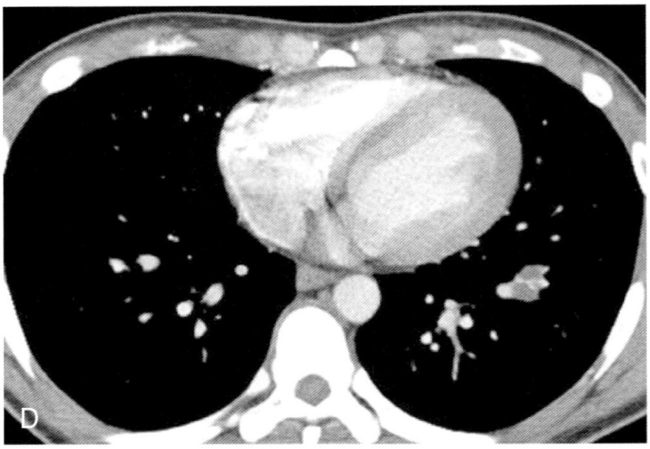

图像:3 幅冠状位和 1 幅轴位 CT 图像(增强扫描)。

检查结果:左肺下叶前基底段管状分支结构,轴位图像显示低密度分支结构。

诊断:支气管扩张和黏液嵌塞。支气管的管径表明病程较长。必须排除支气管内肿瘤、异物或节段性支气管狭窄。

病例 A-9

病史：患者，女性，60 岁，术前检查。

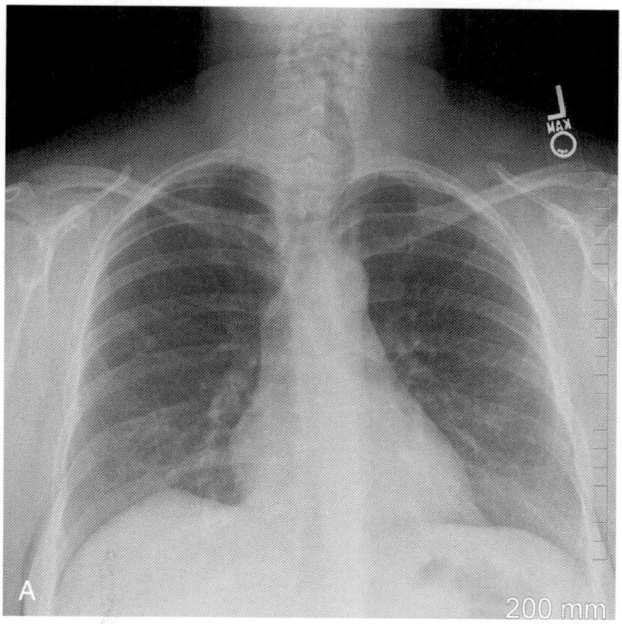

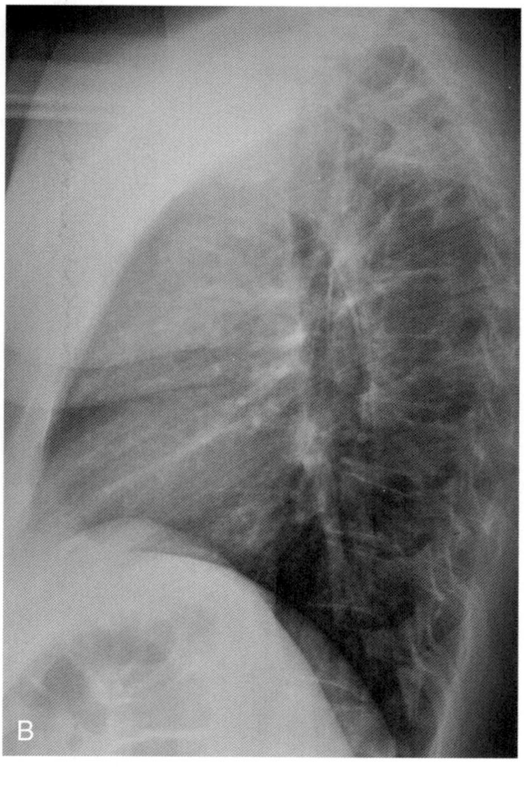

图像：胸部后前位和侧位 X 线片。

检查结果：气管在锁骨上方向左移位。当气管进入胸腔时，可能有轻微的气管狭窄。肺部其他部位显示清晰。侧位 X 线片上可见胸骨后间隙狭窄。

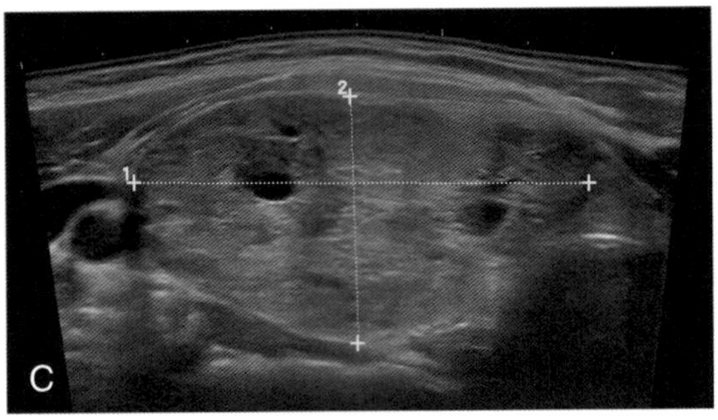

颈部底部超声显示甲状腺右叶肿大(图C)。

诊断:甲状腺肿。这种情况已持续多年。虽然其似乎不会危及患者的气管,但对于即将为患者插管进行全身麻醉的麻醉师来说,这是一个重要的信息。

B部分

病例 B-1

病史:胸部外伤患者。

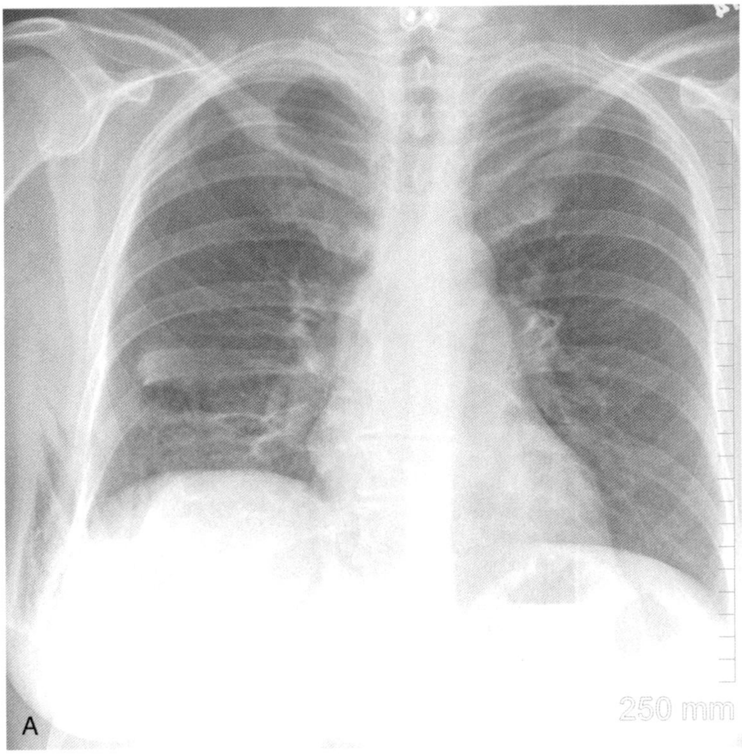

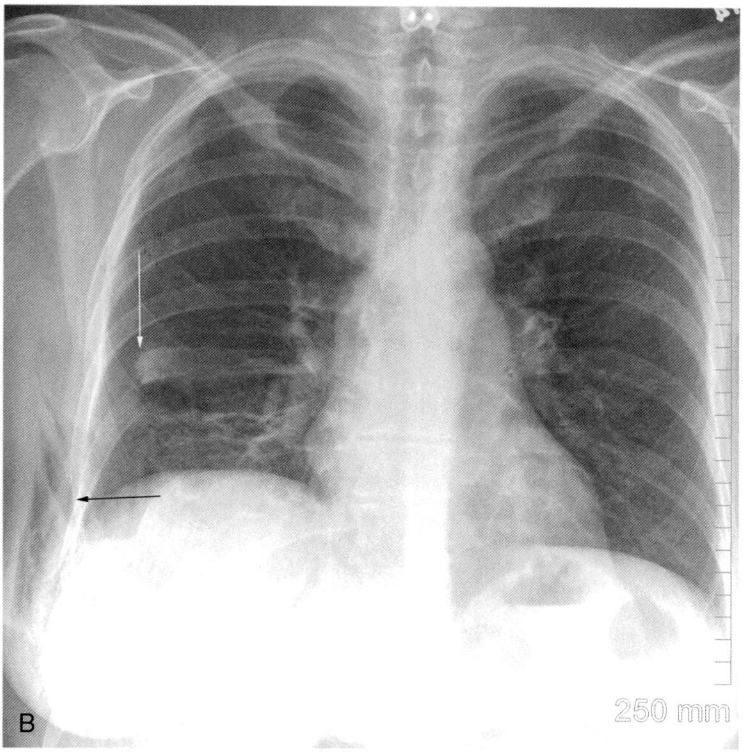

图像：胸部前后位 X 线片。

检查结果：右肺基底部有轻微的肺不张。未见气胸。右侧第 8 肋骨折伴右侧皮下气肿。

诊断：胸部外伤伴急性右肋骨骨折（图 B 中白色箭头所示）和皮下气肿（图 B 中黑色箭头所示）。

病例 B–2

病史：患者，女性 36 岁，慢性咳嗽。

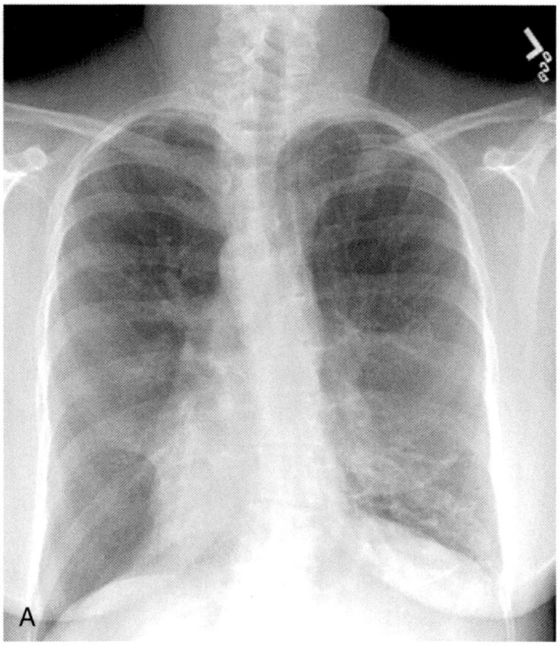

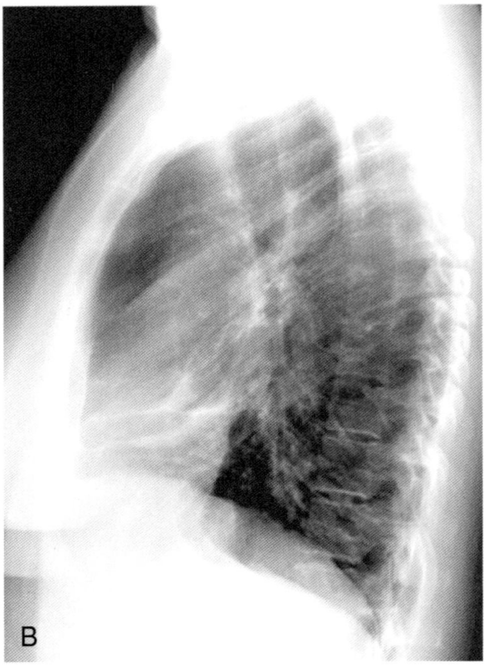

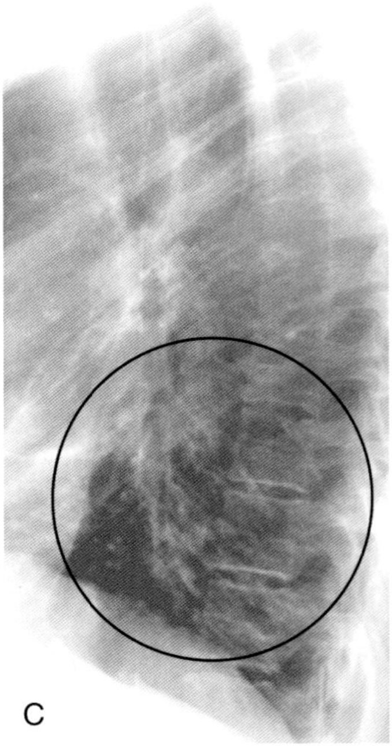

图像:胸部后前位和侧位 X 线片。

检查结果:心脏轮廓位于右侧。铅标记表明胶片标记和定位正确。主动脉弓和心脏位于中线右侧。脊柱向左侧凸。左肺基底部的肺纹理增粗紊乱。在侧位 X 线片上,肺底有不规则的斑片影,脊柱前方可见部分支气管扩张(图 C,放大的侧位 X 线片)。肺体积增大。

诊断:右位心和阻塞性肺疾病,伴有支气管扩张。这与 Kartagener 综合征(纤毛运动障碍)一致。

病例 B–3

病史:患者,年轻男性,呼吸急促、干咳数天,HIV 阳性。

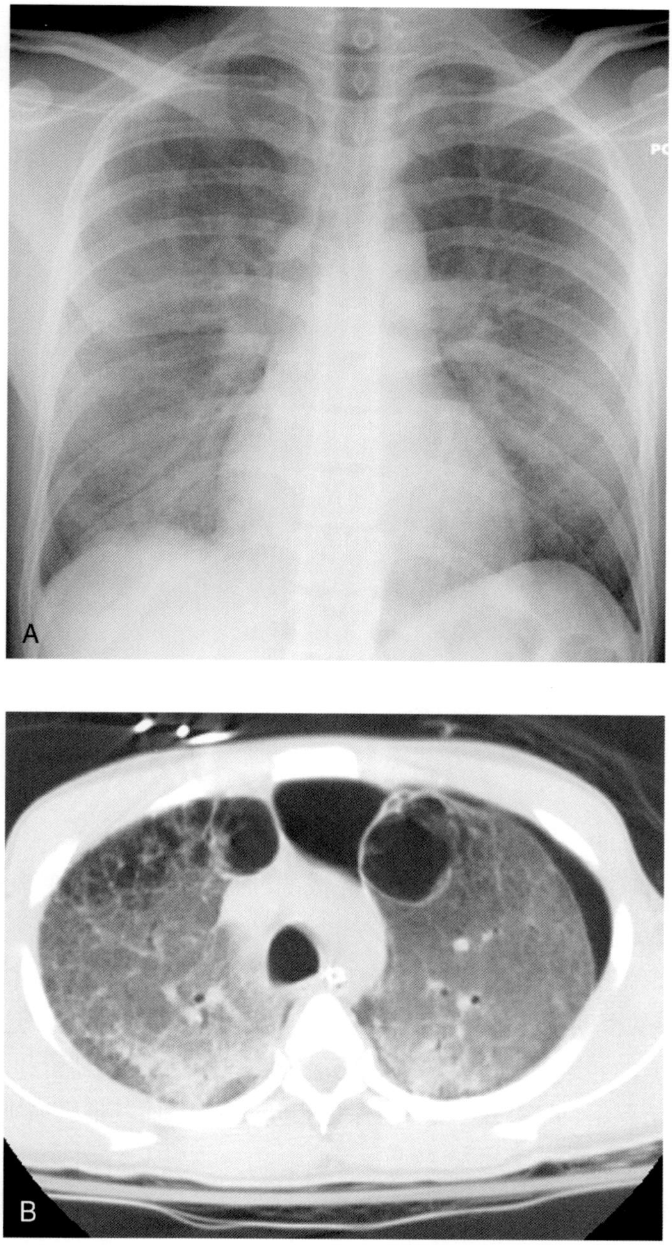

图像:胸部前后位 X 线片,胸部 CT 图像。

检查结果:胸部前后位 X 线片可见模糊的磨玻璃影,肺底部更严重。CT 图像显示弥漫性磨玻璃影。双肺可见多发薄壁囊状影,左侧可见少量气胸。

诊断:AIDS 患者出现肺孢子菌肺炎,伴有囊肿和气胸。

病例 B-4

病史:患者,中年女性,慢性气短。

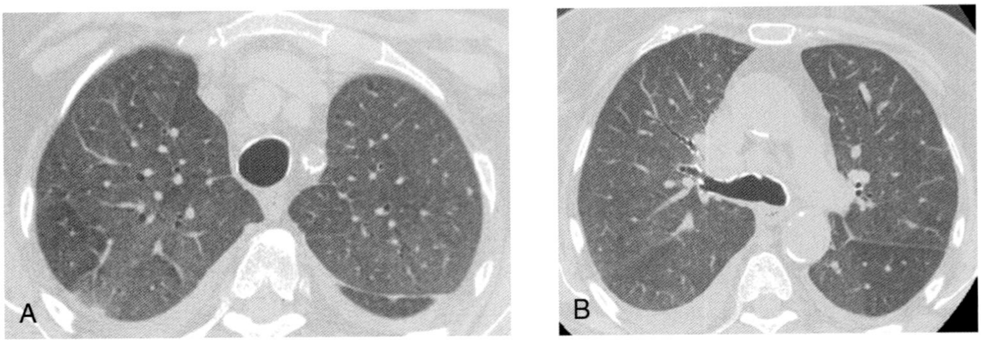

吸气

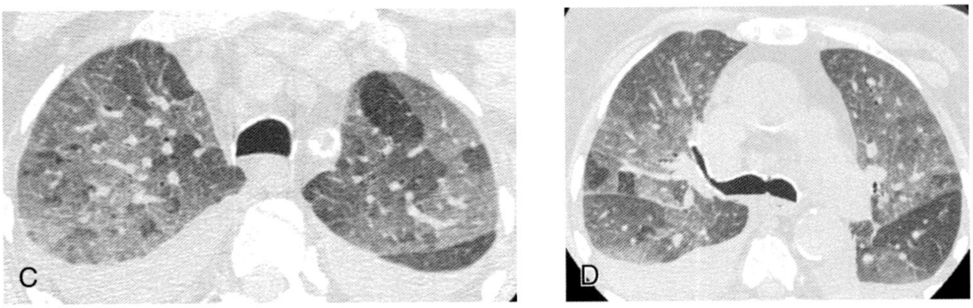

呼气

图像:同时期进行的 4 次高分辨率 CT 图像。

检查结果:前两幅图像是在吸气过程中完成的,后两幅图像是在呼气过程中完成的。注意:图 C 中的气管后部塌陷,表明呼气。

在吸气相 CT 图像中,肺部可见少量磨玻璃影,部分区域密度相对正常。在呼气相 CT 图像中,磨玻璃区域较小且密度较高,而低密度区域的体积和密度大致相同。这些持续的低密度区域是由空气潴留造成的。这种“马赛克”征可见于慢性肺栓塞、空气潴留和浸润性磨玻璃结节。只有在空气潴留的情况下,低密度区域才能保持相同的体积,而其他区域则变小。

诊断:哮喘伴小气道疾病。

病例 B-5

病史:术前常规 X 线检查。

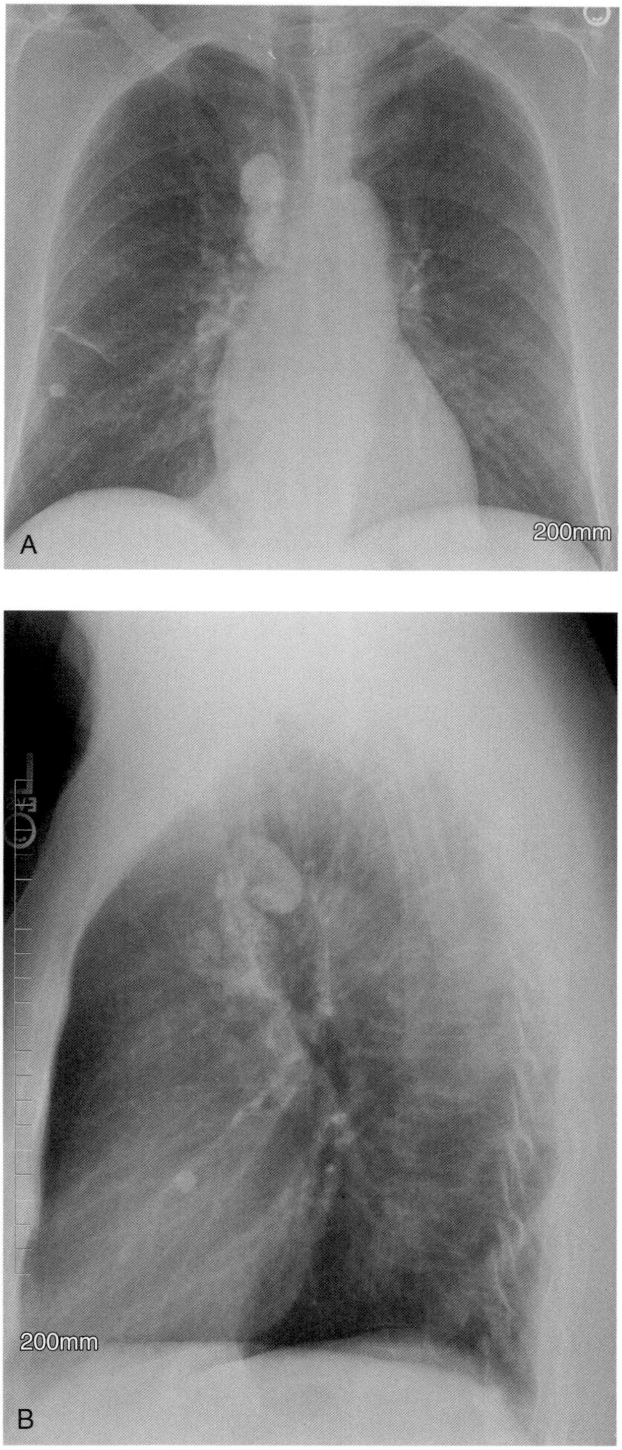

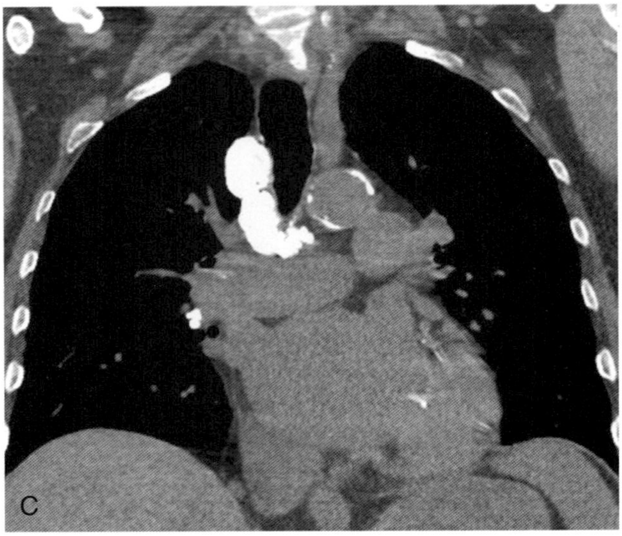

图像:胸部后前位 X 线片、侧位 X 线片及胸部 CT 图像。

检查结果:正位和侧位 X 线片显示纵隔内及邻近右肺门多发结节影。这些结节在侧位 X 线片上被证实位于中纵隔。其密度高于肋骨,因此一定是钙化。右肺基底部可见钙化的肉芽肿和瘢痕。

诊断:既往肉芽肿感染(如结核病、组织胞浆菌病)导致钙化淋巴结和肺结节("Ghon 复合体")。

CT 图像(图 C)显示钙化的肺门淋巴结和纵隔淋巴结。

病例 B–6

病史:患者,男性,70 岁,慢性咳嗽和呼吸困难。

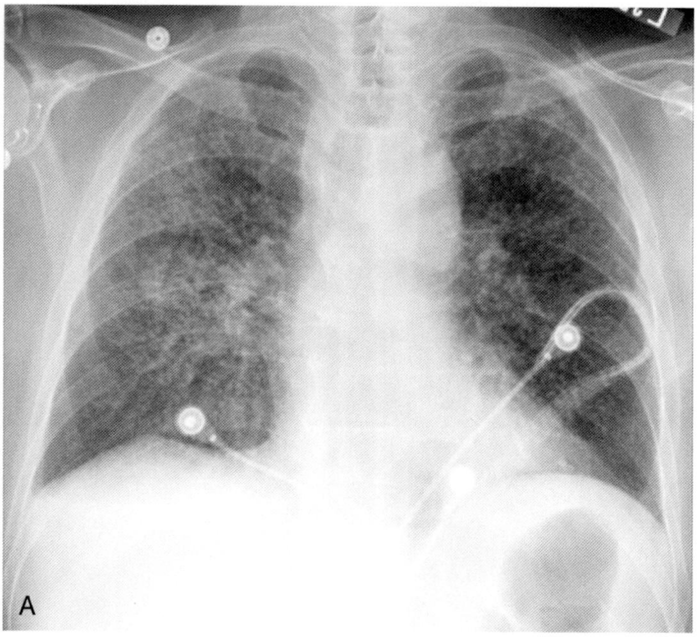

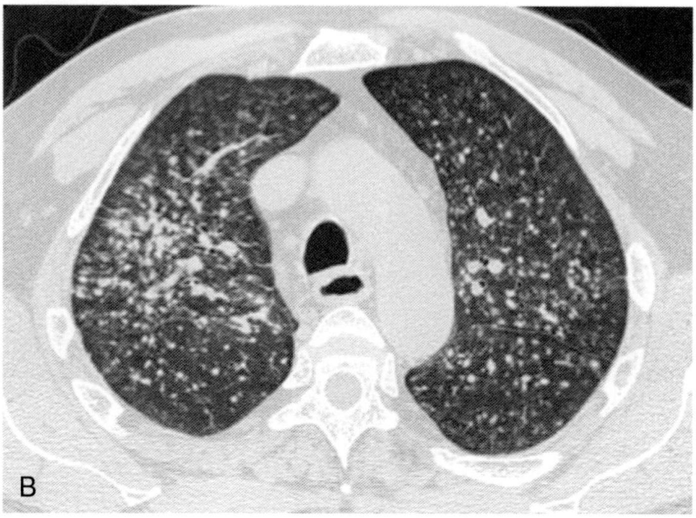

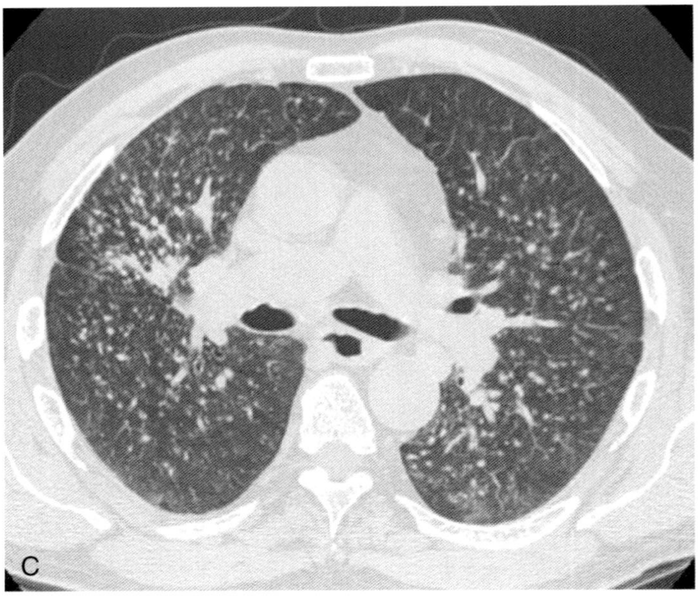

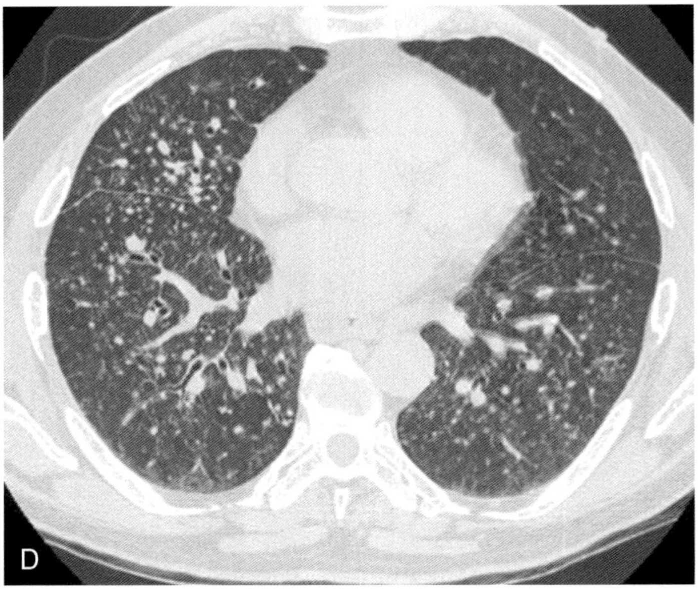

图像:胸部后前位 X 线片,3 幅 CT 图像(非增强)。

检查结果:胸部后前位 X 线片显示小结节型,右侧较左侧严重。CT 图像显示非常尖锐的小结节,上肺较基底部严重,中心和周边分布均匀。右上肺叶局灶性结节。

诊断:硅沉着病,早期进行性大面积纤维化。粟粒性疾病可能会有类似的症状。

病例 B-7

病史：患者，33 岁，呼吸困难。

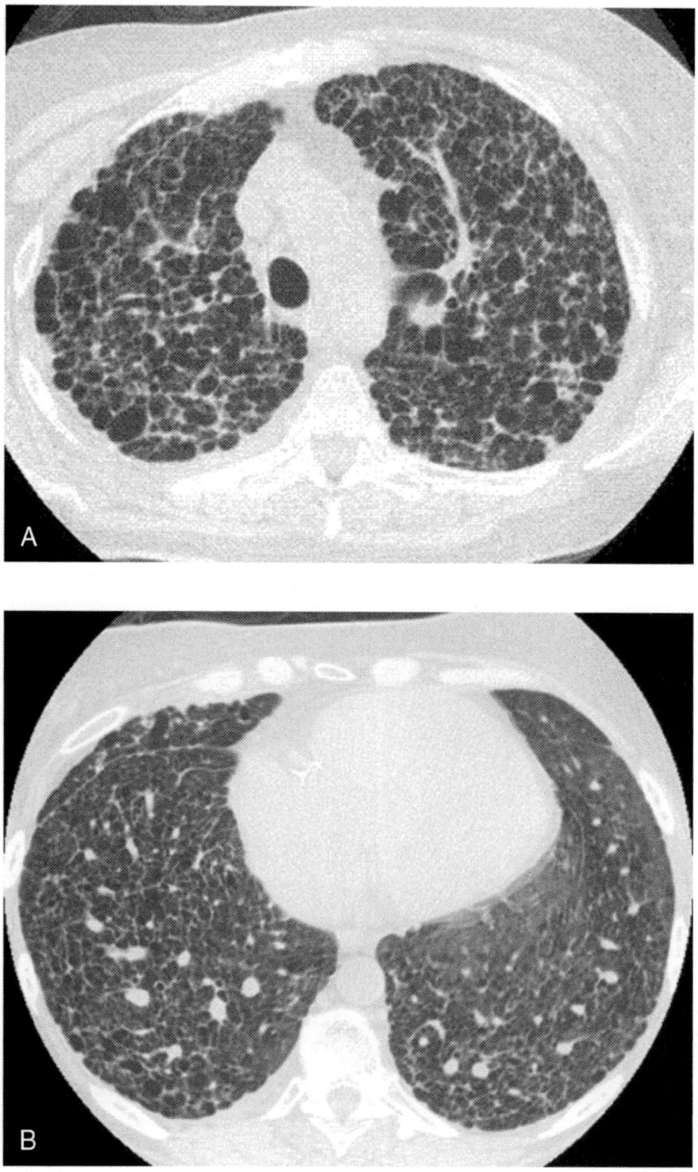

图像：高分辨率 CT 图像。

检查结果：多发且边界清晰的囊状影，尖段更严重。

诊断：朗格汉斯细胞组织细胞增生症（嗜酸性肉芽肿）；可能是淋巴管肌瘤病。排除慢性阻塞性肺疾病，因为囊壁过于清晰；排除普通型间质性肺炎，因为囊肿太大。

病例 B-8

病史：中年患者，存在“异常杂音”。

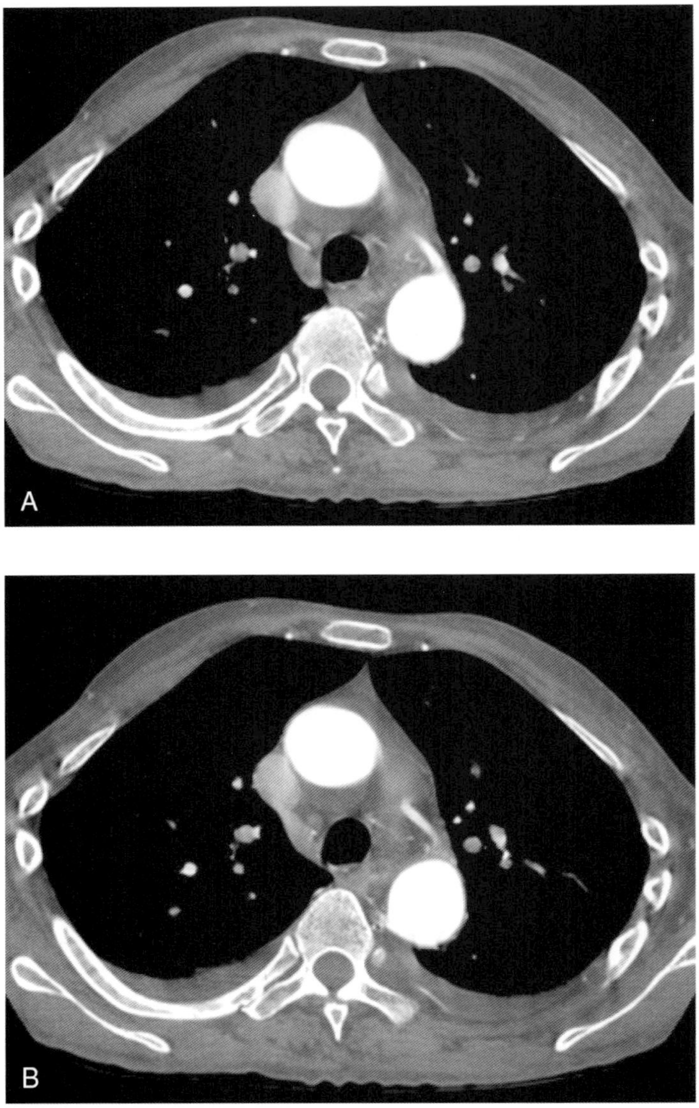

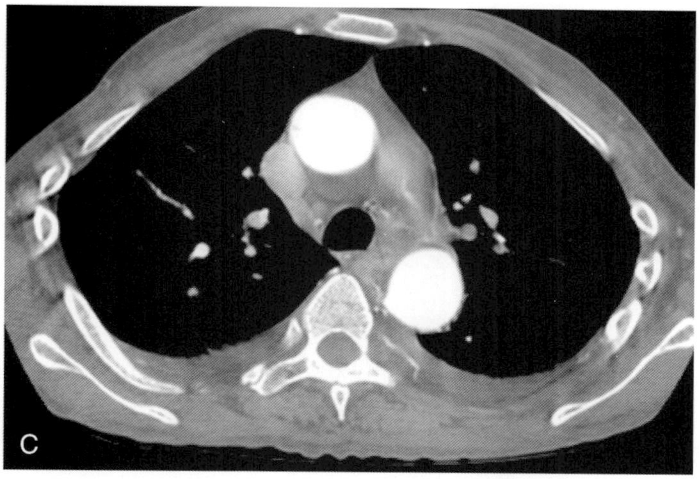

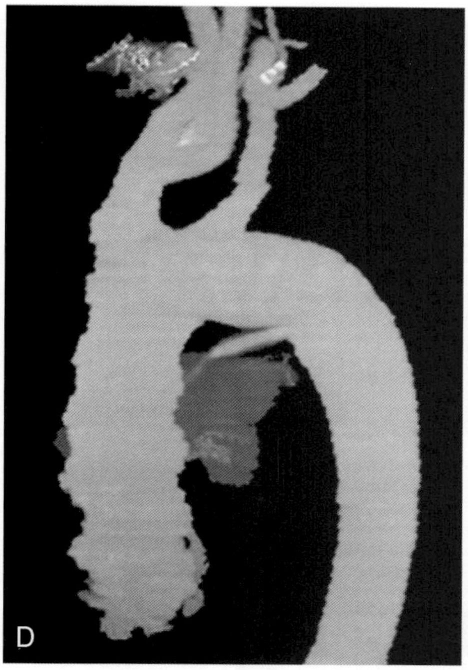

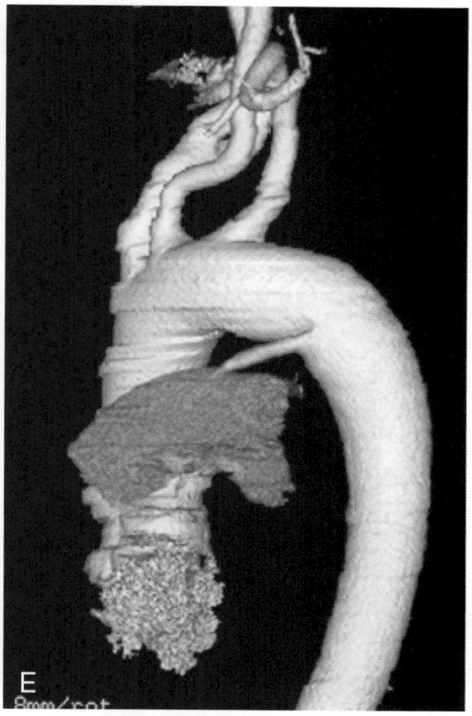

扫码看彩图

图像：轴位、多平面重建和表面重建 CT 图像。

检查结果：轴位 CT 图像显示主动脉正常，但有一个强化的结构从主动脉穿过主动脉肺窗。多平面重建和表面重建 CT 图像显示该结构与肺动脉相连。

诊断：动脉导管未闭。这会引起“机械杂音”。

病例 B–9

病史:患者,老年男性,吞咽困难。

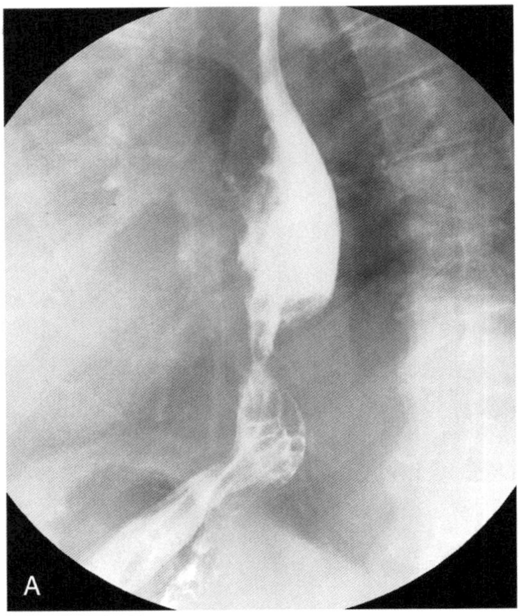

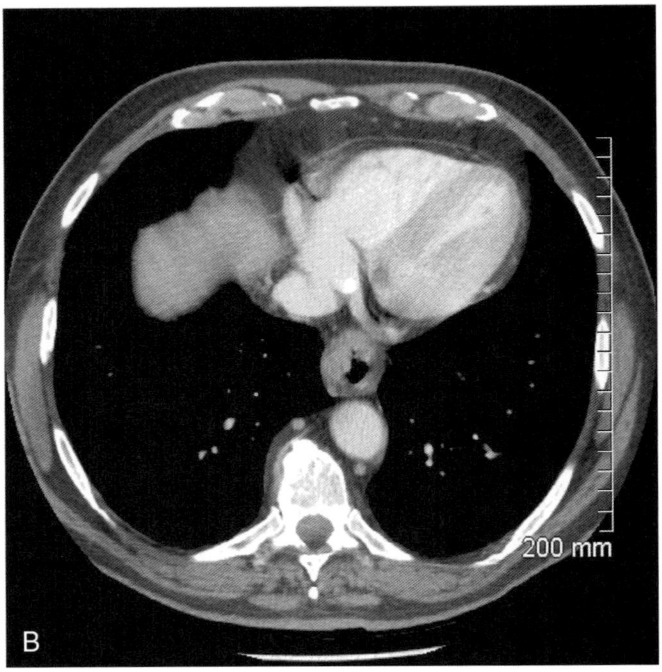

图像:钡餐造影。

检查结果:食管中、远段可见不对称增厚,远端可见"苹果核"征。

诊断:食管癌。CT 图像(图 B)显示了食管下部的肿瘤,图 C 显示了食管下 2/3 的肿瘤。图 D 显示了通过食管镜看到的结节性肿瘤。

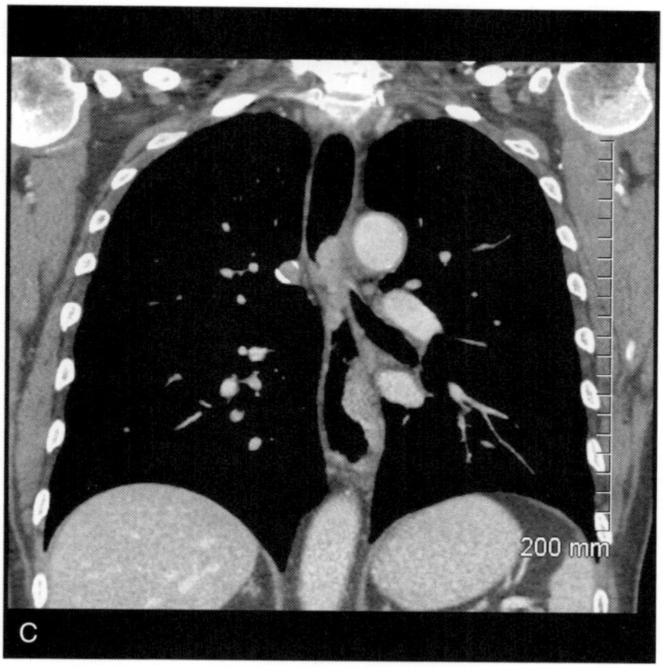

C

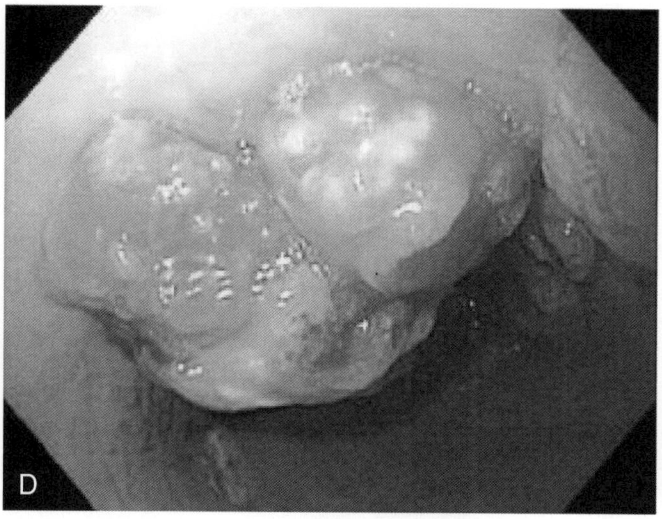
D

扫码看彩图

C 部分

病例 C-1

病史:患者,男性,70 岁,术前常规行胸部 X 线检查。

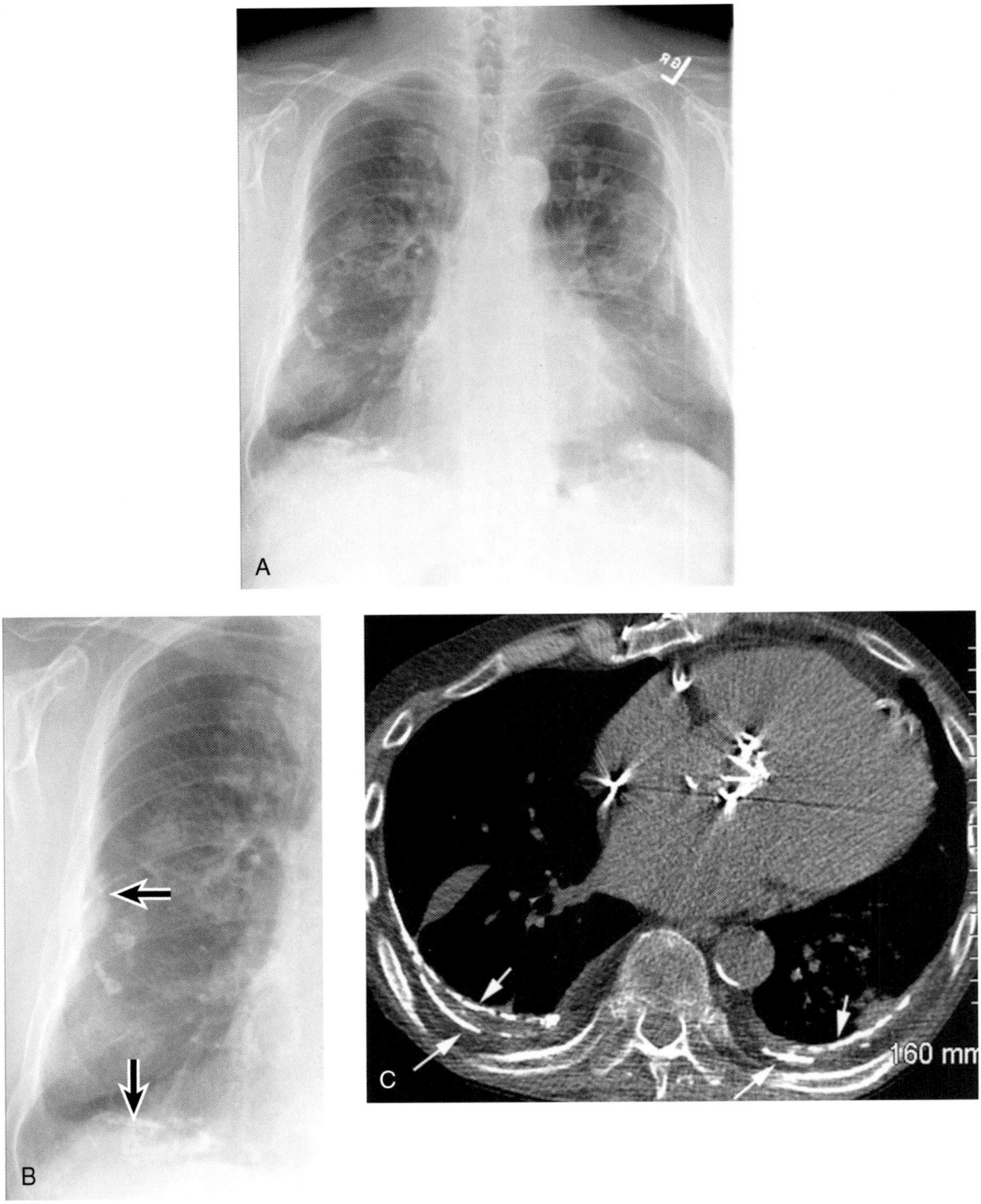

图像:胸部后前位 X 线片和详细视图。

检查结果:双侧膈肌钙化。肺内多发结节状和线状密度影。较多的线状密度影(箭头所示)代表胸膜斑在胸腔周围和膈肌上弯曲,末端可见。正面可见前壁或后壁有较多的结节状密度或斑块影。无肺纤维化,无肿瘤迹象。

CT 图像(图 C)中箭头指向胸膜增厚和钙化。

诊断:与石棉有关的胸膜疾病,没有纤维化或癌症的证据。

病例 C-2

病史：患者，女性，70 岁，干咳。

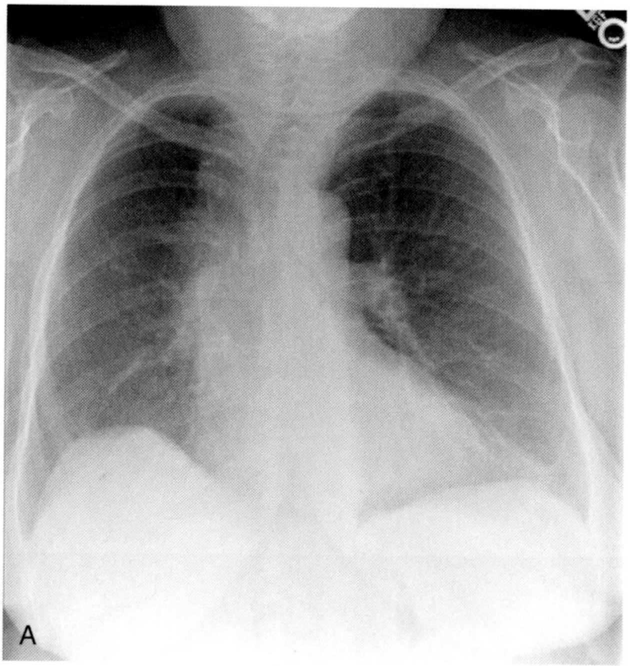

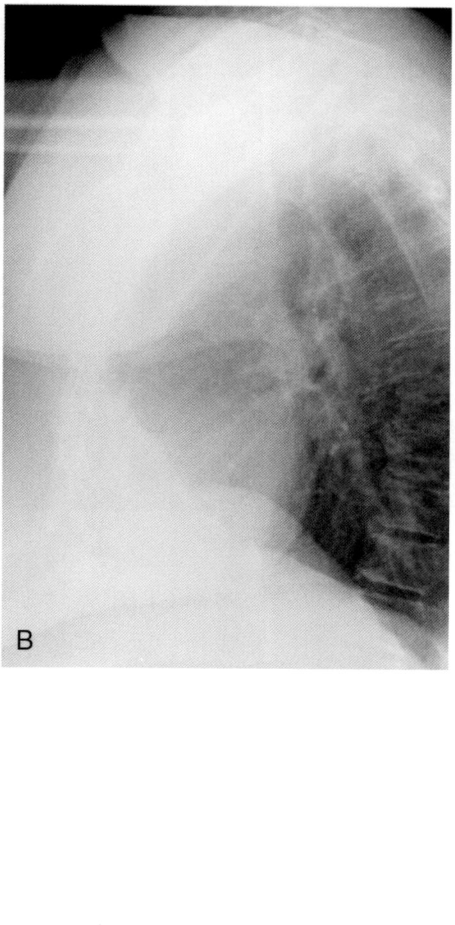

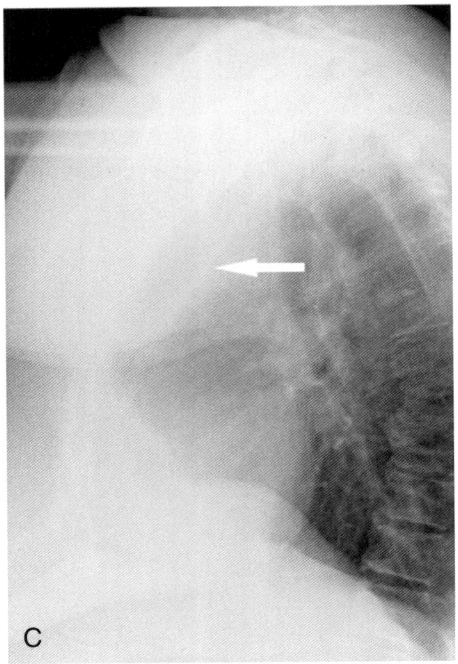
C

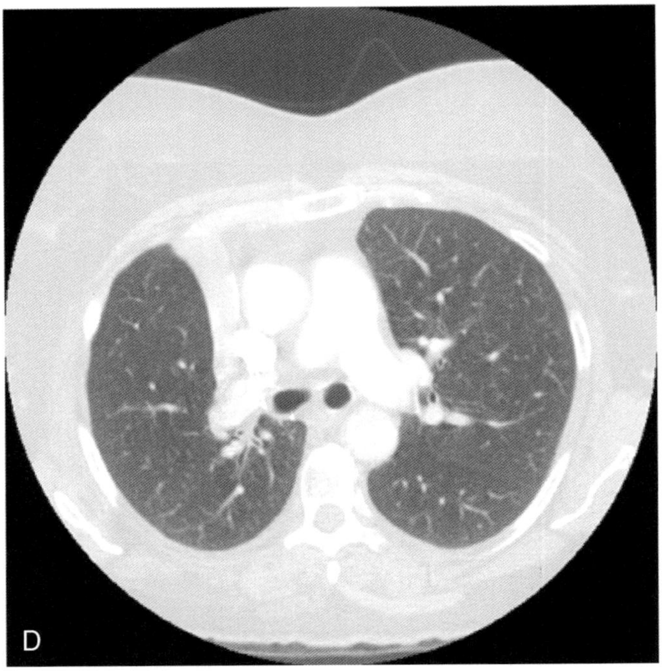
D

图像:胸部后前位 X 线片和侧位 X 线片,两幅 CT 图像(增强扫描)。

检查结果:胸部后前位 X 线片和侧位 X 线片显示右侧膈肌抬高,纵隔轻微右移,右肺门上区可见密度增高区,气管右外壁不可见,侧位 X 线片显示胸骨后可见密度增高区(箭头所示),与胸骨平行(图 C)。

两幅 CT 图像显示右肺上叶完全塌陷(图 C 和 D),清晰的高密度边缘是隆起的斜裂,未见支气管充气征。

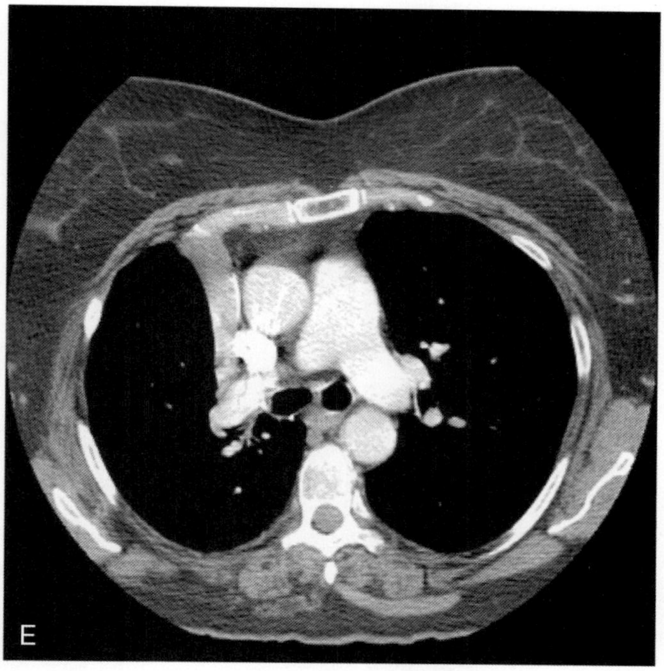

诊断：右上肺叶完全塌陷，可能源于支气管内阻塞。患者右肺上叶支气管有一个小的癌灶（未显示）。

病例 C–3

病史：糖尿病患者，高热，白细胞增多。

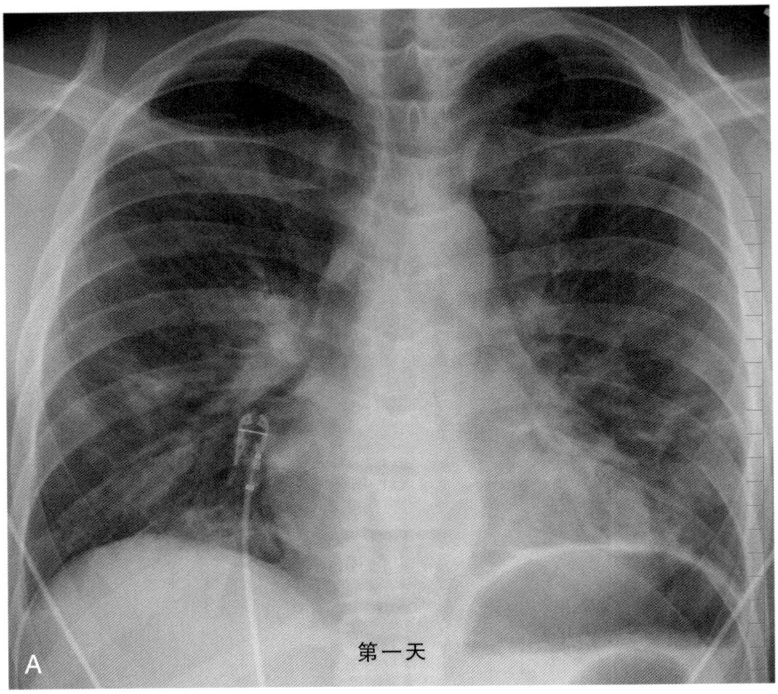

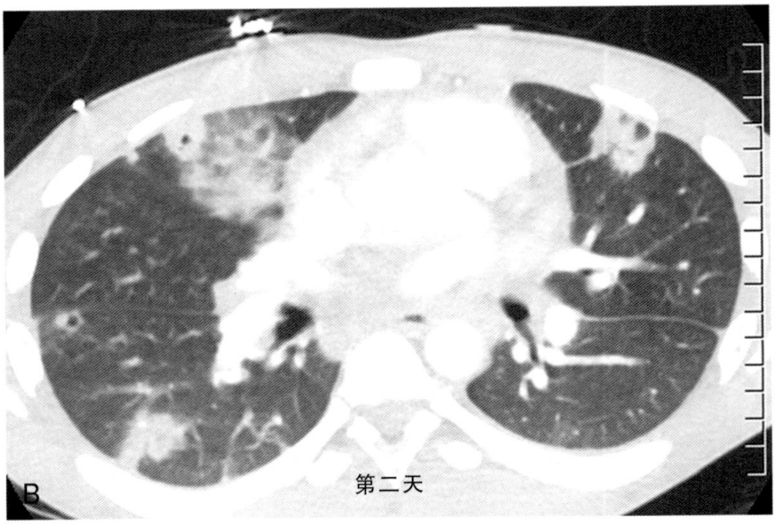

图像:年轻男性的胸部前后位 X 线片和胸部 CT 图像。

检查结果:入院时胸部 X 线片(图 A)显示多发且模糊的局灶性肺部病灶浸润,提示可能有空洞。

2 天后的 CT 图像(图 B)显示多发性局灶性密度,有些是实性的,有些是磨玻璃样的,还有几个有透明的中央空洞。

诊断:脓毒性栓塞。根据临床病史,脓毒性栓塞是最佳诊断。斑片状肺炎伴空洞或血管炎也有可能,但可能性较小。如果患者无症状,应考虑为转移。

病例 4

病史:患者多次出现咳嗽和不适。

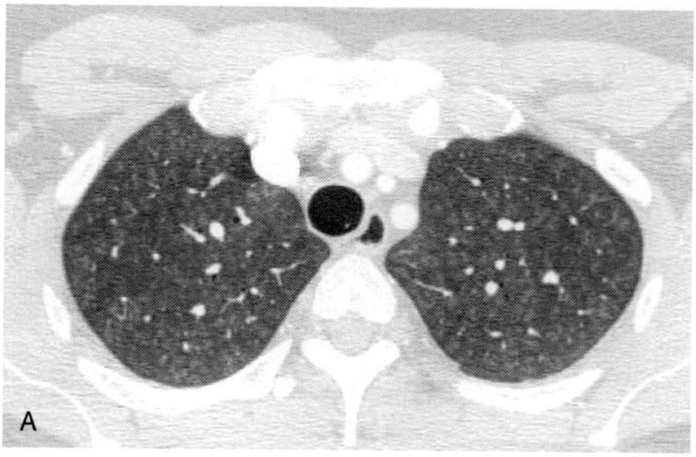

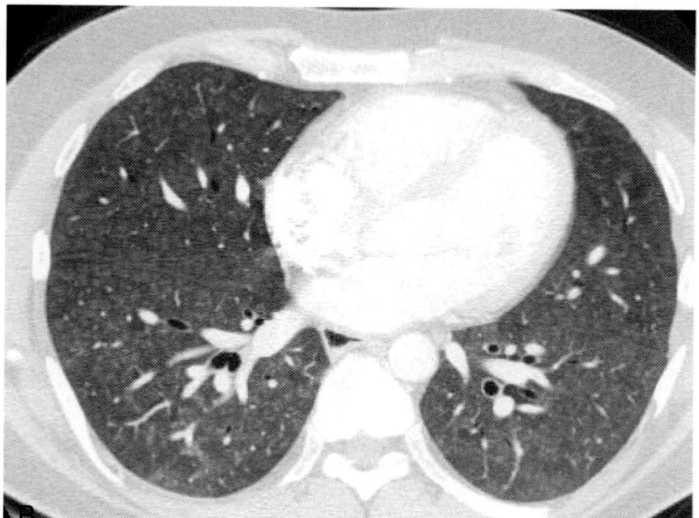

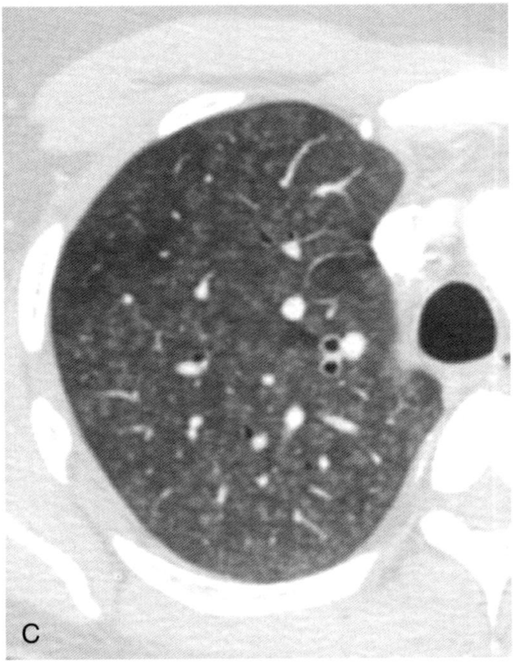

图像:3 幅高分辨率 CT 图像。

检查结果:小的磨玻璃样小叶中心结节弥漫性、散在分布于全肺,结节边缘不清,在增强区之间也有减弱区,呼气相 CT 图像(未显示)显示空气潴留。

与图 D 中组织浆菌病的模糊磨玻璃结节和粟粒性结节进行比较。

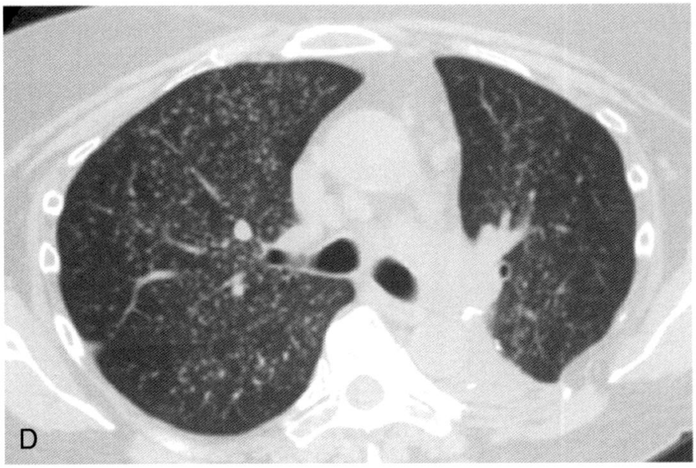

诊断:过敏性肺炎。患者长期与鸽子接触。

病例 C-5

病史：患者，中年女性，常规行胸部 X 线检查。

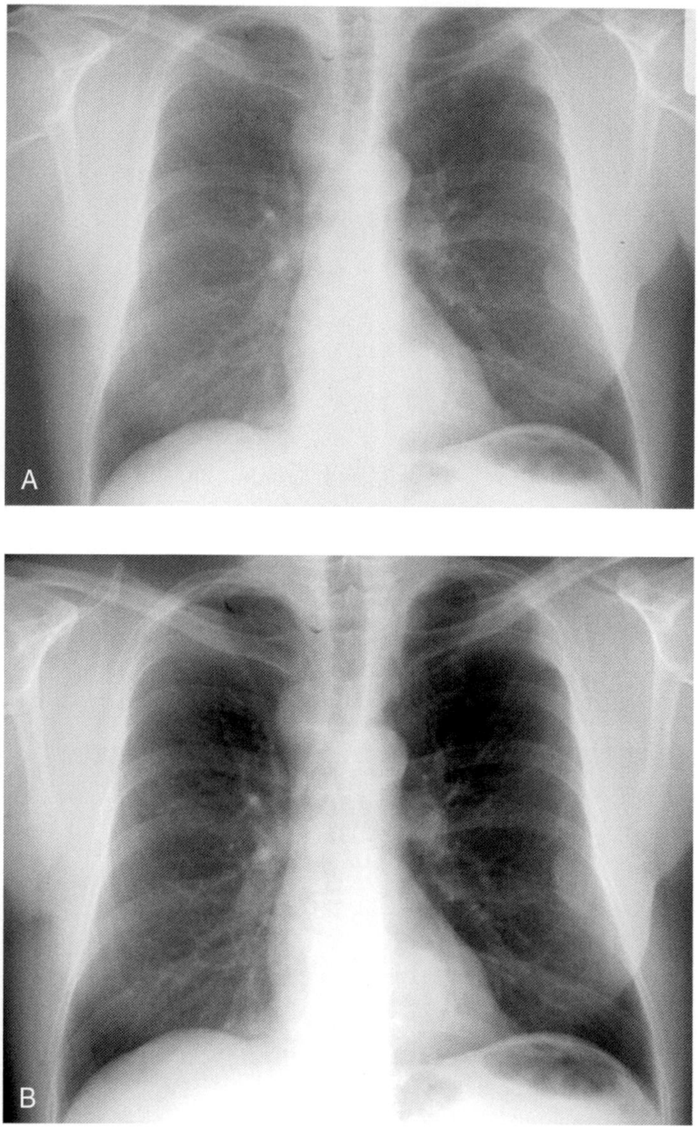

Courtesy Lorenzo Bonomo M.D., Università Cattolica, Rome, Italy.

图像：以不同的密度显示同一幅胸部后前位 X 线片。

检查结果：多发肿块。沿着左侧胸壁上部(a)和中部(b)各有一个肿块(图 C)。这两个肿块均为半球形，基底部与胸壁平齐，下方的肋骨未见异常。左心后方有一个较大的半球形肿块，其基底部紧贴纵隔(c)。右纵隔上缘也有一个类似的肿块(d)。该肿块未突入气管侧壁。

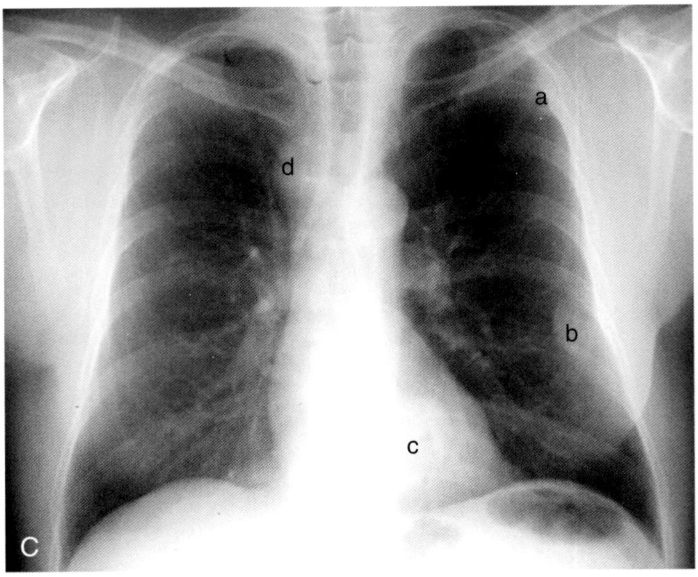

诊断:神经纤维瘤病:两个中央肿块可能位于后纵隔,而胸壁肿块位于肺实质外。患者存在伴有中央神经纤维瘤的神经纤维瘤病。外周神经纤维瘤位于肋间神经外。

病例 C-6

病史:老年患者,轻度呼吸急促。

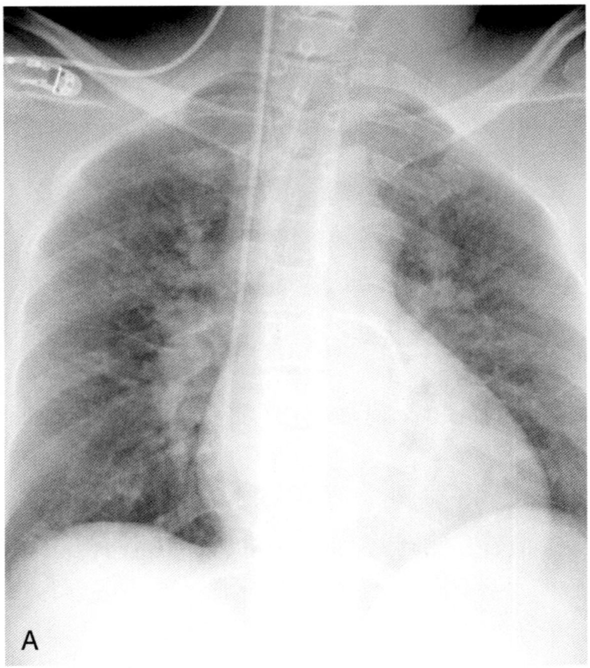

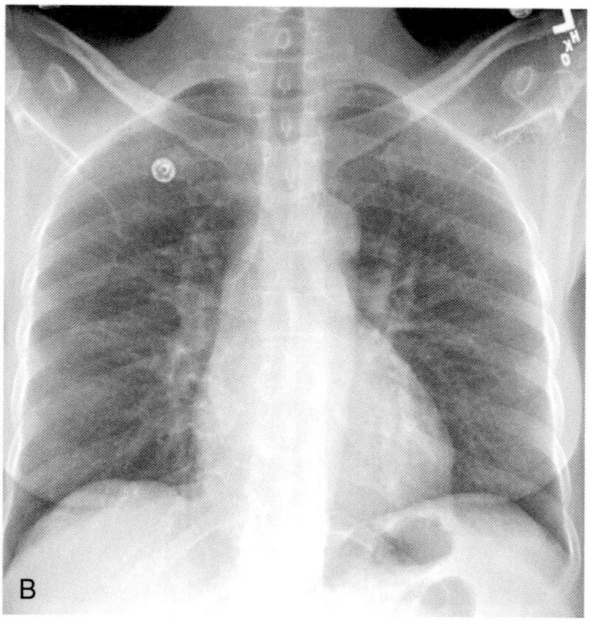

图像:图 A 是当前的床旁胸部前后位 X 线片。图 B 是既往的胸部前后位 X 线片。

检查结果:尽管采用了胸部前后位摄影,心脏明显增大,肺血管也明显增粗,但与既往的血管相比,肺间质并未增厚,水平裂增厚。

诊断:轻度左心衰竭引起的心脏扩大和头向集中。

病例 C–7

病史:患者于一顿大餐后,胸骨后疼痛迅速加重。

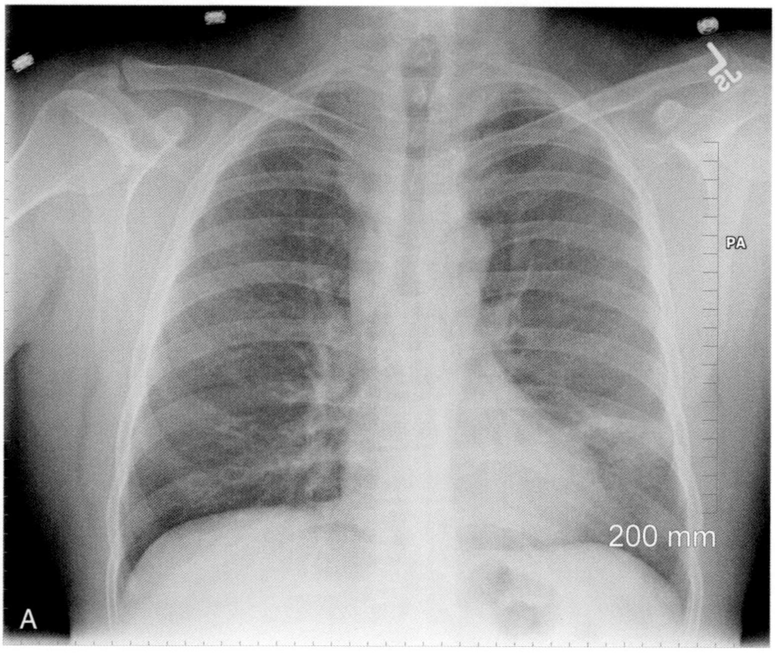

图像：胸部后前位 X 线片。

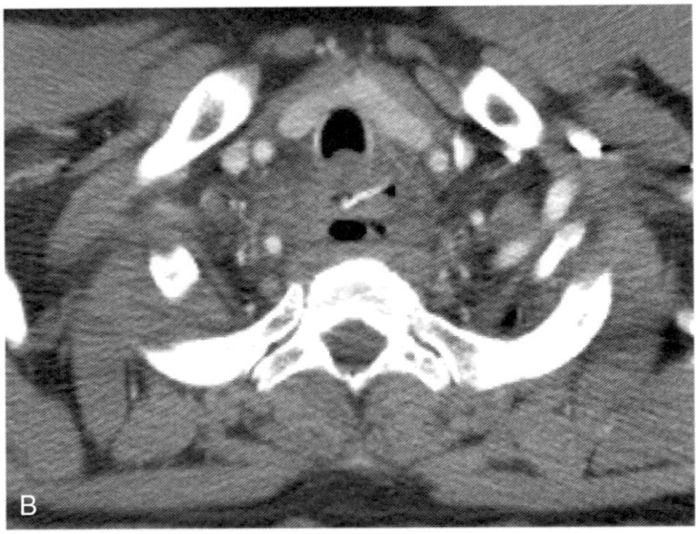

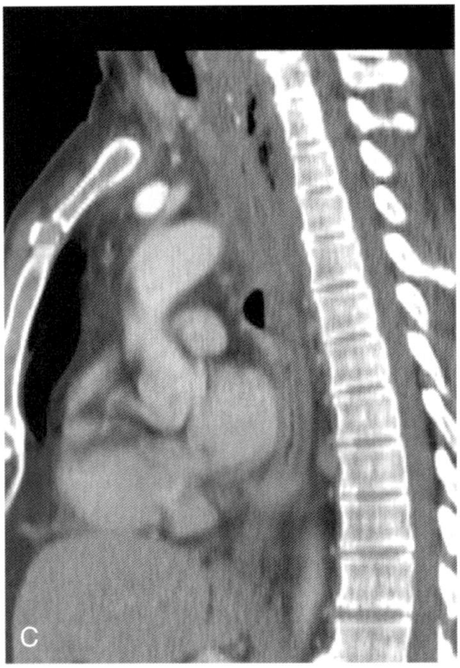

检查结果：胸部 X 线片显示上纵隔增宽，右侧气管旁区域最为明显。胸内段气管变窄。轴位 CT 图像显示上纵隔有液体密度和气泡影。矢状位 CT 图像证实了这一点。

在轴面和矢状面交界处可见明显的白色线状密度。

该区域有一个“V”形、不透明的异物（图 D 和图 E），形似鸡的“叉骨”。

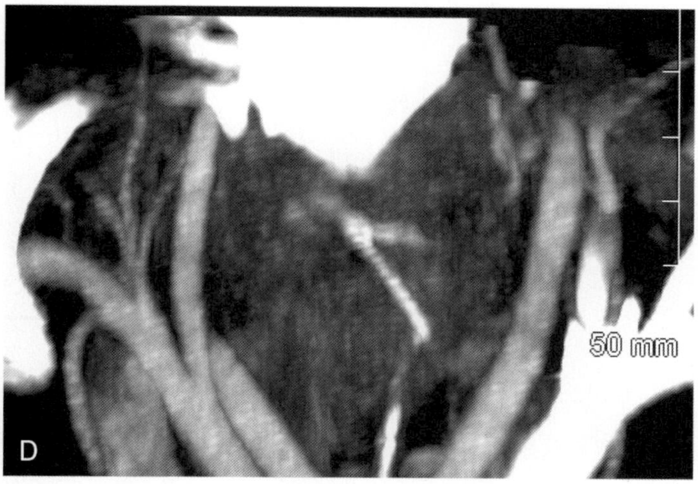

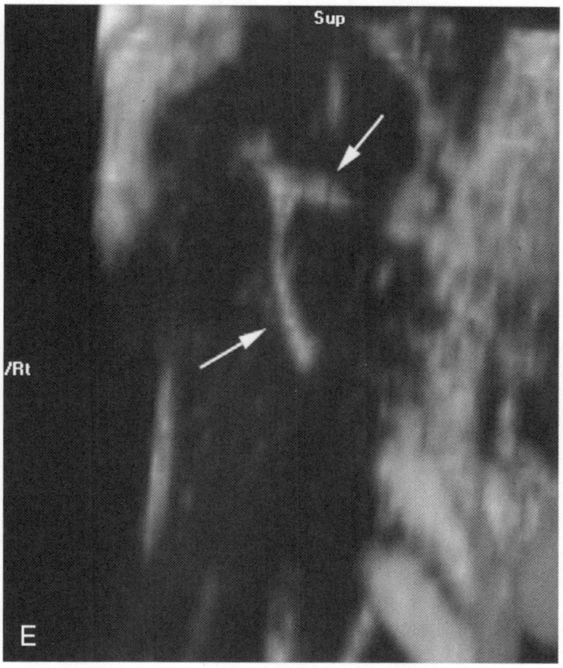

扫码看彩图

诊断:鸡骨穿孔引起的急性纵隔炎。

病例 C-8

病史：患者，年轻女性，常规行胸部 X 线检查。

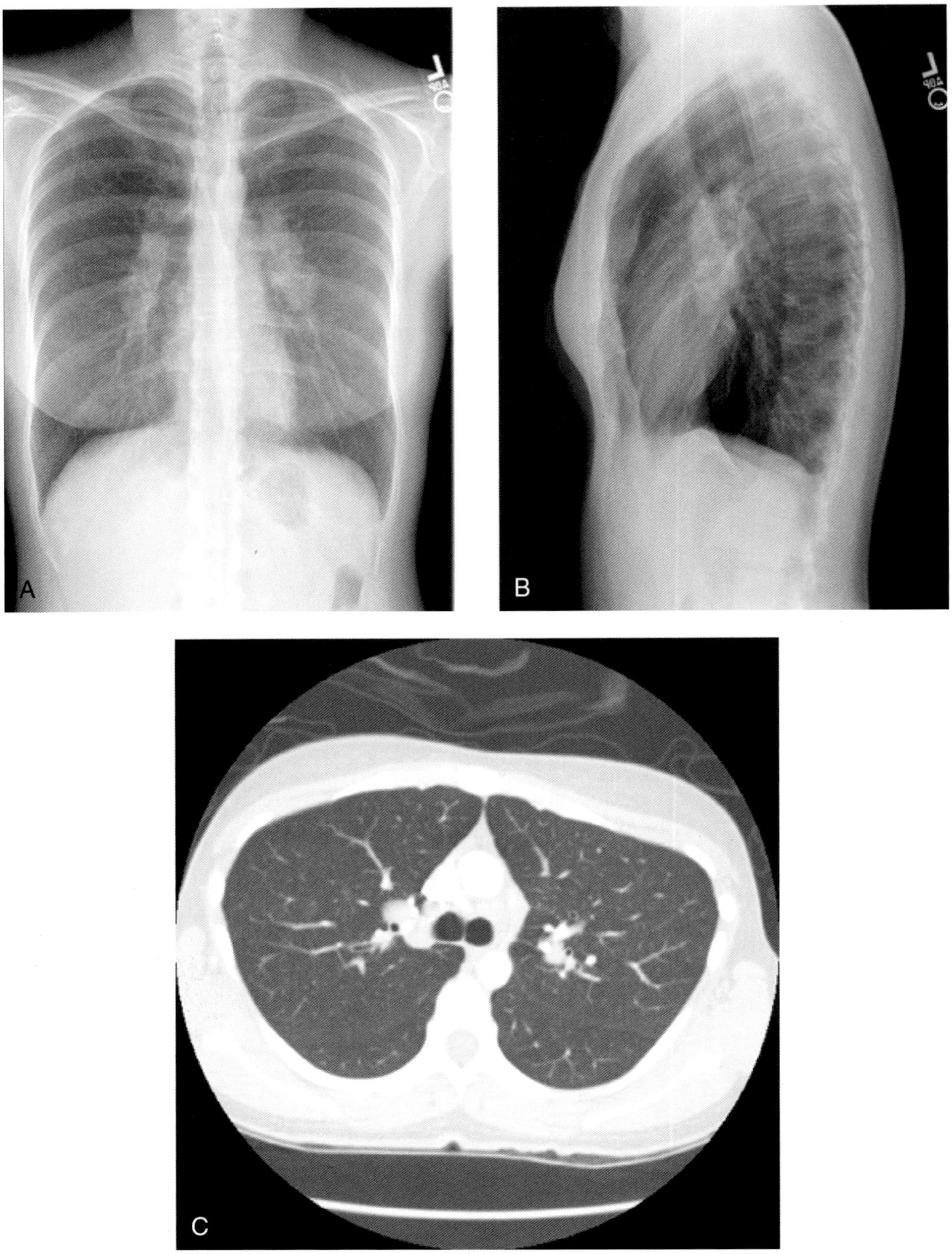

图像：胸部后前位和侧位 X 线片，CT 图像。

检查结果：胸部后前位和侧位 X 线片显示双肺门多发结节影。结节状表现提示淋巴结肿大。双肺结构清晰。CT 肺窗（图 C）显示双肺门淋巴结肿大和轻度间质增厚。

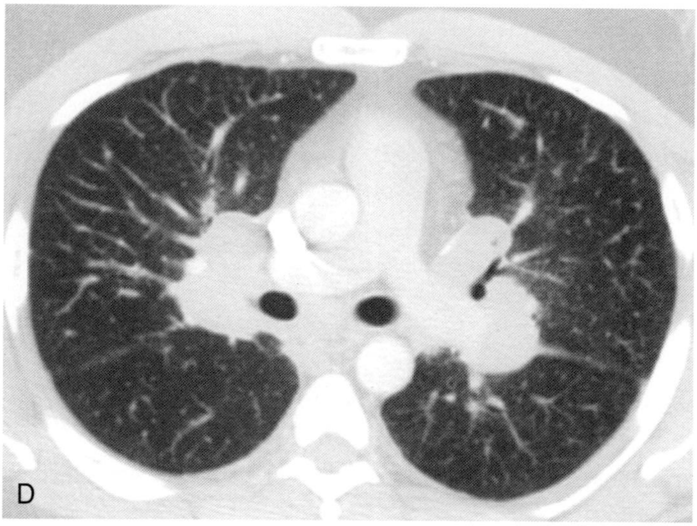

诊断：结节病伴双侧肺门淋巴结肿大和轻微肺间质病变。淋巴瘤也可导致双侧肺门淋巴结肿大，但通常也伴有前纵隔淋巴结肿大。

病例 C-9

病史：患者，老年女性，慢性咳嗽。

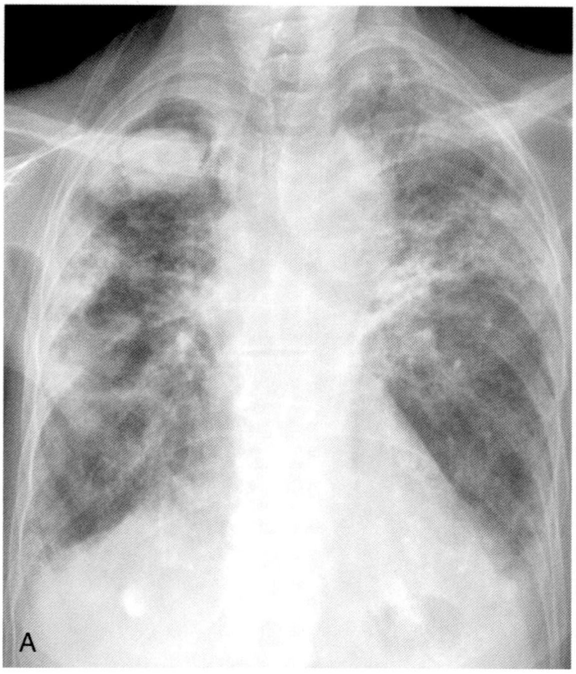

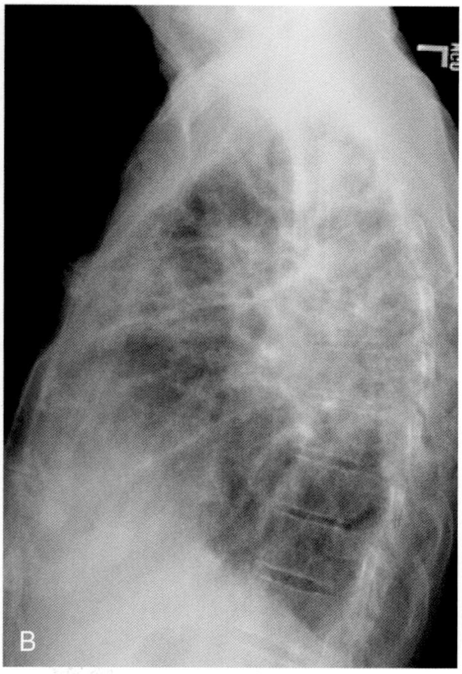

图像：胸部后前位和侧位 X 线片。

检查结果：肺体积较大。双肺上叶间质增厚，肺门隆起，表明在长期的病变过程中形成了瘢痕。右肺上叶可见空洞内肿块。

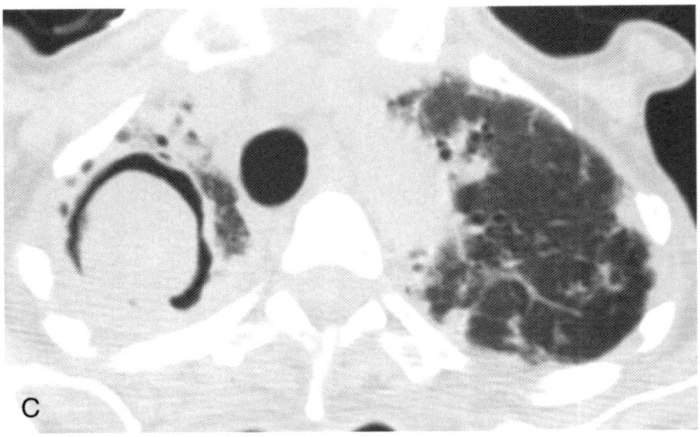
C

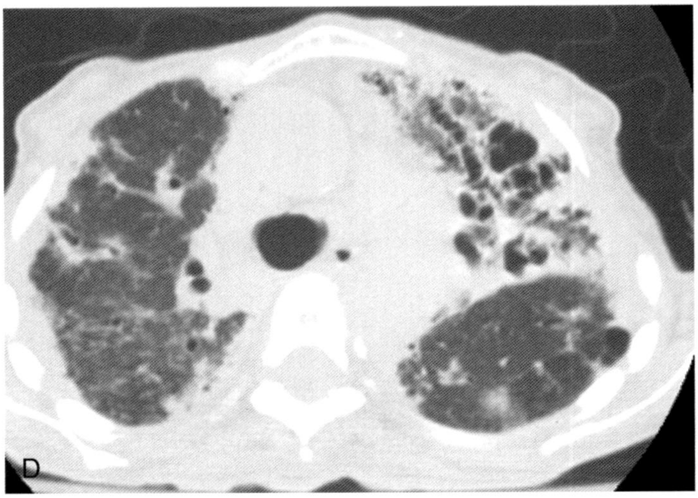
D

诊断:慢性阻塞性肺疾病,右上肺曲菌病和瘢痕。肺曲菌病通常形成于已愈合的肺结核或非典型肺结核和结节病等疾病原有的空洞或大疱中。该患者多年来一直存在鸟分枝杆菌复合体。

十个经典病例 小测验

任务

每个病例都可以用来测试你对前文反复强调的基本原理的掌握程度。

建议

1.阅读病史。
2.用你的常规阅片模式评估 X 线片,进行所有相关的观察。
3.在你查看答案之前,先回答所有的问题。

在阅读 X 线片时,人们往往会因为发现了异常而兴奋不已,而后放松警惕。千万不要这样!许多患者往往同时伴有多种异常征象,你可以将这些异常结合起来做出综合诊断。

病例 1

病史:患者,30 岁,有癫痫史,出现寒战、高热 5 天。

1. ＿＿＿＿＿叶有异常。
2. 详细描述病变。
3. 在 CT 图像(未显示)中,气液平面仅在轴位和矢状位图像上可见。为什么?
4. **诊断**:将 X 线表现和病史结合起来做出合理的诊断。

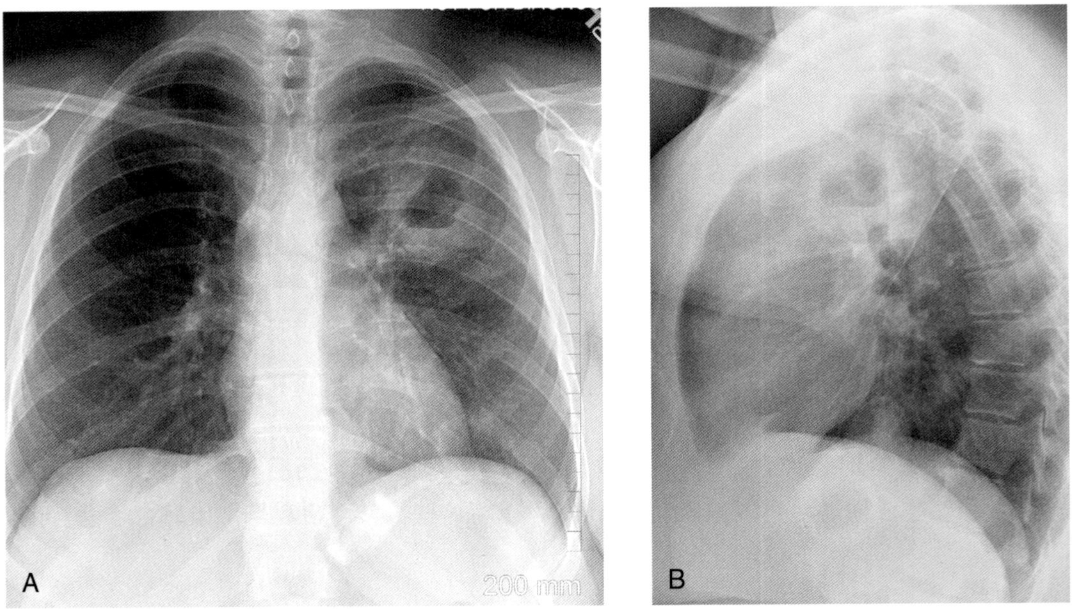

病例 2

病史:患者,年轻男性,合并癌症。

有时在 X 线摄影时放置金属乳头标志物记是为了区分乳头与真正的肺结节。

1. 患者是否存在结节?

   A. 是　　B. 否

   如果有,位于哪里?＿＿＿＿＿＿

   A. 右肺上叶(RUL)　　B. 右肺下叶(RLL)

   C. 左肺上叶(LUL)　　D. 左肺下叶(LLL)

2. 是否存在提示胸腔积液的征象?

   A. 是　　B. 否

3. 患者接受过什么类型的手术?(提示:有无缺失?)

4. **诊断**:你能结合病史和 X 线表现做出诊断吗?

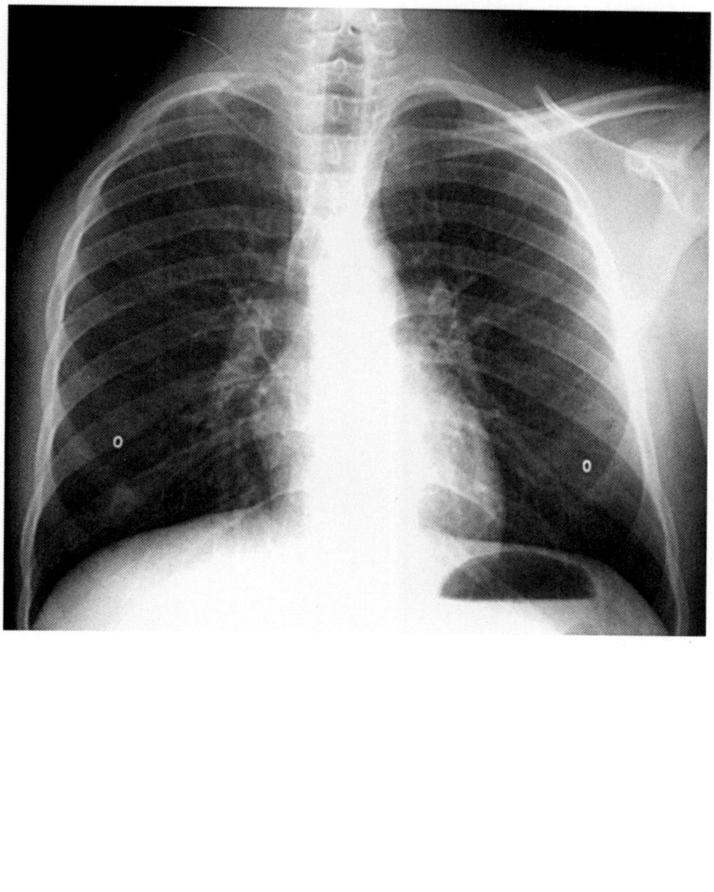

病例 3

病史:患者在胸部中枪后进入急诊科,合并低血压。

以相同的回形针在子弹进入和穿出身体处的伤口上做了标记。

1. 这幅 X 线片最有可能是＿＿＿＿＿和＿＿＿＿＿。

A. 站立位　　B. 仰卧位

C. 后前位　　D. 前后位

2. 描述主要的放射学表现。

3. 警察称,患者是从正面中枪。射入伤口位于在中线还是左侧?(注意:用相同的回形针进行了标记。)

4. **诊断**:＿＿＿＿＿。

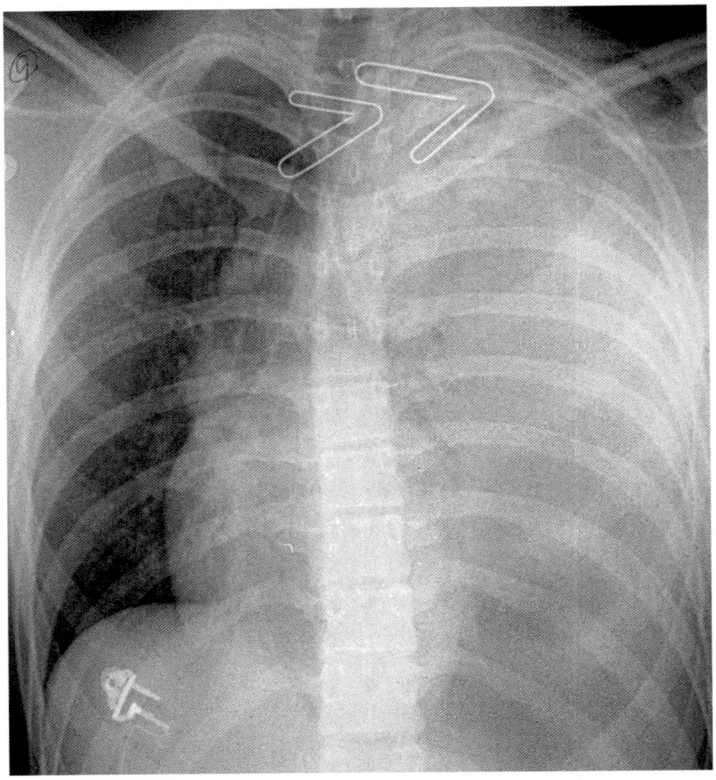

病例 4

病史:老年患者,气短。图 A 和图 B 是患者入院时的 X 线片。

1. 肺容积是__________的。

   A. 正常　　B. 大

   C. 小

2. 横膈膜是__________的。

   A. 正常　　B. 高

   C. 平　　D. 低

3. 入院时的诊断是什么?

4. 两天后患者出现明显的呼吸困难。在便携式 X 线片上(图 C)有什么变化?

5. **诊断**:你能解释入院时的发现,以及两天后发现的进展情况吗? __________

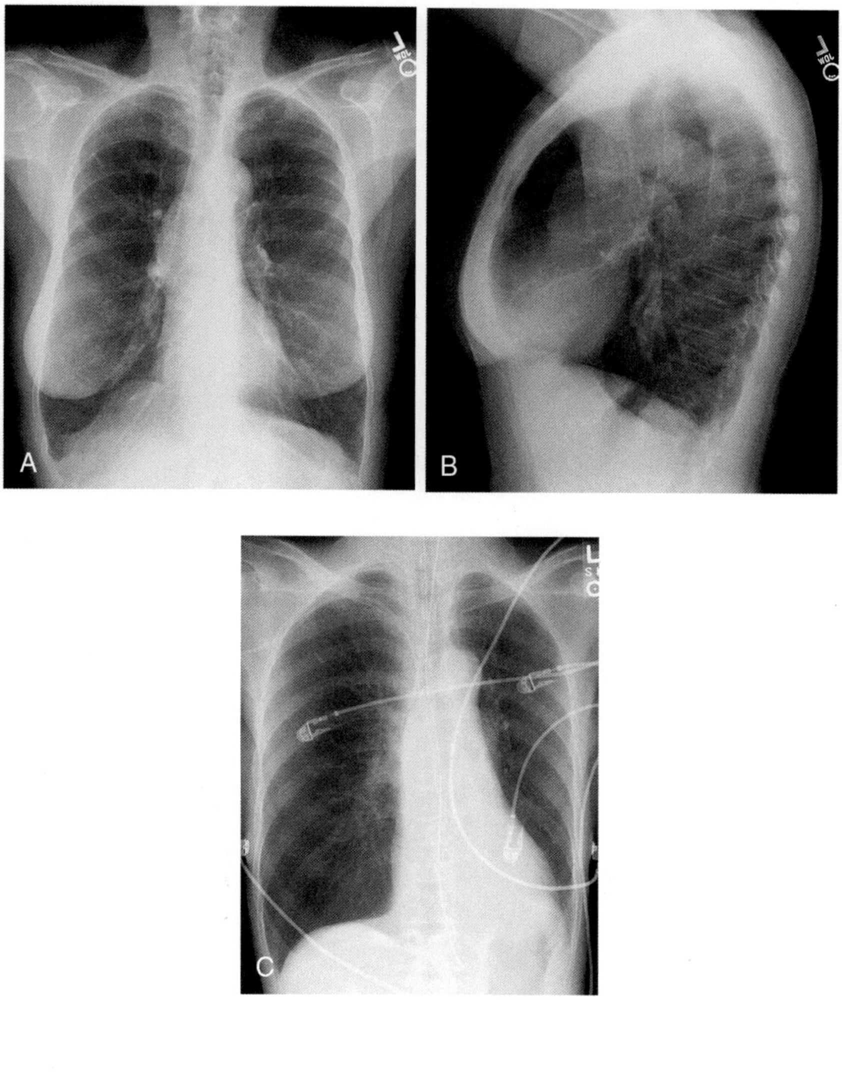

病例 5

病史:患者,女性,50 岁,因受刺激而疼痛。

图 A 是 10 个月前的基线图像。图 B 是当前图像。

1. 在图 A 中,__________肺透亮度更高。

A. 右侧　　　　B. 左侧

解释差异。__________

2. 10 个月后,发生了显著的变化(图 B)。心脏大小(心脏轮廓)__________,但肺血管__________。

3. __________肋膈角变钝。

A. 右侧　　　　B. 左侧

C. 两侧

4. **诊断**:结合病史和你观察到的影像学表现,当前影像显示__________和__________,很可能是由__________引起的。

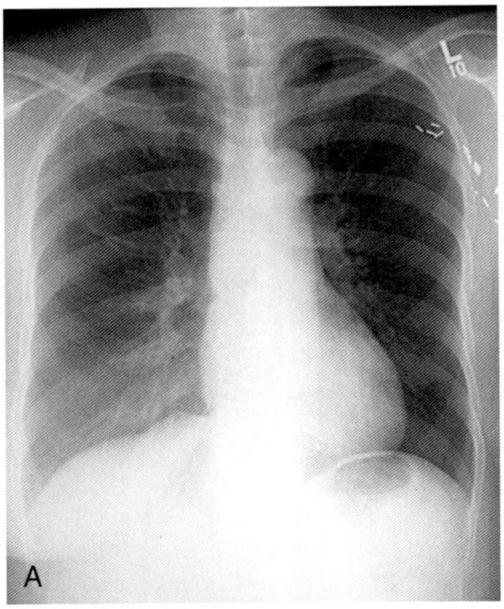

A

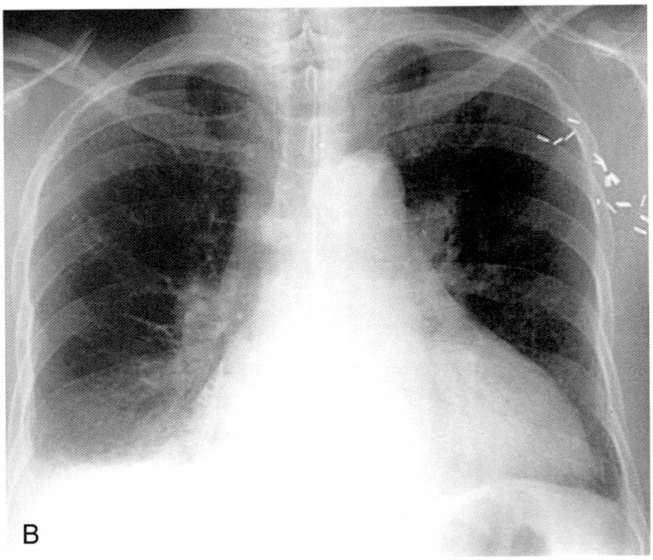
B

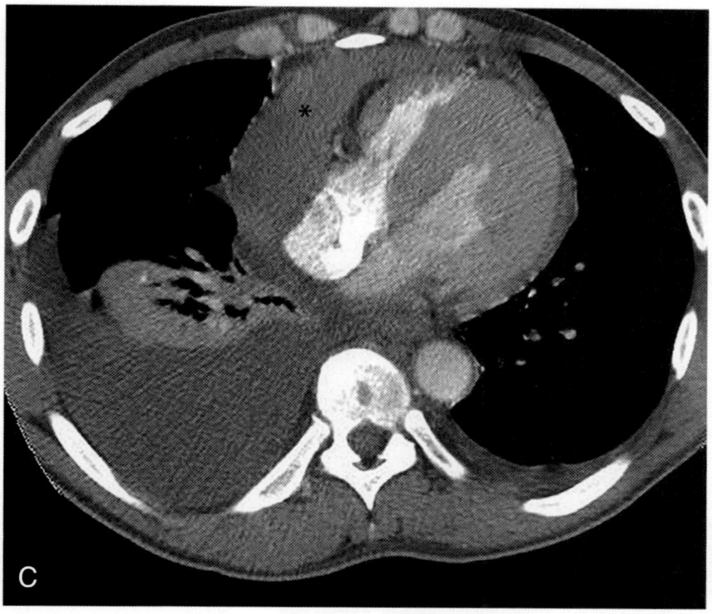
*
C

病例 6

病史:年轻患者,无明显症状。

1. ＿＿＿＿＿存在异常。

   其会造成哪三种心血管结构的轮廓可见?＿＿＿＿＿,＿＿＿＿＿,＿＿＿＿＿。

2. 该异常位于侧位 X 线片上的什么位置?

3. 考虑到部分重叠,肿块主要位于＿＿＿＿＿纵隔。

   A. 前　　B. 中

   C. 后

4. **诊断**:请进行鉴别诊断。

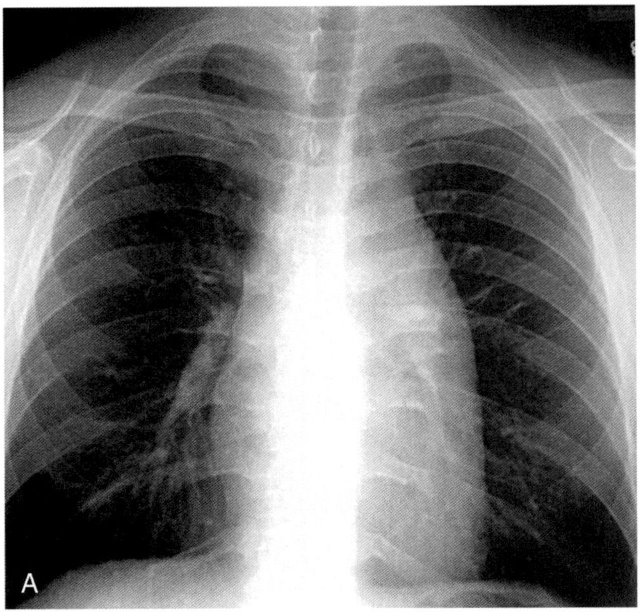
A

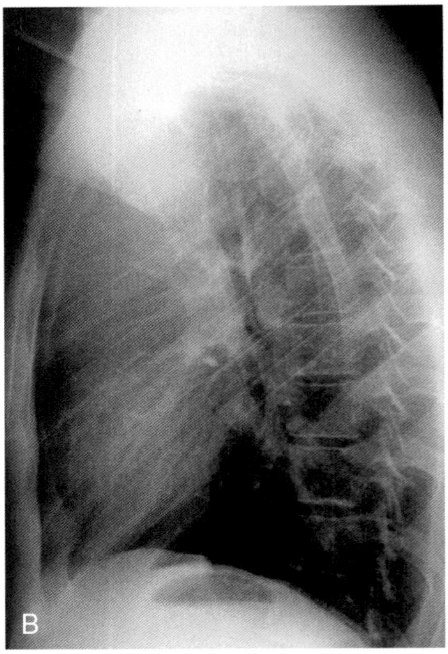
B

病例 7

两例老年女性患者,均出现咳嗽。

1. 两例患者都有__________肺叶__________实变。
2. 病变的锐利下缘是什么？__________

   产生锐利边缘的原因是什么？__________
3. __________中患者还有一个右肺门肿块。

   A. 图 A　　　　B. 图 B
4. __________中患者有右侧胸腔积液。

   A. 图 A　　　　B. 图 B
5. __________中患者因中央梗阻而出现实变。

   A. 图 A　　　　B. 图 B

   你怎么知道的？__________
6. **诊断：**__________中患者有肺癌。

   A. 图 A　　　　B. 图 B

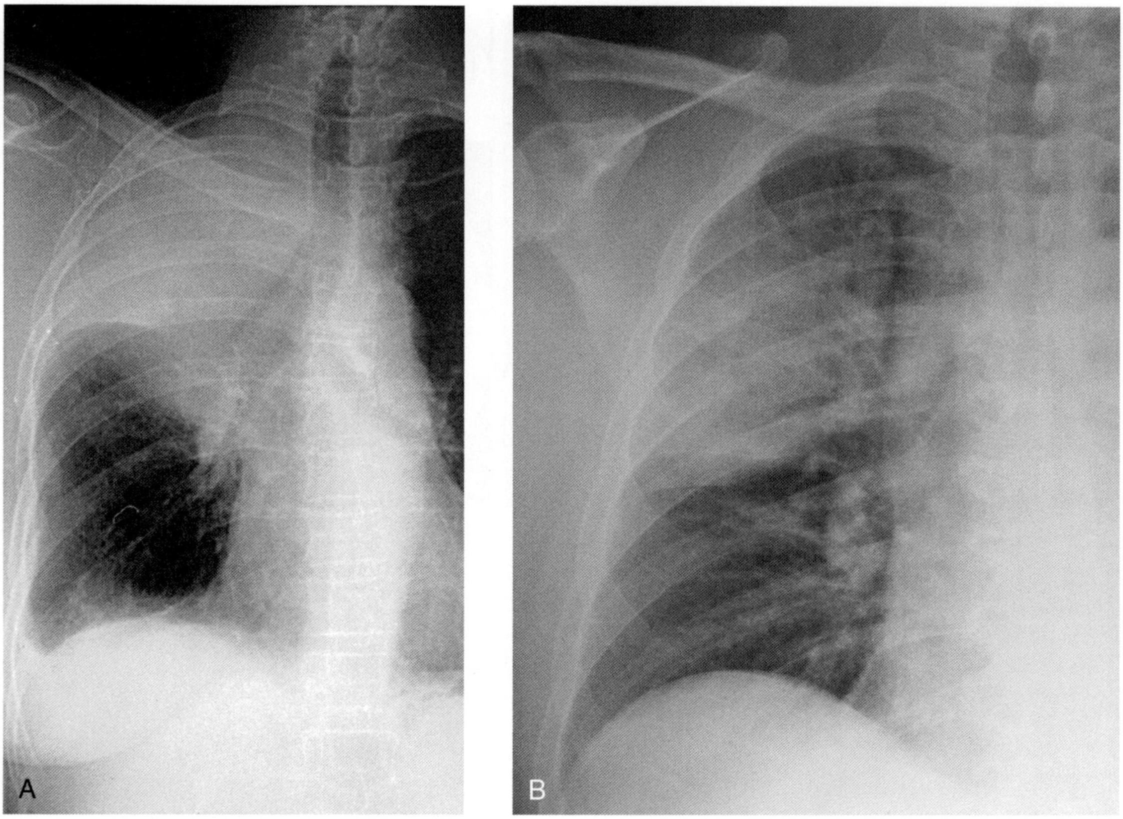

病例 8

病史:患者,年轻男性,胸部创伤。

图 A 为入院 X 线片。数小时后进行了 CT 检查。

1. ←表示____________。
2. ↓表示____________。
3. →表示____________。
4. ∧表示____________。
5. >表示____________。

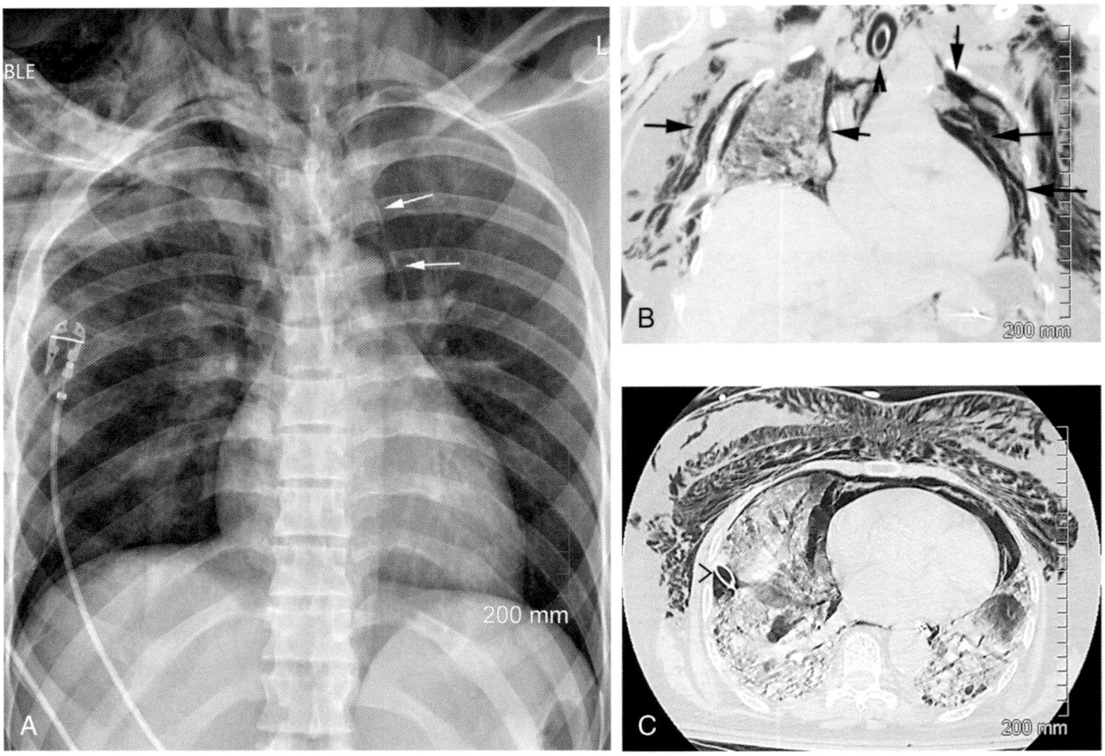

病例 9

病史：患者，老年男性，合并慢性咳嗽。图 A 和图 B 显示了两种疾病。

1. 患者有哪种常见的肺部疾病？
2. ＿＿＿＿＿叶也有一个＿＿＿＿＿。
3. 患者的不良习惯是＿＿＿＿＿。
   A. 饮酒　　B. 吸烟
   C. 纵欲　　D. 熬夜
4. **诊断**：请做出诊断。

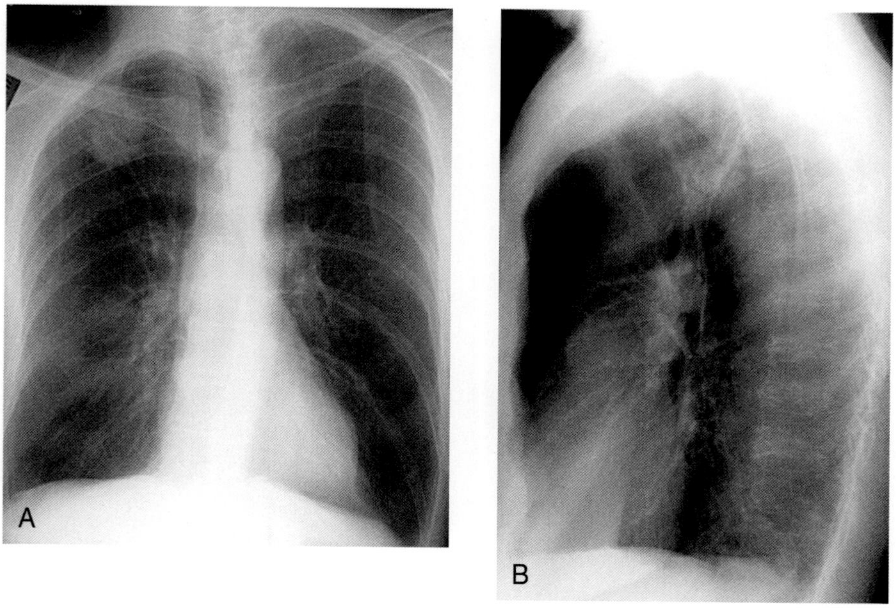

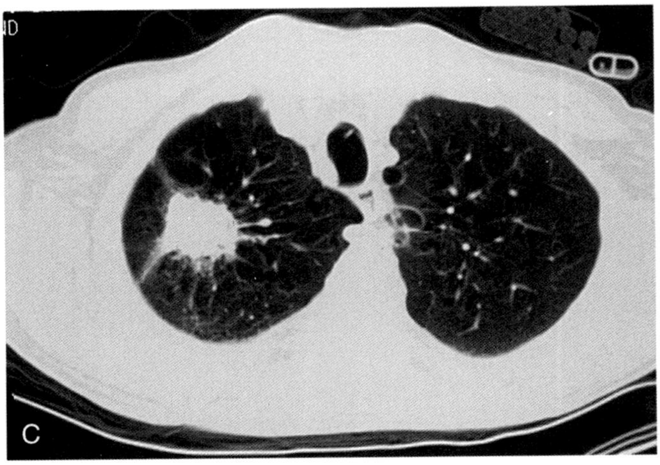
C

病例 10

病史：对患者的描述如下。“游泳时身体不平衡，看起来很虚弱。”

1. ＿＿＿＿＿肺致密。

   A. 右侧　　B. 左侧

   C. 两侧

2. 这可能是由于＿＿＿＿＿或＿＿＿＿＿。

   A. 肺实变　　B. 水肿

   C. 间质增厚　　D. 胸腔积液

3. 患者游泳时＿＿＿＿＿肺向下，因为＿＿＿＿＿。

4. 患者是＿＿＿＿＿。

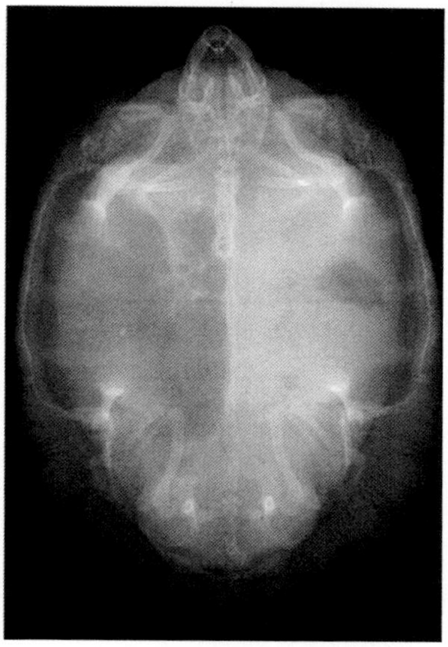

Courtesy Dr. Timothy Klostermeier, Wilmington, OH.

微信扫码

【小测验答案】

索　引